THE GREAT INFLUENZA

大流感

致命的瘟疫史

JOHN M. BARRY

約翰·M·巴瑞——著

王新雨——譯

各界讚譽

「瘟疫肆虐的年代，透過巴瑞引人入勝的文筆，讓我們可以引以為鑑不再重覆錯誤。」

——招名威，毒理學家

「化繁為簡，讓我們了解本主題最完整、最豐富、最全面的歷史。」

——《紐約時報書評》（*The New York Times Book Review*）

「駭人之至……一九一八年經驗的意義無與倫比。」

——《新聞週刊》（*Newsweek*）

「一部讓人著迷的書，每一頁都引人入勝。」

——《書單》半月刊（*Booklist*）

「有關一九一八年大流感的重大記載，吸睛切時。」

——《波士頓環球報》（*The Boston Globe*）

「巴瑞把流行疫病寫進醫學、國家、和世界歷史中……他以深入的研究加上精闢的寫作，提出一個明顯的問題：同樣的事會不會再度發生？答案是，當然會。」

——《洛杉磯時報》（*Los Angeles Times*）

「巴瑞是寫作天神……他用當時科學家的觀點，帶我們體會那股緊張、失望和悲傷……我自己深深為它著迷，重覆讀了兩遍……巴瑞的作品……幫我們瞭解病毒科學……這本書是個警鐘。」

——《自然雜誌》（*Nature*）

「權威可靠……餘韻不絕……文字獨具風範……對事件的新穎理解銘印人心……〔文句〕編排極為優美，核心概念反覆徘徊，一如華格納樂曲的主導動機……流感實為人類遭遇的一大傳染病，威力無比。病毒在鳥類、豬隻、人類間循環傳遞、不斷變異，如今每次流感季都是對專家的考驗……作者要傳達給我輩現代讀者的訊息明晰可見。」

——《紐約書評》半月刊（*The New York Review of Books*）

「不朽鉅著……智識豐蘊……直面真相……巴瑞這本書不只是對一九一八年一連串事件的精湛描繪，還是科學、政治、文化的寓言故事，這部深具權威的紀實，如此讓人不安……此書的一大特色是，巴瑞不僅敘述醫學層面的實務資訊……他的書寫涵蓋萬象，聚焦於人類真實的樣貌，也不畏旁人眼光深入關懷道德與政治議題……巴瑞能寫就《大流感》這樣的作品，實在令人讚嘆折服。」

——《芝加哥論壇報》（*Chicago Tribune*）

「巴瑞是位傑出的作家，他的文字有哲學打出的深厚根基……我愛極了這本書提供的宏大視野，它將探照燈投向科學與科學家的身影，所闡述的內容遠比書名談及的更為豐富。我們毋須苦心研讀冷冰冰的統計數據，不必閱覽一張張病例死亡率圖表；而是深入那被遺忘的世界，躋身醫療科學名流之列……迷人有力，精采出色。」

——《美國醫學學會期刊》（*Journal of the American Medical Association*，*JAMA*）

「這本書有時讀來像推理小說，有時又像科幻小說……書中記述之事引人入勝又使人驚駭，描述了疾病、恐懼、愚昧、科學探索，還有偶一現身的英雄事蹟……它光是談論一九一八年蔓延的大流感前因後果就非常引人入勝，但它的內涵不只如此……最後巴瑞將我們帶回現實世界，文字間的意涵引人深思。」

——《夏洛特觀察報》（*The Charlotte Observer*）

「十分易讀好入口……幾條主軸縱橫交織成的故事，包括有史以來最厲害的瘟疫，和二十世紀的醫藥科學發展史……他清楚描寫流感病毒如何攻擊人體，為後續事件奠下了概念基礎……就社會史角度觀之，《大流感》是無價之作。它訴說面對龐大壓力時，人性呈現的怯懦和勇氣，也訴說組織機構在當代道德倫理的箝制下，如何順勢興起或黯然殞落……那是我們這時代該好好思考的議題。」

——《西雅圖時報》（*The Seattle Times*）

「有著不可思議的催眠魔力和恐怖……清晰有力的文體……堅實流暢的故事……是歷史著作，也是警訊。」

——《天意日報》（*The Providence Journal*）

「精彩的歷史……《大流感》是經典之作。」

——《巴頓魯治倡導者報》（*Baton Rouge Advocate*）

「一本醫學驚悚讀物……結合通俗歷史和通俗科學，讓人連想起大衛·麥卡羅描寫約翰鎮大洪水、巴拿馬運河施工、和建造布魯克林大橋的偉大作品。本書可謂這類揉合多種素材的著作中最有趣的。」

——《阿肯色時報》（*Arkansas Times*）

「巴瑞的與眾不同之處在於他的深入事件，及處理科學和政治如何與疾病的散布連動……讓人著迷……故事生動……細節處理精湛。」

——《達拉斯晨報》（*The Dallas Morning News*）

「殺人魔故事處理得引人入勝……與理查·彼得生的名著《伊波拉浩劫》同樣令人毛骨悚然。作者對疾病的追蹤……有如維加（美國名攝影師）的運鏡手法。」

——《科克斯評論》（*Kirkus Reviews*）

「巴瑞深刻洞察科學的本質……現代科學在面對傳染病挑戰時，相同的態勢令人極為不安，加上當今社會對於戰爭和恐怖攻擊的悲慘經驗，使本書變得非讀不可……今昔環境的如此相似令人警惕……扣人心弦。」

——美國微生物學會（American Society for Microbiology）
前主席羅蘭．亞特拉斯發表於《學會新聞報》

「對一場改變美國和世界的毀滅性瘟疫中所發生的事件和相關人員，有才華洋溢令人信服的描寫。當今人類面對新式流行疾病時，這本書更具重大意義。」

——史蒂芬．洛森柏格博士（Dr. Steven A. Rosenberg），美國國家癌症研究所外科主任

目錄

第一部　鬥士

霍普金斯大學創立於一八七六年，但它的發展非常快速而且成功。到了第一次世界大戰爆發前，美國的醫學水準已經趕上，並即將超越歐洲。

韋爾契沒有掀起科學革命，卻過了革命性的一生。他帶動了史上最偉大的醫學事業，他留下的影響是實質的，卻無法具體衡量。他有激發別人靈魂的能力。

好像溶液中的分子逐漸沉澱，聚合成結晶體一樣，能力傑出又有共同理想的人逐漸向霍普金斯大學的韋爾契聚攏，一場革命即將發動。

第四章　095

一八九一年聖誕節假期後，柏林第一個嘗試治療白喉病人，結果成功了。科學家終於不只能預防疾病，也找到了治療方法。這是歷史上第一次傳染疾病被治癒。

第五章　111

這段時間在美國歷史上被稱為「進步時代」。各種生活層面都更組織化、合理化和專業分工化，「專業人員」在各行業中逐漸出現。

第二部

突變群

第六章　122

麥納見過感冒，這次他判斷也是感冒，可是沒看過像這次這麼猛烈，發病如此快速，甚至致命的感冒。這次的感冒會殺人。

第七章　128

若要了解病毒或生物學，就要像沙利文那樣去思考語言而不只是文字。文字只是單詞，而語言是三度空間的，它能定義形狀。

第三部・起火

第四部　災難開始

第五部　燎原

第六部 瘟疫

第七部 競賽

第三部　鐘聲響起

第三十二章　413

感冒確實進到巴黎和會中，擊中了威爾遜。感冒削弱了他的體力，並在談判的最緊要關頭解除他的毅力和專注力。感冒對他的頭腦有其他更深遠的影響。

第三十三章　424

當那些當權者告訴大家這和以前的感冒沒什麼不同，只是流行性感冒而已的時候，一定有相當數量的人相信他們說的，一定有人把自己暴露在病毒之下而犧牲。如果他們知道事實的話一定不會那麼做。

第十部

比賽結束

第三十四章　436

沃恩曾告訴同事：「永遠別再告訴我醫學的進步終將戰勝疾病。」又說，「醫學界對這次感冒的瞭解比十四世紀佛羅倫斯醫生對黑死病的瞭解強不了多少。」可是他們沒有放棄。

第三十五章　445

其實艾弗里的成就只不過是傳統科學研究。他從尋找肺炎的治療方法開始，然後像伯內特說的，結束時「打開了分子生物學的世界。」

新版推薦序
大流感的啟示：從歷史中學會面對瘟疫

國立中央大學歷史研究所副教授　皮國立

二〇一九年底一直到二〇二〇年，新冠肺炎（COVID-19）的疫情持續發燒，至本書新版問市時，疫情依舊肆虐於全球多個國家。即便臺灣防疫得當，但還是經歷了延後開學、隔離、旅遊業蕭條、搶口罩、囤積物資等風暴，無論在經濟還是教育方面，都造成不小的影響。這些不便與恐慌，皆顯示疫病對人類社會影響之巨大，今日所遭受的恐懼與不便，還是建立在我們已經有比較好的防疫觀念和醫學技術發展上。

巧合的是，若將目光往前推移一百年，一九一八至一九二〇年的大流感，是近代全球史上最能和新冠肺炎類比的大瘟疫，而恐怖的程度實有過之而無不及。歷史學家推估，當時全球大約有五千萬至最多一億人被流感殺死，這驚人的數字是今日完全沒有辦法想像的，讀者可以在這本書中看到各種死亡數字的推估，真可謂怵目驚心。根據現有研究，那段時間臺灣因流感疫情而死亡的人數，應該超過五萬人，[1]而當時全臺人口不過只有三百六十多萬人，美國則有六十七萬多人死於這場瘟疫。本書作者巴瑞（John M. Barry）不但是歷史學者，也是一位優秀的科普作家，曾獲得許多獎項。這本書於二

---

1 蔡承豪，《流感與霍亂：臺灣傳染病情個案之探討（1918-1923）》，《臺灣學研究》15期（2013），頁119-170。

〇〇四年於美國出版時，已受到書籍市場上非常大的關注，今年因為肺炎疫情，這本經典著作又登上英美多國的亞馬遜排行榜榜首，更成為比爾蓋茲二〇二〇年夏季選書。到底這本書有什麼魔力與特色？筆者願意以同為醫療史研究者的身分，為讀者略作分析。

本書特色鮮明，獨具慧眼，擁有與其他同類著作不一樣的書寫風格。作者雖為歷史科班出身，但寫作的文字卻通俗可讀。讀者捧讀本書，不但可以看到大流感疫情發生當下的狀況，更重要的是，本書並非僅單線探討一九一八年流感的歷史。作者先為讀者介紹簡單的西方醫學史，特別是和傳染病有關的知識與科學，由這一點來看，本書頗具醫療史和科學史的雙重特色，可提供給讀者豐富的知識饗宴。此外，延續這個理念，巴瑞還為讀者介紹二十世紀初期美國醫學的科學研究與教育發展的梗概，鋪陳了一個時代醫學科學家的奮鬥故事。透過作者筆鋒帶有感情的描寫，我們看到了這些科學家的努力與他們在日常生活中的經歷，真可謂跌宕起伏。不是每位科學家都能成功發現真理並享受光鮮亮麗的喝采。在大流感疫情中，科學家努力地在實驗室或其他崗位上和流感疫情作戰，失敗與挫折感總是如影隨形，而本書皆能如實描述。單就這一點來說，本書所關照的層面已遠遠超越其他同類作品。

來到大流感爆發的時刻，早在一九一八年初期已有徵兆。擁擠的軍營，加上軍人被船舶運送至各地，人們忽略零星的案例，也未意識到啟動檢疫的必要，加上美國大城市民眾居住處所之狹窄，都營造了疫病大流行的良好要件。戰爭的影響，使得各國政府大部分都選擇隱瞞疫情，「防疫視同作戰」在當時是不可能存在的理念。政府希望民眾不要恐慌，刻意地說謊掩蓋事實，想辦法大事化小；而由於用「瘟疫」兩個字報導是不被允許的，故只能欺騙民眾這不過是「司空見慣的感冒」。在官員心中，真實戰爭的勝利比防疫工作更為重要。軍隊仍不斷跨區域調動、愛國遊行一場場舉辦，沒人敢去禁止戰時必要的愛國行為，人們頻繁地接觸彼此，注定了疫情將要大規模爆發。又因為擔憂經濟衰退和民眾恐慌，使得美國政府不敢斷然採取積極的防疫措施，包括隔離、封鎖交通和禁止遊行等大型活動，政策一錯再錯，遂致疫情蔓延不可收拾。官員反應慢半拍，導致醫護人員抽調不及，醫療系統瀕臨崩潰，即便殉難的醫護人員前仆後繼地與流感對抗，還是壓不住熾盛的疫情，幸賴一些慈善與公民團體的外圍力量支撐，疫情才免於失控到不可收拾之境地。當然，也有各種應該堅守崗位的人們選擇逃跑，他們不是懦夫，在正常人性的自私面上，他們的表現不過是剛好而已，政府仍要負起最大的責任。反觀美國土地廣大，各地區的狀況不太一樣，所以從書內也可以看到成功防疫之案例。而正如新冠肺炎疫情那般，疫病往往牽動國際政治，當時美國人也怪罪流感是由德國間諜帶來的，甚至說流感是德國人故意散布的細菌戰，彷彿怪罪德國人就有助於戰爭的順利。

對當時的人來說，這麼嚴重的疫情實在是匪夷所思，人們心中充滿恐懼和怪異的感受，明明知道大瘟疫已經降臨，但卻不知道怎麼回事，也無法有效對抗。一九一八大流感之所以恐怖，就在於它會攻擊肺臟，造成病人全身嚴重的缺氧狀態，使末期患者的身體呈現深藍甚至發黑之狀態，人們一度以為它是「黑死病」。而其併發症之表現更是相當「豐富」，因為當年的流感還會攻擊腦部，導致它就像吸毒般地受損，肝臟、腎臟之衰敗也有不少案例，甚至還會攻擊男性睪丸。作者充分運用當時的報刊和回憶文字，例如「在紐約市匹茲堡醫院裏工作的阿齊利醫生每天早晨上班時都會一陣驚恐，因為一夜之間重病區的每一個病人，沒有例外全都過世。」如此可怖場景，更使讀者有身歷其境之感。

慢半拍的美國公共衛生部門，發出了蒼白薄弱的應對辦法，包括生病了就要多臥床休息、保持身體清潔、吃飽一點才能對抗疾病等呼籲。還有一種令人發噱的說法，叫做「千萬別害怕。」更有趣的是，書中也揭露當時人們因恐慌而衍生的各種療法，包括喝酒、注射各種亂槍打鳥式的疫苗、用化學藥品不正常地刺激呼吸系統，希望能激起身體對抗病原體、大量放血、服用瀉藥、強心劑、或用溫牛奶灌腸等療法，皆可見當時美國社會之恐慌與醫界之無能為力。

一如現代社會，大家都對疫病的源頭感到好奇，讀者同樣可以在書中找到線索。除了禽鳥、豬與人類的關係外，人們追溯大疫之始，一般總認為是從中國而來，但本書引述了一九二七年喬丹（Dr. Edwin Jordan）等人對流感病原地的考察，一般仍認為最早的病例是出現在美國。筆者尚可補充，一些西方研究認為一九一八年初期中國就有流感或肺炎疫情了，其實那是鼠疫，而非流感；中國的流感疫情大約在當年四月底才出現，而美國當時已有疫情。[2]疾病史有趣的地方，正在於故事總是充滿著想像力，讓讀者可以自己去思索，產生屬於自己的推理。

書的最後，還比較了流感和 SARS、愛滋病的攻擊力，並引述美國疾病預防管制中心的預言：若有新的傳染病爆發，美國的死亡人數大約在八萬或三十萬人之間。只是沒想到一語成讖，筆者寫這篇推薦序時，美國被新冠肺炎殺死的人已逼近二十萬人。當年流感疫情的高低起伏變幻莫測，誰也說不準，當死亡率開始下降，似乎疫情即將消散，但其實疫情又在另一些地方爆發，這種跌宕起伏相當常見，「什麼保證都不能夠保證」。新冠肺炎的疫情不正是如此嗎？本書的英文版問世時，正值 SARS 風暴剛過，作者在書後樂觀地認為，即便 SARS 在未來爆發，嚴密的監視也將使它無法施展威力。只是沒想到，十幾年後同為冠狀病毒兄弟的 COVID-19 卻來反撲。傳染病總是不斷地超出我們想像之外，催促著科學家們必須窮盡一切力量，才可能追得上它的善變。人類必須時刻警惕，從歷史中擷取智慧，隨時準備好面對突如其來的新疫情。

由以上簡短的介紹可知，本書關切的層面相當廣泛，閱讀起來彷彿享受一場盛大的知識饗宴。臺灣商務印書館早於二〇〇六年即翻譯此書，以饗臺灣讀者。而今正逢新冠肺炎疫情方興未艾，處於這全球歷史巨變的風口浪尖，人們更需要一本好的疾病史讀物來進行智慧的反思，尋找疫病爆發當下的應對之法、自處之道，以因應未來還可能產生的變局。筆者欣聞出版社決定再版此佳作，故爽快允諾撰寫書前導言，推薦給喜歡歷史、醫學和科普題材的讀者。

2 皮國立，〈民國疫病與社會應對——一九一八年大流感在京、津與滬、紹之區域對比研究〉，《新史學》，27：4(2016)，頁57-107。

推薦序

蘇益仁（前衛生福利部疾病管制局局長）

本書雖然旨在探討一九一八年的流感大流行，但全書對科學的起源及科學史有深刻而生動的描述，也對疾病與社會的互動著墨很深，是一本很好的科普書籍，讀後令我印象深刻。

人類面對大自然各種層出不窮的挑戰，各種天災及傳染病不斷在侵襲地球及人類。即使到了科學昌明的二十一世紀，南亞的海嘯、美國的颶風、九二一大地震、SARS、以及即將到來的禽流感，人類不斷受到威脅。為了應付這些威脅，各國政府不斷增強災害防治及國土安全措施。二〇〇二年正當臺灣在準備生物恐怖攻擊的國安措施時，想不到二〇〇三年的 SARS，重創了亞洲及臺灣的醫療體系及社經層面。經過 SARS 一役，雖然臺灣的防疫體系強化很多，但新型流感的威脅卻接踵而來，我們能否有效地動員社會各階層人力及資源來防疫仍屬未知數。

人類傳染病的歷史由鼠疫（黑死病）到一九一八年的流感大流行，以迄一九八一年後發生的愛滋病、二〇〇三年的 SARS，幾乎每隔三、四十年就會有一次全球大疫情或是所謂的新興傳染病（emerging infectious disease），本書不斷在強調一個概念：病毒或傳染病的複雜及多面向。因此，面對新疫情的來臨，經驗及權威都不可靠，甚至可能成為阻礙。因此，將真實面貌呈現出來，依據科學法則或「科赫氏論斷」（參見〈第三章〉）去判斷病源是唯一的金科玉律。一九一八年的流感大流行，其病因由感冒「細菌」到「病毒」，以迄確認是流行性感冒歷經十多年，其臨床症徵完全背離過去的經驗法則。二〇〇三年的 SARS 亦然，沒有人會認為平常感冒的冠狀病毒會引起 SARS，中國大陸的專家在二〇〇三年初更認為 SARS 是披衣菌（Chlamydia）引起。

本書花了很多篇幅在描寫十九世紀末以迄一九一八年間人類社會，尤其是美國，在醫學及社會的演變。歷經一百年，人類在醫學及科學上已經有了長足的進步。與二十世紀相比，抗生素及抗病毒藥物的研發與診斷技術的進步真不可同日而語。以二〇〇三年發生的 SARS 與一九一八年的流感相比，SARS 自二〇〇三年二月在香港爆發，以迄二〇〇三年四月鑑定出 SARS 冠狀病毒其間只有短短兩個月，與一九一八年的流感經歷十三年才確定病因是一個很大的進步。二〇〇三年的 SARS 在世界衛生組織（WHO）的統合下，制定了各項全球遵循規範，如旅遊警示等，有效地阻止了 SARS 的進一步侵襲，這些發展說明了人類在科學上的進步。現在面對來勢洶洶的禽流感，在人類歷史上也是第一次可以經由科學性監測（surveillance）來追蹤病毒基因的演變，並預測可能的毒性及疫情，是一個歷史上全新的經驗。全世界的科學家都在觀察，這樣的科學進步究竟能多有效去控制或預防流感大流行，也許只有歷史可以給我們答案。

雖然科學上的各項進展提供了我們防疫的利器，但全世界人口的增加，大都會近千萬的稠密人口，交通的便捷，以及地球暖化所引起的環境變遷，都使新興傳染病的危害增加，尤其是動物傳人（zoonotic）疾病的衍生將是二十一世紀人類的大威脅。本書不斷描述軍隊在流感大流行發生的角色，這與人口遷移與傳染病發生的歷史事件是一脈相承地。以登革熱（dengue fever）的全球演變為例，在幾十年間，登革熱疫情由地區性演變為區域性，以迄如今幾乎半個地球皆受害，其原因與全球交通便捷及地球暖化密切相關。因此，人類在二十一世紀所面臨的疾病威脅並不會因科學的進展而減少，反而可能更為增加，這是各國政府必須深思及預為妥善因應的課題。

本書的特色就是不斷反覆地去提醒大家這些社會面及基本面在導致大疫情所扮演的角色，而不是單單在探討疾病的面向，這是十分寶貴的地方。本書譯筆通暢並具專業背景，使全書十分具可讀性，一般民眾讀之可受益良多，即使是專業人士讀之亦具暮鼓晨鐘之效，特為之序。

獻給摯愛的安
和保羅·路易士的英靈

序

一九一八年第一次世界大戰時，保羅．路易士（Paul Lewis）入伍成為海軍少校。可是軍服穿在他身上怎麼看都不對勁，彆扭極了，士兵向他敬禮時，他更是手足無措，簡直不知道要怎麼回禮。但他卻是個不折不扣的鬥士，專門追獵死神。

他勇敢面對死神，挑戰祂，像昆蟲學家處理蝴蝶標本一樣，把祂固定以後一塊一塊分解來研究，尋找對付祂的方法。他挑戰死神的次數非常頻繁，冒險成為他正常生活的一部分。

可是一九一八年九月中旬，死神的面目和以往非常不同。醫院裡躺滿一列又一列的病患，許多人滿身血汙，以一種前所未見的痛苦方式斷氣。

路易士是以科學家的身分被派過來，協助這兒的醫師處理這種令他們束手無策的神祕事件。雖然他有醫師身分，卻從未替人看過病。身為美國第一代醫學家，他的生命都花在實驗室中。年紀雖輕，卻已擁有輝煌的成就，聞名國際，前途無量。

十年前在紐約的洛克菲勒研究所，他和他的導師樹立病毒學史上的重大里程碑，證明小兒痲痺（polio；腦灰質炎）是由病毒所引起。接著他開發出在猴子身上幾乎百分之百有效、能夠預防這種疾病的疫苗。

這項貢獻再加上其他成就，替他贏得賓州大學所屬、亨利彼博斯研究所首任所長的位置，一九一七年又得到在哈佛講壇（Harvey Lecture）年度演說的殊榮。其實這也不過是他隨後獲得一連串榮耀的開始而已。時至今日，兩位曾經與他共事、也認識多位諾貝爾獎得主的著名科學家的子女告訴我們，他們的父親都認為路易士是他們一生中所遇過最聰明的人物。

診所的醫師期望他能對水兵們呈現出的劇烈症狀有所解釋。許多人身上沾的血液不是從傷口冒出，至少不是由於金屬或爆炸等外力造成；大多數的血跡都是鼻血留下來的，還有幾個是肺部咳出，甚至從耳孔內流出的。有些人咳得太過厲害，後來的驗屍報告發現，他們的腹肌和肋骨竟有撕裂現象。許多人痛苦輾轉神智不清，勉強有溝通能力的人則一律抱怨劇烈頭痛，彷彿有人在他們兩眼後方用釘錘向腦殼使勁敲打；而身體則痛得全身骨頭都像要裂開一樣。有些人有嘔吐現象。有些人身體顏色最後變得怪異，嘴唇和指尖發青，少數人軀幹暗黑得連是黑白人種都不容易分辨出來。

在這之前路易士只看過一次和這次比較相近的疾病。兩個月以前一艘英國船上的幾個船員，被救護車從封閉的碼頭送到另一所費城醫院裡接受隔離，好幾個人在那兒病死。驗屍報告顯示死者的肺部與遭到毒氣攻擊或是肺瘟（pneumonic plague）致死的狀況相似，那是種比鼠疫[3]更致命的瘟疫。

但是不管是什麼病，那些船員的感染沒有擴散開，沒有其他人被傳染。

這次的病人不只困擾路易士，更令他擔心，擔心他能否處理這種疾病，還有這種病會造成的結果。這次船員感染的病不單會傳染，而且是爆炸性地傳染出去。

儘管事前各有關單位已經計劃周詳，小心翼翼地隔離病患，十天前這種病還是在波士頓一個海軍基地中爆發開來。波士頓卻爾西海軍醫院的米爾吞・羅斯諾（Milton Rosenau）少校已和路易士聯絡過。羅斯諾和路易士是舊識，也是在大戰期間由哈佛大學教授轉為海軍的科學家。他有一本關於公共衛生的教科書被海陸軍的軍醫們當成聖經奉行。

費城海軍主管當局對羅斯諾的建議非常重視。尤其是當有支海軍特遣隊從波士頓調過來時，費城方面決心如果有任何疾病爆發，一定要徹底隔離生病的水兵。他們有信心隔離可以管制疾病流行。

可是當波士頓特遣隊來到之後第四天，十九名費城水兵就發生同樣疾病住院。雖然這些人和所有曾經接觸過他們的人都立即被隔離，第二天又有八十七名水兵住院。這些人和曾經接觸過他們的人也立即再被隔離，但再過一天又有六百個人因同一種怪病住進醫院。這時軍醫院病床已經全滿，醫護人員也開始染病，海軍當局只得把幾百名患病水兵送到民間醫院。費城和波士頓的情況一樣，海軍和平民工作人員頻繁地在市區和軍區間往來；同時波士頓和費城的人員也都還陸續被派到全國各地。

這是路易士擔心的另一件事。

路易士探視第一批病患，對他們的血液、尿液、唾液、鼻腔和喉頭採樣，對後來的病患也不斷重複這個程序，採樣和研究症狀，希望能從中找到一點線索。他讓實驗室裡所有人員都投入培養和尋找病原的工作。他不但要找到致病的原因，更要製造出治療血清或預防的疫苗。

路易士對實驗室的熱愛超過其他任何事物。他工作的環境十分擁擠，到處堆滿一列列的試管、培養皿、滴管等等，對他來說實驗室可能比家裡還溫暖舒適，但他卻不喜歡這次的挑戰。尋找答案的壓力對他而言並不陌生，上次研究小兒痲痺時，紐約市的疫情已經嚴重到市民需要通行證才能外出旅行的地步。不過這次讓他不安的是他必須放棄科學素養。為了要找到血清或疫苗，他必須根據不確定的

---

3 鼠疫（bubonic plague），這種疾病是由跳蚤傳染，而導致淋巴腺發生問題，也稱為腹股溝炎或黑死病。譯註：全書隨文註如果未標明「原註」，即皆出自譯者之手。

結果做出一連串的猜測，這中間猜錯一步都不行。

他先做了一個猜測。雖然他還不能確定是什麼東西致病，也不知道要怎樣防範或治療，但他想他大概知道這是什麼病。

他認為這是感冒，是一種從來沒出現過的感冒。

路易士沒猜錯。一九一八年這種可能是從美國發源的流行性感冒病毒散布到全世界，最早的致命病例就是在費城出現。在一九二〇年全球疫情消退之前，它奪走的人命超過史上任何疾病。一三〇〇年代的鼠疫殺害四分之一的歐洲人口，受害人口比例超過這次流感，但就死亡數字而言，一九一八年流感殺害的人數超過歷史上所有瘟疫，遠在現代的愛滋病之上。

當時全球人口只有現今的三分之一，而估計最低死亡人數有二千一百萬人。這個數字是當時對疾病的研究估算，從此被輿論廣為引用，可惜我們幾乎可以確定這數字是錯的。今天的流行病學者估計，當時全球死亡人數至少應在五千萬人以上，很可能高達一億人。

光是數字還看不出疾病的可怕，恐怖反映在其他資料上。通常流感侵害的是老人和嬰幼兒，可是一九一八年流行性感冒的死者有一半是正值青壯年的男女，年紀在二、三十歲之間。當時一位年輕優秀的外科醫師哈維．庫興（Harvey Cushing）也曾經到死神面前走了一遭，後來他雖然成了醫學權威，卻從未自併發症中康復過來。他說流感去世的人「總是死得如此年輕，年輕得難以讓人接受」。

我們對正確數字不太有把握，但如果較高的死亡估計數字沒錯的話，可以推算當時全球大約有百分之八到十的年輕人口死於那次流行性感冒。

他們死得又快速又慘烈。雖然流感流行的時間長達兩年，但三分之二的死亡集中在短短的二十四個星期中，而一半以上的死亡發生在一九一八年的九月中旬到十二月初之間。流感在那一年內殺害的人數超過中世紀黑死病在一個世紀裡殺害的總人數；短短二十四個星期中犧牲在它手中的人，也超過二十四年來死於愛滋病的總人數。

流行性感冒對人們的蹂躪和其他兩種疾病也相似。流感像愛滋病一樣，富裕進步的社會也難逃毒手。一九一八年費城街上同樣出現教士駕著馬車，像中世紀僧侶參與黑死病處理時的畫面，挨家挨戶敲門，請藏在緊閉門後、充滿恐懼的人們將屋裡的屍體搬出來讓他們收走。

一九一八年的流行性感冒不只是個關於浩劫、死亡、和悲哀的故事。也是人類對抗大自然的搏鬥，疊影在人類不同陣營間的相互廝殺的故事。

那同樣是個關於科學探討的故事。有關人們如何思考，改變想法，在混沌中少數人能冷靜分析，超越純粹的理性思考，以不拔的耐性付諸實際行動的故事。

一九一八年爆發的流行性感冒是歷史上第一次大自然與人類文明的大對決。這場對抗中有人不願臣服於自然，也不願只是祈禱鬼神賜福，他們憑藉科技和智慧，挺身面對大自然的撲擊。

在美國，故事的主角是一小群傑出的人物，路易士是其中之一。這群人包括很少的幾位女性，奠下的基礎科學成為現代醫學的根基，他們製造疫苗和解毒劑的技術沿用到今天；在某些項目上，他們的成就已經與今天的知識相去不遠。

在某些方面，這些研究人員早已準備面對一九一八年那種對決，他們的準備不是一般性，少數幾位更是相當專注。美國歷史上所有戰爭裡死於疾病的人都超過戰場上的傷亡，歷史上許多戰爭都引起疾病散播。美國研究機構相信大戰會再度爆發大型瘟疫，所以他們事先就盡力準備，等待挑戰到來。

故事應該從更早的時候說起，在醫學能夠有效對抗疾病之前，先得經過科學化的改革。雖然醫生和病人的互動方式到處不同，但醫學一直都還不能算是一種科學，可能也永遠達不到真正科學的含義。一直到第一次世界大戰之前的幾十年，人類醫學與二千年前古希臘名醫希波克拉底（Hippocrates）的時代相比，其實沒有多大分別。但就在那時的歐洲，醫學開始發生變化，人類的醫療技術終於逐日進步。

儘管歐洲的醫學有所進步，美國卻不為所動，特別是在醫學研究和教育方面更是不足，使得醫療水準遠遠落後歐洲。

直到一九〇〇年，當歐洲的醫學院幾十年來都已要求學生入學前必須要先具有化學、生物、和其他的科學訓練時，美國醫學院的入學還是比進入任何一所知名大學要容易。至少一百所以上的美國醫學院，只要任何學生（女生除外）願意付出學費就可以入學。五分之一的學校只要高中文憑就可以入學，根本不需要任何專科程度的科學教育，全國只有一家醫學院要求學生有大學文憑。沒有任何一所醫學院在學生入學之後會替他們補上缺少的科學訓練，許多學校只要學生來上課，通過考試，就可以拿到學位。有些學校即使學生好幾科考不過，沒有實習過任何病人，也可以取得醫學學歷。

一直到很晚，差不多十九世紀晚期，才有一群美國醫界領袖開始倡導醫學革命，要讓美國從最落後的醫學水平趕到世界第一的境界。

正如這群人的朋友威廉・詹姆士（William James）所寫，一群合力的天才可以「震撼整個文明」。這群人有這個念頭，並且即將撼動這個世界。

這個理想不只要靠智慧和教育，更要真正的勇氣，一種可以放棄既得利益、對抗權威、義無反顧的勇氣。

歌德在《浮士德》中說：

> 它寫著「泰初有字」。
> 我停下來，猶豫它所指為何。
> 文字不應如此崇高：
> 我要另行詮譯。
> 我又讀一次，突然頓悟有如神助，
> 這次它是「泰初有識……」

「字」指的是權威、穩定、和法令；而「識」則是徹底攪拌、破壞、和重建，並且不擔心、也不知道重建之後的結果。

就在大戰爆發前夕，倡導美國醫學革命的人成功了。他們建立的系統培養出能夠獨立思考、挑戰自然的人。這些新人與他們訓練出的第一代科學家，像路易士和他的同事等等，組成一股核心力量，充滿警覺，準備對抗流行病的爆發。

當瘟疫降臨時，他們冒著生命危險，憑藉受過的訓練挺身站在死神的路上對抗；而面對瘟疫大舉壓境無法抵擋時，他們則組織既有的知識體系，爭取最後的勝利。這場對抗流行性感冒的戰役中人類取得的知識，直接關係著後世的醫學發展。

第一部

鬥士們 THE WARRIORS

第一章

一八七六年九月十二日，巴爾的摩音樂學院大禮堂中聚集著一群來自當地上流社會、嚴肅又興奮企盼的男女。除了不尋常地有不少女士出席之外，還有許多當地名流現身。如一位記者報導所說，「這可不是炫耀服裝的社交活動。」這次活動有個嚴肅的目的，這是約翰霍普金斯大學成立大會。它的創建人不只是要設立新大學，更希望它能替美國教育開創新的里程碑，希望改變美國人理解自然、因應自然的型態。著名的英國科學家湯姆士．赫胥黎（Thomas H. Huxley）在大會發表主題演說，將這個目標做了具體的闡釋。

這個活動引起全國矚目，包括《紐約時報》在內的許多報紙都有報導，也將赫胥黎的致詞全文刊出。

美國內部一直都戰亂不斷，現代的美國就在這些紛亂的戰爭中形成，這是版圖擴展和種族對抗的必然過程。大會前夕，卡士達（George A. Custer）將軍的第七騎兵隊才剛剛在達科他州一場白人和原住民的戰役中慘敗。赫胥黎演講那天的《華盛頓星報》頭條是「礦工遭裝備精良的蘇族人屠殺」。

在南部，同樣慘烈但影響更重大的鬥爭也在進行中。為了即將到來的總統大選，民主黨的白人對南北戰爭中加入南部邦聯的各州，藉著重建法案[4]發動整肅。前南部邦聯的軍隊像「長槍會」、「刺刀會」等都被整編到美國步兵或騎兵部隊中。對南方的共和黨人和黑人的羞辱、毆打、凌虐，甚至謀殺也時有所聞。在密西西比小鎮一口氣有三百個黑人被私刑殺害之後，一位相信應該對世界說明民主黨理想的人，竟然要求《紐約時報》應該刊出那些民主黨兇手在陪審團前的辯詞。

當時總統大選投票不像今天是在固定的日期。兩個月以後各地投票結果先後開出，在持續幾天的開票之後，民主黨提名人山繆爾・提爾登（Samuel Tilden）以相當大的差距贏得總統寶座，但他卻沒有能夠就職。共和黨籍的國防部長威脅要讓選舉無效，要讓聯邦部隊上刺刀走上華盛頓街頭，還不排除讓南方各州重起內戰。政治危機最後在特別召開的憲政委員會中以政黨協商方式妥協：共和黨放棄路易斯安那、佛羅里達、和南卡羅萊納三州的選票，但取得具爭議性的奧瑞岡州關鍵性票數，以便讓海斯（Rutherhord B. Hayes）就任第十九任美國總統，同時從南方各州撤回聯邦軍隊，停止干預南方各州事務，聽任南方黑人自求多福。

霍普金斯大學的鬥爭比較安靜，但影響同樣深遠，它奠定美國對現代科學的態度，決定了科學在走向世俗和保留神性之間怎樣定位。

上午十一點整，一群人魚貫走上舞台，最前面的霍普金斯大學校長丹尼爾・吉爾曼（Daniel Coit Gilman）和赫胥黎攜手上台，接著是州長、市長和其他顯要。他們坐定後台下立刻安靜下來，空氣中瀰漫一股即將宣讀戰爭宣言的肅靜。

中年的赫胥黎身材中等，一頭灰白頭髮和近乎全白的兩鬢，帶著愉快的表情上台。雖然他個性堅

---

4 美國南北戰爭中北方聯邦在打敗南方之後，政治家開始面對如何重組分裂國家的任務，並考慮是否針對前南方邦聯各州脫離中央的行為予以嚴懲。一八六七年通過的重建法案（The Reconstruction Act）提出了南方各州重新加入聯邦的程序。

韌，可是看來一點都不像正要發動改革的鬥士。他有句格言，「道德的基礎在於絕對的謊言。」這位擔任英國皇家科學會會長的傑出科學家告訴研究人員說：「在事實面前要放棄一切成見，坐著像個孩子，乖乖聽大自然的指示前進，要不然什麼也學不到。」他也相信一切學習都要有目的，所以說：「生命最後的目標不是知識，而是行動。」

對這個世界而言，他也是帶動人類理性思考的先驅，一八七六年時他已是倡導科學進化論的世界級領導人物。如孟肯（H. L. Mencken）所說，「他是十九世紀對人類思想影響最大之人。」在吉爾曼校長簡單開場之後，赫胥黎教授步上講台。

通常他都講進化論，可是這天他把層次拉得更高，談的是智慧的探索。霍普金斯大學設立的目標與美國其他大學不同，它幾乎只提供研究所課程，目的在促進美國的科學教育。在它的理事眼裡，耶魯和哈佛都不是競爭對象，它要超越的是歐洲，尤其是德國研究機構。可能也只有在新大陸這種開創性格強烈的國度才可能發生這種事：一個機構在成立之初，在還沒有豎立一磚一瓦之前，就先定下如此明確的目標，受到社會如此高度矚目。

一位聽眾說，「他的聲音低沉而清晰，大家全神貫注在演講人吐出的一字一句，間以掌聲表達他們的贊同。」又有人說，「赫胥黎教授說話緩慢但清楚。他以自身的能力和智慧闡釋立場，不急於對是非做判決，而用心探究問題，讓疑惑自然消失。」

赫胥黎讚揚霍普金斯大學遠大的目標，也闡釋他自己對教育的看法，這些思想後來也得到威廉．詹姆士和約翰．杜威（John Dewey）的響應。他勉勵霍普金斯大學是「終於可以不受政治或宗教派系影響，可以真正探索真理」的地方。

其實在一世紀後的今天來看，赫胥黎的宣言內容相當溫和。但在當時演說之後，赫胥黎和大會留給整個社會的衝擊如此之強烈，使得吉爾曼校長在後來幾年裡除了要努力達到當時宣示的目標之外，還要不斷化解赫胥黎宣言引起的反彈。

有一個最重要的字大會中沒有人說出來，那就是「上帝」，始終沒有任何人直接或間接提到神的存在。對於這麼一個重大場合居然沒有人提到上帝，使得擔心無神論擴散和反科學化的人們大加撻伐。在那個時代，全美國大學裡有將近二百位神學教授，卻不到五位醫學教授。杜魯大學校長甚至說，依他多年的研究和經驗，他確信只有福音會的牧師才適合出任大學教授。

不提到上帝意味著：霍普金斯大學將不計一切追求真理，願意跳進所有不可測的深淵。

在對生命的探索中，真相對人的震撼最大，生命科學和醫學研究也是美國落後世界最多的地方。在這個領域，霍普金斯大學即將要發揮最大的影響。

一九一八年美國加入第一次世界大戰。這時美國在醫學上絕大部分得仰仗與霍普金斯大學有關的那群人所帶來的改變。美國軍方動員他們成立特別部門，以無比的紀律和專注，準備挺身迎向敵人。

科學研究最原始的兩個問題是，「我能知道什麼？」和「我怎樣能知道？」

科學和宗教都涉及第一個問題，而帶有哲學意味的宗教則相信它能夠「知道」，或是至少能說明「為什麼」這個層次的問題。

對大多數宗教來說，答案都出自於上帝的旨意。宗教先天上就傾向於保守，即使是倡議宗教改革的人，也止於提出新的制度而已。

而對科學來說，要回答「為什麼」是很困難的，科學家相信他們要是能知道事情「如何」發生就不錯了。

現代醫學的科學化改革在於它不再只是研究「能知道什麼」，它還探究「如何能夠知道」。答案的追求不止在學術單位的研究，也牽涉到社會的運作、組織，和人們的生活方式。如果一個社會把歌德說的「字」置於至高無上的地位，相信真理已明，對信仰深信不疑，就會產生刻板的律法，難以造成改變。容許質疑真理的社會才比較能夠以自由開放的態度接受改變。

就狹義的科學來說，答案取得的關鍵在人對自然的探索方式。一個人對問題的處理態度和研究方法，與取得答案的結果有絕對關係。發問的方法決定被發現的結果；處理問題的方式則影響答案本身。

我們可以說研究的方法論是最關鍵的因素。方法論中包括湯瑪斯．庫恩（Thomas Kuhn）有名的科學進化理論。庫恩將「主流規範」（paradigm）一詞應用到科學進程上，認為在任一個時代裡必定存在一個主流規範主導所有科學的思考方式，後來別人也將這個觀念應用到其他科學以外的領域。

根據庫恩的說法，主流規範會妨礙進步，對於產生新想法會造成間接的阻礙，例如阻止研究經費流向與主流規範不合的新觀念。但是庫恩說，科學研究人員終究還是會產生一些「非主流」的想法，不斷挑戰既有的規範。當這些非主流的想法累積到一定程度時，舊有的主流規範會被推翻，那時科學家們就會推出能同時解釋過去和現在情境的新主流規範來。

科學的演進其實比庫恩描述的過程要複雜得多，它像阿米巴原蟲的行進，有變化多端的邊界和觸角。庫恩認為從一種科學上的說法演進到新一種說法的動力就是所謂科學方法論，他相信提出問題的人就是在挑戰現有的假設。但是，對於現有假設的質問，不管是否屬於主流規範，都必然會帶來進步。如果沒有這個過程，那麼科學的進步豈不只是偶然的產物。

另一方面，探索自然的人們也不一定都遵循所謂的科學方法論。歷史可以證明，所有揭開自然祕密、創新科學里程的人，憑藉的只是思考和理性。科學家相信如果能在正確的前提之上，以邏輯方式推演出知識，那麼應該會找到結果。於是他們依賴觀察來建立研究的前提。

人們期望能對自然做整體理解的野心，加上邏輯推演的習慣，使得對於科學研究產生迷惘，特別是對於醫學領域的研究。諷刺的是，進步的主要障礙竟然就是純粹的理性。所以二千五百年來，醫師對病人的實際治療方法幾乎沒有任何進步。

我們也不能怪罪宗教或是迷信妨礙進步。在耶穌誕生之前五百年的西方世界，醫學大都是屬於世俗的活動。希波克拉底派的醫書是由許多不同的人所著，他們也管理寺廟，願意接受對於疾病多元的解釋，並追求務實的答案。

希波克拉底本人生於約西元前四六〇年。在據說是他所著作的醫學經典《神聖的疾病》（*On the Sacred Disease*）一書中，他還譏諷把癲癇歸咎於得罪神明的說法。他和門徒提倡觀察和推理，他的書中說，「理論是對各種事情的記憶加上理性知覺的綜合成果」、「口頭的理論不能結出果實」、「我贊成根據事實出發，依照事情真相推演出來的理論。」

如果說希波克拉底學派接近現代科學方法的話，它還缺少一個重要因素，那就是希波克拉底和他的信徒只有觀察，沒有深入探究自然。

不能探究自然的原因可以稍微諒解，因為解剖人體在當時是不被允許的事，希波克拉底學派的人們沒有機會驗證他們的理論。理論應該要能推演出沒有發生的事，做出「如果……就會……」的論述，然後用事實證明理論的正確，這是現代科學的方法論中最重要的一步。一旦前面的推論被證實之後，就得接著再推出下一個推論，再做試驗，永不停止。

可是那些希波克拉底學派的作者只做到主動思考和被動觀察。他們小心的觀察發現到黏膜分泌、月經流血、和痢疾造成脫水，也注意到當血液靜止一段時間後會發生沉澱：出現完全清澈、稍帶黃濁、和血色濃濁的不同層次。基於這種觀察，他們認為人體有四種體液：血、黏液、膽汁、和黑膽汁（這種理論今天還留有殘跡：醫學上所謂的「體液免疫」〔humoral immunity〕，指的是血液循環中的免疫分子像抗體等）。

這種論述看來合理，吻合觀察的結果，也能解釋許多症狀，例如咳嗽是由於胸中有黏液造成的。人們看到痰從體內咳出的時候，自然接受這種理論說法。

從更宏觀來看，這種說法也與古希臘人的自然觀相呼應。古希臘人從四季的運轉中歸納出環境的四種特性：冷、熱、乾、濕，和四種元素：水、火、氣、土。

過了六百年，到了伽林（Galen）的時代醫學才又出現進步。伽林並沒有創新理論，只是將前輩的教誨加以系統化，讓它們更完美。伽林宣稱，「我對醫學的貢獻就和羅馬的圖拉真（Trajan）大帝一樣。他建立通往義大利的道路和橋梁，而我憑一己之力，把真理和醫學結合起來。希波克拉底已經鋪好了道路，但是沒有我，這條路還是行不通的。」

伽林不只是做被動觀察而已，他也解剖動物。雖然他沒有研究人類屍體，但身為競技場鬥士的醫生，他常有機會能從傷口觀察到更深層的人體組織，因此他在解剖上的知識超過所有的前輩醫師。不過基本上他還只是個邏輯理論家，在希波克拉底的理論上建立秩序，解釋矛盾之處。他的推論非常有條理，人們一旦接受他的某個假設前提之後，必然會接受他的結論。他將體液理論發揚到極致，使得一位歷史學家對他的評語是，伽林已經將體液理論提升到形而上的境界，簡直脫離了身體分泌物本身，變成純屬邏輯的產物。

伽林的學說被翻譯成阿拉伯文，主導歐洲和回教世界的醫學思想達一千五百年之久，沒受到挑戰。他和希波克拉底學派一樣，相信疾病是身體某種不平衡造成的，因此可以經由外部的干預而回復身體平衡狀態，醫生可藉此原理治病。如果身體裡有毒素，毒素就需要排出。流汗、小便、大便和嘔吐都是可以回復平衡的方法。這種想法使得醫生們採用強力瀉藥和芥末膏等虐待身體的處方，或是引發膿泡，希望藉此扳回身體的平衡。幾個世紀以來在各種醫療手段中，有一種我們今天感到最不可思議、卻是最被廣泛最長久使用、也最受希波克拉底和伽林推崇的療法，就是放血術。放血是對所有疾病最被普遍使用的手段。

一直到十九世紀中，希波克拉底派的信徒還相信自然的規律是不可以干擾的，各種治療的手段目的只是為了加速回歸自然，例如化膿常在各種傷口出現，所以被認為是自然變化的一部分。到十九世紀末，醫生們通常不做任何避免化膿的措施，也不會對膿包做處理，甚至有人把化膿看成是好事。

希波克拉底也批評外科手術是違反自然的作法，是純屬技術層面的操作，是追求圓融智慧的醫師不屑的雕蟲小技。這種思想上的自大主導西方醫學達兩千年之久。

這並不是說兩千年來只有希波克拉底學說，和伽林提出理論架構能解釋健康和疾病，其實還有許多理論談及身體的運作和疾病的成因。在希波克拉底和伽林的傳統中逐漸也發展出分歧的派系，重視實證，挑戰純粹理論。

我們不可能在此解釋所有的學說，但它們有個共同的觀念，就是健康是身體平衡的結果，疾病若不是由於體內失衡，就是由於外力的影響，例如沼氣等所造成，或者是兩者交相作用的後果。

到了十六世紀初有三個人開始質疑這些醫療觀念。帕拉塞爾蘇斯[5]宣示他對自然的研究「要靠個人對自然的觀察，思考和實驗，而不是遵照古人的教導」。

維薩里[6]解剖人體，發現伽林過去的知識由於來自動物，用之於人類有重大謬誤。他的主要作品《人體結構》（*De humani corporis fabrica*）可能曾經過一位泰坦學派的學生註解後，成為文藝復興時期的重大著作。

弗拉卡斯托羅（Fracastorius）是當時的天文學家、數學家、植物學家和詩人。他認為疾病是由特定原因引起，而傳染是由看不見的感染因子在個體之間傳播的過程。一位醫學史學家稱他的著作是「在希波克拉底和巴斯德[7]之間無人能相提並論的傑作」。

和他們三人同時代的還有馬丁．路德與哥白尼，都是改變世界的偉人。可惜醫學界的帕拉塞爾蘇斯、維薩里、和弗拉卡斯托羅三人提出的新觀念沒能夠開花結果，在醫療實務上並未造成任何改變。

但他們的治學方法仍然在中世紀令人窒息的學術低迷中引發漣漪，墨守成規的學究派開始崩解。一六〇五年培根在他的著作《學術的進展》（*Rerum Novarum*）中攻擊純粹演繹的思考說：「亞里斯多德……是他自己邏輯思考的奴隸，弄得到處充滿爭議，毫無用處……」又抱怨說：「現在邏輯思考唯一的用處只是為以前流行的錯誤觀念做辯解，而不是用來追求真理，所以是弊多於利。」

一六二八年哈維（W. Harvey）發現血液循環，這可能是那個時代唯一，也是到十九世紀末為止最重大的醫學進展。歐洲正處於知識的激盪時期，與牛頓同時代的約翰．洛克（John Locke）醫生提倡知識應該由經驗中產生。一七五三年詹姆士．林德（James Lind）在英國船員中進行史上第一次有實驗組與對照組的試驗，證明食用檸檬可以避免壞血病。大衛．休姆[8]在洛克的試驗之後倡導「經驗主義」。他同時期的約翰．杭特（John Hunter）則對外科手術做學術面的探討和發揚，讓手術不再被歸附於理髮技藝的一種。杭特也進行一連串成為後世規範的科學實驗，甚至用自己做為實驗對象，用淋病的膿汁讓自己受到感染，藉以驗證事前提出的假設狀況。

一七九八年杭特的學生艾德華．金納（Edward Jenner）發表他的著作。杭特曾教導他「空想不如實作」。這位醫生年輕時偶然曾聽到擠牛奶的女工說，「我得過牛痘，所以不會感染天花。」牛痘的病毒和天花非常相近，接觸牛痘的人會對天花產生免疫，但得到牛痘時很少產生嚴重的的症狀。

5 帕拉塞爾蘇斯（Paracelsus, 1493-1541），德國瑞士籍鍊金術士和醫生，他把疾病的概念引進醫學，認為疾病是由外部因素影響身體，而不是體內失衡的結果，並主張用藥物抵抗這些致病因子。

6 維薩里（Vesalius, 1514-1564），解剖學家和外科大夫，現代解剖學的奠基者。為了這種行為，維薩里曾被判處死刑，但幸好得到減刑。

7 巴斯德（Louis Pasteur, 1822-1895），法國微生物學家和化學家，開創現代微生物學，發明巴斯德滅菌法，並改進狂犬病、霍亂和炭疽病的疫苗。

8 大衛．休姆（David Hume, 1711-1776），英國哲學家和歷史學家，認為人類知識的唯一來源是感覺經驗。他的作品包括《人性論》和《政治論》。

金納並不是第一位以種牛痘方式讓人類免於天花的人，但是他對牛痘的研究卻是個重要的里程碑。在中國、印度、和波斯都已有不同的方法讓人對天花免疫，早在十六世紀的歐洲人（不是醫生）就會將症狀較輕微的天花病人的膿包萃取物轉到沒有得過天花的人身上，達到免疫目的。一七二一年美國麻州的科頓．馬瑟（Cotton Mather）聽從非洲黑奴的建議也採用這種方法，躲過一次致命的天花大流行。但直接接種天花病毒可能會致命，接種牛痘就安全得多。

從科學觀點來看，金納的最大貢獻是他嚴謹的研究方法。他對自己的發現描述，「我先確定它穩如磐石不可動搖，然後再請大家來看它。」

但要改變既成事實不是很快的事。儘管金納以實驗方式做研究，人們從哈維和杭特的研究中也得到許多知識，醫療方法還是極少變化。許多醫生對醫學的態度還是認為它是觀察和邏輯推演的結果。

在希波克拉底後二千二百年、伽林之後一千六百年，美國費城的班傑明．拉許（Benjamin Rush）還是想只用邏輯和觀察建立「世界前所未見、更簡單、更一以貫之的醫學系統」。拉許是美國當時著名的醫師，在精神疾病研究上有許多創見，也是美國獨立宣言的簽署人之一。

一七九六年，拉許提出自認為和牛頓物理一樣完美的理論。由於發燒都伴隨著皮膚紅腫的現象，他認為發燒是微血管擴張的結果，因而推論病因是「不正常的血管痙攣」造成的。他進而斷言所有發燒都是微血管的毛病，既然微血管是循環系統的一部分，他便假設整個循環系統裡的壓力過高就是病因。拉許於是認為放血是消除病症的最佳療法，這一切都是非常合乎邏輯的推演。

拉許極力推廣「英雄式的療法」。所謂英雄，當然指的是病人。十九世紀初期歐洲一片崇尚拉許理論的聲音，一位倫敦醫師說拉許有「無比的睿智和判斷力」。

當時醫學界對放血療法的崇尚到今天還留有遺跡，一份英國發行的國際權威醫學刊物就名為《刺胳針》（*The Lancet*），那是從前醫生專門用來切開病人血管的刀具。

有個錯誤的醫學觀念持續了兩千年之後，直到最近三百年間才陸續受到挑戰，那就是只用觀察和推論、而不用實際試驗來探索自然的方法。這個錯誤終將被改正過來。

我能知道什麼？我如何能知道？

如果理性能解決數學問題，如果牛頓能靠思索完成物理上的成就，為什麼對人體的研究不能也用同樣的方法？為什麼在醫學方面用理性思索總是失敗？

一個說法是希波克拉底和伽林學派提出的治療體系，似乎能達到某種程度的醫療目的。這套理論能受用二千多年，不止是因為有完整的理論基礎，也要歸功於有時好像會有效果。

放血術的確對少數罕見疾病是有效果，例如因為基因錯亂而造成的紅血球過多症，或是因為血球攜帶過多鐵質產生的血色病等等。對於一些較普遍的疾病如急性肺水腫，因為它可以立即消除症狀，有時也會被採用。當心臟因病變充血無法發揮功能排出肺部積水時，病人會極端痛苦，甚至會因肺水無法排出而死亡。放血療法可以立刻產生效果，於是更提高人們對它的信心。

雖然醫生也曾注意到放血會使病人更加虛弱，但卻被認為是正面的結果。如果病人發燒紅腫，放血後症狀減輕，變得蒼白，當然是個好結果，證明治療有效。

再者，失血後有時人會感到輕鬆愉快，這也會強化理論的正確性，使得放血術在希波克拉底和伽林學派中顯得理所當然，醫生和病人都對它充滿信心。

其他療法多少也能自圓其說。直到十九世紀，美國南北戰爭之後，大多數醫生和病人都將人體看成完整的個體，相信局部症狀是整體失調的結果，認為生病的主因皆來自體內。歷史學家查爾斯・羅森柏格（Charles Rosenberg）指出，即使像天花這種傳染路徑已被瞭解，而且也有免疫方法的疾病，仍舊被認為是機能失調造成的結果。在希波克拉底和伽林學派以外，還有其他醫療體系，例如脊椎按摩療法和中醫的陰陽理論，也都視人體為一個整體，疾病是整體失調引起的。

於是醫生和病人都希望加速發病的過程，因為那是自然過程的一部分，應該要以自然方式讓病人痊癒，而不應該阻斷病症的發展。人體狀態可以使用有毒物質像水銀、砒霜、銻、和碘等造成改變，這就是刺激身體化膿藥物的原理，讓病人嘔吐或流汗的藥物也是如此。當一位醫生遇到胸膜炎時，可能會開出樟腦處方，然後記錄「症狀在大量出汗後立刻消失」，於是他的干預療法奏效了。

當然病症的改變並不代表治療有效。一八八九年版的《莫克醫療訊息手冊》（*Merck Manual of Medical Information*）介紹一百件支氣管炎的治療案例，每件個案都有堅決的見證者，但是該手冊現今的編輯承認，沒有一件是有效的。除此之外，該手冊同時也介紹香檳、番木鱉鹼、和王水等做為暈船的處方。

但是當治療無效時，事情就會變得有點微妙，因為醫病之間人的關係會攙雜進來。從希波克拉底時代到現代有一件不會改變的事，就是面對無望的病人時，醫生不敢表示束手無策。於是絕望的醫生和病人會做任何嘗試，接受一些他們知道沒有用處、可是也沒有害處的治療，讓醫病雙方都得到慰藉。

有位癌症專家說，「我其實也做和別人一樣的事。面對淚流滿面的絕症病人時，我會試用低劑量的阿爾法干擾素（alpha interferon）。雖然我知道它從未治癒過任何人，可是它沒有副作用，又能給病人一點安慰。」

癌症的治療是個好例子。醫學上沒有任何關於松果菊（Echinacea）對癌症有療效的紀錄，但它在德國卻被廣為用在癌症末期病患身上。日本醫生同樣也常使用沒有療效的安慰劑。美國國家癌症研究所的科學家史帝芬．洛森柏格（Steven Rosenberg）是第一位激發人體免疫系統來消滅癌細胞的人，也是第一個研究使用人類基因治療癌症的小組領導人。他指出雖然化療多年來一直被用在幾乎所有胰腺癌的患者身上，但事實上從來沒有任何紀錄證實病人的生存期可以因之延長（寫這本書時，研究人員剛指出一種名為gemcitabine 的藥平均可以延長生命一到二個月，但是它的毒性非常大）。

另一個讓推理和觀察不能推動醫學進步的原因是，醫學不像物理一樣是用邏輯和數學語言架構起來的學問。生物學本質上就不是邏輯的產物。名物理學家李奧．西勞德[9]在轉行研究生物學之後，就抱怨從來沒能夠好好洗一次澡。從事物理研究時，他常躺在溫暖的浴缸中思索問題、整理思緒，可是做為生物學者，他常要跳出浴缸去尋找事實。

其實生物學就是一團混沌，生物體系不是邏輯的產物，而是從進化而來，一種不是非常條理的演進結果。生命不一定會選擇最合乎邏輯的方式來適應環境，而是繼承以前物種的遺傳。人類遺傳因子中含有許多與原始物種相同的基因序，這是因為演化是在過去既存的事實之上發生的。

---

9 李奧．西勞德（Leo Szilard, 1898-1964），匈牙利裔美國物理學家和生物學家，曾是曼哈頓計畫的一員，協助研究出第一枚原子彈，但後來因為反對使用核子武器，轉而投入分子生物學的研究。

這樣的結果可不像邏輯一樣能清晰明白地條列，而是一團無頭緒的複雜糾纏。譬如有人要新蓋一棟節省能源的現代農舍，在規劃草圖時我們可以計劃用什麼材料，開幾扇門窗，屋內需要使用多少能源，換算成千瓦單位，計算出屋頂上要有多大的太陽能板等等。如果我們要將一棟十八世紀留下的農舍改裝成節約能源的現代房子，也可以採用同樣過程，在現有房子上加裝絕緣材料，填補裂隙，重建火爐或暖爐。老農舍裝修完成後也許狀況不錯，可是不會完全合乎理想。像門窗尺寸、屋頂高度、磚瓦建材等，都會與全新設計建造、合乎最佳節能理想的房子有段距離。

要在生物學裡找到邏輯，只能從既有的起點出發，接受現實的規則，所以西勞德就得常常爬出浴缸去找尋現實。

最後，推理和觀察之所以不能參透人體的機能，並不是因為希波克拉底的假設或是他的主流規範影響之故。那是因為單憑推理和觀察，不能對假設事項做嚴格驗證。

一旦研究人員採用接近現代科學的方法看事情，古老的假設就會崩潰。

到了一八〇〇年時，其他的科學領域已經有了長足進展，在一個世紀之前量化就成了研究的方法之一。雖然培根和笛卡兒兩人對於純粹邏輯思考的價值看法不同，但兩人都以哲學架構建立起研究自然的新方法。牛頓在某些方面填補兩人間的差異，以邏輯改進數學，並以實驗和觀察來驗證理論。約瑟夫．普里斯特利[10]、亨利．加文狄希[11]和拉瓦節[12]探索自然，奠定現代化學的基礎。對生物學來說，最重要的是拉瓦節揭開了燃燒的化學作用，進而發現呼吸的化學過程。

雖然各個領域都有相當的進步，但如果希波克拉底和伽林生在一八〇〇年，他們還是會贊同當時大部分的醫療行為。一八〇〇年時的醫學被歷史學家稱為「科學界萎縮的一條手臂」。

終於在十九世紀醫學開始出現變化，而且相當快速。可能的主要原因是法國大革命，新的法國政府設立了後來稱為「巴黎臨床醫學院」的單位。當時改革運動的先驅有澤維爾．比沙[13]，他解剖時發現器官是由不連續的物質組成，便稱它們為「組織」，還有一位是發明聽診器的雷涅克[14]醫生。

同時醫療也採用客觀數字度量，這也是新的作法。希波克拉底的著作認為醫生應該依靠感覺而非客觀數字，所以醫學仍靠邏輯思索，醫生們仍舊避免使用數字來研究身體或疾病。在發明溫度計二百年之後，直到一八二〇年法國診所才開始給病人量體溫。醫生們也才開始應用十八世紀已經發明的技術，精確量取脈搏和血壓。

在巴黎，皮爾．路易斯（Pierre Louis）則有更大的進步。醫院中有上百個等待幫助的義診病人，他僅靠簡單的算術就建立起同一種疾病與不同治療方法之間的關聯，這是歷史上第一次有醫生以系統方法建立資料庫。其實醫生們早就可以這麼做，不需要顯微鏡或特別技巧，只要小心做紀錄就行了。

---

10 約瑟夫．普里斯特利（Joseph Priestley, 1733-1804），英國化學家，以氣體分離的研究和發現氧氣而知名。

11 亨利．加文狄希（Henry Cavendish, 1731-1810），英國物理和化學家，發現氫的性質，和確定水是氫和氧的化合物。

12 安東尼．拉瓦節（Antonie-Laurent Lavoisier, 1743-1794），法國化學家，被認為是現代化學之父，分離出空氣的主要成分，並證明氧氣在燃燒中的作用否定燃素的理論。

13 澤維爾．比沙（Xavier Bichat, 1771-1802），法國解剖學家，器官組織研究的先驅。

14 雷涅克（René Laennec, 1781-1826），法國醫生，發明聽診器。

現代醫學與古典醫學的主要分歧點，可在路易斯和其他人所做的病理解剖上看到。路易斯不僅分析疾病與治療方式間的關係，以尋找有效的療法（他認為放血是無效的作法），他和其他人也從驗屍中研究器官與症狀的關係。他們解剖病人器官，與健康的人做比較，更精確地瞭解它們的作用。

他們的發現造成震撼，建立起疾病是種獨立現象、客觀存在的觀念。十七世紀湯瑪斯．席登漢（Thomas Sydenham）曾對疾病做分類，但是他和他的追隨者還是相信希波克拉底和伽林的理論，認為疾病是整體失調造成的。隨著路易斯的研究，新的疾病分類方式開始出現。

疾病被當作是身體特定部分被侵犯，是獨立的個案，而不是血液系統的錯亂，這是後續醫學革命的濫觴。

因路易斯影響而產生的數字管理方法功不可沒。使用聽診器、喉鏡、眼底鏡、體溫計、血壓計等診察疾病的方式造成病人和醫生與疾病間的距離，降低人性色彩。不少檯面上的人物譴責巴黎的作法是把人體物化處理；一個典型的批評說，「這種醫療作法完全是經驗主義，剝離了理性的歸納，在低層次的實驗觀察和片斷的事實之間做判斷。」但不可否認地，這種客觀的態度也促成醫學的進步。

儘管遇到無數的反對，但數字管理還是在一次又一次的改革中獲勝。一八四〇至五〇年代間英國的約翰．史諾（John Snow）將數字應用到新的領域：流行病研究。他對霍亂的爆發模式做精密的觀察，看有誰被感染，誰沒被感染，比較病人和健康人的居住地區和生活方式等，然後追蹤直到發現病源來自倫敦一口被汙染的井，結論出汙染的水源造成這種疾病。這是了不起的偵探工作被應用在流行病的研究上。威廉．巴德（William Budd）採用史諾的方法，很快也應用在傷寒的研究上。

史諾和巴德都不需要科學知識，也不需要經由實驗來取得研究結論。他們早在細菌理論還沒出現的一八五〇年代就開始這麼做。就像路易斯在研究後證明放血療法的效果比不做還糟，他們的研究方法其實早在一百年，甚至一千年之前就應該開始了。他們的工作開啟了探索世界、尋找答案的新方法，這是一種以數學做分析的方法論。[15]

其他領域的進步同時也有助於醫學的開展。神經細胞的脈衝可藉由物理方法被測量，細胞也可用化學方法分解開來，而一八三〇年代以消色差鏡片製造的顯微鏡更大大擴展了研究人員的視野。

德國在醫學界處於世界領導地位，這也許是由於法國人較少使用顯微鏡，也由於十九世紀中期的法國醫師對做實驗較不積極，對使用控制組和對照組的方式探討自然不感興趣之故。法國的醫學偉人

---

15 原註：將治療方法和結果之間建立因果關聯的努力還沒有完全被世人接受。最近出現一種「新的」運動稱為「實證醫學」（evidence-based medicine），主張不斷尋找最佳的療法介紹給醫生應用。今天一位好醫生絕對不會忽視統計數字的價值，或是在系統化的仔細研究之下累積出來的證據。可是還是有些醫生迷信個人經驗或是研習傳說的證據，抗拒使用統計方式來決定治療方法，不甘願接受統計的結果。舉例來說，儘管研究結果確鑿，癌症外科醫生仍然花了很長一段時間才停止對所有乳癌一律切除乳房的作法。另一個相關的議題是關於「臨床研究」，也就是利用病人做實驗的作法。再以癌症治療為例，前美國國家癌症研究所主任文斯．德維塔（Vince DeVita）、名腫瘤學家山姆爾．赫爾曼（Samuel Hellman）和國家癌症研究所外科主任史帝芬．洛森柏格三人曾合著一本癌症治療準則給醫生們參考。德維塔和洛森柏格支持使用嚴格管控的隨機取樣研究，也就是以隨機方式決定病人得到的治療方法。他們認為這是找出最佳療法的途徑。可是赫爾曼反對，他在《新英格蘭醫學期刊》（*The New England Journal of Medicine*）上撰文認為，隨機治療不合倫理。他認為，即使療法的效果還不很確定，或是無法回答哪種療法最好，甚至病人已經被告知整個狀況並且同意實驗之下，醫生仍應該基於最佳判斷決定病人的治療方式，而不能全憑機率。

巴斯德和巴納德（Claude Bernard）採用實證方法做研究，但他們卻不曾在任何法國醫學院校任教。一如英國的杭特對金納的教誨一樣，生理學家巴納德也對他的美國學生說，「光想沒用，先動手試驗，再去想。」

和巴納德同時在一八四三年獲得醫學學位的德國魯道夫．菲爾紹[16]醫師在細胞病理學方面開創出全新領域，認為疾病是從細胞層級開始發生的。德國境內陸續成立許多實驗室，容納優秀的科學家主動進行實驗，探究自然。第一位建立現代細胞理論的雅各．亨勒（Jacob Henle）響應培根的話說，「自然只有當被問到的時候才會回應。」

法國的巴斯德說，「在我面前，神祕的面紗越來越薄。」

這是個令人興奮的時代，宇宙正不斷以新的面貌呈現在世人面前。

可惜除了霍亂和傷寒知識的緩慢累積之外，這些科學新知很少能應用在疾病治療或預防上，並且許多新的發現也還不能被完全明瞭。例如一八六八年瑞士研究人員在細胞核中分離出去氧核糖核酸——ＤＮＡ，但卻不知道那是什麼東西，甚至到四分之三個世紀之後，在一些對一九一八年感冒大流行的研究結論中，還沒有人想到ＤＮＡ會攜帶遺傳信息的事。

弔詭的是這些科學的進步並沒有對醫療產生貢獻，醫生們對傳統的治療感到失望，卻又沒有可以替代的方法。一八三五年，哈佛大學的雅各．比奇洛[17]在演說中發表對路易斯研究的看法，「大部分有經驗、能做理性判斷的醫界人士都認為……如果把疾病放在一邊不去理它，世界上可能還會少一些死亡和痛苦。」

他的演說引起震撼，說明了醫界面對的混亂和醫生們的挫折感。醫生們才在幾年前放棄沿襲多年的療法，不再相信那些療法有效，變得更不願意干預疾病的過程。十九世紀初拉許在費城大力提倡放血術還受到大家推崇，但到了一八六二年，費城一項調查顯示在九千五百零二個病例中，採用放血療法的卻只有一件。

不懂醫學的人對英雄式療法失去信心，不願再受那種折磨，可是因為傳統醫學沒有提出新的療法，一些處理疾病的奇特方式開始出現。有些方法看來雖然有點科學根據，但其實像宗教一樣，與科學還有相當距離。

對傳統發生困惑的不止在美國。典型的例子是一八一〇年德國醫生山姆爾・哈內曼（Samuel Hahnemann）在德國成為歐陸醫學先進國之前，發表了順勢療法[18]的理論。和各地比起來，美國對傳統的挑戰最強，發生的困惑也最大。

美國南北戰爭之前山姆爾・湯姆生（Samuel Thomson）倡議的「湯姆生運動」認為，醫療是每個人都能瞭解的簡單事情，任何人都可以當醫生。他的著作說，「願每個人都能成為他自己的牧師、醫

16 魯道夫・菲爾紹（Rudolf Virchow, 1821-1902），德國病理學家和醫生，以對細胞理論的貢獻而知名。

17 雅各・比奇洛（Jacob Bigelow, 1787-1879），美國植物學家和醫生，哈佛大學教授，美國第一本藥用植物學的作者。

18 順勢療法（Homeopathy），是另類醫學的一種。它的想法是，因為服用大劑量的天然物製劑能引起健康人產生疾病的症狀，但使用小劑量的同類物質卻能緩解這些相同的症狀，那麼尋找一種天然物質並在小劑量使用下，便能夠產生與病人相似的症狀。借助這個特性以小劑量來誘導和強化病人的防衛機制，最終可以達到自我痊癒的目的。

師和律師的日子早日降臨。那時人們的自我管理、平等權利和道德哲學等等，終將取代各種行業的專屬技能。」他主張植物療法，並且認為，「整個醫學幾乎都是由錯誤理論和假設建構的。」

這種自助醫療的風潮中，湯姆生運動是最流行的一個，但並不是唯一的，鄉下還有幾十種類似的流派。他們的想法反映在一首湯姆生運動的歌謠中：「學究所授有三／法律、醫學和神學／三者都在壓迫世界／把人變成瞎子／自由的時候到了／起來吧，被僧侶和醫生壓迫的人們。」

當這些想法到處流傳時，當傳統醫術無法治癒疾病時，當反貴族的民主風潮隨著傑克遜（Andrew Jackson）總統席捲全國時，美國醫療成了無政府的時代。十八世紀英國才放寬醫師執照的門檻，這時美國卻有好幾州完全廢除醫師執照：既然醫生什麼事都不會，為什麼要發執照？他們治好過任何人嗎？一八四六年一段評論說，「醫療是貴族式的壟斷、最大的謊言。」在英國，「教授」（Professor）指在大學裡教書的人，即使約翰．杭特把科學方法引進外科手術之後，他也只能被稱為「先生」（Mister）。在美國，「教授」和「醫師」（Doctor）的稱謂誰都可以用。直到一九〇〇年，美國有四十一個州授予藥劑師執照，三十五個州授予牙醫執照，但只有三十四個州發執照給醫生。一八五八年一份醫學刊物問說，「醫學在美國大眾面前的尊嚴如此淪喪，應該怪誰？」

南北戰爭時美國的醫學有了一點點的進步，主要在外科方面。一八四六年，麻醉術的發展在麻州醫院首先展現成果，如同伽林從競技場受傷鬥士身上學到解剖知識一樣，美國外科醫生也藉著戰爭的機會領先歐洲同行的水準。

但是對於感染或是其他疾病，醫生還是在用芥末膏引發化膿，或是砒霜、水銀等毒性物質來刺激身體。大多數醫生依然抱著原來的醫療思想，在內戰期間極少看到法國醫界傳來的影響。歐洲醫學院教導學生使用溫度計、聽診器、眼底鏡等等，但美國人很少用，在聯邦軍隊中一共竟只有不到半打體溫計。美國軍醫對傷口止痛的方式還是在撒鴉片粉，而不是用針筒注射，甚至當美國軍醫署長威廉．哈孟德（William Hammond）禁止使用強力瀉藥時，還受到軍法審判和美國醫學學會（American Medical Association）的譴責。

南北戰爭之後，美國繼續出現各種所謂新式、簡單、整體的療法，直到今天仍有整脊術（chiropractic）和基督教科學療法（Christian Science）二種保留下來（雖然事實證明調整脊椎可以減輕一些肌肉骨骼的症狀，但整脊療法、所謂疾病是由脊柱不正所造成，卻是沒有根據的事）。

人們發現有些有藥效的物質，像奎寧、毛地黃和鴉片，但它們經常是不分青紅皂白被混用，而不是針對某種症候做處方。即使奎寧也不是只用於瘧疾，而是被廣泛濫用。奧利佛．霍姆茲[19]所說並不誇張：「如果把世上所有的藥品全倒進海裡，對全人類是個最好的消息，不過海裡的魚蝦就倒楣了。」

美國還有更多的事發生，它是個現實的國家，充滿活力，沒有耐心等候怠惰。一八三二年路易斯勸他最傑出的一位美國門生，要求他先下幾年工夫做研究再開始行醫。這位美國學生的父親是麻州醫院的創始人詹姆士．傑克森（James Jackson），就對這種看法極為反對。他向路易斯抗議，「在這個國家每個人走的路都不同，我們是實事求是的人……有太多事要做，沒有行動的人會被當成廢物。」

---

19 奧利佛．霍姆茲（Oliver Wendell Holmes, 1809-1894），哈佛大學解剖學及生理學教授，寫過一些幽默文章，也是最高法院法官小奧利佛．霍姆茲（1841-1935）之父。

科學的發展在美國對傳統醫學反而造成排擠效應。各機構對醫學不再那麼支持，而物理、化學、和工程等應用科技都蓬勃發展。美國工程師的數字從十九世紀末到一次大戰前尤其呈現爆炸性增加，從七千人成長到二十二萬六千人，並且貢獻卓著。工程師把鋼鐵業從傳統製造業變成科技行業，發展出電報，架設美歐越洋海底電纜，鋪設橫跨東西岸的鐵路，蓋起摩天大樓，不久後又有汽車和飛機問世，整個世界都在改變。但不管在實驗室中基礎生物知識如何被發現，除了麻醉術之外，實驗室對醫學幾乎沒有實際的貢獻，拿不出可以汰舊換新的東西。

在一八七〇年代以前，歐洲的醫學院對學生的科學訓練要求極嚴格，並且醫學教育也受到國家資助。相對地在美國，大部分醫學院都是私立，所有教職員工的收入都來自學費，所以學生除了要付得起學費之外，幾乎沒有其他入學資格規定。沒有一所美國醫學院能讓學生經常做解剖或實習，全部課程大都只有兩個學期，共八個月的課堂聽講而已。只有少數醫學院和大學有關係，和醫院合作的就更少了。一八七〇年哈佛大學的醫科學生在全部九科課程裡，有四科不及格的情況下，還可以拿到醫師資格。

美國仍有極少數的個人在不受任何機構的資助下進行傑出的研究。實驗生理學先驅威爾．米歇爾（S. Weir Mitchell）曾說，面對那麼多要探討的真理，他害怕任何外界因素干擾他花時間或力氣進行研究。然而在一八七〇年代，在他已聞名國際、開始做毒蛇毒液實驗、從中瞭解基礎免疫機能並開發出解毒血清後，賓州大學和傑佛遜醫學院還是拒絕給他生理學的教職。兩所學校對教學或研究為目的的實驗都沒有興趣。一八七一年哈佛大學才在全美大學中首創醫學實驗室，但這所實驗室被設在閣樓，還是由一位教授的父親出資的。一八七一年一位哈佛大學的病理解剖教授坦承，他不會使用顯微鏡。

一八六九年，名門之後的查理斯・艾略特[20]成為哈佛大學校長。他上任後第一份報告中宣稱，「這個國家的醫學教育急需徹底改造。美國醫學院畢業生普遍無知無能，讓他們畢業後自由行醫對社會是非常可怕的事。」

這份聲明發表後不久，一位新出爐的哈佛醫生連續治死三位病人，因為他不知道嗎啡的致死劑量。即使這個醜聞出現，艾略特也只能在守舊的教授團體中推動和緩的改革。教授中最有力的人物——外科教授亨利・比奇洛（Henry Bigelow）對哈佛董事會的報告說：「艾略特建議要對醫師資格做紙筆考試。我告訴他，他根本不明白哈佛醫科學生的素質。他們一半以上都不太會寫字，當然考不過……沒有一家醫學院會甘冒減少學生數量的危險提高標準。」

其實很多美國醫師對歐洲實驗室的進步感到驚奇，要學習就得跑到歐洲去。但他們回國後卻英雄無用武之處，美國沒有一個機構肯支持醫學研究。

一位曾到歐洲留學的美國人寫道：「我在德國常被問到，為什麼美國沒有醫學研究，為什麼一些在德國表現優異的人回美國後就沒沒無聞，沒見到再有成果出現。答案是，美國對這方面沒有機會、沒有興趣、也沒有需求……美國醫學教育的狀況實在太惡劣了。」

一八七三年約翰・霍普金斯（Johns Hopkins）去世，遺囑留下三百五十萬美金建立大學和醫院，

---

20 查理斯・艾略特（Charles Eliot, 1834-1926），美國教育家，在一八六九到一九〇九年間擔任哈佛大學校長，曾經編纂五十冊的《哈佛文選》收納世界文學經典作品。

那是有史以來對大學最大的一筆捐贈。那時普林斯頓大學圖書館的收藏只有很可憐的幾本書，每個星期只開放一個小時。哥倫比亞大學情況較好，圖書館每天下午開放二個小時，但是新鮮人得有特別許可才能進入。只有十分之一的哈佛教授有博士學位。

霍普金斯資產的管理人是深思熟慮、行動果斷的貴格教徒。他們不顧哈佛大學校長查理斯・艾略特、耶魯大學校長詹姆士・安傑爾（James Burrill Angell）、和康乃爾大學校長安德魯・懷特（Andrew D. White）等人的勸告，堅持霍普金斯大學要以德國最好的大學為榜樣，那兒有許多人積極創造新知識，而不是教導原來已經信仰的事物。

託管人這麼做是因為美國還沒有這麼一所大學，而且市場調查也證明確有此需求。一位董事會成員解釋，「我們國家的年輕人對現有學院科學教育的一般課程之外，還有其他的強烈需求……最明顯的證據就是越來越多美國學生到德國留學。」遺產管理人相信品質就是賣點，他們要僱請最傑出的教授，要提供深造的最佳環境。

他們的計畫在各方面都是典型的美式野心，要從一無所有中開創革命事業。在骯髒的工業城巴爾的摩建立新大學看來很不可思議，那兒不像費城、波士頓、和紐約有慈善事業的傳統；那兒沒有社會名流支持，更沒有知性活動。甚至建築物看來也死板單調，一排排的房子擠在死寂的街邊，每戶都是固定三個台階，街上沒有人潮，好像巴爾的摩所有的人都躲在屋裡，要不就在後院或鄉下。

除了錢之外，他們沒有其他建校基礎，這又是個美國特色。

遺產管理人僱用丹尼爾・吉爾曼為第一任校長。他剛建立加州大學，但因為和州議員發生爭執而離開。不久前他也協助創立耶魯大學的雪菲德理學院，那是和耶魯大學有點距離的一所學院。這所學院成立的原因正是因為耶魯大學不願意把科學納入基礎課程中。

吉爾曼很快就為霍普金斯大學招攬了國際知名、關係良好的教授，為這所大學建立了立即的名聲。在歐洲像赫胥黎這種人物眼中，霍普金斯大學未來會是震撼世界的力量來源，因為它具有美國式的開放、勇氣、和無比的爆發力。

為了支持霍普金斯大學的創立和願景，為了推動新的信仰，赫胥黎來到美國。

霍普金斯大學將是所嚴苛的大學，是美國大學前所未有的。

霍普金斯大學創立於一八七六年，到一八九三年才成立醫學院，但它的發展非常快速而且成功。到了第一次世界大戰爆發前，美國的醫學水準已經趕上、並即將超越歐洲。

感冒是由濾過性病毒引起的。它的攻擊方式有兩種，一種是快速直接攻擊，造成猛烈的病毒性肺炎，讓肺部有如烈火焚燒般痛苦；一種是緩慢間接式攻擊，削弱身體防禦力量，讓病菌入侵肺部變成一般的細菌性肺炎，慢慢折磨人到斷氣。

到第一次世界大戰前，霍普金斯大學直接或間接培養出的人才已經在肺炎的研究上領導世界，這種病當時被稱為「死神隊長」，但他們已經有能力對它做某種程度的預防或治療。

這群人的故事從一個人開始。

第二章

威廉・亨利・韋爾契（William Henry Welch）在青少年時期完全看不出他將來是個有成就的人。他傳記的起頭不是童年，而是從一九三〇年他八十歲那年熱鬧的生日慶祝會上開始寫。

他的親友、同事和崇拜者舉行慶祝的地方不只在他住的巴爾的摩，還在紐約、華盛頓、芝加哥、辛辛那提、洛杉磯、巴黎、倫敦、日內瓦、東京、北京等地。電報和無線電串連起慶祝活動，並且活動的時間也考慮到不同的時區，盡量安排到大家能同一個時間進行。各地禮堂擠滿各種專業的科學家，包括多位諾貝爾得主，連胡佛（Herbert Hoover）總統的賀電也在全美國各地廣播。

大家致敬的是一位幾乎是全世界影響力最大的科學家。他曾任美國國家科學院院長、美國科學協進會會長、美國醫學學會主席，還在其他十多個科學團體中擔任過會長或主要角色。在美國政府還沒有資助研究活動的時代，他擔任卡內基研究所執行委員會主席，並主持洛克菲勒醫學研究所（Rockefeller Institute for Medical Research，今洛克菲勒大學）的科學理事會達三十二年，一直主導這兩個公益團體的資金運用。

但是韋爾契在他所屬的醫學研究領域並不是先驅人物，他不是巴斯德，不是羅伯特・科赫[21]，不是保羅・埃爾利希[22]，也不是提巴德・史密斯[23]。他不曾提出睿智的見解，沒有重大的發現，沒有提過有深度的原創性問題，也沒有在研究室或學刊上留下重要紀錄。他做過的工作不多，甚至可以說有意義的工作少得不足以讓他加入美國國家科學院，更別說是擔任院長。

但是全世界上百名頂尖科學家把他像研究對象般客觀評鑑後，一致推崇他的地位。大家聚集起來慶祝他的生日，不是為了他的科學成就，而是為了他為科學界所做的貢獻。

在他的一生中世界急速變化，從馬車時代進步到飛機、無線電和電視機。可口可樂發明後，一九〇〇年已經席捲美國；而一九一一年成立的伍爾渥斯連鎖店到一九二〇年時已經拓展超過一千五百家店。科技帶動的社會翻新風潮在一九三〇年一次白宮會議中達到極致，會中宣告專家教育優先於親子教育，因為「沒有任何父母親可以獨力教導子女適應這個極其複雜、人造經濟體系交錯的社會」。

這些變化韋爾契自然沒能參與，但是他對同時代醫學革新有直接而且廣大的影響，特別是在美國國內。

他的經驗是許多同時代人的縮影，他變成某種形象的化身，但又不只是個象徵或代表而已。他的生涯好像埃歇爾[24]的畫作，反映當時的情形，同時又定義一代又一代，延續到今天的模式。

---

21 羅伯特．科赫（Robert Koch, 1843-1910），德國細菌學家，發現霍亂桿菌和炭疽菌的起因，一九〇五年因發明肺結核菌素而得到諾貝爾獎。

22 保羅．埃爾利希（Paul Ehrlich, 1854-1915），德國細菌學家，因在免疫方面的發現而得到一九〇八年諾貝爾獎。

23 提巴德．史密斯（Theobald Smith, 1859-1934），美國病理學家，在細菌、免疫和寄生蟲學研究上有重大發現，他第一個證明節肢動物會導致傳染疾病。

24 埃歇爾（Maurits Cornelis Escher, 1898-1972），荷蘭畫家，他的石版畫和木刻畫表現了想像中的變形和建築上不可能存在的幾何形狀。

韋爾契沒有掀起科學革命，但卻過了革命性的一生。他是一種人格、是個劇場，是個演員、製作人和建築師。他的生命好像演員，在舞台上表演過以後留給台下無盡的回味，在時空中不斷迴盪。他帶起的運動形成史上最偉大的醫學事業，他留下的影響是實質的，但卻無法具體衡量。他有激發別人靈魂的能力。

韋爾契一八五〇年出生於康乃狄克州北方的諾福克，一個到今天仍是個丘陵起伏、樹林蓊鬱的世外桃源。他的祖父、叔公、父親和四位叔叔都是醫師。父親當過一任國會議員，還在一八五七年耶魯醫學院畢業典禮致詞。他的致詞中談論最近的醫學發展，引述的嶄新技術直到一八六八年哈佛大學都還沒有提到，更參考魯道夫．菲爾紹在德文期刊發表的論文談到「細胞理論及其對生理和病理研究的影響」。他並且認為，「所有正面的知識都來自於對事實正確的觀察。」

如果這樣就認為韋爾契註定要變成醫生，那就錯了。多年以後他對學生中一位傑出的外科醫生哈維．庫興說，他年輕時最痛恨的科目就是醫學。

這種厭惡有部分可能是環境造成的。他的母親在他六個月大的時候去世，三歲的姐姐託給別人照顧，他父親在感情上和行為上都對他們很疏離。終韋爾契的一生他和胞姐最親近，從他們幾年來的書信往返中可以看出兩人間的親密。

他童年的生活型態反映到一生的模式：用社交活動來掩飾孤單的心境。他小時候並不孤單，會努力融入大家，經常和隔鄰的叔叔和同齡的堂兄弟玩在一起。因為一直期望能和大家更親近，還懇求堂兄弟們叫他「兄弟」，但是被拒絕了。到了其他地方也是一樣，總是希望能融入團體，找到歸屬感。

十八歲時他受了福音派熱情感召，正式入了教會。

進耶魯大學後，他的科學興趣和宗教信仰並沒有衝突。當大學教導實用的科技如工程之類的課程時，耶魯大學特意避開南北戰爭之後因科學發展帶來的混亂，有意使學校傾向保守的公理派，而與一神派的哈佛大學分庭抗禮。雖然韋爾契在畢業之後才發展出對知識的愛好，他的人格卻在大學時期就成形，其中三個特質尤其突出，對後來產生很大影響。

他過人的智商沒有被埋沒。以班上第三名畢業，但同學對他的印象不是他的課業，而是他的性格。他能以無比的熱情投入一件事，但又能保持客觀的態度。有位同學形容他是在熱烈討論中「唯一能冷靜的人」。他的一生一直保持這種特質。

他還有個特色是使別人希望能討他喜歡。當時有個欺負大學新鮮人的傳統，因為往往欺負得太過分，班上有位同學甚至需要帶著手槍睡覺以免被高年級學生侵犯，但韋爾契卻從來沒被人騷擾過。骷髏社（Skull and Bones）是美國最神祕的結社，組織對成員的強烈關切是其特色。韋爾契被吸收之後，大概是因為他亟需歸屬感的緣故，終其一生與這個組織始終密切往來，他幼年期的失望後來都轉成以追求自我滿足來調適。他的室友在離別的時候留言說：「我要對你說，感激你給我的恩賜，你是我永遠的偶像……有件我常告訴別人但從沒告訴你的事，現在更覺得真切，那就是我深深覺得不配當你的室友。我常同情你，想到你得忍受和我同寢室是多麼委屈的事。你的智慧、能力和各種高貴的人格，那麼讓我相形見絀……」

這種留言會使今天的傳記學家看成是同性戀的證據，說不定是真的。另外至少還有一個人對韋爾契的崇拜簡直可以用「激情」來形容。可是在韋爾契後來一生中，靠著某種方法，卻從來沒有對別人發生過同樣強烈的情緒。這麼做對他一點困難也沒有，他從不必回報別人對他的熱情，更別說產生依賴。後人只能將之歸功於「魅力」一詞。

他的學業成績讓他可以在畢業典禮上致詞。他在題目為「信仰的淪喪」的大學畢業論文裡，譴責機械科學，把人世間看成「失去上帝指引」的機器。到了一八七〇年，達爾文發表《物種源始》一年之後，韋爾契才開始在宗教和科學間尋找調適點。

他發現要在宗教和科學間平衡非常困難。科學總是隨時出現革命。世間尋常問題產生的新答案可能引起種種連鎖反應，推翻原有的秩序，當然也可能危及宗教信仰。韋爾契個人也經歷到這種痛苦，十九世紀後半許多人都在成年之後才見到科學推翻舊有自然規律，或說是上帝的規律。取而代之的是人類制定的規則，在新規則裡頭沒有人知道究竟該如何自處，正如米爾頓在《失樂園》中說的，「撼動古老的夜晚和混亂的統治。」

韋爾契比他父親幾十年前的演講還倒退，他排斥愛默生和一神派個人化的神，重申聖經經文啟示真理的重要性，認為神啟不需要順從理性，並說道，「人類永遠不能靠自己的智慧發現真理。」

韋爾契後來一生都靠自己的智慧發現世界，也帶動別人這麼做，可是時候還沒到。

他學習古典文學，也希望在耶魯大學教授希臘文，但耶魯沒有接受他，他只得到一所新成立的私立學校當輔導老師。這所學校關門後，耶魯還是沒有聘他。因為找不到其他工作，家裡又希望他能當醫師，他只好回到諾福克當父親的徒弟。

那是傳統的教學方式，父親並沒有發揮他對醫學新知的瞭解，而是像大多數美國醫生一樣，對客觀的度量像血壓和體溫等不屑一顧，配藥也不管劑量，全憑藥劑口味做決定。這種學徒經歷頗讓韋爾契難過。後來每當提到他受過的訓練時，這段經歷必定略過，不過他對醫藥看法的革命想法就是在這段時間釀成。

他決定如果真要行醫，就要用自己的方式去做。那時的慣例是先做六個月學徒，然後進醫學院學習。韋爾契學徒期滿之後，下一步就與別人不同。他回到學校，但不是學醫，而是學化學。

美國沒有任何一家醫學院要求學生入學時要有科學知識或是大學學歷，也沒有任何一所醫學院重視科學教育。相反地，一八七一年一位哈佛大學醫學院的資深教授說，「在這個時代，如果醫科學生受到應用科學信奉者的善意引誘，脫離本來該學習的實用而且重要的課題，因此造成的傷害將大於科學知識的不足……我們應該鼓勵醫科學生不要浪費時間在生理學和化學的迷宮裡打轉。」

韋爾契的看法不同，在他看來化學是瞭解身體的入門。後來成為韋爾契的導師的卡爾．路德維希（Carl Ludwig）當時與幾位頂尖的德國科學家在柏林集會，決定要「把生理學建立在理化的基礎上，賦予生理學和物理學一樣的科學地位」。

韋爾契不太可能知道他們的決定，可是他的直覺和他們相同。一八七二年他進入耶魯的雪菲德理學院攻讀化學，他認為那兒的師資「極完美……比任何一家醫學院都好，在別的醫學院只能學到一點點化學」。

扎根一年之後，韋爾契進入紐約的內外科醫師學院（College of Physicians and Surgeons），這個學院後來歸入哥倫比亞大學（他瞧不起耶魯大學醫學院。五十年後當他被邀請去演講關於耶魯早年對醫學的貢獻時，他拒絕了。回覆時說，耶魯根本沒貢獻可言）。那是所典型的美國醫學院，沒有入學資格限制，也沒有學科評分。它與所有其他醫學院一樣，教職員薪水全靠學費收入，所以學校拚命想增加學生人數。學習只靠課堂講述，沒有任何實驗課程，這也是標準美國式醫學教育。美國沒有學校使用顯微鏡，但韋爾契因為有一門功課成績傑出，為他贏得一架，那是他的寶貝，但卻不知道怎麼用。沒有一位教授肯教他操作，他只能羨慕地望著教授們工作，說道，「我對操作那種複雜的儀器只能羨慕，自己完全不懂怎麼用。」

但紐約的內外科醫師學院和大部分的醫學院不同，它的學生可以接觸屍體。病理解剖這門課從驗屍過程中瞭解器官發生過的事情，讓韋爾契大為驚嘆。紐約有三所醫學院有這門課，韋爾契把它們全選了。

最後他完成醫學院對醫師資格的唯一要求，通過了畢業考。韋爾契形容那是「自從中學畢業後最容易的一次考試」。

考試後沒多久，耶魯大學給了他夢寐以求的希臘文教授職位，但這回是他拒絕了。

他寫信給父親說，「我已經決定未來的行業，越發被它吸引。我覺得不可能有其他東西會再讓我改變。」

他是真的感興趣了。

他開始被人重視。他的教授之一法蘭西斯．德拉菲（Francis Delafield）曾經追隨法國的皮爾．路易斯在巴黎學習病理解剖，並像路易斯一樣，詳細記錄上百件的驗屍過程。德拉菲的筆記是全美國最精確、最科學化、最佳的紀錄。韋爾契成為德拉菲的入室弟子之後，德拉菲特別恩准這位徒弟將自己的解剖紀錄加入老師完美的筆記當中。

這時韋爾契的知識還是不夠，他還不知道怎麼使用顯微鏡。德拉菲精通顯微鏡的操作，他甚至還自己做了一架超薄切片器以處理供顯微鏡觀察用的組織。德拉菲常常一坐在顯微鏡前就是幾小時，一面吸著煙斗一面目不轉睛地觀察，而韋爾契只有乾坐一旁羨慕的份。不過以韋爾契淺薄的資歷，德拉菲還是給他許多解剖的機會，他也都把握機會努力學習。

這樣的學習不能滿足韋爾契，因為他的老師都曾在巴黎、維也納和柏林深造過。那時美國還沒有醫師可以靠研究維生，所以韋爾契也想成為一個臨床醫生。在學遍老師們所能教導的東西之後，他向家人、朋友借錢，在一八七六年四月十九日啟程前往歐洲繼續他的科學教育，那時離赫胥黎在霍普金斯大學開幕的演講只有幾個月。他的學生、傑出的科家家賽門．佛勒斯納（Simon Flexner）稱這趟旅程為「美國醫師有史以來最重要的探索之旅」。

他在科學最先進的德國求學時一點也不孤單。歷史學家估計，在一八七〇年到一九一四年間，有一萬五千名美國醫師在德國或奧地利留學，另外還有數千名留學生來自英國、法國、日本、土耳其、義大利和俄國。

這些醫生絕大部分只著重在學習治療的技術上。在奧地利，教授們特別為美國人設計，將診療上的各個專題編成一個個簡短的課程，安排成生產線般的教學方式。美國人學習的動機一面是為了追求知識，一面也是為了業務競爭，要領先國內其他醫生。

韋爾契既然想靠行醫為生，當然瞭解在德國的學習對將來很重要。他對贊助他出國的父親、姐姐和姐夫保證說，「我在德國留學一年所得到的知識和經歷，對未來的成功必定有絕對的幫助。在紐約成功的年輕醫師大部分都是留學回來的。」

可是他真正的興趣卻和極少數到德國的美國人一樣，在於探索宇宙。在美國他已經以遠較同儕博學而聞名，但在德國卻有兩所實驗室因為他的知識不夠而拒絕他。這個挫折沒讓他沮喪，反而刺激他。不久當他找到落腳處後，興奮地寫信回家：「我覺得到現在才開始真正接觸醫學。以前的經驗和現在比起來，簡直就像從書本上閱讀風景和親眼看到一樣不同。親身處在這個充滿科學氣氛的地方，與創造現代科技的這群人相處，還能有機會自己做一些創意的實驗。這一切，即使將來沒有研究成果出現，仍會是收入和回憶的來源。」

他談到萊比錫大學時說，「如果你們能來參觀這些設備完善又氣派的生理、解剖、病理和化學實驗室，看到國際知名的教授們領著一大群助手和學生埋頭工作，你們就能理解德國的投入，難怪在醫學上會獨步全球。」

他保持敏銳，專心學習，搜尋新科技或可能打開新視界的窗戶，和任何可以幫他看得更清楚、更深入的東西。他和一位科學家一起工作的主要價值是「學習處理新鮮組織的方法，尤其是分離出特定組成的方法」。對於另一位令他反感的科學家則說，「沒關係，我已經學會了處理樣本的方法，以後可以自己動手做。」

這時他已能吸引導師們的注意，包括一些世界級的頂尖科學家，但是他們留給他的印象更深刻，其中一位是卡爾・路德維希。韋爾契稱他是「我理想中的科學家，他不接受權威，把每條科學理論置諸最嚴苛的試驗……希望我能學到路德維希老師的原則和作法，不要滿足於空想或證明一半的事，不要臆測或推理，要緊密小心地觀察。」

另一位導師朱利亞斯・科恩海姆（Julius Cohnheim）教給他新的發問精神：「科恩海姆老師的興趣在於怎麼解釋事實。光知道腎臟阻塞會導致心臟疾病是不夠的……他老是問為什麼會在這種情況下發生……他可說是所謂實驗派病理學或生理派病理學的創始人之一，也是最佳的代表人物。」

韋爾契開始分析每件事，包括自己早已深信的事。五年前他譴責不奉行上帝真理的世界，現在則告訴父親他接受達爾文：「我看不出進化論中有任何東西違反宗教……我們原來的信仰必須要調整。科學的事實永遠不會改變。」

他也研究德國有如此科學成就的原因。他歸納出最重要的三個因素：德國醫學院對學生入學資格嚴格的要求，學校不受制於財務，和政府及大學對研究工作的支持。

一八七七年是霍普金斯大學成立第二年，吉爾曼校長訂下計畫，要建立美國最好的醫學師資和歐洲任何醫學院競爭，他所進行的國際師資招聘活動也是革命性的舉動。那時除了密西根大學之外，所有美國醫學院的師資一律是由當地醫師組成。吉爾曼找來負責招募的約翰・蕭・比寧博士（Dr. John Shaw Billings）正是執行這項任務的最佳人選。

美國醫學的第一個重大貢獻是由比寧留下的：一所專業圖書館。這所圖書館是由南北戰爭時代軍醫署病歷紀錄發展出來。軍方自己也建立了一所醫學博物館，其實就是收集標本的圖書館。

專業圖書館和醫學博物館都非常傑出。一九九八年，前身是醫學博物館的陸軍病理研究所從以前保留的一九一八年流行性感冒標本中，分析出當時病毒的基因組成。它所保存的紀錄非常精細又有價值。連德國的菲爾紹醫師也說自己「經常對其中的豐富資料感到驚喜。它的蒐藏極為精細，每個細節都有詳實統計，涉及不同醫學領域的學術討論可以在這裡整合」。

比寧自己不是創造這段歷史的人，但他立志要建立最好的醫學圖書館。醫學歷史學家說他的成就是「世界上最偉大、最實用的醫學圖書館」。它在一八七六年時已有八萬冊藏書，後來發展成為今天的美國國家醫學圖書館。

他做的不只是收集書刊論文。知識不能用就是廢物。為了要推廣知識，比寧發明一套遠比歐洲完備的目錄系統，並開始發行《醫學目錄》月刊。這份書目介紹每月在美國、歐洲和日本出現的最新醫學書籍，當時全世界還沒有相同性質的書目發行。

當然全世界也沒人像比寧一樣瞭解各地實驗室的狀況。

他到歐洲為霍普金斯大學尋訪未來的教授人選，對象不只是已經馳名國際的科學家，也包括年輕的後起之秀。他聽說過韋爾契，知道他的潛力，也知道他跟隨過不只一、兩位，而是很多位大師級科學家，也聽說過韋爾契人脈很廣（他認識的人包括後來成為十九世紀末和二十世紀初最偉大醫學家的科赫和埃爾利希。當還沒有成名的科赫在實驗室發現炭疽熱菌的生命週期，造成舉世震驚的時候，韋爾契也在同一個實驗室中）。

比寧和韋爾契在萊比錫的一間古老啤酒吧裡會面，這間啤酒吧本身就有個神話。酒吧牆上的壁畫描繪浮士德與魔鬼，傳說他們相遇的地方就是這間酒吧。比寧和韋爾契在酒吧暢談科學直到深夜，牆上的壁畫弔詭地映照著他們的互動。比寧談起霍普金斯大學的計畫：前所未有的入學資格要求，以實驗室為主體的教學大樓，世上最先進的醫院，當然還有最優秀的師資等。他們也談到生命，談到個人的理想。韋爾契知道這是面試，他也坦誠應對。

晚餐後比寧告訴準備就任未來霍普金斯大學醫院院長的法蘭西斯・金恩（Francis King）說，當時機來臨時，韋爾契應該是先該被考慮的人選。

這個機會一時間還不會到。霍普金斯大學開始時只收研究生，連大學部都沒有，雖然不久之後擴充成立學院。再要快速擴充就面臨問題，因為它的基金主要都是B&O（巴爾的摩和俄亥俄州鐵路）公司股票，當時美國已經歷了四年的大蕭條，B&O和賓州鐵路都因減薪百分之十而引起馬里蘭州工潮，再蔓延到匹茲堡、芝加哥、聖路易，和更遠的西部。B&O股票大跌，建立醫學院的計畫只好延期，霍普金斯大學於是沒有教授的空缺。

一八七七年韋爾契回到紐約，渴望找到一份和科學有關，又可以餬口的工作。可惜一點機會都沒有，只好回到歐洲，直到一八七八年才又回紐約。

那正是歷史上醫學進步幅度最大的時代，成千上萬的美國醫生蜂擁到歐洲學習，證明大家對這方面的關切。可惜在國內韋爾契和其他人一樣，無法在財務上獨立，在這股進步的潮流中貢獻力量，不能把他們在歐洲所學傳授給別人。

韋爾契找他以前在內外科醫師學院的導師，提議回校開實驗課。可是校方沒有實驗室，也不打算設立。那時美國沒有一所大學有實驗課。校方拒絕了他的提議，但願意讓他在不支薪的條件下教授病理學。

韋爾契轉到一所較沒有名氣的貝爾維醫學院。校方接受他的開課構想，並且提供三個房間，可是裡面一無所有，只有幾張空洞的廚檯，沒有顯微鏡、玻璃器皿、培養皿，也沒有儀器。面對空盪的房間，他沮喪地寫道，「在這種環境下沒辦法成功，實驗設備好像得完全靠我自己準備。我是根本不可能辦到的。」

他也擔心所有收入都只靠學生學費，還有他開的三個月課程並不是學校需要的。他向姐姐承認：「想到未來沒希望實現人生的理想，有時真有些憂鬱……這國家一點希望也沒有，看來將來也不會有……我可以教顯微鏡操作法或病理學，或許再兼點其他工作，但那都是瑣碎的事，雖然辛苦卻又已經有許多人在裡面。」

他錯了。

他後來帶出改變美國醫學面貌的整個科學世代。他們在投身對抗一九一八年流行性感冒那場偉大的歷史性戰役之後，留下的研究成果一直回響到今天。

第三章

韋爾契開的課馬上就變得非常叫座。不久紐約三所醫學院的學生都排隊等著報名，熱情得就像韋爾契當年被新式科學、顯微鏡和做實驗吸引一樣。同時韋爾契不只是講課，他更重視啟發。他給學生的評語都實實在在，充滿理性分析，一位同事說他是藉此傳遞知識。再有就是課程本身的刺激，每當學生在載玻片上弄好樣本，放到顯微鏡下時，展開在他面前的是完全不同的宇宙！好些人發現這個宇宙之後立刻忘情深入，撥弄摸索，感覺自己就像上帝一樣。

內外科醫師學院為了和貝爾維醫學院競爭，就得開同樣的實驗課才行。他們請韋爾契回去開課，基於職場倫理他拒絕了，但是推薦另一位他認識的美國人米歇爾．普登（T. Mitchell Prudden）去開課。在歐洲他們倆都是霍普金斯招攬的對象。一位韋爾契的學生回憶說，「他認真熱情的表情，微笑的臉龐，和對年輕人的關懷吸引住大家。他可以隨時放下手邊正在進行的工作，回答任何瑣碎的問題，簡直像百科全書一樣，沒有答不出來的事。我直覺認為他留在貝爾維醫學院是浪費人才，應該到聽眾更多的地方去。」

可是普登和韋爾契並沒有因為受學生的歡迎而成功。二年、三年、四年就這麼過去。為了維持生活，韋爾契在州立醫院兼差，當一位名醫的助手協助驗屍，並且當醫科學生的家教，輔導他們準備期末考。三十歲生日過後，他還是沒有做真正的科學研究工作。他已小有名氣，如果看門診的話應該可以多賺點錢。那時美國只有一點點醫學研究，雖然成果不錯，但韋爾契沒有參加的份。在歐洲，科學則是精益求精，突破再突破，其中最重要的是細菌致病理論的提出。

細菌理論的證實和研究，終將帶給人類對抗流行病的途徑，也發展成後來韋爾契和其他人對抗流行性感冒時的醫學觀念和技術。

簡單地說，細菌理論是指當微生物入侵身體，在體內繁衍時，就會致病，同時不同種類的細菌導致的疾病就不一樣。

那時大家需要新的疾病理論。十九世紀中期，人們逐漸將驗屍的結果和生前的症狀建立關聯，動物和人體的組織被放在顯微鏡下觀察，正常的器官被拿來和病人的器官比較，疾病被更精確地定義和分析。這一切使得科學家終於拋棄希波克拉底和伽林學派對整體疾病和體液的觀念，尋找對疾病更合理的解釋。

那時另外還有三個與細菌致病論抗衡的理論。

第一個是沼氣論。這一派之下還有幾個衍生理論，但都認為許多疾病是由空氣中的腐敗物質，或是氣候變化，或是有機物腐化後產生的毒氣所引起（中醫也認為風邪是致病的原因）。沼氣論對流行病的發生是個很好的解釋，特別是疾病多發生在不衛生的沼澤區更是個證明。一八八五年當韋爾契正準備接受細菌論時，紐約市衛生局警告說，「在同一季中施工埋設所有地下電纜會對整個城市健康有極大危險……地下挖出的汙泥充滿毒性，暴露在空氣中……光是哈林區泥土中的腐敗物和沼氣就足以毒倒一半人口。」一直到一九三〇年代還有一位非常受尊敬的英國流行病學者倡導沼氣論，而在一九一八年的流行性感冒之後，氣候狀態和流行性感冒間的關係仍然是研究的重點。

汙穢論是沼氣論的必然結果，它特別合乎維多利亞時代（一八三七年到一九〇一年）的人們想法。當時的人對排泄物味道的委婉說法叫作「沼氣」，他們在室內設置廁所，是為了改善環境的一部分，為了將人體與令人不快的東西隔離。汙穢通常也與疾病有關係：例如跳蚤帶來斑疹傷寒，汙水散播傷寒與霍亂，老鼠身上的跳蚤引起鼠疫等等。

沼氣論和汙穢論有不少高階支持者，包括公共衛生官員和一些非常傑出的科學家，但是細菌論主要在學理上的挑戰來自於化學論。這一派相信疾病是一種化學過程，而且有不少論證。

化學不僅被用作研究生物學的工具，有些化學反應還可以用來模擬疾病的作用。支持化學論的人舉例說，火就是化學反應。一支火柴點著的火可以焚毀整座城市。他們假設某種酶可以在身體裡產生一連串的化學反應，如同發酵一樣，就成了感染（化學致病的理論並沒有特定名稱，但有許多例證。科學家的確能證實化學物質、輻射線、和環境因子都會致病，但那是經過一段時間才會發生影響，這和發酵理論不同。發酵理論相信疾病是突然發生的連鎖反應）。

這派說法後來變成酶會在身體裡繁殖，它們變成催化劑兼生命體。事實上這個後來的版本正描述了病毒的行為。

這個理論還是不能讓多數科學家滿意。疾病通常看來有發芽、成長和散播的週期。那麼起點，或是種子在哪兒呢？雅各．亨勒在一八四〇年的論文〈談沼氣與流行病起因〉中首次提出現代細菌理論，舉出證據，並訂下驗證這個理論的標準。

一八六〇年，巴斯德證明疾病是由微生物而非化學連鎖反應引起，使得許多人轉而支持細菌論。早期轉變的人中最重要的是約瑟夫．李斯特（Joseph Lister），他率先在外科手術上應用這個理論，在手術檯上進行消毒，結果大幅減低手術感染的死亡率。

科赫的成就則影響更重大。科赫出身工程師家庭，自幼非常聰穎，五歲就自己學會閱讀，曾經師從亨勒。有人曾提供他研究工作，不過為了養家活口，他以行醫為業，但是並沒有放下探索自然的工作。他獨自進行一系列極為嚴謹的試驗，發現了炭疽菌的生命週期，顯示它形成的孢子可以在泥土中沉睡好幾年後再度活躍。一八七六年他走進韋爾契的導師費迪南德．科恩[25]的實驗室，提出他的報告，立即贏得無比的讚譽。

科赫接著立下所謂的「科赫氏論斷」（Koch's postulates），其實亨勒早些時候也提出過類似的規則。科赫氏論斷規定，若要認定一種微生物是某種疾病的病原的話，就要先滿足幾個條件：第一，研究人員要能在所有病例中找到這種細菌；第二，細菌要能在純粹的培養中分離出來；第三，要能讓其他動物也感染這種細菌並導致同樣的症狀；第四，被感染的動物身上也要能分離出相同細菌。科赫氏論斷立即變成一項標準（要達到這些條件其實很不容易。要找到某種動物能感染和人類一樣的病原，並產生一樣的症狀通常是行不通的）。

一八八二年，科赫找到造成肺炎的肺炎細菌，震撼了全世界，並確立了細菌論的論點。肺炎是個大殺手，歐美俗稱它為「耗竭症」（consumption），足見它的可怕。它會使人日漸消損，它的受害者和癌症一樣沒有年齡之分，病人的生命會逐日被它耗盡，變得形銷骨立，最後衰竭而死。

對細菌論的人來說，科赫的貢獻真是無與倫比。在紐約，當韋爾契的朋友拿著報導這項發現的報紙衝進他房間之後，他立刻跳下床，一起衝出去再去通知下一位朋友。韋爾契剎那間覺得無比興奮，他在班上依照科赫的方法演練這項發現，學生們望著韋爾契以石碳酸洋紅在載玻片上給病人的痰液樣本染色，讓肺炎細菌呈現出來。這真是不得了的發現，學生們透過目鏡看到和科赫所見一樣的景象時，似乎都被電到了。不少人多年之後都還記得那難忘的一刻。後來成為宗師級的赫曼・比吉斯（Hermann Biggs）就是在那個時候決心以細菌學做為一生職志。

對韋爾契來說，照著科赫的方法做示範一定心裡很不是滋味。他認識這些德國人，認識所有這些在未知領域探索的德國人，但是他現在只有模仿他們的份，自己一點功勞也沒有。

科赫接著在一八八三年取得史上第一次以科學方法擊敗疾病的重大成功。十九世紀早期兩次霍亂大流行曾經橫掃歐美兩地。當埃及又發現新的流行病威脅到歐洲時，法國派出研究團隊企圖用細菌學的方法找出致病原因，德國則派科赫出馬。

在這之前，醫療上的成功幾乎都是靠著觀察之後偶然的發現。金納醫師能發現對抗天花的方法，是因為沒有忽視村民自我種痘的經驗而得來，但這次不一樣。這次的目標已經事先標定。法國人和科赫都理性地規劃工作步驟，利用實驗室的一般工具和應用細菌學知識到這個特定目標上。

法國人失敗了，最年輕的法國研究員路易・休勒（Louis Thuillier）因染上霍亂病死他鄉。雖然巴斯德和科赫兩人之間有民族競爭的情結，科赫還是護送休勒的遺體回法國並在葬禮上扶柩，還在墓園呈上花環寫著「致一位勇者」。

科赫回到埃及，分離出霍亂菌，並溯源到印度做進一步的研究。約翰・史諾早先在倫敦的流行病

25 費迪南德・科恩（Ferdinand Cohn，1828-1898），德國植物學家，是細菌學的奠基人，首次認定細菌是植物而非動物。

研究只向少數人證明汙染的飲水會造成這種病，這回隨著科赫的發現，細菌論又藉霍亂再度被證實。包括美國在內的全世界優秀醫師都同意一位美國公共衛生專家在一八八五年說的，「以往的理論現在終成了事實。」

但是在歐美都還有少數人不能接受細菌論，他們相信巴斯德和科赫等人的確找到病菌的存在，但不一定能證明那就是致病的細菌，或是唯一的病原。[26]

持異議者中最有名的是對科學最有貢獻的馬克斯・封・彼特科弗（Max von Pettenkofer）。他堅持科赫發現的細菌只是導致霍亂病的幾個原因之一，接著對科赫的批評越發變得尖刻和情緒化。彼特科弗有馬戲團空中飛人般的勇氣，為了要證明自己是對的，就準備了滿試管致命的霍亂菌，自己和幾個學生把它們喝下。奇蹟發生了，只有兩個學生產生輕微的症狀，其他人都沒事。彼特科弗很得意地宣布自己的勝利。

這件事代價很慘重。一八九二年霍亂襲擊漢堡和附近一個叫阿爾托納的小鎮。阿爾托納把飲水都予以過濾，於是逃過一劫，但是沒有過濾飲水的漢堡有八千六百零六人死於霍亂。彼特科弗變成社會的笑柄和罪人，最後自殺謝罪。

人們對於霍亂還是沒有治療之道，但從漢堡的例子證明潔淨的飲水和對病菌的檢測可以避免疾病。在那之後只有一小群孤獨頑固、沒人相信的人繼續反對細菌論。

那時韋爾契已經進了霍普金斯大學，真是一段漫長的路。

霍普金斯大學聘書一八八四年送到時，韋爾契已經在紐約過得很愜意，財富唾手可得。幾乎每個他教過的學生都非常敬愛他，許多人已經成了醫師。他已經頗有名氣，加上他的個人魅力，要加入任何社會圈子都是輕而易舉的事。

最接近韋爾契的朋友是大學預科時的室友菲德烈克．丹尼斯（Frederick Dennis），他父親是富有的鐵路大亨，也是曾經留學德國的醫生。丹尼斯在各方面都幫助韋爾契，他向科學期刊推薦他的才華，也運用個人的關係在紐約幫助韋爾契，甚至實質資助他。丹尼斯的表現已經超出一般友情，簡直像在追求戀人一樣。

丹尼斯要求的報償是忠貞，而韋爾契也一直不負所望。這次丹尼斯要求韋爾契留在紐約。當韋爾契沒有立刻答應他時，丹尼斯便精心籌劃要把他留下。他先說服韋爾契的父親出馬勸說，再遊說安德魯．卡內基捐出五萬美元給貝爾維醫學院的實驗室，再讓貝爾維醫學院也投入四萬五千美元，使得實驗室可以媲美霍普金斯所在地巴爾的摩的任何一間實驗室。不只丹尼斯勸阻韋爾契，一位兒子曾受教於他的名律師也警告他如果搬到巴爾的摩的話，將是「一輩子的錯誤，在那兒像你這個年紀的人是不可能得到現在這種名聲的」。甚至美國信託公司總裁也送信給他說：「不論巴爾的摩看來如何有前途，比起紐約來它仍然是一片黑暗。」

這些安排發生了效果，丹尼斯讓韋爾契同意如果某些條件達到的話，他就會留下來。其實韋爾契

26 原註：這種質疑不是沒有道理，因為病原並不完全決定被感染者是否發病。感染同一種病菌的不同人可能下場不一樣，有人病死，有人一點事也沒有。個人的遺傳、免疫力、生活環境，甚至外界壓力等都可能影響發病情況。一九一一年教導法國軍醫公共衛生的負責人曾說，只憑細菌一種因素不足以造成流行疫病。這種論調在當時形成另一個陣營，並不只是少數人的說法。

自己也有點猶豫，因為從德國回來之後，幾年來他很少從事真正的科學研究。這幾年只不過口頭上一直說是為了維持生活，不得不放棄原創性的研究。

霍普金斯大學要的不只是說說而已。它已經創立八年，雖然規模不大，但是已名聞國際。韋爾契向他的繼母承認，「霍普金斯教授的責任是要改革這個國家的醫學教育，這麼重大的責任讓我覺得有壓力。」

對於霍普金斯大學給他的理由，他寫道「無疑那是國內最好的機會」，如果拒絕，會使他顯得像虛偽的懦夫。另一方面他提出來留在紐約的條件對他來說並沒有達到，但丹尼斯的認定和他不同。

韋爾契接受了霍普金斯大學的聘書。

丹尼斯氣壞了。在丹尼斯看來，他和韋爾契的友誼是感情非常濃烈的，那是韋爾契在背叛。韋爾契告訴繼母說，「我很傷心一輩子的友誼會這麼結束……看來好像丹尼斯以為他有根麻繩可以綁住我的未來。他告訴我他已經為我做了多少事的時候，我告訴他我不想談那些話題。」

後來丹尼斯寄給韋爾契一封信正式決裂，信中用辭激烈，連丹尼斯自己都要求韋爾契閱後立即銷毀。

對韋爾契來說，友誼破滅也是非同小可的事，他後來再也不接受友誼。之後半個世紀最接近他的夥伴是他的首席弟子佛勒斯納，他們一起締造偉大成就，但佛勒斯納也還是被保持在一定距離之外。佛勒斯納寫道，在韋爾契和丹尼斯絕交之後，「他從來不讓任何男人、女人或同事接近……這位獨身科學家孤單地在高空飛行，把他的能力隱藏在神祕中。」

韋爾契一生都保持獨身。不只獨身，他也不再扎根，不再專注，不再讓自己耽溺在某件事中。

他從未結婚。雖然和別人一起工作常會形成親密戰友，他只有一次例外是被和外科怪傑威廉·郝斯特醫師[27]扯在一塊，而那次例外也只有謠傳而已。除此之外，不管是男女之間或其他方面，對於同性、異性，韋爾契從不再有為外界知道的親密關係。雖然他在巴爾的摩住了半個世紀，卻從來沒有過自己的房產；雖然他累積了豐厚財富，但一直寄宿在一位女房東家的兩個房間裡，也跟著這位房東搬家，並讓房東的女兒繼承他的租約續住在房東家中。他每晚都在男士俱樂部用餐，退縮到純男性的世界裡。一位年輕的同事觀察他「當與某人的關係變得太親近時，他會刻意把它中斷」。他的生命其實並不如表面上看來那麼平凡。他不只是孤單，他有自由，他不要受人際關係和財產羈絆，要完全徹底的自由。

所以他能自主地做不平凡的事。

霍普金斯大學期望韋爾契創立一所能永遠改變美國醫學的機構。韋爾契接受這項挑戰時是一八八四年，那年他才三十四歲。

霍普金斯大學直接間接地達到它的目標。對它培養出來的第一代、開始改變美國醫學的那群人來

27 原註：威廉·郝斯特醫師（William Halsted）和韋爾契在紐約時就相識，他們都試著要將科學應用到醫學上。威廉·郝斯特研究古柯鹼的結果是自己上了癮。他在事業崩潰之後搬到巴爾的摩以接近韋爾契。威廉·郝斯特戒除毒癮之後，韋爾契立刻給他在霍普金斯大學找個職位，讓他結合外科和生理學研究。威廉·郝斯特後來變成全美、甚至全世界最有影響力的外科醫師。他曾結過婚，但個性古怪，後來又染上嗎啡癮。我們不清楚韋爾契是否知道威廉·郝斯特再度上癮的事。

說，不管時間多短暫，霍普金斯就是個家。它這麼做使得它的同業要不是跟著改變，就得被淘汰消失。

在這過程中韋爾契逐漸形成龐大的個人影響力，這個力量慢慢累積起來，就好像收藏家蒐集珍藏一樣。他上任後的第一件事是回到德國。他曾跟隨過科恩；科赫曾提交炭疽病研究給科恩，還有路德維希及科恩海姆等三位世界級的頂尖科學家，又會見了年輕的埃爾利希。埃爾利希的雙手沾滿染料，他的遠見和化學知識後來為醫學界帶來偉大的理論貢獻。

韋爾契拜會了幾乎所有傑出的德國研究人員。他很得意地回報道，「霍普金斯大學已經在德國小有名氣，而且還沒有人聽說過我們紐約的醫學院。」他能夠講故事，能背誦莎士比亞的十四行詩，或廣博地談論科學知識。即使相互競爭的科學家之間彼此會有點敏感，也願對他敞開實驗室大門，分享他們的私房心得。他淵博的知識和高超的智慧讓他可以透視他們的研究，和瞭解它們背後的意義。

他也跟從科赫的兩位學生學習細菌學。其中有一位開了堂課給世界各地來訪的科學家，其中許多人在醫界已經相當有名望。在這樣一個班上韋爾契仍然光芒不減，在結業宴會上同學們讓他第一個向老師敬酒。韋爾契從醫學界最偉大的人科赫身上學到的最多。科赫還讓韋爾契參加他最有名、只開一次的課程，那是專為準備教授細菌學的科學家開的。

回到巴爾的摩之後，即使離霍普金斯大學的醫院或醫學院真正開辦還有好幾年，即使沒有病人或學生，霍普金斯大學已經開始在轉變。雖然霍普金斯醫院到一八八九年，醫學院也到一八九三年才開幕，但它的實驗室卻首先成立，這就夠了。

實驗室成立的第一年，有二十六位霍普金斯大學以外的人利用了它。韋爾契的年輕助理威廉・康思曼（William Councilman，他後來以霍普金斯大學為榜樣重新建立哈佛大學醫學院）經常踩著三輪車奔波在各醫院間收集器官，把它們放進掛在車把上的桶子裡，帶回來提供研究之用。許多客座研究員或研究生後來都成了世界級的科學家，包括四位打敗黃熱病的醫師中的三個人：瓦特．里德（Walter Reed）、詹姆士．卡洛（James Carroll）、和傑西．拉瑟（Jesse Lazear）。幾年之後，它有多達五十位醫師同時進行研究工作。

霍普金斯大學開始召募教授。它的願景加上韋爾契的魅力替它吸引到傑出人才，其中最特別的是法蘭克林．莫爾（Franklin Mall）。

莫爾一八八三年二十一歲時從密西根大學拿到醫科學位，到德國留學師從路德維希，之後又回到霍普金斯大學的研究所做研究，並且小有成就。他對學生的期望和要求非常高。密西根醫學院院長維克多．沃恩（Victor Vaughan）是在美國醫學界影響力僅次於韋爾契的人，曾自豪密西根的實驗室是全美第一，甚至可能是世界第一，但是莫爾竟嗤之為「一間小小的化學實驗室」，還說他在密西根大學受的教育只相當於一所比較好的高中而已。

韋爾契邀聘莫爾時，莫爾正在芝加哥大學準備花約翰．洛克菲勒捐贈的四百萬美金做韋爾契打算要做的事，創立一所偉大的研究機構。莫爾對韋爾契的回應是要韋爾契離開霍普金斯大學加入他那邊，還承諾給韋爾契大幅加薪。

相形之下，霍普金斯大學顯得資源困窘，但韋爾契拒絕莫爾的建議說，「我只能找到一個讓你來的理由，那就是在這兒和我們分享理想和未來……我們的目標不只是要在很長一段時間內對大多數人，甚至對整個醫學界做訴求。我們對成功的定義不是一般醫生能想像的。」

莫爾開始考慮這個選擇。如他告訴韋爾契的，他在芝加哥「已經成立生物系，擁有二萬五千美元的設備，和即將完工、造價二十萬美元的校舍」。所有的資金都已經到位，洛克菲勒的資金還將繼續投入。霍普金斯大學只有一群醫學教授和一所醫院，沒有建校經費，但是他們有韋爾契。後來終於有一群剛從布林瑪爾學院得到資助的人願意提供五十萬美元給霍普金斯大學，條件是霍普金斯大學必須要接受女性入學。學校的信託人和教授團在極勉強的情況下答應了這個條件。

莫爾回電報給韋爾契，「我要賭霍普金斯大學這邊……你是最大的吸引力，你會創造機會。」

其實不是韋爾契的實驗研究吸引人，它們也沒有創新機會。吉爾曼校長和比寧博士並不明白，甚至韋爾契自己也不知道，他有個弱點存在。

韋爾契懂得科學的方法，能夠很快從研究報告當中看出重要價值所在，能夠設計和推動後續的實驗，以證明或是更深入探究某種理論。這些能力他在紐約的六年裡已經有了。那時他並沒有作自己的科學研究，只是常告訴自己和別人他是為了生活不得不放棄研究工作。

但是他不必養家，不像別人在沉重家庭負擔之下還做出偉大的研究成果。科學家中遇到最多逆境的是自學成功的喬治．斯坦柏（George Sternberg）。韋爾契稱他是「美國現代細菌學真正的先驅……他全憑一己的堅持和天賦，精通技術做出報告」。

一八七八年當韋爾契在浮士德會見魔鬼的同一間啤酒吧會見比寧時，斯坦柏正在與納茲佩爾塞族印地安人作戰的部隊中當軍醫。他為了要參加美國公共衛生協會的一場會議，從駐地搭馬車走了四百五十英里，連續幾天在薰天汗臭和震散骨架的顛簸中趕路到火車站，再乘坐火車旅行二千五百英里，忍受擁擠悶熱的車廂和可怕的食物，終於到達會場。當韋爾契在紐約抱怨沒有實驗設備的時候，斯坦柏在偏遠的軍事前線建立實驗室，主要靠自己掏腰包。一八八一年他領先在巴斯德和科赫之前分離出肺炎球菌（當時三個人都還不明白這種細菌的重大意義）。斯坦柏也首先觀察到白血球吞噬細菌的現象，成為認識免疫系統的關鍵，可惜他沒能對那些發現再深入發掘。但是也還有其他重要貢獻，特別是首創顯微攝影，還有經過仔細的實驗找出各種細菌的耐熱程度，以及分析各種消毒劑的滅菌效果。這些成就促成公共衛生和實驗室中消毒工作的標準訂定；並且都是在艱苦的軍事前線完成的。

那時韋爾契在紐約還信誓旦旦地說，如果沒有經濟壓力的話，他的研究一定會開花結果。到了巴爾的摩以後即使有一大群年輕優秀的研究助手，韋爾契還是沒有開花結果，他的挫折逐漸浮現。

韋爾契在科學上和生活上的失敗其實原因相同：他一向只停留在事情的表層，沒有深入。他無法一直專注在某件重要的主題向下扎根。

他做的研究是第一流的。但所謂一流指的是工作徹底，設計周到，無懈可擊。但是它們缺乏深度，不能激起他自己或帶給其他人不同的啟示，不能提出新的方向或解釋謎題。他最重要的發現是一種會造成氣性壞疽（gas gangrene）的細菌，世人名之為威氏菌（Bacillus welchii）。另外還發現葡萄球菌素（staphylococci）可以存活在各層皮膚組織中，所以外科醫師手術前不能只消毒皮膚表面，也要注意下層組織。這些發現不是不重要。在沒有其他更重大的成果之下，即使它們僅能構成某個重大成就中的一小個環節，它們累積起來也足以讓韋爾契被視為巨人。

可惜這些是他僅有的較重要研究成果。在那個時代，當宇宙赤裸裸地呈現在世人面前等著被探索時，這些成就相形之下的確是微不足道。

科學的藝術在於能把問題加以組織，讓它們能被拆分成更細的個別問題來研究、做試驗，最後歸納彙總出答案。這需要一點天分，對問題的看法要能有橫向的廣博，也要能縱向深入。

橫向的視野是要把看起來不相關的片斷資訊加以組織吸收，看看別人怎麼處理，然後從歸納中產生創新。縱向的工夫是對問題深入鑽研，發掘新線索，有時候挖出來的知識可以照亮整個世界。

至少有一個問題同時橫跨這兩個方向，那就是「然後呢？」這個問題可以啟發不同方向的行動。它可以讓問問題的人決定某件資訊不重要或不相關，也能讓研究者越發深入探掘更多未知。它能強迫研究者退開一步，從更宏觀的角度看待某項發現。這麼做需要一種經由嚴格訓練的專注，有如陽光透過放大鏡聚焦到一個亮點，像魔法一般點著火焰。

據說愛因斯坦曾說，他在科學上的才能主要在能夠閱讀大量研究報告和期刊之後，捨棄大部分內容，挑出少數有用的相關資料，再從這些資料中建立理論。對於愛因斯坦的才華，我們相信這種說法有點謙虛，不過他的天賦之一卻是能夠橫向建立關聯，又縱向下工夫。

韋爾契有廣泛的好奇心，但缺乏深入的專注。他會看到大目標，可是沒法在大目標中看到小細節。從來沒有什麼問題能激起他的熱情，從來沒有問題真正讓他困惑，讓他有強烈欲望要追究下去，直到筋疲力盡或是引出新的問題為止。他總是看過一個問題，再去摸索下一個。

在霍普金斯的第一年他還老是談他的工作，談他真正的抱負是回到實驗室裡。第二年他就放棄了這個藉口，甚至根本不再想做研究工作。然而他始終不願面對這個選定的生涯，終其一生，他不時還是會提起想要回到實驗室做研究的事。

雖然韋爾契沒有偉大的科學成就，但也不像許多人一樣虎頭蛇尾過完一生。雖然他在實驗室的成就不大，但像莫爾這種人還是被他吸引。這位傑出的科學家說，「大家都同意韋爾契是病理學領域最有魅力的人……他是個偶像，他的智慧和廣博的知識建造了美國醫學的架構。」

韋爾契真正的才能在兩個地方。

首先，他不僅有知識，更有判斷力。他有不尋常的能力能在聽人描述實驗內容，或是閱讀報告之後，立刻指出需要澄清的關鍵，還有解決問題需要再進行的一連串實驗方向。好像他自己沒有法力，但卻懂得魔法並且能教別人施術。

他還有一個特別的天賦就是能識人，看得出能替他執行工作的人。他大略瀏覽學院的教授人選，但挑得很準，每個被派任的人年紀都相當輕。韋爾契當時三十四歲；當代最有名的門診醫師威廉·奧斯勒（William Osler）年僅四十；改變世界外科醫師觀念的威廉·郝斯特醫師三十七歲；放射治療的先驅、婦科醫師霍華·凱利（Howard Kelly）三十一歲；發現腎上腺素並參與重編藥典的化學家和藥劑師阿柏（J. J. Abel）三十六歲；病理學家郝爾（W. H. Howell）三十三歲，再加上三十一歲的莫爾（郝爾、阿柏和莫爾都曾在霍普金斯大學當過研究生）。

再者，韋爾契能在不知不覺中激勵人。在建校早期，韋爾契身材稍重而不肥胖，個子不高，明亮的藍眼睛配著氣派的鬍子，鬍尖翹起。保守的深色衣著，手上常拿著一頂小禮帽。雖然體型稍微寬廣，但是手腳卻不大，給人一種靈巧的感覺。不過他的主要魅力不在外型，而是散發出自信又不矜持、給人親切舒服的感覺。他和許多反對改變的人有過爭論，但說話中絕不提高聲調。一位觀察他十幾年的人說他「把對手擊倒後從未露出過得意的樣子」。

對他的所有評價都是正面的。他的聰明和廣博的知識使教學相當成功。他常走進教室時還不知道要講些什麼，但流利的論述一旦開始之後，一切都是那麼充滿邏輯，充滿啟發，讓人興奮不已。他像個慈父但不說教。醫師們會寄給他病理樣本請他分析，還附上豐厚的酬金；他就讓助手做分析，自己來寫報告，酬金交給助手們分配。他喜好美食，常在他的馬里蘭俱樂部中以豐盛的晚餐招待年輕同事或研究生。有人說，那是一生中最美好的回憶，和韋爾契閒聊讓學生們感受到「世界的豐富」：藝術、文學、和科學。

佛勒斯納說，結果是「醞造出一種成功的氣氛……讓人想成為韋爾契，想要得到他的贊同，那麼多的年輕人搶著進他的實驗室都是為了這些激勵」。

最後，韋爾契還有一股神祕感，這不是他的天賦，卻是他影響力的一部分。儘管他很誠懇，但總與人保持距離，這種距離向來無人能跨越。除非學生有特別的表現吸引他，他很少注意學生。他的態度隨和到有時甚至有點隨便。當他話講到興奮的時候，會任由雪茄煙灰落在衣服上一點也不在意。他也從來不準時，桌上堆滿幾個月沒回的信。學生們背後給他取個綽號，從霍普金斯大學傳遍所有的年輕科學家，叫他「寶貝」（Popsy）。

這是個溫馨慈祥，讓人舒服的綽號。他給人舒服，卻不需要別人回饋。雖然他幫助所有需要的人，身邊總有人群簇擁，但他從來不鼓勵也不允許有人向他傾吐心事，他自己的心事當然也不向人吐露。莫爾有一次寫信告訴姐姐他期望和韋爾契能有真正的友誼，而不只是師徒關係而已，可見連莫爾也無法進入韋爾契的世界。韋爾契會一個人到大西洋城度假，享受那兒的庸俗紛擾。

學生編了首打油詩：「沒人知道寶貝在那兒吃／沒人知道寶貝在那兒睡／沒人知道寶貝和誰要好／只有寶貝自己知道。」

霍普金斯大學坐落在巴爾的摩市郊一個小山丘上，離主校區和市中心幾里之遙。病理實驗室是主要建築，外表樸拙，是棟石造三層樓，每層有六扇又高又窄的窗戶，屋頂上矗立著一座方正的煙囪。建築物裡充滿一股解剖屍體的味道，站在頂樓可以從欄杆俯視每層樓細長的房間，一樓是病理實驗室；二樓是細菌實驗室。

醫院一八八九年在醫學院還沒成立之前開張，十四英畝校地上有十六棟建築物，開始發展出小小的社區。人們每天早中餐都在一起，晚上還要再碰頭。每個星期一有個較正式的團體聚會，包括教授、博士生、碩士生，還有門診部的醫師等參加。他們討論進行中的研究或病例，眾人的意見交流總會激發新問題。資深教授穿著晚宴裝坐在角窗前的師長桌，年輕人則聚在一起玩撲克牌或閒聊，然後大家一起去「教堂」喝啤酒；那是間供應啤酒的餐廳。有位哈佛大學的教授把霍普金斯比喻作修道院。哈維．庫興說那是所「醫學史上前所未有的學校」，但他們都是身負重任。

諾貝爾文學獎得主埃利亞斯．卡內蒂（Elias Canetti）在他的著作《群眾與權力》（*Crowds and Power*）裡說道，大型運動通常是由一群精英發動，所謂的「晶體群眾……是一小群嚴謹的人，對外界限分明，意志堅定，能夠帶動群眾。他們的組織讓人們可以一眼就認出，對他們來說團結比成員數字更重要。大家都知道他們的角色，知道他們是幹什麼的……晶體群眾不會改變……它使成員有信仰、有行動……有如結晶體的透明、獨立和穩定，與周邊群眾的多變形成強烈對比。」

好像溶液中的分子逐漸沉澱，聚合成結晶體一樣，能力傑出又有共同理想的人逐漸向霍普金斯大學的韋爾契聚攏，加上一些散布在其他地方的人，一場革命即將發動。

美國醫學教育確實急需革命。一八九三年霍普金斯醫學院成立時，大部分的美國醫學院沒有與任何教學醫院或大學建立關係，老師薪水來自學生學費，學生到畢業時也沒實習過任何病人。韋爾契的說法並不誇張，他說除了霍普金斯大學以外，沒有一所美國醫學院「對新生要求進入像樣學校時應有的起碼知識……有些醫學院連學歷都不計較」。

相對地，霍普金斯大學的教授薪水來自校方而不是學生學費。它要求學生入學時不但要修過科學課程，還要精通德語和法語。由於入學標準太高，韋爾契和奧斯勒曾擔心會招不到人。

可是學生依然蜂擁而至。他們選擇這個學生不只是上課抄筆記的地方，他們結隊進入醫院病房診察病人，親耳聽到肺病病人的呼吸雜音，親手觸摸腫瘤異常的感覺。他們上解剖課和實驗課，用手術刀探究器官，用電流刺激肌肉和神經，用顯微鏡觀察肉眼看不到的東西。

霍普金斯並不孤獨，改革的必要已經談了幾十年。少數幾位醫學院的領導人和在霍普金斯的韋爾契一樣都感到推動新價值的迫切性：密西根大學的沃恩，賓州大學的小威廉．百柏（William Pepper Jr.），哈佛大學的威廉．康思曼（曾在霍普金斯大學擔任韋爾契的助手直到一八九二年），還有其他人在西北大學和紐約的內外科醫師學院等學校。美國醫學學會自成立起就在推動這項改革，而個別開業的醫生也在追求更好的訓練，數千人到歐洲留學就是證明。

但大多數醫學院依然極少變化。即使在哈佛、賓大和其他地方，變化常得經過激烈的鬥爭後才出現，還得不斷受到保守派教授的反擊。威廉．百柏把賓州大學經營得連韋爾契都過來挖角，但是經過十六年堅苦的改革後，他描述他的成就是一場「持久痛苦的論戰」。

即使其他地方也在求變，霍普金斯大學和它們還是有相當大的差距。哈維．庫興在哈佛畢業後到巴爾的摩當郝斯特的助手。哈佛沒有告訴他兩校差別有多大。他發現霍普金斯大學是「很奇怪的地方……人們談的病理學和細菌學我幾乎都聽不懂。剛到的幾個月我大部分晚上都是一個人孤單地泡在病理學專用房間裡，一面捧著德文教科書一面看標本」。

霍普金斯大學的影響力不只在醫學方面。它開張半個世紀之後，一九二六年版的《美國科學名人榜》（*American Men of Science*）上一千位列榜名人中，二百四十三位有霍普金斯大學的學歷，哈佛大學有一百九十人名列第二。即使哈佛大學校長查理斯．艾略特也承認哈佛的研究所教育「開始時軟弱無力，直到霍普金斯大學出現後才有生氣……別的學校和哈佛的情況一樣」。

霍普金斯的成就主要還是在醫學。早在一九〇〇年韋爾契就報告說，在哈佛大學自己經營的波士頓市立醫院裡，「除了霍普金斯大學出來的人之外，誰都不要。」一九一三年，一位歐洲人承認在他的研究領域裡美國已超過所有歐洲國家，而這一切都要「歸功於一個人：約翰霍普金斯大學的法蘭克林．莫爾」。最先在病理和醫學方面獲得諾貝爾獎的四位美國人中，有三位受過霍普金斯大學的訓練，還有一位的最高學歷是在歐洲完成的。

它在病患診療方面的影響力也不小。大多數醫學院畢業生都成為門診醫師。在霍普金斯大學成立後三十五年，它的畢業生總數百分之十成了正教授，後面還有更多的學弟正在步上後塵。這些人後來整個改變了其他大學的醫學教育，像哈佛的康思曼和庫興，哥倫比亞大學的威倫．麥高倫（William MacCallum）、華盛頓大學的尤金．奧彼（Eugene Opie）、耶魯大學的米爾頓．溫特尼茲（Milton Winternitz），還有羅徹斯特大學的喬治．惠普爾（George Whipple；諾貝爾獎得主）等。

怪異的霍華．凱利是個正統派基督徒，曾在街上向妓女布道。有位學生說他「在課堂上只關心你是否得到救贖」。他改革婦科醫學，並且成為放射治療的先驅。而威廉．郝斯特對照護病患的影響無人能比，他首先倡導手術時使用橡膠手套，並且每一個步驟之前都要先想清楚。因為他考慮的實在很多，威廉．馬悠（William Mayo）曾開玩笑說，等郝斯特手術做完時，病人的病也自己好了。不過馬悠兄弟承認他們從郝斯特處受益良多；七十二位曾在郝斯特手下當過住院醫師或助理住院醫師的外科醫生中，有五十三位當上教授。

亨利．詹姆士[28]描述霍普金斯大學裡雖然有「極端的病痛」，但會令人想起「美好的詩歌……和優美的應用科學……在他們冷靜的眼裡，成列的病患是精妙的白色交響樂……醫生指揮得如此溫柔，為我奏出協調的樂章」。

韋爾契是台上的指揮。二十世紀最初的十年，韋爾契是凝聚全美醫學機構的力量，他個人成為名副其實的醫學消息交換所。做為美國最重要的研究期刊《試驗醫學雜誌》（*Journal of Experimental Medicine*）的創刊編輯，韋爾契從各方來稿中掌握國內所有新的想法，認識年輕的研究人員。

28 亨利．詹姆士（Henry James, 1843-1916），美國作家和評論家，他的作品一般涉及美國和歐洲的文化對立，是從心理學角度反映現實主義的先鋒。

他成為國家的代表，先是在他的專業領域，然後是整個科學界，再到全世界。他是十九個主流科學組織的主席，包括美國醫學學會、美國科學協進會和國家科學院等。史丹佛大學校長雷・韋爾伯（Ray Wilbur）一九一一年寫給他的信頗中肯，一點也沒有誇張或奉承之意：「當我們醫學院有空缺要找人時，如果不先徵詢您的意見，就是違反了美國醫界的優良慣例。」一位同事說韋爾契擁有「彈指間改變某人一生的能力」。

他曾使反活體解剖法案不能通過，因為那會影響醫學研究進步。不過他在人事安排與對這種事的影響力，比起在其他兩個方面來說其實並不足道。

一個是促成醫學教育的改革。霍普金斯大學的榜樣加速了其他一些學校的改變。一些無動於衷的學校很快就嘗到苦果。

韋爾契的第二個興趣是導引千萬美元的資金流向實驗室供研究之用。

在歐洲，政府、大學和有錢人都捐助醫學研究，但在美國的政府、機構或慈善家卻根本沒有這種觀念。霍普金斯醫學院開辦時，全美神學院得到一千八百萬美元的捐贈，但醫學院只有五十萬美元。財務上的差距和教育制度的差異說明歐洲的領先不是偶然的。

這段與歐洲的差距極大，因為在十九世紀與二十世紀交替之間是醫學在人類史上進步最大的黃金時代。細菌理論推開進步的大門，科學家們利用這個機會大肆突破。

一八八〇年，說過「機會是留給有準備的人」的巴斯德想要證明他分離出家禽霍亂病菌。他把這種細菌疫苗接種到健康雞身上，結果雞都病死。怪事發生了：他把劇毒的培養菌放了幾天之後再接種給更多的雞，結果它們卻活了下來。同一批雞再遇到其他有毒的培養菌之後也能存活。他歸功於金納醫生的發現，把減毒之後的細菌用來對鳥類接種以對抗原來致命的細菌，結果成功了。

他開始把這種技術用在其他流行病上。在炭疽菌方面，他不是第一個試驗減毒菌株的人，但是他的成果卻極明確並且公開。當著記者和官員的面，他接種牛隻讓它們感染炭疽菌，結果接種的活下來，對照組都死了。三年之後法國有三百三十萬隻羊和四十三萬八千隻牛接種炭疽菌。他也曾救過一名被患有狂犬病的狗咬到的男孩，逐日替他注射含有狂犬病原、濃度越來越高的液體。第二年一八八六年，一場國際募款活動促成了巴斯德研究所的成立。幾乎同時德國政府也資助科赫和其他幾位傑出的研究人員；俄國、日本和英國也紛紛成立研究所。

公共衛生單位開始對霍亂和傷寒採取行動。在德國，威廉・柯勒（Wilhelm Kolle）和科赫的得意門生理查・費佛（Richard Pfeiffer）給兩名自願者接種加熱殺死的傷寒菌。英國的阿莫・萊特爵士（Sir Almroth Wright）爵士在他們的成果上再改進，開發出傷寒疫苗。

這些進步都是對流行病的預防，但是還沒有醫生可以治癒已經染上疾病的人，這情形即將改變。造成兒童死亡率最高的病之一是白喉，病人常因為黏膜腫脹阻塞呼吸道，造成窒息而死。西班牙稱這種病是「箍頸病」。

一八八四年德國科學家菲德烈克・樂夫勒（Friedrich Loeffler）將白喉病菌從病人喉嚨中分離出，在他的獨特培養基（今天稱為樂夫勒培基〔Loeffler's serum slope〕）中培養，然後用幾年的時間在動物身上做實驗。他的結論是這種細菌本身並不殺人，殺人的是細菌分泌的一種毒素。

一八八九年巴斯德的學生埃米爾・盧（Émile Roux）和亞歷山大・葉爾辛（Alexandre Yersin）將滿

布白喉菌的培養液用高壓通過無釉的陶質過濾器（這種過濾器是一位與巴斯德合作的物理學家查爾士・張伯倫〔Charles Chamberland〕設計的。雖然只是個工具，但是對科學研究產生重大意義）。除了液體以外，沒有任何細菌或固體物質能通過這個濾器。他們把濾過的液體消毒過，但是發現它仍有殺傷力，證明那是一種可溶性的毒物。

同時在美國密西根大學一位名叫亨利・斯威爾（Henry Sewall）的生理學家正在研究蛇毒，它的化學組成與許多細菌毒相似。一八八七年他成功地讓鴿子對響尾蛇毒產生免疫力。

如果鴿子能夠免疫，人類應該也可以。和對抗霍亂一樣，德、法兩國的科學家相互競爭，在斯威爾和其他人的研究基礎上研究白喉和破傷風。一八九〇年十二月，科赫的學生，後來得到諾貝爾獎的埃米爾・貝林（Emil Behring）和北里柴三郎展示從已經對破傷風有免疫力的動物身上提取血清（血液中所有固體都除去後留下的液體），注射到不同的動物身上可以達到免疫的效果。

這份報告震撼整個科學界，於是對白喉的研究在各實驗室造成空前的競賽。一八九一年聖誕節假期之後，柏林第一個嘗試治療白喉病人，結果成功了。

科學家終於不止能預防疾病，也找到了治療的方法。這是歷史上第一次傳染疾病被治癒。

接著幾年研究持續不斷。一八九四年，巴斯德研究所的埃米爾・盧在布達佩斯的國際衛生大會上宣讀關於白喉解毒劑的論文。

聽眾中有許多國際知名的科學家。當埃米爾・盧發表完畢之後，這些在各自領域裡頂尖的人物開始鼓掌，然後從椅子上站起來，掌聲震天，以好幾種語言歡呼，帽子拋向屋頂。接著韋爾契上台以美國經驗證實法國和德國人的成就。那天與會的人回家時手裡都拿著一瓶這種神奇的治療劑。

美國醫師協會創立的目的是要促成醫學的科學化。在它緊接著的會議中做主題演講的韋爾契說，「治療血清的發現完全是實驗工作的結果，絕對不可能靠運氣。它的每一個步驟都能追蹤，每一個步驟都有特定問題要解決。這些研究和發現為醫學史劃下新紀元。」

他的說辭不只是對舊傳統的宣戰，而是宣告勝利。科學化的醫學已經有辦法能預防和治療過去造成大量恐怖死亡的疾病。

德國和法國科學家找到解毒劑，但美國科學家將它變成已開發國家每個醫師都可以輕易取得的藥劑。他們是紐約市衛生局的實驗部主任威廉．派克（William Park）和副手安娜．威廉絲（Anna Williams），後者是美國國內、甚至全世界最頂尖的女性細菌學家。他們是一對奇特的組合。派克個性沉靜得有點麻木，做起事情組織非常精細；威廉絲則狂熱、愛冒險、極端好奇，是個愛把新東西拆開來研究的女生，兩人正好形成完美互補。

一八九四年，他們發現能把毒性提高到比歐洲產品強五百倍的方法。這種劇毒能更有效刺激解毒劑的生產，使得生產成本降到原來的十分之一。派克再把製程分解成不需要科學家，只由一般工人就可以執行的步驟。他又把實驗室的一部分變成工廠，使它成為世界上最經濟、最有效、最可靠的解毒劑製造廠。今天的白喉解毒劑製程仍舊依照派克的方法在執行。

實驗室在紐約免費發送解毒劑，而在其他地方販售。派克把賺來的錢用來輔助基礎研究工作，並把紐約市立的實驗室變成當時全國最好的醫學研究單位。一位醫史學家認為，這所實驗室的年報內容包含了「世界上任何研究所都會引以為傲的研究」。

解毒劑忽然在世界各地都拿得到。白喉的死亡率下降三分之二，鄉下醫生也能製造奇蹟。這只是後來一連串奇蹟的開始。

這個時候有位聰明好奇、有投資天賦的浸信會牧師菲德烈克・蓋茲（Frederick Gates）讀到一本奧斯勒著的醫學教科書《醫學的理論和實務》（*The Principles and Practice of Medicine*）。這本教科書在出了好幾版之後，終於在醫生以外遇到業餘的伯樂。奧斯勒在書中追溯醫學觀念的演進，探討矛盾之處，最後結論談到醫學史上的不確定和無知。

蓋茲同時也是約翰・洛克菲勒的助理，當他慈善事業的顧問。他的關注不止於慈善施捨而已，他也為洛克菲勒規劃投資案，例如在明尼蘇達州的莫沙比鐵礦，替他賺到五千萬美元。洛克菲勒本人相信順勢療法，蓋茲也研讀了順勢療法創始人哈內曼著作的《順勢醫學的新療法》（*The New Testment of Homeopathic Medicine*）。蓋茲認為哈內曼「說得客氣一點，腦筋大概不太正常」。

奧斯勒的書因為表現出醫學的矛盾，讓蓋茲非常佩服。它首先說明醫學有很大的前景，但又說這些前景離實現還很遠。蓋茲解釋說，「我瞭解醫學不太可能成為科學……除非有才能的人能專心投入研究，享有優渥的待遇，不必再靠門診賺錢……這是洛克菲勒先生成為世界先驅的最好機會。」

同時小洛克菲勒也正談起要捐助醫學研究的事。他諮詢兩位傑出的醫師愛默特・荷特（L. Emmett Holt）和克里斯丁・赫特（Christian Herter）。他們都是韋爾契的學生，也都贊成這個念頭。

一九〇一年一月二日，老洛克菲勒的孫子在芝加哥死於猩紅熱。

洛克菲勒醫學研究所在那年稍後成立，世界即將被它改變。

韋爾契婉拒出任這個研究單位的負責人，但承擔所有籌辦工作，主持它的董事會和科學理事會。科學理事會中有韋爾契的老朋友普登，兩位傑出的弟子荷特和赫特，還有哈佛的提巴德．史密斯。史密斯是世界頂尖的細菌學家，原來是韋爾契屬意的所長人選，但是後來史密斯拒絕了。因為他的研究大都是在動物方面，例如開發豬隻的霍亂疫苗等。從政治因素上考慮，研究人類疾病的所長應該比較適合一些。

韋爾契把機會交給佛勒斯納。佛勒斯納剛離開霍普金斯大學去接受聲望很高的賓州大學醫學院教授職位（佛勒斯納拒絕了康乃爾大學開出的八千美元條件，反而接受賓州大學的五千美元薪資）。他的派任引起相當多爭議。在決定任用他的會議上，一位教授團成員竟說，讓這個猶太人當教授和承認他是個人類是兩回事。後來他每天都與其他賓州大學的教授在公私事務上爭吵。

佛勒斯納接受韋爾契的約聘，也增加了薪水。但創設這個研究所的事情還是牢牢掌握在韋爾契手上。佛勒斯納說韋爾契「不需要任何協助，甚至不要祕書人員。每個細節都事必躬親，每封信都親手書寫」。

歐洲的研究機構要不是專為研究流行病設立，就是開放讓巴斯德、科赫或埃爾利希這種人使用。洛克菲勒研究所則一開始就認定醫學是它的主要領域，從創立以後，它的科學家就研究流行病，也做器官移植手術的基本研究，建立病毒與癌症間的關係，和開發血液保存技術。

剛開始它很少開放給外面的科學家使用。一九〇三年它成立自己的實驗室，一九一〇年成立醫院，佛勒斯納在管理上也開始自主。

佛勒斯納在肯塔基州路易斯維爾的猶太移民家庭中長大，從小就是一匹黑馬，身上帶有曾經在街上混過的戾氣。他的兄弟在校都是績優生，只有他六年級時被退學。因為個性陰鬱，又愛和不良少年鬼混，甚至在自己叔叔開的照相館當學徒還被開除。他的下一個工作是替乾貨經銷商做事，但老闆因詐欺客戶而逃跑。後來又再被藥房炒魷魚。父親帶他去參觀市立監獄警告他要學乖，然後替他安排做水電學徒，可是水電行老闆在聽到佛勒斯納以前的校長警告「千萬不要和這個人打交道」之後，打了退堂鼓。

十九歲的佛勒斯納在另一個藥房找到洗藥瓶的工作。藥房裡有一架顯微鏡，但老闆禁止他碰。他無視於老闆的指示，因為他的個性討厭被命令，討厭枯燥的工作，顯微鏡對他來說絕對不是枯燥的東西。

佛勒斯納立刻被顯微鏡迷住，於是不可思議的轉變發生了。他在一年內完成路易斯維爾藥學院二學年的課程，還得到最優秀學生金牌獎。他轉而替哥哥雅各工作，雅各也是個藥商並且擁有一架顯微鏡，這回他就不必再偷偷用別人的了。他上過醫學院夜間部，後來回憶說，「我從未實際看過病人，連人體心跳和呼吸的聲音都沒聽過。」

不過他還是拿到醫師資格。他弟弟亞伯拉罕是霍普金斯畢業的，佛勒斯納經他介紹把自己做的一些顯微鏡觀察寄給韋爾契，不久後他自己也進了霍普金斯大學。

韋爾契和佛勒斯納是完全不同的典型。佛勒斯納個子瘦小，沒有人會覺得他有魅力。他常有股不安全感，說自己「從來沒有好好受過教育，知識和別人落差很大」。為了彌補差距，他努力讀書，弟弟亞伯拉罕說他「連吃飯也手不釋卷」。他大量閱讀，不分種類什麼都看，從英國文學到赫胥黎到達爾文，覺得必須趕上別人。這種不安全感從來沒有消失過，曾經「夜以繼日因為害怕而失眠……一股極度的不安讓我不能有一刻的鬆懈」。

在別人眼中他有過人的能力。韋爾契為他在德國找到獎學金，四年後他成了霍普金斯大學的教授。他經常出現在疫區：到礦場研究腦膜炎，到菲律賓研究痢疾，到香港研究鼠疫。諾貝爾獎得主佩頓．勞斯（Peyton Rous）說佛勒斯納的科學論文是「印出來的博物館，只有他能深入生活，不只做實驗，也做描述」。

佛勒斯納出身街頭的戾氣沒有消失過，但是尖銳的稜角磨圓了。他的妻子是有名的才女，連思想家貝特朗．羅素（Bertrand Russell）也被她吸引（她的論文中包括有六十封羅素寫給她的信）；而她的姐姐是布林瑪爾學院的創始人。著名法學家勒尼德．漢德[29]名字長留洛克菲勒研究所，也是佛勒斯納的知交。

愛默生曾說，機構是主持人的投影。佛勒斯納的特質反映在洛克菲勒研究所上。洛克菲勒基金會後來的主席雷蒙．佛斯迪克（Raymond Fosdick）說，佛勒斯納「理性像鋼鐵般精準，頭腦像探照燈可以立刻聚焦在隨時出現的事物上」。一位洛克菲勒研究員也說他有「過人的邏輯觀念，利刃般的果決」。

---

29 勒尼德．漢德（Learned Hand, 1872-1961），美國法學家，在一九四二到一九五一年為美國上訴法院的首席法官，被認為是美國最有影響力的法官之一。

與韋爾契帶給霍普金斯大學那種舒適、清修又親切的文化不同，佛勒斯納為洛克菲勒研究所建立的則是冷靜尖銳的風格。當經過免疫處理，被用來抽血製造抗血清的馬兒不再有生產力時，他從不考慮把牠們放回牧場安享天年，而要將牠們賣給屠宰場，或是「繼續抽血製造血清，直到死亡為止」。他開除人的時候從不猶豫，一旦決定要讓「不再創新」的人離開之後，會立刻採取行動。他的辦公室是全研究所最讓人害怕的地方，在那兒他會變得異常粗暴，好幾位著名的科學家都很怕他。即使在他的葬禮上，一位諾貝爾得主說，「和研究所的利益相比時，每個人在佛勒斯納博士眼中都微不足道。」

他替研究所在媒體上打知名度，在科學界追求榮耀，但他的作法引人爭議。在洛克菲勒研究所成立不久，美國東岸爆發流行性腦膜炎。大家試遍各種辦法想找對策，連白喉抗毒劑也被拿來使用，有些醫生甚至還使用古老的放血術。在霍普金斯，哈維．庫興則嘗試把病人脊椎裡的膿汁排出來。

流行性腦膜炎在洛克菲勒研究所看來特別有挑戰性。洛克菲勒本人和蓋茲牧師都急於看到成果，佛勒斯納要藉此證明他們的能力。

早在十年前，改進白喉解毒劑的威廉．派克曾開發出抗腦膜菌的血清，這種血清在實驗室中有效，但注射進病人身上就沒用。兩位德國人也開發出相似的血清，他們把它直接注射進脊柱裡而不是到血液或肌肉中。腦膜炎的死亡率一向是百分之八十，但在德國人嘗試的一百零二位病患中死亡率降到百分之六十七。這是個好現象，只是從數字上來看還不是很理想。

佛勒斯納認為這件事還可以探討。他重複德國人的作法，病人死亡率是百分之七十五。他並沒有氣餒，反而繼續研究，展開一長串的試驗，不但試著從實驗室的製程改進血清的效果，也從生理學角度用猴子做試驗，尋找使用血清的其他方式。經過三年的工作，歸納出的結論是：首先將針筒插入脊椎內膜，抽取五十毫升的脊液，再注入三十毫升的血清（如果不先抽出脊液，直接注入血清的話會造成壓力過高而使人癱瘓）。結果生效了，在七百一十二位病患中死亡率下降到百分之三十一點四。

波士頓、舊金山和田納西州首府納斯維爾的醫生都證明他的方法有效，報導說，「鄉下醫師使用血清效果驚人。」

不是所有的人都承認佛勒斯納在這裡面的角色。後來在一本教科書裡，威廉．派克暗指佛勒斯納在開發腦膜炎血清方面其實沒有太大貢獻。佛勒斯納的反應是憤怒地造訪派克的實驗室，傳出一陣咆哮聲。後來兩人間還有其他爭執，其中一次還上了報。

大部分細菌性腦膜炎是由腦膜炎球菌造成的。佛勒斯納最後將這種腦膜炎球菌造成的病人死亡率降到百分之十八。根據《新英格蘭醫學期刊》的研究，在今天使用抗生素的情況下，在世界頂尖醫院之一的麻州總醫院裡，細菌性腦膜炎的死亡率是百分之二十五。

佛勒斯納和他的研究所這下子大大地露了臉。這是他的期望，但他還要更多，洛克菲勒和蓋茲也一樣。在研究所成立最初的十年裡，每當某人的研究看來快有驚喜出現時，佛勒斯納總會在一旁梭巡不去。他常要求結果，也常要求研究員做發表。他會給人下條子像是「鑑於比利時和法國成果發表的快速，建議您發表現有結果。請立即過來一談」。

壓力不是佛勒斯納造成的，他只是轉達。蓋茲在一九一四年一次晚餐會上說：「誰不渴望貢獻全世界？我們研究所的成果已經深入非洲內陸……你們在這兒白天發表的發現，不到天黑就會傳遍全世界，三十天內會出現在地球上的每一所醫學院裡。」

研究成果變成打知名度的工具。一些廣受尊敬的學者譏笑洛克菲勒研究所，有人說，「理事和行政人員為了愛打廣告，雞毛蒜皮的發現也能吹捧為曠世傑作。」

不過佛勒斯納還是有他的眼光。在他自己的工作上，他有韋爾契欠缺的能力，能夠提出大問題，然後把它分割成能各個擊破的小問題。當他認為一位研究員有創意、是研究所的資產時，他會全力支持。諾貝爾獎得主亞歷克西斯・卡瑞爾（Alexis Carrel）和卡爾・蘭德施泰納（Karl Landsteiner）就是在早年被他發掘的，他也讓還沒有成就的年輕研究員自主研究並給予支持。大學和醫科都在霍普金斯念書的佩頓・勞斯因為發現病毒會導致癌症，早應得到諾貝爾獎。他在一九一一年發現這個現象，但到了一九六六年才獲獎。剛開始科學界還譏笑他，結果花了那麼長的時間才確認他的成果。然而，佛勒斯納始終支持他。湯瑪斯・里弗斯（Thomas Rivers）是霍普金斯大學培養出來的科學家，在洛克菲勒研究所時定義出細菌和病毒的不同。他回憶說，「我可沒說佛勒斯納不夠強悍或不夠狠，他什麼事都幹得出來，不過請相信我，他對人也很好。」

在對科學理事會的正式報告中，佛勒斯納說，「越有能力的人對自己越常缺乏自信，越自我否定。他們需要許多實例來證明自己。」他想到的可能是佩頓・勞斯或是保羅・路易士。有一次當一位佛勒斯納信賴的科學家想轉換研究領域時，佛勒斯納告訴他，「你得再花兩年才會弄清要走的路，在這兩年間我不會希望你交出什麼成果給我。」

最後佛勒斯納還有開明的態度。他歡迎不同的意見，期望摩擦和互動，期望研究所是個有活力的組織。餐廳和實驗室對佛勒斯納來說同樣重要，因為工作地點不同的同事在那兒交換意見。當時還很年輕的麥可・海德柏格（Michael Heidelberger）回憶說，「佩頓・勞斯、賈克・勒布（Jacques Loeb）和卡瑞爾都很健談。他們帶給大家許多精彩對話，帶出許多靈感。」雖然佩頓．勞斯和卡瑞爾後來都得到諾貝爾獎，但賈克．勒布可能是最具啟發性的人物。

星期五是個特別的日子。研究人員照例以輕鬆的形式報告他們最新的研究進展，同事們提出意見，建議試驗方式，或加以申論發揮。那是個讓人興奮又有點畏懼的場合，但也有些人幾乎從來不做發表，像是後來得到諾貝爾獎的卡爾．蘭德施泰納。佛勒斯納會注意給那些在某些地方不適應的人做調動，不管他們是孤芳自賞或是一枝獨秀，結果調整的效果極好。佩頓．勞斯說佛勒斯納使研究所「成為活的有機體，而不只是個機構而已」。

佛勒斯納的影響力和韋爾契一樣，遠超過他個人在實驗室中做的一切，甚至遠超出洛克菲勒研究所之外。

在洛克菲勒研究所開始發揮影響力之前，美國醫學已經達到世界水準。一九〇八年的國際肺結核大會在華盛頓舉行。偉大的科赫從德國過來，這位自負的科學家準備好好給美國醫學界打個分數。

在大會中韋爾契主持的細菌和病理討論會上，威廉．派克宣讀論文指出，「確信有許多兒童從牛奶所含的細菌感染到致命的肺結核」。科赫堅持派克不對，沒有證據可以證明牛會傳染肺結核給人類。提巴德．史密斯站起來支持派克，於是會議裡吵了起來。最後整個大會還是被派克說服，幾天之後，大會通過一項預防牛隻把肺結核傳染給人類的方案。科赫憤然說，「各位，你們儘管通過這項方案，可是我們的子孫自己會做出他們的決定。」

一位與會代表說，「科赫博士分離出結核菌，但是今天科學把科赫博士給分離了。」

科學不是民主，投票是沒用的，但是這次投票代表美國醫學的未來，它絕對不只是霍普金斯大學的功勞。派克和史密斯都不是霍普金斯大學出身的，但是霍普金斯大學和洛克菲勒研究所即將為美國登上世界科學領先地位的拼圖補上最後兩塊。

第五章

創立洛克菲勒研究所的人都希望成立一所小型醫院做研究之用。醫院裡病人不必付費，但是只有患了研究中的疾病的人可以入院。其他的研究單位都沒有這種設施，但韋爾契、佛勒斯納、蓋茲和小洛克菲勒都希望如此。不過他們誰也沒料到第一任醫院院長魯佛士·科爾（Rufus Cole）會給他們帶來什麼樣的結果。

科爾的祖先在一六三三年移民到美國，在麻州的普利茅斯登陸。科爾身材高大，留著鬍髭，舉止優雅，從外表看來並不強悍，不像會頂撞佛勒斯納的人。他具有很強的思考力，但是常常堅持己見。他只對事實而不會對人低頭，對於他相信的想法會以不懈的態度推動下去。科爾的老朋友湯瑪斯·里弗斯說：「科爾是『謙虛得有點害羞的人』，會『放棄自己的想法來避開衝突』，不過他又是霍普金斯大學有史以來最聰明的學生……如果你把他惹火了，把他逼到牆角，你一定會很後悔發現原來這傢伙對打架一點都不猶豫。」

科爾的興趣很廣，晚年寫了二巨冊，厚達一千二百九十四頁關於英國奧利佛·克倫威爾[30]、斯圖

---

30 奧利佛·克倫威爾（Oliver Cromwell, 1599-1658），克倫威爾是英國軍人、政治家和宗教領袖。他在英國內戰時（1642-1649）率領國會軍隊取得勝利並要求處死查理一世，成為英國護國公（lord protector），但卻實行獨裁統治。

亞特王朝和內戰的事。在午餐會上他很專注。海德柏格回憶說，「他常靜靜坐在一旁聽大家談，然後提出問題。有時問題看來會非常粗淺，不是他那地位的人會問的，可是那些簡單的問題卻會帶出被人忽視的東西，然後把問題闡述得更深入。科爾博士在這方面非常特別。」

科爾的父親和兩位叔叔都是醫師。他在霍普金斯大學的指導老師路威利士·巴克（Lewellys Barker）把實驗室設在病房旁研究疾病，而不只是做醫療檢驗而已。科爾就在那兒進行先驅的實驗，而那段經驗影響延續到今天就是臨床研究：利用病人而不是用試管或動物來研究疾病。

原本，當實驗室中產生新的想法後，佛勒斯納就把醫院當成試驗的場所。試驗性的治療由科學家主導，醫院裡的醫生角色只像實驗室裡照料試驗動物的技師。

科爾的想法不同。他不讓醫院裡的醫師像傭工一樣。他和他的醫師不願只是替野口英世、梅勒茲（Meltzer）、或利文（Leven）等人的主意執行實驗。科爾堅持照料病人的人能夠獨立做研究。

科爾在給理事會的報告中說，臨床醫師也必須是能做真正實驗的科學家：「醫學進步最大的阻礙就是實驗室和醫院病房之間的鴻溝，醫院裡的實驗室經常只做醫學檢驗。我要求醫院裡的實驗室要轉變為真正的實驗室，我們也要准許和鼓勵醫院裡的醫生進行研究工作。」

不管從地盤或是官僚的角度來說，這都不是容易的事。科爾開了重要先例，要求主治醫師也要承擔對病人嚴謹的實驗工作。其他地方曾有過類似的作法，但沒有像科爾所想的系統化進行。

這種作法不僅侵犯到實驗室科學家的地盤，也改變了醫師病人間的關係。原來的作法臨床醫師不會知道實驗的答案，需要病人配合才有可能探知。這是因為周全的實驗應該有對照組，也就是病人得到何種治療全憑隨機取樣，而這便違反了醫師應該做專業判斷，給予病人最佳治療的職業道德。

不管科爾是不是羞怯的人，他不肯退讓，這回是佛勒斯納軟化。結果是洛克菲勒研究所醫院直接把科學研究移到病人身上進行，建立臨床研究模式，這個模式今天仍被全美最大的醫學研究機構——馬里蘭州百沙達國家衛生研究院門診中心採用。該模式不僅讓研究人員學習，也讓他們付諸行動。

洛克菲勒研究所附設醫院在一九一〇年開幕。那時美國領先的醫學研究教育單位已經能和世界頂尖的同業一別苗頭，但這些領先的單位和一般的醫學單位差距很大，而與最差的距離更是無法彌補。事實是，美國醫界有優秀的將校，可是沒有士官兵，良將無兵可帶。最好的和中等的藩籬可以打破，但與最差者間的鴻溝太大，只好將他們割棄。

各地行醫的醫生是無法控制的，他們可以自己決定是不是要採用科學的醫療方法，有幾千人都這麼做。佛勒斯納本人畢業於名不見經傳的醫學院，但是他做到的不只是追上差距而已，他證實了韋爾契說的，結果重於系統。

但醫療教育系統仍舊需要大幅改革。提倡改革的呼聲始於一八二〇年代，但僅有為數極少的一流學校做到。

即使在一流學校中改革也發生得很慢。哈佛大學直到一九〇一年才跟隨霍普金斯大學要求學生入醫學院前要先有大學學歷，賓州大學和哥倫比亞大學又在哈佛大學之後。但是最好的大學在招聘優秀老師的方面都比不上霍普金斯大學，他們教診療的教授是從本地開業醫生中請來的。賓州大學醫學院的校史中承認，「無法再繼續擴充教授陣容。」哈佛的診療學教授是由一群與哈佛無關的醫生每週在塔文俱樂部聚會時挑選出來，通常是根據年資來決定。哈佛大學到了一九一二年才從這個途徑之外另行招聘診療學教授。

要求改進的壓力同時也來自醫療行業本身，不再只是霍普金斯、密西根、賓州、哈佛，和其他領先的醫學院在尋求改革而已；而許多個別行醫的醫師也如此期望。一九〇四年美國醫學學會終於組成一個醫學教育委員會來推動改革。委員會開始評鑑美加兩國全部一百六十二所醫學院，占當時全世界醫學院數量的一半以上。

三年後美國醫學學會的委員會提出一份嚴謹的祕密報告，指出在好學校中改革正在進行，但是即使有許多人在努力，改革的速度還是不夠，而最差的學校一點動作都沒有。後段學校的所有者大都是教授團，且大都沒有與大學或醫院有關係，沒有入學門檻，全靠學生繳交學費支付老師薪資。有一所學校一九〇五年畢業一百零五名醫生，其中沒有人做過任何實驗、解剖過任何屍體、或實習過任何病人。他們得等有人走進他們的診所時才開始學習實務經驗。

這份報告有點效果，一年內有五十七所醫學院要求入學申請者至少要上過一年大學，但這也就是說，還有三分之二的學校入學標準更低，何況還沒人談到教學該有些什麼內容。

美國醫學學會不敢得罪它的會員。一九〇〇年美國醫學學會成立時，全美十一萬醫生裡只有八千人入會。為了不給自己找麻煩，美國醫學學會把報告轉給卡內基基金會請求協助，但是堅持報告內容一定要保持絕對機密。卡內基基金會又找佛勒斯納的弟弟，亞伯拉罕．佛勒斯納來做醫學教育的調查。雖然亞伯拉罕不是醫師，但他也在霍普金斯讀過大學，他說在大學部裡「也有同樣的研究風氣」，並且他也已經展現出以無情的判斷推動教育改進的決心。他畢業後的第一份工作是在路易斯維爾一所高中教書，在那兒他曾一班當掉十五名學生，然後試驗他新的教學方法。後來他在普林斯頓大學創立高級研究所，並親自招攬了愛因斯坦加入。

亞伯拉罕在開始調查前，先與韋爾契和佛勒斯納做了一番長談。保守點說，他們的觀點影響了他。亞伯拉罕說，「我對醫學教育的調查，就是在巴爾的摩那一次長談裡所學的放大。」

一九一〇年，也就是洛克菲勒研究所的醫院成立的同一年，他的報告《美加醫學教育》（*Medical Education in the United States and Canada*）出爐，這份文件又被稱為「佛勒斯納報告」。

根據這份報告，只有極少極少的學校合乎標準，或者說合乎他個人的標準。他說有些學校是「根本無藥可救……簡直是悲哀……極端貧乏……外科教學裡病人、器材、模型，甚至掛圖都沒有。產科教學靠背誦，整棟樓裡看不到人體模型」。在坦普爾、哈利法克斯大學和費城大學的整脊學院裡，解剖教室「……無法形容的慘狀，屍體已經腐爛，室內充滿惡臭」。亞伯拉罕報告裡，北卡羅萊納醫學院的教授曾指出：「對這些無知又愚蠢的學生上實驗課是浪費時間，許多學生可能去務農更好些。」

亞伯拉罕的結論是在一百五十多所醫學院中，超過一百二十所應該關門。

這段時間在美國歷史上被稱為「進步時代」（the Progressive Era）。各種生活層面都更組織化、合理化和專業分工化，「專業人員」在各行業中逐漸出現。傑克遜總統時代立法議員認為專業證照管理（甚至醫生執照）是違反民主的想法也被推翻。菲德烈克・泰勒[31]提出新的學術領域「科學化的管理」

31 菲德烈克・泰勒（Frederick Winslow Taylor, 1856-1915），美國發明家、工程師和效率專家，因在工程學和管理學上的革新而著名。

來提高工廠生產效率，哈佛大學商學院在一九〇八年開出這門課。生活的改變包括全國性的廣告行為和連鎖店出現，規模最大的聯合藥房那時已有六千八百四十三個據點。

佛勒斯納報告不只是反映進步時代。但這報告並沒有反映一位馬克思主義歷史學家對醫學科學化看法的時代背景，他說那是「……企業和醫學專業人員設計的手段，目的在使資本主義合法化」，藉以轉移人們對社會因素造成疾病的注意力。非資本主義國家像日本、俄國和中國等也都在接受科學化的醫學。佛勒斯納報告對進步時代所談的不如科學多，那個時代人們也曾企圖對律師教育做類似的標準化，但是失敗了，這應該是意料中的事。一般人要從雕塑品上看出它的意義不難，可是要從生病的人身上分離出病原體，就得受過真正訓練的專家才行。

進步時代也是揭發醜聞的時代。佛勒斯納報告就舉出許多不為人知的黑幕，造成社會轟動。該報告出版一萬五千份，報紙競以頭條報導，也引起各地對醫學院的調查。他本人接到至少一次死亡威脅。

影響立即發酵。美國醫學學會的醫學教育委員會現在有了佛勒斯納報告所引起的輿情支持，開始對醫學院評價，分為A等，合乎標準；B等，可以改進；和C等，需要徹底改造。所有由教授團經營的醫學院統統被列入C等。

佛勒斯納報告提出後不到四年，三十一個州政府拒絕發給C等醫學院的畢業生執照，立刻斷了這些醫學院的生路。B等醫學院則必須改進或尋求合併。內布拉斯加、科羅拉多、塔夫特、喬治華盛頓和喬治城大學等所屬的醫學院勉強得到美國醫學學會的同意保存下來。巴爾的摩有三所B等的醫學院合併成為馬里蘭大學醫學院。亞特蘭大的愛默利大學則合併另外兩所學校。南公理會大學、德雷克大學、鮑德溫大學和佛登漢大學等的醫學院則關門大吉。

到一九二〇年代末期經濟大蕭條的壓力開始前，大約有一百所醫學院關門或合併。雖然美國人口大量增加，但是醫科學生人數卻從一九〇四年的二萬八千人降到一九二〇年不到一萬四千人；到了一九三〇年儘管總人口還在增加，醫科生的人數也仍比一九〇四年少了百分之二十五。

美國醫學學會推動改革的領導人亞瑟．迪恩．畢溫（Arthur Dean Bevan）後來說，「醫學教育改革要完全歸功於美國醫學學會……佛勒斯納報告裡有百分之八十的內容是由醫學教育委員會提供的。」畢溫錯了。美國醫學學會自己不敢曝光，只有靠亞伯拉罕那樣公諸於世，甚至是揭發醜聞，才能產生改變。沒有佛勒斯納報告的話，可能幾年或幾十年內改革都不會發生。亞伯拉罕本人對改革也有影響，他設定了理想的模式。

讓那些醫學院留存下來的理想模式當然是約翰霍普金斯的模式。

佛勒斯納報告還間接導致另一個結果。慈善捐款原已開始流向醫學教育，但這份報告出來之後大幅加快速度。一九〇二年到一九三四年之間，九個主要基金會捐出一億五千四百萬美元給醫界，幾乎占所有各類捐助的一半。不過捐助的影響不止於此，因為捐助單位通常要求受贈單位也要募集相對的資金。這筆錢拯救了一些學校，例如耶魯大學原來被列為B等，但它發動一次募款活動，把原有的三十萬美元捐款提高到三百萬美元，經營管理的預算從四萬三千美元增加到二十二萬五千美元。州政府也開始對州立學校予以挹注。

最大的捐款人還是洛克菲勒基金會，但約翰．洛克菲勒本人還是繼續依賴他的順勢療法醫生。

韋爾契把霍普金斯的模式轉變成一股勢力。他和他在密西根、賓州、哈佛，以及其他幾所大學的同事形成一個精英領導團體，在極短的時間內對美國醫學界發動革命，擴張了自己的軍官團，訓練了自己的軍隊，一支由科學家和具有科學訓練背景的醫師組成的軍隊。

美國加入第一次世界大戰前夕，韋爾契還有一個目標。一八八四年當霍普金斯大學開始向韋爾契招手時，他已建議要建立一所以科學方法研究公共衛生的學校。公共衛生研究的是流行病學，它的模式，如何發生和傳布，並對它的弱點施予攻擊，這就是疫病預防。因此公共衛生手段一向是能拯救最多生命的領域。科學先是牽制了天花，然後是霍亂，再來是傷寒，接著是鼠疫、黃熱病等等；藉著大規模的公共衛生措施，從過濾飲水到消毒到預防接種等手段。公共衛生沒有治療疾病那樣令人感動的生死搏鬥，但是它拯救的動輒便是數百萬生靈。

韋爾契當時把這個念頭放在一邊，因為他要先專心改革美國醫界，讓它科學化。現在他開始重拾早年的願望，建議洛克菲勒基金會資助成立一所公共衛生學院。

成立這個機構有些競爭。有人建議基金會固然成立公共衛生學院有其必要，但是不一定又得設在巴爾的摩。一九一六年哈佛大學校長查理斯．艾略特寫了封坦率的信給基金會，這封信對韋爾契給予非常高的恭維。但他批評霍普金斯大學醫學院是「一個人在一所新建的小型學校裡的成就……我越想到把公共衛生研究所放在巴爾的摩就越覺得不對……和波士頓或紐約比，巴爾的摩顯然缺少公眾活動和慈善團體行動。選擇巴爾的摩的唯一理由只是韋爾契的個人魅力和在那兒的事業，可是他已經六十六歲，而且也看不到有接班人」。

儘管如此，「唯一理由」還是足夠。霍普金斯大學的衛生及公共健康學院在一九一八年十月一日成立。韋爾契辭去醫學院的教授職位，就任為第一任院長。

公共健康的主要焦點當然是研究流行病。

學校開幕那天韋爾契病了，而且越來越嚴重，他剛從調查一項古怪致命流行病的任務出差回來。他的症狀和流行病相同，他相信自己也被傳染了。

韋爾契建立的部隊任務是搜尋特定目標，即使僅僅只是嫌疑目標，也要攻擊它，把它殲滅。一九一八年十月一日，這支部隊的戰力就要接受人類史上最致命流行病的考驗。

第二部

突變群　THE SWARM

第六章

堪薩斯州的哈瑟克郡在道奇市的西邊，從德州運過來的牛隻被送到這兒的鐵路終點，它地理上屬於大西部。其實在一九一八年那個時代，這地方也的確是西部。地貌平坦無樹，鄉間一片赤裸的土地。那個時代泥草屋還很普遍，有間郵局就開在局長自己的泥草屋家裡，他每星期騎馬來回四十英里到聖大菲鎮上取信。鎮上只有少數幾間木屋，即將變成無人鬼鎮。今天那兒只留下墓園還可以看出曾經是有過人煙的痕跡。不過附近其他城鎮倒有點兒生氣。科普蘭有家史特賓商店販賣百貨、皮鞋、乾貨、盤子、五金、工具、油漆和煤油。另外沙伯利特在沒有銀行的情況下，有家錢莊以七點五％的利息做土地抵押放款生意。

這兒土地、莊稼和牲口就是一切，有水肥味的地方就代表有文明。農人住的地方離豬隻家禽不遠，牛豬雞到處都是，還有很多狗。農人得訓練他們的狗不要隨便追別人的牛，不然會被當場射殺。

這是個嚴酷的地方，氣候乾燥得希瑪隆河床經常乾涸龜裂。一九一八年二月有一天，地方報紙頭條是「全日普降甘霖雨量達二十七公釐」。有時暴雨又會帶來洪水，像一九一四年那次大水，把當地第一個常設的畜牧企業，擁有三萬隻牛的牧場徹底毀滅。夏天裡太陽烤焦草原，高溫讓整個大地在光氳中抖動。到了冬天，罕見的強風一無阻攔地狂掃幾百里，風寒效應可達零下五十度，鄉間整個冰封死寂，有如置身西伯利亞。各種風暴，從龍捲風到能見度零的強烈暴風雪，蹂躪著大地。這些極端的自然現象每個季節都出現，但有另一個自然的極端卻只來一次。

流行病學的證據指出一九一八年在堪薩斯州哈瑟克郡出現一種新的感冒病毒。證據還指出這個病毒往東傳進大型軍營，然後從那兒傳到歐洲。它後來橫掃北美，穿過歐陸，穿過南美，穿過亞洲和非洲，穿過太平洋的小島，傳到世界所有偏僻的角落。它的裙襬留下一片哀悼哭泣，像狂風掃過大地。證據的來源是洛林．麥納醫師（Dr. Loring Miner）。

麥納是個與眾不同的人。他畢業於西部最古老、位於雅典市的俄亥俄州立大學。他是個有古希臘氣質的古典主義者，一八八五年來到這兒，雖然他的背景和其他拓荒者頗不相同，但他還是在這個地方適應下來而且過得不錯。

麥納個子高大，有稜有角的臉龐蓄有八字鬍，脾氣暴躁，經常喝醉，喝醉時對反應慢的人就很沒耐性。他也有點叛逆，好幾年沒進過教堂。他偶爾會讀些古希臘文學，卻又會用餐刀把豆子送進口裡。在鎮上他是個老式士紳，當過民主黨地方主委，郡驗屍官，還有郡衛生局官員。他擁有一家藥房兼雜貨店，老是要求病人向他的藥房買藥。他妻子來自西堪薩斯州最大的地主家族。即使在哈瑟克這樣的小地方，社會階層還是存在，他妻子就憑家世背景當上郡紅十字會婦女會的主席。她要東西時很少會被拒絕，那時大多數的婦女都在紅十字會工作，而且是粗重的工作，辛苦不亞於在農場上幹活。

麥納也是韋爾契所說醫學教育的結果重於系統的典型代表。雖然他只是個偏遠鄉下的醫師，而且畢業於細菌論還未出現的時代，但他很快就接受它，而且令人意外地一直跟著專業醫療的腳步進步。他在辦公室裡設了一個實驗室，學會使用痢疾和破傷風抗血清。一九一八年時他有個兒子從新式的醫學院畢業後到海軍服役。他對自己的科學知識頗自豪，常思考專業上的問題。有病人說，他即使喝醉也強過別人清醒的時候。

他出診的範圍有幾百平方英里，廣邈粗獷的大西部也許正是吸引他行醫的原因。冬天孤寂的強風捲起礫石打在臉上的感覺好像被子彈射中，出診一次得花上幾小時，有時乘馬車有時搭汽車或火車。列車長會把火車停下來等他。天寒地凍時，火車站長會違反規定，讓他躲進站長室裡邊候車邊烤火。

一九一八年一月底二月初麥納遇上新問題。有位病人先出現尋常的感冒症狀，但特別嚴重：頭和身子劇烈疼痛，高燒和乾咳，然後又來一個，再來一個。在桑塔那、沙伯利特、聖大菲、吉恩、科普蘭，在一個個遺世獨立的農莊裡。

麥納見過感冒，這次他判斷也是感冒，可是沒看過像這次這麼猛烈、發病如此快速、甚至致命的感冒。這次的感冒會殺人。他有十多個病人，平常是郡裡最強壯最健康的人，感染之後就像被槍擊中一樣立刻倒下。

麥納把所有的精力放在這個病上。他抽血、驗尿、驗痰，用上所有兒子教給他的一切新式實驗技術，搜遍所有手中的醫學書籍和期刊。他聯絡州裡的同行，聯絡不能給他任何協助或建議的公共衛生當局。在絕望中，他可能也用上了白喉甚至破傷風抗血清，或任何可以激發人體免疫反應的東西，希望能對付這種病。

地方報紙《聖大菲觀察報》（*Santa Fe Monitor*）在擔心影響第一次大戰士氣的顧慮下，對這些情況報導篇幅極少，只在內頁寫著：「……阿斯汀夫人感染肺炎，但兒子羅伊已能起床……拉夫．林登曼仍臥病中……戈迪因其姐伊娃生病，現在畢曼商店幫忙……據報荷馬．慕迪病重……恩斯特．艾略特的么兒馬丁仍患有肺炎……彼得．赫瑟的子女恢復情形良好……科克斯夫人病況略有進展但體力仍衰弱……麥克納病情本週依舊嚴重……」

麥納和他的病人幾乎已被疾病淹沒。他擱下所有的事，到處出診，冰冷的晚上有時就睡在馬車裡任由馬兒把車拉回家，這是馬車比汽車強的地方。他懷疑，是不是碰上了古希臘伯羅奔尼撒戰爭時期的神祕流行病，那時整個城市失去三分之一人口。

突然間疫情結束了。三月中旬學校重新開學，充滿健康的學童，人們回到工作崗位，大戰又再度變成大家關心的焦點。

可是疾病還是讓麥納困擾不已，他被嚇壞了，不僅是被自己周遭、也被其他地方的病人嚇到。感冒不是法定傳染病，醫生不必通報，聯邦衛生單位也不會將它列入追蹤。

美國公共衛生部發行一份《公共健康報導》（*Public Health Reports*）週刊，目的在通告衛生官員各地發生的流行病，不僅是美國國內和歐洲，也包括世界各地像西貢、孟買、馬達加斯加、基多等等。它不僅追蹤報導致命的傳染病像黃熱病和鼠疫，也報導威脅較輕的，特別是在美國國內發生的，像腮腺炎、水痘、和痲疹等疾病。

一九一八年頭六個月，麥納發出警報的「猛烈感冒」是這份刊物唯一提到的感冒。那年春天也有其他醫學刊物報導流感發生，但都是在哈瑟克的疫情之後，同時也沒有引起公眾警報。哈瑟克郡在一九一八年是第一個爆發疫情的地方，表示一種新的猛烈感冒病毒剛演化到人類身上。

事後發現，哈瑟克疫情的死亡率比起後半年感冒在全國爆發後的死亡率，只是幾分之一而已。

感冒病人會在感染後七天內，或更早的時間把病毒散發出去傳染別人。之後雖然他們會繼續咳嗽或打噴嚏，但並不會再散播疾病。像哈瑟克那樣人煙稀少又偏遠的地方，病毒通常無法傳播得太遠，疫情會自動消失，可惜這次有點不同：這是戰爭時期。

據報紙報導，在荷馬．慕迪和一些堪薩斯州吉恩鎮的人生病的那星期，一位名叫迪恩．尼爾遜的年輕士兵休假返回吉恩鎮的家裡，他服役的地方是三百里之外，占地廣大的雷利堡軍區裡的福士敦軍營。《聖大菲觀察報》說，「看來迪恩頗能適應軍中生活。」他離家後回營銷假。家住哈瑟克郡沙伯利特的恩斯特．艾略特在他兒子感冒後離家到福士敦軍營探望服役的弟弟，艾略特回到家時他兒子已經染上肺炎。二月二十一日鄰近的科普蘭報紙報導：「大部分人感染流行性感冒或肺炎。」二月二十八日同一份報紙報導約翰．巴登離家到福士敦軍營報到：「我們相信約翰會是一名好軍人。」

福士敦軍營是當地第二大的軍事營區，平均駐有五萬六千名新兵。營區在煙山和共和溪的交會處，下游稱為堪薩斯河。它和其他新兵中心一樣，是在一九一七年為了訓練年輕人參戰而匆促成立的。

這是個平常的營區，職業軍人和新徵召來的平民之間的緊張很常見。舉個例子，當約翰．唐納利少校因為超速被憲兵取締後，他向指揮官辯稱，「我有幾次在和軍營平行的那條路上攔下一些充員兵，因為他們忘了敬禮。我的糾正可能和這次警衛對我的糾正一樣態度都不是很好，使得有些人懷恨在心，藉機報復。」

還有些常見的衝突，特別發生在不同指揮官之下的福士敦軍營和雷利堡之間。這些衝突在福士敦軍營指揮官巴陸少將寫信向華盛頓報告之後結束。他在煙山台地建立了所謂的「專長訓練場」，其實是個馬球場，煙山台地是基地裡三個馬球場中最好的一個。隔鄰雷利堡的指揮官只是個上校，卻在旁邊設了個垃圾場。少將於是向上級報告，之後得到批准由他統一指揮全部雷利堡軍區。結果那位上校被從指揮官職位上拉了下來。

福士敦軍營在別的方面也和其他軍營一樣。一九一七到一九一八年間的冬天低溫破紀錄，軍方自己承認福士敦軍營和其他地方都是「營房和帳篷過度擁擠，保暖不足，根本不能給官兵提供足夠的禦寒衣物」。

軍方為了健康理由制定的一些規定，像關於每個人平均該有多大空間等就被打破了。因為衣物、墊被、暖氣都不足，官兵不得不相擁在鋪位上，或被迫蜷縮在火爐前取暖。

從哈瑟克徵召來的士兵在福士敦軍營受訓，兩地間有小量但持續不斷的交通往返。

三月四日福士敦軍營廚房一名士兵因為感冒請假，三星期之內有一千一百名士兵病得必須住院，同時還有幾千人（真正數字沒有紀錄）在營區中各個醫務所治療。二百三十七人發生肺炎，大約有百分之二十住院，三十八人病故。那比一般流行性感冒死亡率要高，但是沒有引起太大注意，死亡率不如哈瑟克郡，其實那也只是後續疫情死亡率的幾分之一而已。

所有流行性感冒病毒突變都很快。福士敦軍營發生的流感極可能是來自哈瑟克，但不論是誰從哈瑟克把病毒帶到福士敦軍營，那也還算是比較溫和的品種，只是它後來突變成為致命的殺手。

同時間福士敦軍營仍不斷把人員送往美國和歐洲的其他基地。這些軍人受過殺人的訓練，但卻不知道他們本身的殺傷力遠比想像中要強得多。

第七章

沒有人能保證一九一八至一九一九年間的流行性感冒確實是源自堪薩斯州的哈瑟克郡，另外還有一些對於來源的其他說法。諾貝爾獎得主法蘭克・麥法蘭・伯內特[32]曾親身經歷那次疫情，並且終生大多數時間都在研究流感。他認為證據「強烈顯示」一九一八年的流感是由美國先開始，並且它的傳染「與戰時的背景，特別是美國軍隊的運往法國有緊密關聯」。其他許多科學家都同意他的看法。證據也指出福士敦軍營是美國第一個爆發流感的地方。如果這些線索都無誤的話，軍營和已經有感冒流行的哈瑟克兩地間的人員流動顯示哈瑟克是起源地。

不管流行病的起源在何處，要談後來發生的事之前，先要瞭解病毒突變的觀念。

病毒是謎樣的生命體，它們不是小型的細菌。細菌是單細胞，但是是活的，每個細菌都有新陳代謝，需要食物，產生廢物，並且分裂增殖。

病毒不進食也不燃燒氧或能量，也沒有可視為新陳代謝的活動。不管是不是故意的，它們不產生廢物，沒有性別，沒有副產品。它們甚至不能獨立繁殖。它們不算活的有機體，充其量只能算是一群惰性的化學聚合物。

關於它們的緣起有好幾種理論，彼此有重疊，也都各有支持的論證，不同的病毒可能也有不同的緣起。

少數人認為病毒的來源是遠古最原始、能自行複製的化學分子。如果是這樣的話，複雜的生命體應該是由它們演化來的。

大多數的病毒學家看法剛好相反，他們認為病毒是由較複雜的細胞演化，或者應該說是退化，變成更簡單的有機體。這種理論對某些有機體，像立克次體（斑疹傷寒病原）來說特別適切。立克次體原來被認為是病毒，但近年來被歸為是介於細菌和病毒之間的生命型態，研究者認為它們原來曾經具有獨立生存的活動能力。痲瘋菌也是由原來活動較多的複雜生命變成簡單的形式。還有一種理論認為病毒原來是細胞的一部分胞器，但是脫離細胞之後演化成獨立的個體。

不論它的來源如何，病毒只有一種功能，就是複製自己。但它和其他生命體不同（如果將它看成是生命體的話），病毒不是自己進行複製的。它先侵入活的細胞，然後像異形入侵一樣，暗中破壞，接管宿主，強迫宿主細胞產生數千到數十萬個新病毒。它能這麼做的力量來自於基因。

大多數生命體中，基因沿著去氧核糖核酸（DNA）分子構成的細絲排列。但是許多病毒包括感冒、愛滋病和SARS的冠狀病毒的基因是在核糖核酸（RNA）上，這是更簡單但更不穩定的分子。

基因可以比喻成電腦軟體，一串用字元組成的代碼可以告訴電腦怎麼運作，不管是做文書處理、打電玩、或是上網搜尋等。基因則告訴細胞做什麼事。

電腦語言是二進位，只有兩個值。基因碼有四個字母，每一種代表一個化學成分：腺嘌呤

---

32 法蘭克．麥法蘭．伯內特（Frank Macfarlane Burnet, 1899-1985），澳大利亞病毒學家，因對後天免疫機制的研究而獲得一九六〇年諾貝爾獎。

（adenine），鳥嘌呤（guanine），胞嘧啶（cytosine），和胸腺嘧啶（thymine），其中有時候尿嘧啶（uracil）會取代胸腺嘧啶。

DNA和RNA將一長串這些化學分子組合起來，可以視為很長串的字母。有時候這些字母並不構成有意義的字句。其實百分之九十七的人類DNA沒有包含有意義的內容，可稱為「無效DNA」（nonsense or junk DNA）。

當字母拼組成有意義的字句時，那一段文字就是基因。

基因在細胞內被啟動時，它會命令細胞產生某種特定的蛋白質，蛋白質是建構生物體組織的基本成分，我們吃下去的蛋白質一般會用來建構組織。蛋白質在身體內的化學作用中也扮演關鍵角色，它帶著指令去啟動或停止不同的化學反應。例如腎上腺素是一種荷爾蒙，也是一種蛋白質，它會加速心跳，準備戰鬥或逃跑。

當病毒入侵細胞成功後，它會把自己的基因插入細胞的基因序中，取代原有的基因，對細胞取得控制權。細胞內的機制於是開始執行這些病毒基因的指令，而不再做原來該做的事。

於是細胞製造出成千上萬的病毒蛋白質，它們聚在一起變成新的病毒，是原來病毒基因組成的複製品。然後新病毒逃脫出去，當新病毒粒子紛紛衝出細胞壁去侵犯其他細胞後，宿主細胞便破裂死亡。

但病毒並不光會做這麼一件事。它們一點也不原始。它們高度進化，非常專注，做起事來比任何真正的生命體更有效率，簡直是完美的傳染性有機體，而感冒病毒又是這些完美有機體中最完美的一種。

第一位現代建築師路易士·沙利文（Louis Sullivan）說，功能產生形式。

若要瞭解病毒或生物學，就要像沙利文那樣去思考語言而不只是文字。文字只是單詞，而語言是三度空間的，它能定義形狀。

在生物學，特別是在細胞和分子的層次，幾乎所有的活動最後都展現在形式上，依靠實體架構運行，這是所謂的「立體化學」。

這種語言是由各種形狀的字母組成，有角錐、圓錐、麥穗、蘑菇、磚塊、水螅、雨傘、球體、扭轉的帶子，還有各種想像不到的形狀。每種形狀都可用精準的細節來定義，每種形狀都帶有特定信息。

基本上身體裡的所有東西，不管它是原屬於身體既有或外來的，不是在它表面帶有某種形狀或標記來識別它的身分，就是它本身的形狀有特別含義。形狀就代表信息本身，完全就是馬歇爾·麥克魯漢[33]所說的「媒體即訊息」。

閱讀這些信息像使用盲人點字法一樣，是一種觸覺，身體裡的每項溝通都是這樣進行，靠接觸來收發信息。

溝通的過程好比一支圓形的楔子塞進一個圓洞裡，當它們尺寸合適，相互契合時，楔子和洞口就嵌在一起。雖然身體裡的各種形狀比楔子和圓洞要複雜得多，但原理是一樣的。

---

33 馬歇爾·麥克魯漢（Marshall McLuhan, 1911-1980），加拿大文學批評家和傳播理論家，他認為傳播信息的手段在公眾身上的影響比內容本身更大。《媒體即訊息》是他的主要著作。

在身體裡，細胞、蛋白質、病毒和其他各種東西不斷相互碰撞，產生實質接觸。當某個觸角碰到完全不登對的對象時，什麼事都不會發生，大家繼續移動。

但當兩個互補形體接近時，如果能順利接合，它們就會黏在一起。有時候它們鬆弛地相依，像楔子放在圓孔中，不久就會鬆開。有時接得比較好，像萬能鑰匙插進簡單的衣櫃鎖孔裡；有時候接得非常精準，像複雜的鑰匙插入高級鎖頭中。

然後事情就展開變化，個體有了反應。接合的結果可能很戲劇化或是毀滅性，像是感情、性愛、仇恨、和暴力的行為一樣。

感冒病毒有三種，分別是A、B、C型病毒。C型是真正使人類生病的病毒。B型會使人生病，但不會傳染，只有A型病毒會造成流行病或瘟疫。[34]

感冒病毒並不是從人類原生的。它們起源於鳥類，在鳥類中有遠比人類多的感冒病毒變種，但是因之造成的病症在人類和鳥類間是截然不同的。

在鳥類，病毒感染消化管道，所以鳥類的糞便含有大量病毒，帶有病毒的排泄物會汙染湖水或其他水源。

人類大量接觸鳥類病毒時會被感染，但鳥類病毒不會在人與人之間傳布。也就是說，除非它發生突變，先變成人類病毒，才會傳染給其他人類。

這種情況很少發生，可是仍然會發生。病毒也會通過中介的哺乳類，特別是豬做跳板，跳到人類身上。每當一個變種感冒病毒突變成人類病毒之後，就可能很快散布到全世界，產生瘟疫的威脅。

瘟疫常是一波波過來，每一波攻擊總發病率常超過百分之五十。鑑於感冒的傳染力如此強大，一位病毒學家稱它為傳染病中的「特例」，「傳染的速度太快使得自己耗盡可供感染的對象。」

感冒病毒和其他病毒（不是細菌）一共造成大約百分之九十的呼吸道感染，像是喉嚨痛。[35] 冠狀病毒（coronavirus，就是造成 SARS 的那種），副流感病毒（parainfluenza virus），還有其他好幾種病毒都會造成與感冒相似的症狀，因而常被搞混。結果人們常把輕微的呼吸道感染當作一般傷風感冒而不太在意。

可是流行性感冒不是比較嚴重的傷風，它是一種特定的疾病，有特有的症狀和流行病的特徵。對人類來說，流感病毒只直接攻擊呼吸系統，但當深入肺部後危險性就更大。它會間接影響身體其他部分，甚至輕微的感染也會造成肌肉關節疼痛、頭疼和虛弱，甚至帶來更嚴重的併發症。

絕大部分的流行性感冒病人會在十天內康復。也許是這原因，也許是因為它的症狀與一般著涼相似，人們對感冒常掉以輕心。

即使整體來說流行性感冒並不是非常致命，但由於被感冒攻擊的人口數字龐大，會使得即使是最

---

34 瘟疫原文用 epidemics 和 pandemics 兩字。作者解釋說 epidemics 是地方性或一國之內的小規模的流行病，而 pandemics 是世界性大流行的瘟疫。

35 原註：可是今天喉嚨痛的病人常要求醫師給予抗生素，而醫師也常這麼建議。抗生素其實對病毒完全無效。使用抗生素只會增加細菌抗藥性，也就是說，經過抗生素而存活下來的細菌會對抗生素產生免疫力。

溫和的病毒也常造成死亡病例。今天的美國國內，在感冒沒有大流行的情形下，疾病管制中心[36]估計每年死於感冒的仍有三千至五萬六千人。

不過感冒不只是常會發生的地方性疾病。它可能會以流行病或大流行的型態出現，而大流行可能比小型流行病要致命得多。

人類史上感冒大流行週期性發生，每世紀都會有幾回。新感冒病毒出現時就會爆發流行，而感冒病毒的特性又使得新感冒病毒的出現是必然的事。

病毒基本上只是個薄膜，像信封一樣裝著它的基因組，裡頭有八個基因決定病毒的種類。它通常是球形（當然也有別的形狀），直徑一萬分之一公釐，看來好像一朵蒲公英，兩邊有兩叢不同形狀的突觸。一邊是穗狀，一邊像棵樹，從它的表面伸出。

突觸是病毒真正的攻擊武器。病毒的攻擊和身體的防禦就是典型「形狀決定結果」的過程。型態近似穗狀的突觸的是血球凝集素（hemagglutinin，又稱血凝素）。當病毒碰到細胞時，它的血凝素的突觸拂過呼吸道細胞表面突出的唾液酸（sialic acid）分子。

血凝素和唾液酸的形狀正好可以密合在一起，於是血凝素就嵌在唾液酸的受體上，好像手伸入手套裡。當病毒靠上細胞膜，更多的血凝素結合唾液酸的受體之後，就像海盜把飛爪一個個拋上商船，將它越抓越緊，這時病毒就完成了它的第一個動作：吸附它們的細胞獵物。

這是細胞毀滅的開始，也是病毒入侵成功的第一步。

這時病毒下方的細胞膜立刻產生凹陷，病毒便從凹陷處整個鑽入細胞內部，形成一個囊泡。如果有某些原因使感冒病毒不能鑽過細胞膜，它就會放開它去尋找下一個能鑽透的細胞。非感冒病毒很少有這種能力。

感冒病毒和許多其他病毒一樣，會整個進入細胞而不逗留在細胞膜外面，這是它們躲開免疫系統發現的方法。身體的防衛系統就不會發現而追剿它們。

在囊泡裡當血凝素遇到更多酸性物質時，形狀就又變化起來。酸性使它裂成兩半，對摺成完全不同的形狀。這個摺疊的過程好像把襪子從腳上脫下，把拳頭伸進去翻一面，變成另一個樣子，這時候細胞的命運就註定要結束了。翻過面的血凝素和囊泡發生反應，病毒的外膜開始溶解。病毒學家稱這是病毒的脫鞘與細胞融合。不久病毒的基因流到細胞中，鑽入細胞核，插隊進細胞的基因組，取代一些細胞本身的基因，然後發出命令。細胞就開始製造病毒的蛋白質而不是它自己原來要的。幾個小時之內這些蛋白質就會造出病毒基因的複製品。

同時從病毒表面另一邊伸出的神經氨酸（neuraminidase）突觸也在發揮作用。電子顯微鏡下這個突觸像個盒子長在細長的莖上，上頭有四個相同形狀的六葉螺旋槳。神經氨酸突觸會割開細胞膜上殘留的唾液酸受體，使它不會再與其他感冒病毒結合。

這個動作對病毒相當重要，不然的話，釋放出的新病毒會像蒼蠅黏在捕蠅紙上一樣，又沾上死亡細胞散裂在胞壁上的唾液酸受體。神經氨酸突觸確保新的感冒病毒可以逸出去感染別的活細胞。同樣地，很少其他病毒能這麼做。

---

36 全稱「美國疾病管制及預防中心」（Centers for Disease Control and Prevention, CDC），後簡稱疾管中心。

一般而言，從病毒沾上細胞到細胞破裂釋出新病毒大約要十個小時，也可能快些或罕見地慢些。每個細胞破裂時釋出的病毒數目約在十萬到一百萬個之間。

病毒「突變群」形容的還不止是一件事。

當有機體複製時，基因會盡量製造和母體一模一樣的後代，但是有時會出錯，發生基因突變。不管基因是人類、植物或病毒的，都有這種現象。進化程度越高的物種防止突變的機制也越完善。人突變的速度比細菌慢得多，細菌又比病毒慢得多，DNA病毒則又比RNA病毒突變慢得多。不同的RNA病毒突變速度也不同。有些病毒突變速度太快，使得病毒學家不再把它們視為同一品種的複製，而是「類品種」（quasi species）或是「突變群」（mutant swarm）。

突變群包含幾兆的相近但不相同的病毒。即使同一個細胞被破壞後釋出的病毒群也會包括許多不同的版本，一個群體中通常會包括所有可能基因碼置換的組合。

大部分的突變會影響病毒的功能，不是立刻毀了病毒本身，就是使它失去感染的能力。但其他簡單一點的突變，像只變動一個基因碼的情況下，會使病毒適應新的環境。這種變適性可以解釋為什麼類品種或突變群能在不同的環境之間轉移，同時飛快地產生抗藥性。一位研究員觀察到，這種快速的突變會「對RNA病毒感染的發病過程產生某種不確定性」。

感冒病毒屬於RNA病毒，愛滋病和冠狀病毒也是。所有的RNA病毒包括感冒和愛滋病都是突變快速的種類。感冒病毒突變得如此之快，使得每十萬到一百萬個從同一個舊細胞中釋出的新病毒中百分之九十九帶著嚴重缺陷而不能感染下一個細胞。但仍然有一千到一萬個病毒能夠繼續傳宗接代。

感冒和愛滋病毒都符合類品種或突變群的觀念。這兩種病毒都可以在幾天內發展出抗藥性，而感冒病毒的突變又快過愛滋病，因此它調適得相當快，快得讓免疫系統來不及反應。

第八章

感染可說是種暴力行為；是一種外物入侵，一種強暴，所以身體會激烈反抗。十八世紀大生理學家約翰·杭特對生命的定義是，能夠反腐壞、反感染。即使我們不完全同意這種定義，反腐壞的能力仍舊是生存的條件。

身體的防衛者就是免疫系統。那是非常複雜精密的機制，由各種白血球、抗體、酶、毒素和其他蛋白質交織而成。免疫系統的關鍵在於能辨認外來物，何者是己方，何者不是。這種能力依靠的是形狀構成的語言。

免疫系統的組成分子白血球、酶、抗體和其他成分循環全身，滲透到每個角落。當它們碰到細胞，蛋白質或有機體時，就和它們產生接觸，檢查對方表面的實體記號和結構，正如感冒病毒搜尋感染對象一樣。

免疫系統會放過所有帶有己方標記的東西（這是指當免疫系統正常運作的情況下。自體免疫疾病，例如狼瘡或多發性硬化症，就是免疫系統攻擊自己身體組織所造成的）。當免疫系統察覺到帶有非己方標記的對象時，像是外部入侵物體或不正常的自體細胞，免疫系統就會發生反應，發動攻擊。

這種被免疫系統察覺到的標記稱作抗原。這個字眼簡單來說就是指會激發免疫系統反應的東西。

有些免疫系統裡的分子，像所謂的自然殺手細胞，會攻擊任何帶有非己方標記的對象，任何外物。這就是所謂先天性或非專一性免疫反應，是身體的第一線防衛，會在感染後幾小時內發動起來。

但大多數的免疫系統功能更專注，各有其特定的防禦對象。例如抗體的表面就帶有上千個受體用來辨認它的目標抗原。這上千個受體都是相同的，帶有這些受體的抗體只會找上特定的對象結合，也就是帶有某種特定抗原的病毒，而不會找上其他入侵物。

溝通非專一性和專一性免疫反應的是一種罕有的白血球叫作樹突細胞，它不分細菌和病毒一律將之吞噬，處理它們的抗原後，把這些抗原展示出來。可以想像成它們把入侵的有機體嚼碎之後，把獵物的抗原像戰利品似地掛起來炫耀。

然後樹突細胞跑到製造大量白血球的脾臟或淋巴結，這些白血球便向樹突細胞學習辨識外來的抗原，開始製造出大量抗體和殺手白血球以攻擊所有帶有相同抗原的目標。

外來抗原被辨識出時，身體同時也會引發連鎖反應，分泌出酶，有些酶會影響全身像是升高體溫，造成發燒現象，有些會直接攻擊目標。還有其他的酶則傳遞化學訊息，號召白血球趕到被入侵的地方，或讓戰區的微血管膨脹好讓殺手細胞通過。腫脹、發紅、發燒等等都是這些化學分子釋放後的副作用。

這一切都稱為免疫反應，一旦發動起來確實無可抵擋，只是要花點時間。防禦發動遲緩的話，會讓敵人有機會建立灘頭陣地，甚至快速攻入防線後方，造成致命的結果。

在沒有抗生素之前，感染會在病原和免疫系統之間引發生死搏鬥。有時病人會病得只剩一口氣，之後突然間奇蹟出現，退燒康復。這種戲劇性的轉折就是免疫系統發動大規模反擊，在最後關頭取得勝利的結果。

一旦身體打敗感染之後就會得到好處。免疫是個越戰越強的系統。

身體擊退感染之後，有一種稱為記憶T細胞的特別白血球，它和抗原抗體的結合物會留在體內。下次任何入侵者如果帶有相同抗原的話，免疫系統的反應會比第一次快得多。這種反應快速的程度會讓新的感染在還沒出現症狀時就被擺平，這就是所謂身體有了免疫力。

預防接種是讓身體接觸抗原，引起免疫系統對疾病的反應。現代疫苗有些只含有抗原，有些是死掉的病原，有些是威力減弱後的活病原體。它們都會觸發免疫反應，讓身體準備好對付帶有相同抗原的入侵者。

對於感冒病毒當然身體也有相同反應。當病人復元後，免疫系統會很快地辨認出上次感染病毒所攜帶的抗原。

可是感冒病毒有辦法躲過免疫系統。

感冒病毒的主要抗原是它表面伸出的血凝素和神經氨酸突觸。所有感冒病毒的突變中，血凝素和神經氨酸突觸的變化最快，使得免疫系統對它們難以追蹤。

所有病毒包括RNA病毒在內，抗原都不會快速突變。麻疹是RNA病毒，它的突變速率雖然和感冒一樣快，但抗原不會變。它的其他部分再怎麼變來變去，就是抗原不變。這可能是因為麻疹病毒感染能力的主要關鍵就存在於免疫系統用來做為抗原辨識的部分。如果它突變的話就會失去感染力，病毒就不能存活。因此感染麻疹一次後就會終身免疫。

可是血凝素和神經氨酸突觸可以變成其他形狀之後還保持原有功能。突變使得感冒病毒可以避開免疫系統而繼續作怪。因為突變太快，在同一波流行性感冒中甚至會出現不同的血凝素和神經氨酸突觸的病毒。

有時突變的程度很小，免疫系統仍可以認出它們，以致同一種病毒第二次感染時能夠很快被撲滅。

可是有時突變會讓血凝素和神經氨酸突觸改頭換面，使得免疫系統看不出來。上次能和同一種病毒成功結合以消滅病毒的抗體便不能再發揮作用。

這種現象稱為抗原漂變（antigen drift）。

抗原漂變發生時，即使對同一種病毒已有免疫力的人，入侵的病毒還是可以建立陣地。顯然病毒形狀變化越大，免疫系統的效率會越差。

我們可以把病毒想像成穿著綠上衣白短褲，戴著白頭盔上面有個V字的足球員。免疫系統可以立刻辨認出它的球衣而攻擊它。如果球衣稍微改動的話，例如白短褲加上綠條紋而其他不變，那麼免疫系統還是可以把這個病毒認出來，雖然可能有點慢，有點猶豫。但是如果球衣從綠上衣白短褲變成白上衣綠短褲，免疫系統就沒那麼容易看出它來了。

抗原漂變會造成流行病。一項研究發現在三十三年內美國有十九次不連續、可以辨認出的流行病，平均兩年一次。每一次流行單在美國就造成一萬到四萬人「額外」死亡，這是指比一般生病死亡率要高出來的數字。因此感冒在美國殺死的人高過任何其他疾病，包括愛滋病。

公共衛生專家緊密監視這種抗原漂變，並每年調整感冒疫苗希望能跟上腳步，但永遠不能完全達到目標。原因是即使他們能預測變化的方向，感冒病毒以突變群的方式在變動，永遠會有變化超出疫苗和免疫系統涵蓋範圍的品種出現。

但即使抗原漂變很嚴重，即使感冒能致命，它並沒有造成大規模疫病。它沒有造成世界性的感冒大爆發，像一八八九到一八九二、一九一八到一九一九、一九五七，還有一九六八那幾年發生的一樣。

瘟疫大流行只有當血凝素和神經氨酸突觸兩者之一，或是同時，有了重大改變時才會發生。當全新的基因組合代替舊基因時，新抗原的形狀會和舊抗原有相當大的差異。

這叫作抗原突變（antigen shift）。

再用足球員的球衣來比喻，抗原突變相當於球員把綠衣白褲換成橘衣黑褲。

抗原突變發生時，免疫系統根本不能辨認新抗原。全世界極少有人具有對抗這種抗原的抗體，所以病毒可以用爆炸性的速度橫掃人類社會。

血凝素有十八種基本型，神經氨酸有九種，它們有不同的組合方式，加上一些亞型。病毒學家用這些抗原組合來區分研究中的特定病毒，例如 H1N1 病毒是一九一八年流行的病毒，現在仍存在豬隻身上。H3N2 則是今天在人類身上流行的病毒。

病毒突變是當一向只感染鳥類的病毒轉而直接或間接攻擊人類時發生。自一九九七年起，H5N1 和 H7N9 兩種禽類病毒直接感染了兩千三百人，超過一千人死亡，宛如另一場類似一九一八年的大流行。

鳥類和人類的唾液酸受體不同，所以能和鳥類細胞受體結合的病毒通常不會和人類細胞結合，也就不會感染人類。香港十八個被感染的人可能是暴露在大量病毒之下，這些病毒突變群裡也許含有能與人類受體結合的突變種，而大量接觸的情況下，使得變種病毒得以在人體內建立據點而發病。幸虧這些病毒並沒有演化為人類病毒，那次所有的患者都是直接被家禽傳染的。

動物病毒跳上人體之後，只要一點簡單的突變就可以轉變成人類病毒。這過程也可以間接發生，因為感冒病毒最後一個不凡的特性就是可以在物種之間適應轉移。

感冒病毒不僅突變快速，它的基因組成還是成段分開的。就是說它的基因組不像大多數有機體或其他病毒一樣沿著核酸串在一起，而是存在不連貫的RNA上。所以當兩種不同病毒侵入同一個細胞時，它們的基因組就很可能混合重組。

重組會讓一個病毒的基因和另一個混在一起，好比把兩種不同花色的撲克牌洗在一塊，然後出現一疊含有兩種花色的牌。這就產生一種全新的病毒，讓它有機會從一個物種跳到另一個物種上。

香港禽流感中，如果有個人同時感染兩種病毒，這兩種病毒就有機會重組它們的基因，產生能容易在人類之間流傳的新病毒品種，而致命的病毒就這樣變成人類病毒。

病毒也可以經由中介者間接變成適合的。有病毒學家提出，對病毒來說豬是最佳的仲介，因為豬細胞的唾液酸受體能同時與鳥類和人類的病毒結合。當鳥類病毒和人類病毒同時感染同一頭豬時，病毒重組就可能發生，全新的病毒便可能現身人間。一九一八年時，獸醫曾提到豬和其他動物發生流行性感冒；而今天的豬感冒病毒也是一九一八年的感冒病毒的直系後代。但我們並不清楚人和豬之間究竟是誰先把感冒傳給誰的。

紐約西奈山醫學中心的彼得．巴利斯（Peter Palese）醫師是世界感冒病毒權威，認為病毒基因重組的理論可以解釋病原突變的現象：「……另一個可能性是鳥類病毒和人類病毒同時感染肺部細胞，給了病毒升級的機會……不管是豬肺或人肺，沒理由說這種混合不可能發生。沒有絕對證據說這兩個物種沒有共同的唾液酸受體，也不能保證鳥類的受體和人類真的不同。只要有一個胺基酸的突變，病毒就可以很容易找到另一個宿主。」[37]

因為病原突變而造成的大規模瘟疫在人類交通還沒像今天一樣繁忙之前就發生過了。大多數醫史學家從疾病傳播的速度和感染人數推斷，十五、十六世紀歷史上發生的幾次瘟疫都是流行性感冒，但還是有分歧的看法。一五一〇年非洲傳來瘟疫肺炎「立刻狂掃歐洲，不放過每個家庭的每一個人」。一五八〇年又有一次疫病從亞洲傳來，到了非洲、歐洲，再到美洲。它的威力大得「六星期內折磨幾乎全歐每個國家，只有不到二十分之一的人得以幸免」。在西班牙有些城市「人口幾乎完全被滅絕」。

有些過去的瘟疫則無疑是流行性感冒。一六八八英國光榮革命那年，流感襲擊英國、愛爾蘭、新大陸的維吉尼亞州，這些地方記載著：「……人們死去……像在鼠疫中……」五年之後，感冒又掃過歐洲：「各種狀況的人都被感染……強健的人和衰弱的人一樣倒下……不分老幼」。一六九九年一月的麻州，科頓．馬瑟寫道：「病魔幾乎侵入所有家庭，極少人逃過。在波士頓死亡特別多，而且有人死得很怪異。有些家庭全家生病，有些地方全鎮都病倒，真是個疾病的時代。」

歐洲在十八世紀至少被三次、可能多達六次瘟疫襲擊，十九世紀至少有四次。一八四七年和一八四八年這兩年倫敦死於感冒的人數超過一八三二年霍亂流行的時候。一八八九和一八九〇年又一次世界性大流行，不過不如一九一八年猛烈。二十世紀有三次來襲，每次都是由抗原突變引起，不是血凝素就是神經氨酸，或是兩者同時大幅變化，或是其他基因組異動造成的緣故。

流行性感冒通常感染百分之十五到四十的人口。任何感冒病毒感染那麼多人，又造成相當比例的死亡率，的確是超乎想像的恐怖。近年來公共衛生當局發現至少兩起新病毒感染人類，而在它突變成為人類病毒之前就先做了防堵措施。一九九七年香港的禽流感在十八個病例中有六人死亡。那次為了防止家禽病毒變成人類病毒，當局將香港所有的一百二十萬隻雞全部撲殺。

二〇〇三年春天當一種新的 H7N7 病毒在荷蘭、比利時和德國的家禽農場出現時，造成更大規模的撲殺。那次病毒感染了八十二個人，其中一人死亡，並且傳染到豬隻身上。當局撲殺了將近三千萬隻家禽和一些豬。

到了二〇〇四年，從未真正消失的 H5N1 以復仇之姿再次回歸。它在五年內感染了全世界約四千人，並奪去其中約百分之六十的人性命。它造成、且很有可能再度造成另一場大流行。為了防堵這個病毒，估計共有上億隻家禽被撲殺，但世界各地仍出現地方性的疫情。

執行這種昂貴又恐怖屠殺的原因是為了不讓一九一八年的故事重演。這麼做是為了要防止病毒突變，荼毒人間。在此同時，二〇〇九年突如其來，從感染過鳥、豬及人類的病毒中基因重組的一種病毒，也造成了另一次大流行。

感冒病毒的發展還有一個特別的模式，就是自我淘汰力強。新病毒出現時帶來非常大的競爭，甚

---

37 原註：二〇〇一年澳大利亞科學家馬克．吉伯斯（Mark Gibbs）提出理論說，感冒病毒也可以自己重組基因，就是說把一段基因拿下來接到另一個基因上。好像把兩疊牌切碎，把碎牌隨便黏在一起，然後任意撿起五十二張新牌成為一套。這種重組在實驗室中曾經被證明，但大部分病毒學家還是對這種說法持疑。

至到同類相殘的地步，常會讓老病毒絕跡。這是因為身體會對曾經感染過的病毒產生抗體，所以老病毒入侵時可能攻不下灘頭堡，無法複製繁衍，便在第一波攻擊中全部被殲滅，只能讓某個突變群或類品種出來搶占陣地。這種模式使新的疫病得以種下因子，因為時間隔得越久，越少有人的免疫系統能辨認新型抗原。

也不是所有的疫病都會致命。病原突變保證一定可以感染許多人，但不保證突變結果一定毒性很強。我們觀察到二十世紀共有三次疫病大流行。

最近的一次在一九六八年，那時 H3N2 香港型感冒快速席捲全世界。傳播速度飛快，但是很少人病死，它只讓人生病但不致命。H2N2 亞洲型病毒在一九五七年爆發，雖然不如一九一八年厲害，但仍是重大疫病。最後要談的是一九一八年的 H1N1 病毒，它就造成一片殺戮戰場。

第三部

起火

THE TINDERBOX

死亡對一九一八年的人類來說不是稀奇的事。那時已經有超過五百萬名官兵被野蠻愚昧的長官送進所謂「香腸工廠」裡。

舉例說，德國將領為了要讓法國流血屈服，決定在法國北部凡爾登地方以一命換一命的方式對決，他們相信以德國較多的人口數，最後一定會獲得勝利。法國也展開全面對抗，相信他們憑著意志力終會贏得戰爭。

最後贏家是死神。終於法軍有一個團拒絕再做自殺式的衝鋒，抗命擴及五十四個旅，上級只能以大規模逮捕來阻止抗命之風蔓延。二萬三千人因而被軍法審判，四百人被判死刑，真正被執行的有五十五人。

關於這場戰爭的野蠻程度，可以從一則在戰壕中滅鼠防止鼠疫的報告中看出。一位少校報告說，「對付老鼠時遇到一些料想不到的問題……老鼠有個功用，牠們能在兩軍間的無人地帶清理屍體，這項工作沒有人要做。因此我們認為應該控制老鼠而不是消滅牠們。」

全歐洲都被戰爭搞得精疲力竭，不同的是美國的親英派和親法派。他們大都住在美國東岸，許多人位居要津，有重大影響力。只有他們認為這是偉大的戰爭，並且對威爾遜（Woodrow Wilson）總統施壓要美國也投入戰爭。

一九一四年第一次大戰爆發以後，威爾遜總統一直抗拒著這股壓力。一九一五年德國潛艇擊沉載有上百名美國人的英國客輪「路西坦尼亞號」（Lusitania），儘管輿情譁然，他還是不願參戰，因而換來德國保證會節制潛艇的使用。他拒絕其他要求他參戰的理由。一九一六年的總統大選中，他以「威爾遜讓我們免於戰爭」和「如果你選了他，你就選擇了戰爭」的口號擊敗對手得到連任。

投完票那夜上床時他猜想已經輸掉了。第二天起床，發現自己以史上最接近的差距之一贏得大選。

一九一七年一月三十一日德國孤注一擲，宣布對中立國和商船實施無限制潛艇政策，宣布後到生效只給二十四小時的警告時間。德國以為如果美國真的要參戰的話，它可以在美國參戰之前把英、法兩國餓垮。這下子惹火了美國。

可是威爾遜還是不肯宣戰。

再來是齊默曼（Zimmermann）報告：虜獲的情報指出德國外交部長企圖誘使墨西哥加入德國對付美國，勝利後墨西哥可以收復從前被美國奪取的新墨西哥、德州和亞利桑那州等故土。

批評威爾遜柔弱的聲音四起。和平主義兼社會主義者蘭道夫．柏恩（Randolph Bourne；後來在流感中病逝）在一篇有名的文章中哀痛地說，「戰爭的情緒緩緩蔓延，但步調堅定，隨著備戰的宣傳逐漸在知識階層傳開。在老羅斯福（Theodore Roosevelt）總統的支持下，少數人的呢喃變成一致的吟唱，再變成沛然雄壯的大合唱，異類的聲音先是為人不屑，再轉變成下流可恥，反德的高聲叫囂無所不在。」

報告出爐後三週，四月二日，威爾遜總統在他的閣員全體支持下，終於向國會遞交戰爭咨文。兩天後他向朋友解釋，「我必須表現出最遲疑的動作，最誠懇的避戰態度，才能激起國人上下一心。」

於是美國人以大公無私的姿態踏入戰局，自覺能維持格調，與腐敗的「舊世界」保持距離。它與英、法、義、俄站在一邊，但不以盟友自居，而自認為只是「支援」的角色。

如果有人認為威爾遜總統那麼不甘願地宣戰，應該不會積極地投入戰局的話，那就錯看他了。他其實是那種會對自己想法堅持得近乎變態的人。

威爾遜相信他的信仰和精神力量的來源是某種神明、人民的願力，甚至上帝。他說：「全美國公民和我的想法一致……我說的就是他們心裡的話……只要世界上有罪惡，我就不會侈言『和平』……」又說，「美國註定要維護聖經所揭櫫的公義精神。」

他可能是歷史上唯一對信仰如此堅持、一點也不猶豫的美國總統。與其說他是政治家，倒不如說是十字軍可能比較合適。

對威爾遜來說這就是十字軍東征，他要發動全面聖戰。他對自己的瞭解可能超過對國家的瞭解。他預言說，「一旦發動戰爭，人民就會忘記寬容這回事。要戰爭就得野蠻無情；野蠻無情會深入所有人生活中的每根神經，影響國會、法庭、巡邏的警察、和街上每一個人。」

這是美國人民空前絕後聽到國家領袖對其個人想法做如此堅決的表白。即使在南北戰爭時曾暫停人身保護令，在韓戰時期曾有麥卡錫主義當道，甚至在二次大戰時，也都不曾有過。

意想不到的後果，是讓美國變成流行病的起火點。

威爾遜宣稱，「要訓練上戰場的不止是軍隊，是整個國家。」

為了要訓練他的國家，他揮起了赤裸裸的鐵拳。對即將採取的強硬路線也找到合理的解釋。

由於一些和戰爭完全無關的事，美國社會每個角落正在經歷混亂的變化。一八七〇年美國只有四千萬人口，其中百分之七十二住在農場或小城裡，但到美國參戰的時候，人口已經達到約一億零五百萬人。僅在一九〇〇到一九一五年之間就有一千五百萬從東歐和南歐來的新移民，他們帶來新的語言和宗教，街上也多了膚色較深的臉孔。戰後的人口統計結果，第一次出現都市人口超過鄉間的現象。

德裔移民是美國最大的種族團體，還有一家對德國採取同情立場的大型德文報紙。德裔美國人會幫忙打德國嗎？愛爾蘭共和軍在一九一六年復活節起義反抗英國統治，愛爾蘭移民願不願意幫英國打仗？中西部向來是孤立主義的天下，在美國本土沒被攻擊的情況下願不願意參軍渡過大西洋去打仗？美國人民黨是反戰的。威爾遜自己的國務卿威廉．布萊安（William Jennings Bryan）看到威爾遜對德國擊沉「路西坦尼亞號」的反應較激烈時，竟然憤而辭去內閣職務。威廉．布萊安還曾經被民主黨三次提名為總統候選人。西北部的工廠和落磯山礦場裡是社會主義和激進工會分子的天下，他們會響應徵召，出來擁護資本主義政府嗎？

強硬路線的目的是用來脅迫那些對戰爭不夠積極、並消除不支持戰爭的分子。即使宣戰之前威爾遜就曾警告國會：「我很慚愧地承認有些國人……把不愛國的毒藥注進國民生活的每根血管……這種情緒化、不忠、無紀律的現象必須要消滅。」

他確實是要那麼做。

他這把火延燒到國內每件事物。像在時裝業，設計師得縮小衣領和口袋，因為要節省布料，布料是戰爭物資。他的決心更落實到政府機關的每個環節。南北戰爭時林肯總統暫停人身保護令，將幾百人下獄。但是那些人是真正有武裝叛變傾向的危險分子，對於一些激進的評論林肯並沒有採取行動。

威爾遜認為林肯做得不夠，他告訴堂兄說，「感謝上帝給我林肯的榜樣，我一定不會犯和他同樣的錯誤。」

政府強制徹底的服從，以美國史上絕無僅有的嚴峻方式控制言論。宣戰後不久，威爾遜在國會的合作下通過了反間諜法案，國會只否決其中對輿論實施徹底管制的條款，雖然威爾遜曾強調那是「絕對必要的事」。

這個法案讓郵政總局長阿爾伯特．柏爾森（Albert Sidney Burleson）有權拒絕遞送任何他認為不愛國或是批評時政的刊物。在那個沒有電視和收音機的時代，美國大部分政治議論都是經由郵政傳遞的。阿爾伯特．柏爾森是個氣量窄小的南方人，他立刻讓郵局停止遞送幾乎所有的外文出版品和任何對戰爭沒有積極支持的書刊。

司法部長湯瑪斯．葛利高萊（Thomas Gregory）則要求更大的權力。葛利高萊是支持路易士．布蘭戴斯（Louis Brandeis）進入最高法院的積極人物；自由主義的布蘭戴斯是美國最高法院的第一位猶太人。葛利高萊認為美國是由公眾意見引導的國家，所以他決定幫威爾遜控制輿論，進而控制整個國家。他要求國會圖書館報告什麼人借了什麼書，因為「國家要監控個人無意或一時的不忠行為」。為了達到這個監控的目的，葛利高萊發布了一項羅織廣泛的法令，處罰因「……出於善意，或是無法證明的叛國動機」而發的言論。

行政機關接到了這項反間諜法案。一七九八年聯邦派的亞當斯（John Adams）總統和他的政黨在對法國戰爭的壓力下，通過了一項反煽動法，規定「印刷、散布、談論任何虛假、毀謗或對政府有惡意的文字者」都是非法行為。但這項法案造成反效果，讓亞當斯總統在競選連任中敗下陣來，並且當最高法院法官山姆爾・蔡斯（Samuel Chase）讓聯邦大陪審團控訴批評者有罪，又判他們最高刑度之後，引起美國歷史上唯一國會對最高法院法官的彈劾案。

威爾遜的政府做得更過分，但只引起極少反彈。新修正的反煽動法規定對「談論、印刷、寫作、或散布任何對美國政府不忠、褻瀆、粗鄙或毀謗言語者」可判處達二十年的刑期。所以只要對政府批評或咒罵，即使談論的是事實，就可能被關進監獄裡。小奧利佛・霍姆茲[38]在戰後辯解為何對觸犯這項法案的被告判處冗長刑期時，說到最高法院認為這個法案並不違憲，第一憲法修正案對於「明顯產生立即危險的言論」並不保護。

為了執行這項法案，聯邦調查局的創始人組織了聯邦調查局（FBI）的前身，一個由自願者組成，隸屬於司法部的「美國護衛同盟」（American Protective League, APL），授權他們掛上「祕密勤務」的標誌。幾個月內APL有了九千個成員，僅僅一年又發展到二十萬人，遍布全國上千個社會團體。

在芝加哥，由APL組成的「飛行小組」和警察聯手騷擾和毆打國際勞工組織（International Workers of the World, IWW）的成員。在亞利桑那，APL人員和糾察隊把一千二百名IWW的成員和他們的「奸細」鎖進貨車車廂，扔在新墨西哥州沙漠裡的鐵路支線上。在伊利諾州的洛克福，軍隊請APL協助讓二十一名被控侵犯白人婦女罪名的黑人士兵認罪。全國各地由APL發動的「美國警戒巡邏」運動專門尋找「煽動性的街頭言論」，有時會召請警方逮捕說話或行動違規的人，有時則採取

38 小奧利佛・霍姆茲，美國聯邦最高法院的法官，是保護言論自由的根本大法——美國憲法第一條修正案——背後最重要的推手。

直接行動。每個地方都有APL的人在偵伺鄰居，舉發「怠惰」或是「囤積居奇」的行為，還會質問人們為什麼不買戰時公債，或為什麼買得不夠多。

德文教學成為違法行為。一位愛荷華州議員警告說：「百分之九十教德文的人都是叛國者。」如果在街上或電話中講德語的話就是可疑分子，市場上的德國泡菜也被改名叫「自由包心菜」。《克里夫蘭商人報》（*Cleveland Plain Dealer*）說，「不論是公然或是遮遮掩掩通敵，一律要徹底消滅。」每天出版的《天意報導》（*Providence Journal*）刊出標語：「除非是你多年舊識，否則所有德裔或奧地利裔美國人都應該視為間諜小心防範。」伊利諾州律師協會說，替違反徵兵法的人辯護是不愛國和不專業的行為。共和黨領袖、哥倫比亞大學校長巴特勒（Nicholas Murray Butler）開除了批評政府的教授，說道：「以前可以忍的現在不可忍，以前的異議現在是煽動，以前的愚昧現在是叛國。」

數千種政府海報和廣告鼓勵人民向司法部檢舉任何「散布悲觀言論，洩漏或刺探軍事機密，反戰，或對戰備工作表示不屑的人」。威爾遜自己也警告「間諜和其同路人」到處在美國進行「險惡的陰謀」。

即使威爾遜的政敵，即使是國際共產黨員，也都對外國人不信任。兩個在美國最早形成的共產黨組織，一個是完全由道地美國人組成，一個是百分之九十由移民組成。

佛勒斯納的老朋友之一，漢德法官後來評述說，「社會關係在融解，在每個人眼裡，鄰居都可能是敵人奸細。不管政治上或宗教上，只要與一般標準不同的想法都被當成是不滿的表現。大家不講證據，只有無事實根據的指控，主流意見扼殺所有不同的聲音。」

不過美國社會並沒有崩潰，反而更加團結，比歷史上任何時代更凝聚在共同目標上，這現象可能未來永遠不會再出現。

威爾遜的強硬路線以恫嚇入獄的手段對付反對者，聯邦政府並控制大部分日常生活。戰時工業委員會分配原物料給工廠，保證利潤，並控制戰爭物資的售價；戰時勞工委員會則決定勞工薪資。鐵路管理局將美國鐵路實質上收歸國有；燃料管理局則控制燃料分配，為了節省能源，它也首創日光節約時間。胡佛負責的食品管理局監管農產品的生產、分銷和價格。政府的宣傳成了唯一聽得到的聲音，侵入每個人的精神深處，對於反對的人施以入獄的威嚇，所有異議都被壓下去。

戰前還是個少校的麥克阿瑟將軍，提出一份冗長的建議書，認為如果美國參戰的話，應該實施絕對的言論管制。與威爾遜總統好友豪斯上校[39]相熟的記者亞瑟．布拉德（Arthur Bullard）提出另一個選項。國會否決對言論管制的建議，採取了亞瑟．布拉德的方案。

布拉德從歐洲替美國的《觀察》（*Outlook*）、《世紀》（*Century*）、和《哈潑》（*Harper's Weekly*）週刊撰寫戰爭報導。他指出英國因對報業做言論管制而誤導人民，反而不利於政府威信和人民對戰爭的支持。他認為報導的應該是事實，但他關心的不是事實本身，而是事實能達到的效果：「真與假是個武斷的分別……沒人能說明白何者比較好……可能有枯燥的事實，也可能有生動的謊言……觀念傳遞的價值在於是否能激勵人心，不管它是真是假。」

39 豪斯上校（Colonel Edward House, 1858-1938），美國後來派駐歐洲盟軍總指揮部的代表。

一九一七年四月十二日，在美國參戰後一個星期，華特・李普曼[40]可能是在國會授意之下，寫信給威爾遜建議設立公眾宣傳的機構。美國的進步時代有個特色，就是各式各樣的專家紛紛出現，大家相信精英分子懂得比較多。李普曼說這個社會太大、太複雜，對大多數的人來說難以理解，因為大多數民眾「心理上都還是孩子，或是處於未開化的狀態……自主思考只是許多人期望的事之一而已」。李普曼強力主張人民的自主應該以「秩序」、「公理」、和「繁榮」為前提。

威爾遜總統收到信的第二天就發布了第二五九四號總統令，設立新聞委員會（Committee on Public Information, CPI），指派喬治・克里爾（George Creel）主持。

克里爾是個英俊、狂熱、充滿激情的人。戰後幾年，當他已經步入中年之後，在一次宴會中竟然爬上大廳的吊燈耍寶，邊起鞦韆來。克里爾打算創造一個「白熱的群體……有熱情、奉獻、勇氣和不怕死的決心」。

克里爾發布了上萬則新聞和專題報導，報紙經常不加修飾直接刊出。出版界也做自發性的言論管制，編輯們對於認為可能對士氣不利的東西一律不接受。克里爾並且組成了「四分鐘人」宣傳隊，這支隊伍最後總人數超過十萬。他們在每個會議、電影、表演或任何娛樂開始之前發表簡短愛國演說。蘭道夫・柏恩感慨地評論道：「這一切知覺的凝聚，群眾心理的發動，如果在國外發生時會被認為是歇斯底里或是奴性無知，現在在我們看來卻都是如此合理。」

克里爾開始只報導挑選過的事實，並且只做正面報導，避免使用恐懼當宣傳手段，不過策略很快做了轉變。新的措施由克里爾手下寫的文稿中可見一斑：「超乎一切標語箴言，超乎事實之上的是『服務』。」這就是一切的根據。一份推銷戰時公債的海報上說：「我就是公意，我誰也不怕……如果你有錢而不買公債的話，我要讓你無容身之地！」一份新聞委員會的海報說：「你遇過這樣的人嗎？……在旅館大廳、抽煙室、俱樂部、辦公室，甚至你家裡……他是危險的謠言散播者，他傳播所有對國家和戰爭不利的謠言、批評和謊話。他說的話似乎都有道理，讓人喜歡聽……他們的虛榮、好奇或是不忠，幫助德國宣傳機關在美國撒下不滿的種子……」

克里爾要求「百分之百的美國主義」並且要「所有印刷品都須符合標準」。同時他告訴四分鐘人隊伍「要在平民心中灌輸戒慎恐懼的心理。只講道德倫理不能團結人心，要為理想奮戰，就必須激發並結合人類的自衛本能」。

每星期社區固定的「自由鐘聲」活動從費城擴展到全國各地。兒童合唱團、理髮師四重唱、教堂詩班等等，到處唱著愛國歌曲，觀眾則在台下同聲應和。每逢聚會場合四分鐘人必定首先開場，做一番精神講話。

可能影響士氣的靡靡之音全部被禁。威爾遜總統在普林斯頓大學的學生，曾是學生領袖，同時也是洛克菲勒研究所董事的雷蒙．佛斯迪克主持「訓練營活動考察團」。這個考察團禁止一些歌曲和「可疑笑話」的流通。認為這些笑話「雖然看來無害，卻暗藏諷刺的毒草，會引起士兵的不滿和擔心家裡……這些歌曲和笑話是德軍宣傳單位鼓動的，專門謠傳家鄉的不幸，編造無中生有的事」。

威爾遜仍繼續他的強勢。為了推銷另一種戰爭公債，他要求「衝刺！絕對的衝刺！沒有節制，沒

---

40 華特．李普曼（Walter Lippmann, 1889-1974），美國一九三〇年代有名的政論家，他的政治專欄深刻影響美國政治和外交數十年，直到越戰時代。

有底線的全力衝刺！公理和勝利的衝刺力量將讓正義成為唯一的法律，讓自私消滅在塵埃裡」。

衝刺力量雖然是間接影響，仍使流行性感冒的打擊更重，削弱社會組織。威爾遜另一面的軟性手法也只能有限地減少這種傷害。

軟性的手法是美國紅十字會。

美國護衛同盟動員的人民幾乎都是男性，他們搜尋並攻擊任何反對戰爭的人，而美國紅十字會動員的則幾乎都是女性，並且是以生產的手段進行工作。國際紅十字會一八六三年在日內瓦成立時就揭櫫重點在於戰爭救濟，在於提供戰俘人道的援助。一八八一年克拉拉．巴頓（Clara Barton）成立美國紅十字會，第二年美國接受了它傳統的宗旨。第一次世界大戰時所有參戰國都是國際紅十字會會員國，但在各國的組織都完全獨立運作。

美國紅十字會是半個公共社團，美國總統到今天一直是名義上的會長。由於國會正式要求美國紅十字會在緊急狀況下為國家服務，使得它在戰時與政府的關係非常緊密。它的中央委員會主席是威爾遜總統的前一任總統塔虎托（William Howard Taft），威爾遜總統也指定紅十字會的「戰爭委員會」是整個組織的實質指揮單位。

美國一投入戰局後，美國紅十字會立即宣告要「……盡全力幫助盟國……對於這次世界危機將全力協調民間的奉獻和努力，以完成崇高任務……」。

除此之外沒有其他的愛國組織。紅十字會負責提供成千上萬的護士給軍方，並在法國籌組了五十所基地醫院。它並裝備了好幾節鐵路車廂做為實驗室，以防萬一疫病爆發。不過這些行動實驗室只允許軍方使用，停放的位置使它們可以在二十四小時內趕到國內任何角落（洛克菲勒研究所也準備了裝備最精良的實驗車廂放在全國各處）。在幾次軍工廠的爆炸事故裡，這些車廂提供了照顧受傷和無家可歸平民的服務。

它最重要的角色不是醫療或處理事故，它要把整個國家凝聚在一起。威爾遜將紅十字會的觸角伸到全國每個社區和角落，它也利用這個機會提高它在美國人民日常生活中的分量。

在過去幾次災害中，美國紅十字會已經小有名氣：像一八八九年賓州瓊斯敦的大水中堤防潰決，洪水像鐵錘般毀滅賓州的城市，造成二千五百人死亡；及一九〇六年舊金山大地震；一九一二年密西西比河在俄亥俄州的洪水等等。它也在美西戰爭和隨後而來的菲律賓暴亂中為美軍效力。

美國紅十字會在開戰時只有一百零七個分會，後來發展到三千八百六十四個。

它遍及大都會和偏遠小鎮，它宣示參加紅十字會就是參加偉大的文明活動，尤其象徵美國文明的十字軍東征。它不強迫人們參加，卻巧妙地利用社會壓力達到目的。它先找到地方上最有影響力、那種會讓人覺得難以拒絕的人來出任地方分會的會長。它對這些人訴說他們對戰爭的重要性，國家如何需要他們等等，於是這些人毫無例外地都得答應。它也找上地方上的婦女領袖，例如費城的馬汀夫人（Mrs. J. Willis Martin）。她開創美國第一個花園社交俱樂部，娘家和夫家都是顯赫的望族。在哈瑟克郡，麥納夫人（Mrs. Loring Miner）的父親是西南堪薩斯州最大的地主，這些人都是地方會長。

一九一八年美國總共一億零五百萬人口中，紅十字會號稱擁有三千萬支持者，約占全人口百分之八，其中八百萬人在各地分會實際參加生產工作（雖然二次大戰時美國人又增加了百分之三十，但第一次大戰時參加紅十字會的人數仍比二次大戰時多）。這支龐大的志願軍幾乎清一色由女性組成，她們的工作跟在工廠完全一樣。每個分會都有生產配額，也都得達成配額。她們生產幾百萬件線衫、毛毯、襪子，甚至家具等等。她們執行所有指派她們做的事，而且盡心盡力。當聯邦食品管理局說需要梨子、梅子、棗子、杏仁、橄欖、櫻桃等果核做為防毒面具原料時，報紙報導：「一片愛國的行動……所有城市的蜜餞商和餐廳開始以成本價供應各種水果，以換取果仁……每位國民不論男女老少，只要有親戚朋友在軍中的，都應把提供碳原料製造防毒面具當成是個人義務。」全國各地的紅十字會分會收集了幾萬噸的果核，多到後來不得不宣布停止這項活動。

伊利諾州林肯郡長大的《紐約客》雜誌編輯兼小說家威廉・麥斯威爾（William Maxwell）回憶，「母親到鎮上替軍方捲繃帶，她頭上綁著一條白布帶，前面有紅十字標誌。我們在學校中把果核留下來，準備上繳做防毒面具用。全鎮都知道要全民備戰……每個活動都有積極支援前線的意義。」

戰爭找上每個人。徵兵的範圍原來是二十一至三十歲，不久就擴大到十八至四十五歲。雖然徵兵範圍擴大，政府還是宣稱每個在這區間的男性都在一年內會被召集，沒有例外。

軍中至少需要十萬名軍官。其中大部分由學生軍事訓練團負責供給，它承認只要是志願入伍的，會立刻派下任務。

一九一八年五月戰爭部長牛頓・貝克（Newton Baker）發函給所有大專院校校長，從麻省劍橋市的哈佛大學到波特蘭的北太平洋牙醫學院都包含在內。函中沒有徵詢合作或許可的意味，直截了當說，「每個年級男學生超過一百名者，軍方將提供軍事訓練……應鼓勵每位年滿十八歲的學生參加……指揮官將施予軍事管教。」

一九一八年八月一位部屬依據貝克的函件通知各大學管理部門，表示戰況可能必須「從即日起在十個月內動員所有二十一歲以下、身體健康的學生……學生自願入伍後即成為美國現役軍人，須著軍裝，接受軍事管教，並支領士兵薪餉……」。一旦成為現役軍人，幾乎全部會被派往前線。年滿二十歲的學生在下部隊之前會受三個月的訓練，年紀更輕的訓練會多幾個月。「鑑於新兵從學校到執行軍事任務之間的時間匆促，學校教學內容必須調整，以提供軍事價值。」

所以學校教學課程要中止，代之以軍事訓練，軍官實際上接管全國大學院校。高中也被要求加強教學，使十七、八歲的年輕人可以盡快夠資格進入大學。

在威爾遜總統決定參戰之後，美國就開始全面動員。開始時的歐洲派遣軍只是一支小部隊，勉強能做小型戰鬥，但是美軍開始擴充，將國家變成戰爭機器的工作即將完成。

動員令將幾百萬年輕人塞進極端擁擠的軍營裡，遠遠超過原來的設計容量。動員令也將幾百萬勞工送進工廠和本來空曠一片的新建城市。他們不只共用房間，也共用床鋪；不只共用床鋪，更分班睡在同一張床上。當一個工人起床上班後，另一個剛好下班回家，立刻躺上床去睡覺，如果這也算是家的話。他們呼吸同樣的空氣，用同一個杯子喝水，使用同一套餐具。

動員也意味著政府藉著恫嚇和自願合作的氣氛，管制所有信息交換。

全面動員把國家變成一個有好幾種方法可以把人粉身碎骨的香腸機器，它粉碎了科學和大自然既有的中立，它製造出來的不僅是砲灰而已。

在美國還沒有參戰之前，國家科學院院長韋爾契和他的同事就密切觀察著他們歐洲的同行如何改進殺人武器。

科技在戰爭中很重要，這次大戰是第一場真正的科技戰爭，工程師們不只製造軍火，也製造潛水艇、飛機和坦克。第一次大戰也讓實驗室裡的化學家和病理學家絞盡腦汁開發或是對抗致命的毒氣。科技像自然一樣，不管目標多火熱，它都是冷冰冰的。有些人甚至把戰爭看成一個千載難逢的大實驗室，裡面可以試驗的不只是實際的科學；群眾行為理論、科學化生產管理和公共關係等等，都是可以拿來試驗的課題。

國家科學院在南北戰爭時代成立，原來目的只在對政府提供科學方面的諮詢。它不在戰爭科技方面扮演指揮協調的角色，也沒有其他官方單位在做這種事。一九一五年，天文學家喬治・海爾（George Hale）敦促韋爾契和其他國家科學院的人帶頭成立這種機構。一九一六年四月，韋爾契寫信給威爾遜總統：「在戰爭或備戰的情況下，本院認為我們的任務很明顯，應該提供配合，確保本院成員被徵召時能貢獻所有可能的服務。」

韋爾契初到霍普金斯大學的時候，威爾遜總統曾經是那兒的研究生。他立刻邀請韋爾契、海爾和少數其他人到白宮。他們建議設立國家研究會議來領導與戰爭有關的科學研究，但要求要由總統正式提出。威爾遜立刻同意，但堅持必須祕密進行。

他要求祕密的原因是每次談到戰爭都會引起爭執，而威爾遜正準備動員他所有的政治資源設立國防會議，目的是規劃一旦戰爭發生時，國家怎樣接管全國的生產和經濟資源。國防會議裡有六位內閣閣員，其中有戰爭部長和海軍部長，加上七位民間人士組成（雖然威爾遜是虔誠的基督徒，七位民間人士中仍有三位猶太人：美國勞工聯盟主席山姆爾·龔帕斯〔Samuel Gompers〕，金融家伯納德·巴魯克〔Bernard Baruch〕，和西爾斯企業老闆朱利亞斯·羅森沃德〔Julius Rosenwald〕。幾乎同一時間威爾遜也指派布蘭戴斯進入最高法院。這是美國史上第一次有猶太人在政府中擔當重任）。

威爾遜總統的支持雖然不公開，但已足夠。韋爾契、海爾和其他人成立新組織，邀請各界聲望卓越的科學家加入。這些科學家將研究工作分派給同事，每個人研究的小片斷拼湊起來後可以變成大工程。醫學在這時也變成戰爭的武器之一。

那時美國醫學研究的組織架構已經成形，雖然沒有正式公布，但確實存在。

最上面是總指揮韋爾契，他能影響目光所及任何一個人的命運，他點一下頭就可以讓大量金錢流進特定研究機構。只有韋爾契空前絕後在美國科學界有這種威望，以後沒有其他人再有如此分量。

在他之下是一群和他同時代、曾並肩改變美國醫學界、為大家尊敬的人。在建立研究機構方面，維克多·沃恩可能是韋爾契之下的第二人。他在密西根大學建立了一所頂尖的研究所，並且是在霍普金斯之外要求醫學改革的唯一重量級人物。外科方面查理士和威廉·馬悠兄弟算是巨擘，也是韋爾契推動改革的重要盟友。實驗室方面有提巴德·史密斯的創新啟發。公共衛生方面赫曼·比吉斯把紐約市衛生局變成世界上最好的都市衛生管理機構，他並且剛接掌州衛生處。在羅德島的普羅威登斯市，查爾士・蕭賓（Charles Chapin）把嚴謹的科學方法應用到公共衛生上，得到的結論對公共衛生作法掀起一場革命。美國陸軍軍醫署長威廉・戈格斯（William Gorgas）也擁有世界級聲望，在斯坦柏傳下的基礎上繼續求進步。

國家研究會議和國防會議裡都有醫學委員會，由韋爾契本人、戈格斯、沃恩和馬悠兄弟等人掌管，他們五人都當過美國醫學學會主席。不尋常的是美國公共衛生部（U.S. Public Health Service, USPHS）負責人魯伯特・布魯（Rupert Blue）沒有包括在內。韋爾契等人懷疑布魯的能力和判斷，不但不讓他參加這些組織，更不讓他派的代表出席，但是他們還是抽調他們信任的USPHS專家參加活動。國家的公共衛生負責人沒有參加這些組織顯然不是個好現象。

從計畫一開始，這些人就專注在對付傳染病，那向來是戰爭的最大殺手，而不是戰鬥本身。有史以來所有戰爭中傳染病致死的人數一向多於戰鬥造成的死亡數字，並且傳染病也經常由軍隊傳向民間。

這個事實不僅在古代，直到南北戰爭還是不變。南北戰爭中病死和陣亡的比例是二比一。據交戰雙方的統計，共有八萬五千人因戰鬥或受傷死亡，但病死的官兵卻有三十七萬三千人之多。自從細菌論和現代公共衛生觀念提出之後，病死的士兵還是多於戰鬥中的損失。一八九九年到一九〇二年英國和南非白人移民之間的布爾戰爭中，相對每一名陣亡英軍，就有十個人病死。英國人將大約四分之一的布爾人關入集中營，結果有二萬六千三百七十名婦女和兒童病死。一八九八年的美西戰爭中，相對每一個陣亡的美軍，就有六名美軍病死，死因幾乎都是傷寒。

美西戰爭中的因病死亡完全是可以避免的。軍隊人數在短短幾個月內從二萬八千人增加到二十七萬五千人，國會撥下五千萬美元軍費，卻一毛錢也沒有給軍醫，使得一個有六萬人的軍營中連一架顯微鏡也沒有。軍醫署長斯坦柏也沒有被賦予任何權力。儘管他激動地抗議營房和供水設計不衛生，非常危險，軍方將領和工兵單位仍然拒絕他的要求。這種頑固結果平白犧牲了大約五千名美國年輕人。

其他疾病也同等危險。即便是百日咳、水痘、腮腺炎這類相對正常溫和的疾病，當它們在一個從未感染過的「處女」人群間傳布時，往往會造成極大傷亡——特別是脆弱的年輕人。舉例來說，麻疹就在一八七一年普法戰爭的巴黎圍城期間殺死了百分之四十染上此病的人們。一九一一年美軍麻疹大流行，也奪去了百分之五的染病者性命。

不容置疑的經驗讓韋爾契、沃恩和戈格斯等人不敢等閒視之，他們決心要在可能範圍之內提供最好的醫療給軍隊。年紀已經六十七歲、體型肥胖動輒氣喘的韋爾契穿上軍服，在戈格斯的華盛頓個人辦公室中擺一張辦公桌，把大部分時間投入軍中事務。六十五歲的沃恩同樣肥胖，體重超過二百七十五磅，也穿上軍服主持陸軍傳染病部。佛勒斯納五十四歲，同樣也穿上戎裝。戈格斯在規定範圍之內，一律授予他們委任少校的最高軍階。後來規定修改之後，他們都成為上校階級。

他們想的是要如何照顧戰鬥中的傷員，要尋找原來得由德國進口洋地黃的替代貨源（後來童子軍在奧瑞岡州找到毛地黃，實驗證明它也能提煉出藥物來），要準備外科針具（原來都是從國外進口，美國現在得自行設廠生產），要研究如何以最有效的方法消毒大量的衣物，最後這件事由蕭賓負責。

他們還要考慮如何對付疾病流行。

對陸軍醫療負最後責任的人是陸軍軍醫署長戈格斯。軍方給他的權力很有限，並不比斯坦柏多多少，但他這個人可以在被人無心的忽視或上級反對之下，想辦法完成任務。

戈格斯個性愉快樂觀，他父親是南北戰爭時南方邦聯的軍官，後來成為阿拉巴馬州立大學校長。戈格斯走上醫學之路是在想從軍不成，不得已之下的選擇。他為了想從軍，曾想要投考西點軍校但沒成功。儘管他父親極力反對，但似乎當軍醫是唯一從軍的路子。不久之後他在醫學中找到樂趣，後來即使升為將軍，還是喜歡被人稱為「醫師」而不是「將軍」。他酷愛閱讀，每天固定安排一段時間讀書，從小說、科學報導到古典文學什麼都看。

戈格斯有種特別溫和的眼神，對遇到的每個人都很有禮貌。和善的外表掩飾了他的堅毅、專注，和偶爾兇悍的性格。面對危機或阻礙時，他鎮定的外表能穩定軍心，但私底下遇到長官的遲延或愚昧時，他會甩抽屜，丟墨水瓶，衝出辦出室威脅要不幹了。

戈格斯和斯坦柏一樣，早年的軍事生涯都在西部前線度過，不過也都在貝爾維醫學院上過韋爾契的課。他和斯坦柏不同的是，他沒在實驗室中投入太多，但有同樣堅強和一絲不苟的風格。

兩個例子可以看出他的能力和對工作的堅持。第一次發生在古巴哈瓦那，美西戰爭之後。那時他並非屬於瓦特．里德領導的黃熱病研究隊中的成員，他們沒有向他透露蚊子是病媒，但派戈格斯去撲滅哈瓦那的蚊蟲。戈格斯雖然懷疑這個任務真正的目的，還是徹底完成任務。他的成效之好，使得一九〇二年的黃熱病死亡率是零，瘧疾的死亡率也下降百分之七十五。這個結果讓他相信蚊子是病媒的假設是正確的。他更大的成功在後來被指派消滅巴拿馬運河工地中的黃熱病。他在這次任務中的上司不相信蚊子是病媒的說法，給他極少的資源，還想否定他的努力和權力，甚至有一次打算把他撤換。戈格斯最後仍然完成任務，一方面是由於他的智慧加上對疾病引起問題的深入瞭解，另一方面是他周旋在官僚體系中的本事。任務結束之後，他也在國際上打響了知名度，成為公共健康和衛生專家。

一九一四年他成為陸軍軍醫署長後，立刻開始遊說參眾兩院，為參戰後需要的權力和資金做準備，他不允許斯坦柏在美西戰爭中的教訓再度發生。一九一七年，他自認目標達成後提出辭呈，打算轉到洛克菲勒研究所贊助的一項國際衛生計畫。但當美國參戰之後，他便打消辭意。

當年戈格斯六十三歲，白髮、蓄八字鬍、體格單薄。他從小就一直身體瘦削，雖然和韋爾契一樣愛好美食，但就是長不胖。上任後第一件工作就是召集第一流人選，在軍方的計畫中發揮自己和他們的影響力。戰爭部的軍官在選擇十幾個新建軍營地點時並沒有諮詢他們的意見，但工兵部隊在設計訓練中心時對醫療衛生方面非常注意，他們也不希望一八九八年平白犧牲幾千名美軍士兵的故事重演。

只有在另一個事件裡戰爭部願意聽取軍醫部門的意見，那就是對抗性病的大規模運動。這個運動的主要支持者是個政治聯盟，由一群想要建立完美人世間的人和基督教的道德派人士所組成（這個奇怪組合後來推動了禁酒令）。戈格斯的辦公室認為他們「……不切實際、不可理喻、措施誇張。如果不是故意要騙人的話，真不知道這些極端的性道德人士能做出什麼事」。不過戈格斯也瞭解軍中有三分之一的操練時間都因為性病而損失，這是不可接受的損失。

軍醫勸告士兵用手淫代替嫖妓。海報上寫著「服藥的軍人就是叛徒」。士兵每個月要做兩次性病檢查，感染的人要供出性行為的對象和地點。染性病的士兵或水手要停餉，還要受軍法審判。在高級官員的支持下，軍方依法禁止娼妓，也不准在任何營區五英里之內販酒。那時共有七十個營區和一萬名以上的士兵和水手遍布全國各地。二十七個州的衛生單位通過法案，性病患者要被監禁，「直到他們不再對社會有危險性為止。」一八十個紅燈區被迫關閉。即使紐奧良市斯托里維爾區的合法妓院也關門，那兒曾是爵士樂的發源地。紐奧良市長並不是改革派，但他領導的行政機關手段嚴苛，被人稱為是「緊箍圈」。

即使戈格斯在防治性病上能夠施行鐵腕，工兵在設計營房給水時願意聽從他的衛生專家建議，但其他方面軍方還是不很重視他的意見。在一些純屬科學、不含政治考慮的議題上，上級仍然不肯聽他的聲音。即使美國實驗室發展出抗壞疽病血清後，戈格斯還是不能說服軍方長官支持在前線試用。後來韋爾契只得安排由洛克菲勒研究所出錢，讓研究人員帶著血清到歐洲，在英軍醫院中試用，結果證明效果非常好。

在許多地方，戈格斯、韋爾契、沃恩和他們的同志成為一支軍方以外的獨立作業單位。不過對於流行病，對於營房中擠滿成千上萬——其實是數百萬——的年輕人時，他們終究不能置身事外。

戰爭開始時全美國有十四萬名醫生，其中只有七百七十六人在海陸軍中服務。軍方需要幾萬名醫生和實驗室的科學家，而且是立刻需要。許多人志願參加，因為這是偉大的十字軍東征。

雖然韋爾契和沃恩體重超出上限一百多磅，年紀也早過了軍人強迫退休的年限，但都披上戎裝。佛勒斯納參軍時五十四歲，領著他的學生賓州大學的保羅．路易士，哈佛大學的米爾吞．羅斯諾，和華盛頓大學的尤金．奧彼。美國所有的實驗室科學家也都參軍。

因為擔心科學家在志願入伍或被徵召之後被打散，佛勒斯納建議韋爾契讓洛克菲勒研究所的人員整批入伍。韋爾契把想法帶給戈格斯，戈格斯的幕僚回電給佛勒斯納說，「組織方式將如您所請。」

於是洛克菲勒研究所變成了「陸軍輔助一號實驗室」，不過後來並沒有輔助二號實驗室的番號出現。實驗室和醫院走廊到處可見穿軍服的人走動，軍官也進駐研究所，管理技術人員和門衛，維持軍事紀律，訓練這些文人在約克大道上出基本教練，中餐時間集體吃大鍋飯。六十四街到六十六街的研究所建築前院搭起野戰醫院，附設實驗室、廚房和洗衣房，所有不明傷病的士兵都被送過來。士官兵向軍官階級的科學家行禮，只有兩位加拿大科學家拿的是士兵階級。

他們可不是表面穿上軍服而已。[41]洛克菲勒研究所中的工作結構發生變化。幾乎所有研究工作都轉向與戰爭有關的領域，或是變成培訓教學。亞歷克西斯．卡瑞爾就曾向幾百名新進的軍醫教授外科手術技巧。他在一九一二年因為研究殘肢縫合和器官移植的成就而得到諾貝爾獎，也曾將一片雞心組織保持獨立存活達三十二年之久。另外有人教授細菌學，生化學家研究毒氣，還有化學家研究如何在澱粉中提煉乙醛做為炸藥原料，或是飛機翅膀的強化塗劑之用。佩頓．勞斯放下手上的研究（一項幾十年後為他贏得諾貝爾獎的研究），轉向研究保存血液的方法。他發展出的方法從一九一七年起應用在前線的血庫中，直到今天還繼續為世人採用。

戰爭也需要執業中的醫師，戈格斯、韋爾契和沃恩早就做了計畫。一九一六年十二月經由國家戰爭會議，他們祕密要求各州醫學學會將醫師分等。大約一半的執業醫生被歸為不適任於軍方。當美國一加入戰局後，軍方立刻調出一九一四、一九一五、一九一六年醫學院的畢業生資料，如沃恩所說

41 原註：越戰時許多醫師和科學家加入公共衛生部以逃避兵役。他們的日常工作並不受影響，他們被派到國家衛生研究院（National Institutes of Health），這個單位因為人才匯聚，在那幾年產出的成果豐碩。

的，發掘「最優秀」的人選。結果挑出大約一萬名醫生。很多一流醫學院也把大部分教授派往法國。到了那兒的醫學院仍獨立運作，人員和校名以非公開的方式加入軍醫系統工作。

這些行動還是不能滿足需求。停戰協定簽訂時，共有三萬八千名醫生在軍中，其中四十五歲以下，被認為適任者略超過一半。

軍方，特別是陸軍的徵召還不止於此。一九一七年四月只有五十八名牙醫，到了一九一八年十一月共有五千六百五十四人，此外他們還需要護士。

護士人數本來就非常少。護理和醫療一樣，在十九世紀末起了大改革，也成了科學化的一部分。不過護理改革的因素不止於純科學層面，也牽涉到地位、權力和婦女的角色。

護理是少數幾個婦女能有機會、地位，和掌控的領域。當韋爾契和他的同事正在推動美國醫學改革的時候，珍・德拉諾（Jane Delano）和拉薇娜・多克（Lavinia Dock）及其他人也在為護理做同樣的事。當韋爾契在貝爾維醫學院向學生展示新世界時，她們兩人也是那兒的護理學生。她們面對的不只是護理專業中頑固不化的保守派，醫師方面的阻礙更大。有的醫生在遇到聰明又有經驗的護士質疑時會使出下流手段，例如把藥瓶上的標籤改用號碼標示，使得護士無法質問醫生的處方內容。

一九一二年，戈格斯在成為陸軍軍醫署長之前就預測，如果戰爭降臨，戰場上對護士的大量需求將遠超過能供給的數字。他也相信戰場上不是所有護士都必須受過完整護理教育，所以他想訓練一批「實務護士」，以分別於受過完整正式訓練的護士。

還有其他人在推動這個計畫，不過推動的人都是男性，掌管護理事業的女性絕對反對。德拉諾教授護理，曾擔任陸軍護士團的團長，是個驕傲、聰明、堅決、有權威，懂得給人施壓的女人。她那時剛離開陸軍到紅十字會建立護理計畫。紅十字會是提供護士給軍方的全權單位，負責評選、徵召和派遣等工作。

她反對戈格斯的計畫，告訴她的同僚說那樣會「嚴重危害」護理專業，並警告她們「如果任憑那群由醫生組織、訓練，受他們指揮的女人和我們在一起，我們的護理事業就完全失去意義」。她率直警告紅十字會說：「如果那個計畫付諸實施的話，我會立刻斷絕和紅十字會的一切關係……國內的每個會員和分會都會和我一起出走。」[42]

於是紅十字會和軍方向她屈服，實務護士的訓練沒有展開。美國參戰時共有九萬八千一百六十二名正式護士，她們受過的訓練可能好過許多一九一〇年以前培養出來的醫生。戰爭吸走護士，和吸走其他一切東西一樣。一九一八年五月軍中大約有一萬五千名護士，但戈格斯估計光是陸軍的需要就達五萬人。

戈格斯再度懇求紅十字會「執行暨定的計畫」。德拉諾在接到機密情報，瞭解前線野戰醫院的危急情況之後，改變立場轉而支持戈格斯，勸說她的同事接受「實務護士」的作法。

她專業的同事拒絕兩人。她們拒絕組織任何大規模的助理護士訓練活動，只同意成立一所陸軍護理學校。直到一九一八年十月，這個護理學校還沒有任何畢業生。

42 原註：似乎護士的地位需要被保護。一九一八年夏天美國財政部通知戰爭部長說，護士萬一被俘的話，因為不具有士兵資格，被俘期間應不得計餉。隨之引起的劇烈反彈使當局後來改變這個規定。

護理界打敗紅十字會，打敗戰爭中的美國軍方，這是件非常特別的事。因為贏家是女性，這件事更是不尋常。諷刺的是這個勝利也意味著克里爾新聞委員會的勝利，因為克里爾的宣傳機器使大眾不知道對護士的需求有多迫切。

同一時間裡軍方對醫生和護士的需求不斷增加。美國已有四百萬軍隊，還有更多人陸續加入，戈格斯計劃要有三十萬張病床，而現有受過訓練的醫護人員根本不能滿足這麼龐大的需求。於是軍方繼續吸收更多的醫生和護士到軍營、戰艦和法國戰場上，幾乎所有優秀的年輕醫生都被徵募，平民醫療大幅惡化。留在後方的醫生不是素質太差的年輕醫生，就是年逾四十五歲、只受過老式醫學教育的醫生。護士的不足更嚴重，事實證明，這個結果在民間造成致命的下場。

這些都是美國成為起火點的因素，但還有更多其他火花正要冒出。

第十一章

威爾遜總統曾要求讓「野蠻無情深入所有人生活中的每根神經」。為了達到總統的期望，克里爾要創造一個「白熱的群體」，一個「不怕死」的群體。既然這是個全面戰爭，醫學界當然也不例外。

陸軍為軍醫發行的刊物《軍事外科》（*Military Surgeon*）雜誌也在灌輸克里爾的精神。它說：「國家所有的活動只有一個目標，就是贏得勝利。不惜一切為達目標，如果沒有勝利，一切就不必再談。任何組織如果不認同這個立即目標，或是不能有效幫助這個目標，就必須被唾棄……醫學要應用到戰爭上，藝術要應用到迷彩，用到振奮人心上。」

這份提供給醫師，目的在拯救生命的刊物也說：「生命的考慮是次要的……軍醫要顧及群體重於個人傷患，個人的生命和肢體誠然可貴，但得置於群體利益之後。」這份刊物接著引用一名戰場老兵麥克雷少校（Major Donald McRae）的話來說明何謂群體利益：「如果已經有足夠戰俘可以逼問情報的話，後來戰壕中找到的敵軍傷患就應該刺死。」

戈格斯並不贊同刊物編輯的觀點。當洛克菲勒的研究人員證明抗壞疽血清有效時，他們要求立刻發表研究報告。這麼做自然也會讓德國人受益。戈格斯和戰爭部長貝克都贊成研究人員的作法，於是報告公諸於世。韋爾契告訴佛勒斯納：「我很高興部長和陸軍軍醫署長對這個立場一點也不猶豫。」

除了管理《軍事外科》雜誌的編輯之外，戈格斯還有更多更重要的事要做。在他專注的本身使命上有個噩夢總是揮之不去，所以他以宗教家的精神不懈地推動工作。

美國陸軍從戰前的幾萬人在幾個月內暴增到幾百萬人。每個可以容納五萬人的大型軍營在幾個星期中迅速堆砌起來，上萬人在營房還沒完成之前就進駐。他們擠進先完工的、遠遠超載的營舍，還有幾萬名年輕士兵瑟縮在帳篷裡過冬。醫院的優先度被排在最後面。

這種情形不僅造成龐大人群極度擁擠，也讓各地的鄉村孩子和幾百里外的都市孩子混雜在一起，每個人身上的抗體和對疾病的抵抗力完全不同。不論在美國歷史或任何國家的歷史上，從來沒有把大量人員這麼集中過的紀錄。即使在歐戰前線，在引進中國、印度和非洲勞工的工寮中，也從來不曾有這麼多不同抵抗力的人混居在一起過。引發瘟疫的危險也從沒有像美軍訓練中心這麼高過。

戈格斯的噩夢就是瘟疫狂掃軍事營區。由於軍隊經常在營區間輪調，如果有個營區發生流行病，將很難把它和其他營區隔離以防止疾病散播，於是成千上萬的人將會感染，疫病也會傳向民間。戈格斯要在他能力所及的範圍內盡量阻止噩夢成真。

一九一七年的醫學水準對疾病已經不是全然束手無策。那時的水準好比站在幽冥河岸，醫生偶爾能涉水去拉回幾個已經被閻王召喚的人；在實驗室中還有更多更好的機會在醞釀問世。

保羅．埃爾利希所想像的「神奇子彈」在醫學上只發明出一種：他和同事在做第六百零六次治療梅毒的試驗之前，已經試過九百種不同的化學成分。結果那一次使用的含砷的配方成功，治好梅毒而沒讓病人中毒。這種藥稱為撒爾沸散（Salversan），簡稱為「六〇六」。

在激發人體免疫功能和公共衛生管理方面的進展則不小。預防注射防止了十幾種肆虐家畜的疾病，包括炭疽病和豬瘟。研究人員超越當年對抗天花的小型勝利，開發出能預防許多疾病的疫苗，及治療用的解毒劑和抗血清；白喉也被擊敗。不但公共衛生措施防止了傷寒、霍亂、黃熱病和鼠疫，對抗這些病的疫苗也已問世。毒蛇解毒劑進入量產，痢疾的抗血清也出現。破傷風解毒劑效果更是神奇，在它廣泛使用之前的一九〇三年，美國每一千個接受治療的破傷風病患中有一百零二人死亡。十年之後破傷風解毒劑普遍時，一千個人中的死亡率是零。由於佛勒斯納的功勞，腦膜炎雖然沒有被撲滅但至少被控制。一九一七年壞疽病解毒劑問世，它沒有像其他解毒劑那麼有效，但假以時日科學家還是能像改進其他血清一樣改進它。由控制免疫系統來對抗傳染病的作法看來更是前途無量。[43]

戈格斯也在管理階層取採行動。他安排使派到軍營裡的許多新手醫生能得到洛克菲勒研究所或是一些一流科學家的調教。他也開始屯積大量的疫苗、解毒劑和血清。他不依賴藥商的產品，因為它們不可靠，經常沒有效果。一九一七年紐約州的衛生處長赫曼・比吉斯對多種治病藥品檢測，結果非常令人失望，使得他禁售所有紐約州藥廠的製品。戈格斯因此把製造藥品的擔子交給他能信任的人。陸軍醫學校製造出足夠五百萬人用的傷寒疫苗。洛克菲勒研究所製造肺炎、痢疫和腦膜炎的抗血清。後來成為國家衛生研究院的華盛頓衛生研究所則準備天花、炭疽病和破傷風的疫苗和解毒劑。

他也將好幾個鐵路車廂改裝成現代化實驗室，費用不是由政府支出，而是由洛克菲勒研究所和美

43　原註：抗生素在一九三〇年代末和一九四〇年代出現時，簡直像仙丹一樣，使得很多免疫方面的研究被放棄，一九六〇年代初公共衛生官員宣布人類擊敗了傳染病。今天有幾十個菌種發展出抗藥性，而病毒的抗藥性發展更快，像肺結核等一度被認為已經絕跡的疾病又捲土重來，使得研究人員又回頭尋找啟動免疫系統來對抗傳染病乃至癌症的方法。

國紅十字會提供。這些機動實驗室布置在全國各個戰略要點。就如同佛勒斯納告訴戈格斯的副手菲德烈克・羅梭（Frederick Russell）上校的：「任何軍營發生肺炎或是疾病流行時可以立刻趕到。」

即使在營房大量興建之前，戈格斯已成立一個特別單位專門預防傳染病。他把最好的人才放在其中。那時已經巡視過英法軍的營房，並且對其中弱點了然於心的韋爾契出任領導，另外五位成員是佛勒斯納、沃恩、羅梭、比吉斯，和羅德島的查爾士・蕭賓。他們每個人都是世界知名的人物。他們訂下精密的準則讓軍隊遵循，以盡量降低瘟疫發生的機會。

當一九一七年軍隊大量進駐營區時，洛克菲勒研究所的科爾和奧斯華・艾弗里（Oswald Avery）等人把注意力轉向肺炎，並提出警告說，「雖然肺炎主要是區域性發生，但小型乃至大型的流行不是沒有過，它曾是巴拿馬運河工人最大的威脅。」戈格斯很清楚它比黃熱病更危險。「肺炎在缺乏免疫力的人群聚的地區最流行……肺炎似乎特別容易攻擊團體裡的新人。從墨西哥邊境少數軍隊的經驗顯示，一九一六年發生的流行性肺炎對現在的軍隊絕對是個警訊，因為到冬季將有大量沒有免疫力的人聚集在一起。」

戈格斯軍中的上級無視這個警告，結果陸軍嘗到了瘟疫的滋味。那是對病毒和醫學的一次試煉。

一九一七至一九一八年間是落磯山以東有史以來最冷的冬天。軍隊營房爆滿之後，還有幾萬人睡在帳篷中。營區醫院和其他醫療設施還沒完工，軍中報告坦承沒有足夠的衣物和暖氣，可是過度的擁擠更危險。

佛勒斯納警告這情形就像是「所有人把他們的疾病集中在一個池子裡，每個人撿起他沒有得到過的……這都是由於不良的營區規畫，差勁的管理，和缺乏實驗室設備造成的危險」。沃恩的抗議無人理會，後來他說軍方的措施「極度愚蠢……我無法估計有多少人會被平白犧牲……在兵員聚集之前，我們警告有關單位動員之後的風險，可是得到的答覆是『動員的目的是將平民變成戰士，不是要做預防醫學示範』。」

在酷寒的冬季，軍中出現流行性麻疹。通常麻疹只侵犯兒童，只引起發燒、出疹、咳嗽、流鼻水和不舒服。可是和其他兒童疾病，特別是病毒引起的疾病一樣，一旦成年人感染的話，症狀就很嚴重（直到二十一世紀初，麻疹仍然造成每年全球一百萬人死亡）。這次的爆發讓病患發高燒，極度懼光，還有猛烈咳嗽。併發症包括嚴重腹瀉、腦膜炎、腦炎（大腦腫脹）、耳朵嚴重感染，還有痙攣。

當患病的士兵調駐過一個又一個的營區，病毒也跟著席捲各處，好像保齡球擊倒一堆球瓶一樣。沃恩報告：「一九一七年秋天，每一輛到過韋勒軍營（在喬治亞的麥肯鎮附近）的運兵車都會帶走一到六個正在發病階段的麻疹病患……這些人在宿營地和火車上散布病原。世界上沒有人能在這種情況下阻止麻疹蔓延。」

聖安東尼奧城外的崔佛斯軍營有三萬零六十七個人，在聖誕節之前有四千五百七十一個人因麻疹倒下。福士敦軍營平均有五萬六千人，其中有三千人病得需要住院。加州的綠葉軍營和麻州的迪文斯軍營也有相去不遠的數字。新墨西哥州的柯迪軍營原來沒有任何病例，直到福士敦軍營的人過來之後，麻疹隨即在柯迪猖獗起來。

開始有些年輕人病死。

研究人員還不能開發出麻疹疫苗或是治療血清。但大多數死亡是由於次發性感染，就是在病毒入侵肺部，削弱人體防衛力量後，細菌隨後入侵造成致命。洛克菲勒研究所和各地的研究人員都努力想找到控制細菌的方法，在這方面是有點進展。

軍方下令禁止人員聚集在火爐周圍，軍官被派到營房中執行這個規定。可是對於在歷史上最寒冷冬天裡住在帳篷內的人來說，禁止他們圍在火爐四周根本辦不到。

所有麻疹併發症裡肺炎是最致命的一種。一九一七年九月到一九一八年三月，在感冒大流行之前，肺炎在美國本土擊倒了三萬零七百八十四名士兵，其中五千七百四十一人病死，幾乎所有的肺炎都是麻疹的併發症。在薛碧軍營，全部死亡事件包含所有疾病、車禍、工作意外、演習意外等加總，其中有百分之四十六點五肇因於麻疹併發的肺炎。鮑威軍營一九一七年十二月有二百二十七人病死，其中的二百一十二人死於麻疹併發肺炎。二十九個軍營中肺炎導致的平均死亡率是同年齡平民的十二倍。

一九一八年共和黨占多數的參議院對威爾遜總統行政機關軍事動員所犯的錯誤舉行聽證會。共和黨從一九一二年起就看威爾遜不順眼，當時他只以百分之四十一的得票率進入白宮（前任共和黨總統老羅斯福脫黨競選，和共和黨提名人塔虎托的鬩牆之爭分散了共和黨票源，另外還有社會主義的迪布斯〔Eugene Debs〕也得到百分之六的選票）。軍事動員的失誤看來是讓威爾遜總統難堪的絕佳理由。另外還有個人因素在內：參議院多數黨領袖亨利・洛吉（Henry Cabot Lodge）的女婿、國會議員葛登納（Peabody Gardner），辭去議員身分投筆從戎，結果在軍中感染肺炎去世。

戈格斯被傳去解釋麻疹之役的大慘敗。他對軍方上級關於麻疹流行所做的證詞上了報紙頭條。他與他的前輩斯坦柏二十年前在黃熱病潰守之後的反應一樣，對戰爭部的上級和同僚大加撻伐：他們把軍隊送進連起碼衛生條件都不合格的營房，造成過度擁擠，讓沒有免疫力的官兵暴露在麻疹流行裡。他們讓沒有受過訓練的「鄉下小孩」照顧重病患者，有時有設備簡陋的醫院，有時連醫院都沒有。他還說戰爭部似乎認為軍中的醫護單位不重要，並答覆參議員的問題說：「我對他們一點信心也沒有。」

他原來希望這番證詞可以迫使軍方授予他更多保護部隊的力量。他這麼做似乎有點效果，軍方在三個軍營進行軍法審判，但他卻把自己孤立了。他向姐姐承認在戰爭部裡面，「所有的朋友都棄我而去，每個人在我經過時都要踢我一腳。」

同時韋爾契也造訪受創最重的軍營，那兒麻疹雖然已經褪去，但受害者還在與併發症纏鬥。他告訴戈格斯軍中麻疹併發肺炎的死亡率「目前號稱百分之三十，但還有更多現在住院的人會撐不過去。醫院需要適任的統計人員，光靠掛號員是不夠的」。為了讓醫院中的人多一線生機，他繼續要求「請羅梭上校指示艾弗里肺炎球菌藥的使用法」。

他指的是洛克菲勒研究所的奧斯華．艾弗里，一位入伍後只被授予士兵階級的加拿大人。不管他的階級高低，他即將成為世界上頂尖的肺炎專家。艾弗里的研究結果影響非常深遠，遠超過肺炎這個主題。他的發現引起科學革命，改變基因研究的方向，建立了現代分子生物學，不過那都是後話。

威廉．奧斯勒把肺炎叫作「死神隊長」。肺炎是當時世界上的頭號殺手，超過肺結核、癌症、心臟病和鼠疫。

感冒和麻疹一樣會殺人，通常是藉由這位死神隊長之手。

第十二章

醫學辭典對肺炎的解釋是「肺部發炎硬化」。這個說法略過了感染的因素，但實際上肺炎幾乎都是由於微生物侵入肺部之後，引起免疫系統對抗造成液體浸漬（infusion）的結果。酶、細胞、細胞殘骸、體液和癒合的疤痕組織在發炎中混合造成器官硬化，使原本柔軟如海綿的肺變硬失去彈性。當肺部硬得沒辦法交換足夠氧氣到血液中，或是當病原進入血液把感染帶到全身時，病人就會死亡。

直到一九三六年以前肺炎一直是美國的頭號死因。因為肺炎和感冒的關係非常緊密，所以包括美國疾管中心在內，現代各種國際機構的統計方式，都把它們視為同一個死因來看。即使到現在二十一世紀有了各種抗生素、抗病毒藥、氧氣、加護病房等手段，感冒併發肺炎還是名列第五或第六的死亡原因。依感冒季的強度不同每年排名不一定，但仍然是美國國內頭號死因和傳染病中的頭號殺手。

感冒可能藉由病毒大量入侵肺部而直接造成肺炎，但更常見的是身體某部分的防衛組織被破壞後引起細菌的次發性感染，長驅直入進到肺部。還有些證據顯示，感冒病毒不只會破壞防衛系統讓細菌容易入侵，也會使細菌更容易附著在肺部組織上。

雖然有許多細菌、病毒和黴菌都會入侵肺部，但肺炎球菌仍是肺炎的主要禍首，它可以是主要感染，也可能以次發性感染形式出現。肺炎球菌造成大約百分之九十五的肺葉發炎，但在支氣管性肺炎裡就比較少出現。斯坦柏一八八一年在前線的克難實驗室中，第一個從他自己的唾液中分離出這種細菌，將它接種到兔子身上，從而瞭解了它的致命性。當時他並不知道這種病就是肺炎。法國的巴斯德在斯坦柏之後也發現了這種病菌，並因首先公諸於世而得到第一的榮耀，但他同樣也不知道它與肺炎的關係。三年之後，另一位研究員證明這種病菌經常在肺部繁殖造成肺炎，以後才以此為名。

在顯微鏡下，肺炎球菌看來就是像典型的鏈球菌，那是一種不大不小、呈橢圓形或圓形的細菌，通常連成一長串。但肺炎球菌常是兩個連在一起，所以也被叫作雙球菌，好像兩顆並連的珍珠般。肺炎球菌曝曬在陽光下會在九十分鐘內死亡，但在陰暗的室內，潮濕的口水或痰液中可以存活達十天之久。有時它也會在灰塵中出現，感染性和破壞力特別強，可以單獨造成流行病。

早在一八九二年科學家就想研發出對抗它的血清，但沒有成功。接下來十年雖然對其他疾病的治療有長足進步，就是對它毫無進展。人們不是沒有嘗試，每當在對付白喉、鼠疫、傷寒、腦膜炎、破傷風、毒蛇咬傷和其他疾病有新進展時，研究人員立刻會把同樣方法拿來試在肺炎球菌上，但就是沒有絲毫的啟示。

研究人員在科學最遙遠的前線努力，逐漸開發出可以保護動物的血清，但仍然對人類無效。他們接著研究這種血清的作用，提出各種假設，以便找到治療人類的方法。曾因開發傷寒疫苗而被女王封爵的萊特爵士猜測，可能是免疫系統會把入侵的有機體塗上一種「調理素」（opsonins），讓白血球可以更容易吞噬入侵者。他的看法沒錯，可是歸納出的結論就不對了。

世界上肺炎最猖獗的地方是南非的黃金和鑽石礦區，那兒經常發生流行，病人的死亡率是百分之四十。一九一四年南非礦主請萊特爵士研究肺炎疫苗，他宣告自己成功了，其實不然。他的疫苗本身會殺人，這些差錯使得同行相忌的研究人員戲稱他是「差不多爵士」（Sir Almost Right）。

那時兩位德國科學家發現了解決問題的線索。一九一〇年他們區分出典型肺炎球菌和非典型肺炎球菌。他們順著這條線索追下去。

可是大戰爆發使得對肺炎的研究進展極少，也使得奧斯勒都建議用放血術，「這種方法我們使用得比幾年前多，但通常是在疾病後期而不在剛發病的時候。對於強壯的病人，當病到高峰期發高燒時，我們相信放血是個不錯的療法。」

奧斯勒並沒說放血可以治療肺炎，只說可以減輕某些症狀，不過他也犯了錯。他一九一六年版的教科書說：「肺炎是一種有固定病程的疾病，無法以我們已知的方法將它縮短或中止。」

美國人即將挑戰這個論點。

當科爾上任領導洛克菲勒研究所醫院的時候，他決定把自己和團隊的大部分力量投入肺炎研究上。那是個必然的選擇，因為它是頭號殺手。

預防或治療肺炎的關鍵與對付其他傳染病的方式一樣，需要利用身體的免疫系統。

在已被科學家打敗的疾病中，它們的抗原是不會改變的。抗原是存在細菌表面，能引發免疫系統反應的分子。就白喉菌來說，危險的地方不是細菌本身，而是它產生的毒素。

毒素不是活的東西，不會演化，有固定的形式，所以解毒劑的製造不會變化。馬匹常被注射有害的細菌，逐漸增加分量，由於細菌產生毒素，馬兒的免疫系統就會生出能中和毒素的物質。從這些馬兒身上抽出的血液濾去固體剩下血清，經過淨化後，就成為救命的解毒劑。

同樣的方法也用來製造破傷風解毒劑，佛勒斯納的腦膜炎血清，還有其他幾種血清或解毒劑。科學家先接種馬匹讓牠們對某種疾病產生免疫力之後，從牠們身上提煉出抗體再注射到人身上，這種利用外界免疫能力的方法叫作「被動免疫」。

有些疫苗直接注射到人體，用來引發人體自身對抗細菌或病毒的能力，就叫作「主動免疫」。

那時所有人類能對付的疾病裡，人體免疫系統的攻擊目標，也就是細菌的表面抗原是不變的。因為目標不變，所以容易被瞄準消滅。

肺炎球菌就不一樣。典型和非典型肺炎球菌的發現開了一扇門，於是研究人員發現更多的菌型，不同的菌型帶有不同的抗原。同一個菌型有時有害有時無害，可是為什麼同一個細菌有時會殺人有時只造成輕微的症狀並不是那時候的研究重點，沒有人設計任何實驗去探討，那是未來研究的題目。那時人們的研究重點現實得多：要找到預防的疫苗或是治療的血清。

一九一二年，科爾在洛克菲勒開發出可以對某一特定肺炎菌型有相當效果的血清，不過還不是完全有效。那時他剛好看到艾弗里一篇毫不相關的論文，關於肺結核患者次發性感染的研究。雖然那篇文章內容有限，並不是經典之作，但仍給科爾留下極深印象，因為它內容扎實，分析透徹，透露出未來可能的研究方向。它也展現出艾弗里在化學上的造詣，和對疾病做實驗研究的能力。科爾寫信給艾弗里，邀他加入研究所工作，可是艾弗里沒有回音。科爾寫了第二封信，仍然石沉大海。最後科爾帶著加薪的條件親自造訪艾弗里，才知道原來艾弗里很少讀信。這就是艾弗里，只注意自己的實驗，其他都不管。艾弗里接受了科爾的聘請，這時大戰才剛爆發，美國還未參戰。艾弗里也開始研究肺炎。

科爾熱衷肺炎的研究，但艾弗里卻是完全深陷不能自拔。

艾弗里身材瘦小，體重頂多一百一十磅，斗大的腦袋有對熱情的眼睛。外表看來像那種被人嘲弄叫「蛋頭」、會在學校被欺負的孩子。不過看來這些不幸沒有發生過，他是個友善、開朗、甚至可說是外向的人。

他在蒙特婁出生、紐約長大，父親是在城裡布道的浸信會牧師。艾弗里多才多藝，在高露潔大學時曾和同班同學哈利．佛斯迪克（Harry Emerson Fosdick）角逐演講比賽冠軍。佛斯迪克後來成為二十世紀初最傑出的布道家（他哥哥雷蒙．佛斯迪克是洛克菲勒基金會執行長，老洛克菲勒曾為哈利．佛斯迪克蓋了一所河畔教堂）。艾弗里也吹得一手小號，曾經在國家音樂學院主辦、音樂家德弗札克（Antonin Dvo ák）指揮的音樂會上表演；他也常畫漫畫和風景寫生。

即使他外向友善和受人歡迎，但他認為自己是「真正內向的研究人」。艾弗里的學生雷諾．迪博斯（René Dubos）回憶道，「對我們這些每天遇到他的人，經常可以看到他令人難以忘懷的另一面……一個憂鬱的影子，口裡吹著《崔斯坦與依索德》[44]劇裡孤單的牧羊人之歌給自己聽。他非常注重隱私，即使必須付出孤獨的代價也甘願，那是他的特色之一。」

電話響起時艾弗里總會熱烈地應答，聲音讓人覺得他心情很好，可是一旦掛上以後，迪博斯說，「立刻好像把面具拉下來，微笑馬上換成疲憊痛苦的表情，猛然把電話推開，好像在抗議惱人的世界。」

他跟韋爾契一樣終生未婚，從來沒有和任何性別的人有過感情或較親近的關係。他也和韋爾契一樣有魅力，常成為眾人的焦點；他常扮演搞笑角色，使得有同事說他是天生的喜劇演員。可是他討厭所有干預他的事，甚至連有人想款待他都不行。

除此之外，他在每個方面都和韋爾契恰恰相反。韋爾契涉獵極廣，對每件事都好奇，旅行過歐洲、中國和日本，顯然喜歡擁抱世界。韋爾契常在精美的晚餐中放鬆自己，幾乎每天都到俱樂部報到，並且在年紀很輕時就嶄露頭角，擔當大任。

艾弗里和這些際遇一點也沒緣。他完全不屬於天才型的研究員。科爾發掘他的時候已年近四十，而韋爾契四十歲時已經在國際科學圈裡屬於頂尖人物了。艾弗里那一代的人如果在史上留有名號的話，也都在四十歲之前就出人頭地。只有他和其他年輕新手一樣，在洛克菲勒還是試用人員，沒有什麼特別的表現。他的確是沒表現，不過不是因為沒有野心，也不是不努力。

當韋爾契不斷旅行和社交時，艾弗里幾乎沒有個人生活。他逃避私生活，極少休閒活動，也不出去用晚餐。雖然他很關心受他照顧的弟弟和一位父母雙亡的堂弟，並且和他們關係不錯，但基本上他的世界就是做研究，對其他事都漠不關心。有一次一份科學雜誌訪問他，要他談談和他在洛克菲勒合作密切的諾貝爾獎得主卡爾．蘭德施泰納。艾弗里在訪問中絕口不談蘭德施泰納的私生活，於是編輯要求他加一點個人色彩，可是艾弗里拒絕了，他說個人生活細節不能帶給讀者有意義的事，對於瞭解蘭德施泰納的成就和思想一點幫助也沒有。

（蘭德施泰納可能會同意艾弗里的作法。被通知獲得諾貝爾獎那天，他依然在實驗室中忙到很晚，回家時妻子已經睡了。他居然沒把她叫醒報告這個好消息。）

艾弗里說，研究較生活重要，而研究又像藝術一樣，本身就是生活。愛因斯坦說過：「有人從事

44 《崔斯坦與依索德》（*Tristan and Isolde*），華格納的歌劇名。

藝術或是科學的強烈動機來自於想要逃離每天的生活……這是負面的情緒，卻有正面的影響。人會尋找各種方法給自己塑造一個簡單又清晰的理想世界，然後努力把現實經驗中的世界用這個烏托邦取代。畫家、詩人、哲學家、科學家都各有他們的辦法。他們感情的重心都放在這個理想中，在裡頭找到現實生活狹隘混亂中所沒有的寧靜。」

除了對音樂的愛好之外，艾弗里在實驗室外似乎沒有其他生活。連續好幾年艾弗里和阿爾豐索．道澤（Alphonse Dochez）及一批不斷流動的科學家同住一間公寓。道澤也是一位獨身科學家，和艾弗里是在洛克菲勒研究所的同事。其他室友則搬進搬出，每當換工作或結婚時就會有人異動。別人過著正常生活、上館子、出去度週末，每當他們回到居處時，總會遇到艾弗里等在那兒，準備和他們展開冗長到深夜的談話，談論實驗中碰到的問題和結果。

艾弗里不在意個人生活並不表示他沒有企圖心。他在孤單那麼久之後很想有所表現，便在到洛克菲勒研究所不久發表了兩篇報告。第一篇與道澤合作的報告是根據少數幾個實驗後就提出的「關於毒性和免疫力新陳代謝的驚人發現」。第二篇報告裡，艾弗里做的結論也是遠超出他的實驗範圍。

不幸的是，他的結論很快就被證明是錯的。出洋相之後，他發誓絕對不再發生這種丟人的事。從此他變得非常小心，對於向外界發表的東西，乃至於實驗室外面的言語都極端保守謹慎。他私下仍然會對實驗結果做長遠的推想，但是只有在經過最嚴謹的試驗後才發表保守的報告。他對外一次只推進一小步，但雖然一次只有一小步，最後還是創造出驚人的成就。

儘管每次只走一小步，那一步卻可能意義重大。科爾和艾弗里合作的模式完全符合科爾當初規劃洛克菲勒醫院時的想法。更重要的是，這種作法確實開花結果。

艾弗里和道澤在實驗室中帶頭，他們在實驗室中使用簡單的設備。每個房間裡都有一個很深的陶瓷水槽，幾張工作檯，每個檯上都有煤氣管線供本生燈使用，下面有幾個抽屜。桌上常堆滿成列的試管，放樣品的玻璃瓶，培養皿，各種染料和化學藥劑用的滴管，還有放置吸管和白金圈的錫盒。在同一張桌子上，研究員會做幾乎所有的工作：接種、放血和解剖動物。有時桌上還會出現裡面蓄養寵物的鐵籠。房間的中央則有孵育器、真空幫浦和離心機。

他們先重複以前的實驗，目的也是為了熟悉過程中的操作技巧。他們讓兔子和老鼠接觸肺炎球菌，逐漸加重感染，不久這些動物體內就發展出抗體。他們抽出動物血液，濾掉固體，萃取血清，再加入藥劑把血清裡剩下的固體沉澱出來，最後再把血清透過幾層過濾器淨化。別人也是這麼做的。他們成功地用這種血清治療老鼠肺炎；別人也是這麼做。可是老鼠不是人類。

從某些角度來看，牠們也不是單純的老鼠。科學實驗中得要盡量保持一些不變的條件，減少變數，使實驗完畢後易於分析造成不同結果的原因。實驗用的老鼠需要特別培養，使得一個系譜的老鼠基因幾乎完全一樣[45]，只有性別不同。通常雄性老鼠較少用於實驗，因為牠們會互相攻擊。只要老鼠有傷亡就可能扭曲整個實驗的數據，讓幾星期的辛苦白費。老鼠是完整的活體，但是牠們生活中的複

45 原註：艾弗里實驗用的那批老鼠的後代一直繁衍到今天仍在實驗室中使用，基因譜系維持不變。老鼠從一九〇九年就被特別培養做為實驗工具。一位國家癌症研究所的專家說，「我可以百分之一百治好老鼠的癌症。如果連這都做不到的話，就別想再幹下去了。」

雜度、歧異度和自然反應都被降到最低。牠們是被養育成最像試管的生物。

雖然科學家可以治好老鼠肺炎，可是從來沒有人能治好人類。實驗一次又一次的失敗。別的地方做同樣實驗的研究員有人放棄，認為失敗是因為他們的理論有錯，或是技術不夠好，有的則是不耐煩，轉而想研究簡單一點的東西。

艾弗里沒有動搖。他在細小片斷的信息中找出正面的線索，堅持下去，從每次挫敗中找出教訓。他和道澤培養出上百株不同的肺炎球菌種，在變換不同系譜中越來越瞭解它們的新陳代謝，並且不斷調整它們的培基成分。不久艾弗里就變成世界上最清楚哪種培基能培養出那種細菌的人。他在化學和免疫學上的背景開始發揮，他們利用每一片知識像楔子般插進問題縫隙，越敲越深，把祕密撬開，深入問題內部，再打開另一個祕密，再改進實驗技巧。最後，一小步一小步地超越別人的成就。

他們發現三種常見的不同肺炎球菌品種，分別稱為第一、二、三型，而把其他幾十種肺炎球菌統稱為第四型。第四型已發現約九十種，都比較少見。前三種對他們來說顯然是開發抗血清的目標。抗血清開發出來後，他們把不同品種的肺炎球菌拿來試驗，發現血清中的抗體只會找上特定品種的細菌，這種結合甚至不用顯微鏡，用肉眼就可以看到細菌和抗體膠著在一起。這種現象叫作凝集作用（agglutination），可以用來做特性檢驗。

不過，許多在玻璃皿裡小小世界行得通的事，到了複雜的真實世界就不成了。他們再回到用老鼠和兔子試驗的老路，觀察不同菌種在動物身上的不同殺傷力，測試用牠們產生抗體，和抗體結合細菌的情況。他們把大量死菌注入動物身上想看會不會激發大規模的免疫反應，再試驗這麼製造出來的血清。他們也試著用小量活菌混合大量死菌，或是純用活菌等等。最後終於在老鼠身上達到相當滿意的治癒率。

艾弗里對細菌的理解隨著這些試驗越來越深入，他累積的知識足以迫使其他科學家改變原來對免疫系統的觀念。

肺炎球菌的謎團之一是有時它們非常致命，有時又不會。艾弗里相信他有條線索可以解釋這現象。他和道澤專注研究某些外表被一層多醣體包裹的肺炎球菌，它們好像M&M巧克力柔軟的內部外表有個糖殼包著。不是所有肺炎球菌都有這現象。艾弗里一九一七年第一篇關於肺炎球菌的論文就是闡述這種「特別的可溶性物質」，他接著繼續研究這個主題達四分之一個世紀之久。在他研究這種殺手細菌的祕密時，他開始叫它們「糖衣微生物」。他的追擊最後終於造成對生命本質的重大發現。

這時整個西方世界都被捲進第一次世界大戰中。科爾、艾弗里、道澤和他們的伙伴們開始要把免疫血清試到人體上。

科爾第一次把新血清試用在病人身上時效果就頗不錯。他和艾弗里立刻把重點放在製程的改良上：在實驗室的過程、在給馬兒感染和取得血清方法、和血清的使用等地方。他們用產成品做一連串精密的試驗，發現把多達半公升的大劑量血清做靜脈注射後，可以把第一型肺炎的死亡率降低一半以上，從百分之二十三降到百分之十。

這不算成功。其他的肺炎菌種就沒有這麼好對付。並且如艾弗里和科爾所說，人體的抵抗力還不如老鼠。

所有肺炎中，第一型菌種造成的比例最高。能把最常見的肺炎死亡率降低一半的確是個不平凡的成就，足以讓研究所在一九一七年發表一份長達九十頁、標題為「急性肺葉炎的預防和血清治療」的報告，由科爾、艾弗里、道澤、和另一位年輕的洛克菲勒研究所科學家亨利・奇可寧（Henry Chickering）共同具名。

這是個重大的里程碑，第一次有人逐步說明如何準備和使用血清治癒肺炎。大家預料這個疾病會在軍營中爆發，有人說：「戰爭中，肺炎極可能是所有疾病中的頭號殺手。」

一九一七年十月，戈格斯告訴軍醫院的指揮官們說，因為肺炎極可能成為軍中最重大的疾病，他們必須派更多醫生到洛克菲勒研究所學習如何準備和使用血清。當時艾弗里雖然還是士兵階級，但已經在研究工作之外撥時間教授未來的醫官細菌學，現在要再教導他們血清的使用法。他的學生都是軍階比他高的軍官，他們不叫他為「士兵」而是「教授」。後來同事們都叫他 Fess [46]，這個綽號跟著他一輩子。

科爾、艾弗里、和道澤同時研究第一、二、三型肺炎的疫苗。在動物實驗成功之後，他們和六位其他的洛克菲勒研究所同事把自己當白老鼠，給自己注射大量的疫苗來測試它在人體的安全性。所有接種的人都出現負面反應，三個人症狀嚴重。他們的結論是這種疫苗在高劑量下有危險性，所以計劃用其他試驗方式，每星期注射小劑量，連續四週，讓身體逐步產生出抵抗力。

對於大規模的痲疹流行來說，這樣的疫苗來得太晚了些，但在亞特蘭大城外的高登軍營裡，這種能對付最普遍肺炎菌種的疫苗試用在一百名痲疹病患身上。五十人接種了疫苗，另外五十人做為對照組。試驗組只有兩人染上肺炎，對照組有十四個人感染。

科爾同時寫信給菲德烈克．羅梭上校，後者的科學研究生涯都在軍中度過，曾經對傷寒疫苗做過大幅度的改進。科爾說：「我們在肺炎的預防接種上已經有進展……但是要製造大量肺炎疫苗是個問題，因為它比生產傷寒疫苗困難得多……我正要成立一個單位負責提供大量疫苗用動物，使疫苗可以量產。」

一九一八年三月，當流行性感冒開始在堪薩斯州軍營中出現時，科爾的組織正準備做大量測試。長島的亞普登軍營有一萬二千名人員接種疫苗，用掉所有庫存，另有一萬九千名做為對照組沒有接種。接下來三個月試驗組裡沒有一個人感染疫苗特定的肺炎球菌，而對照組則有一百零一個病例。這

46 Fess 是教授 Professor 的暱稱。

種結果還不能算是對疫苗完全肯定，但已經非常鼓舞人心，也比當時世界上任何其他地方的試驗成果都好。巴斯德研究所也在做肺炎疫苗的試驗，但是沒有成功。

如果艾弗里和科爾真能開發出有效對抗死神隊長的血清，那將是醫學史上最大的勝利。

能夠打敗肺炎，讓它在軍中絕跡的希望終於出現，使得戈格斯對阻止肺炎肆虐更充滿信心。他要求韋爾契組織並且親自主持一個對付肺炎的專門委員會。戈格斯要這個組織在自己的辦公室外面辦公；韋爾契的辦公桌則擺在戈格斯的個人專屬辦公室裡。

韋爾契不同意戈格斯的想法，並且打電話給佛勒斯納，兩人都認為世界上最適合主持這個委員會的人非科爾莫屬。第二天佛勒斯納和科爾搭火車到華盛頓，與戈格斯和韋爾契在宇宙俱樂部會面。他們一同挑選肺炎委員會的成員，這個委員會將得到戈格斯、韋爾契、佛勒斯納和他們背後的機構所有知識和資源的支持。

他們的眼光很準，所有被他們挑上的人後來都當上美國國家科學院院士，一所可說是世界上最頂尖的科學機構。

艾弗里理所當然留在紐約，親自主持實驗室工作，其他人則到處執行任務。委員會中的湯瑪斯．里弗斯中校是韋爾契在霍普金斯研究所的學生，後來成為世界病毒權威，並接任科爾成為洛克菲勒醫院院長。法蘭西斯．布萊克（Francis Blake）中尉是洛克菲勒的另一位研究員，後來成為耶魯大學醫學院院長。尤金．奧彼被公認為韋爾契病理學最傑出的學生，入伍時已經是華盛頓大學醫學院院長。在委員會之外和他們一起合作的，還有後來得到諾貝爾獎的蘭德施泰納（來自洛克菲勒）和喬治．韋柏（George Whipple；來自霍普金斯）。幾年之後一位洛克菲勒的科學家回憶說，有幸和這群精英一起工作真是無上的榮幸。

科爾常到華盛頓和韋爾契及戈格斯辦公室的其他資深軍醫討論最新狀況，這種討論雖然常是緊急狀況之下召開，但已經成了一種固定工作。科爾、韋爾契、沃恩和羅梭等人也常對軍隊營區做最嚴格的審查，從軍中外科醫生、細菌專家、傳染病專家的素質，到廚房洗盤子的過程都一滴不漏地檢視。他們提出的建議都被立即採納，不過他們也不是專斷獨行，因為軍中醫院和實驗室中也有許多他們尊重的專家，所以來自軍中的意見也受到重視。

那年春末科爾向美國醫學學會報告他對麻疹的結論之一，說麻疹似乎特別令呼吸道黏膜容易受到次發性感染。他也相信這些次發性感染像麻疹一樣，「主要以流行病的型態出現……每次新感染出現時不止疫情範圍增加，疾病的猛烈性也提高。」

一九一八年六月四日，科爾、韋爾契和其他幾位肺炎委員會的同事又出現在戈格斯的辦公室，這次同來的還有紐約州衛生處長赫曼・比吉斯，哈佛大學最傑出的科學家米爾吞・羅斯諾（入伍後官拜海軍少校），和洛克菲勒研究所的創辦人之一愛默特・荷特。這次的會談範圍更廣，重點在怎樣避免比流行麻疹更嚴重的情形發生。他們都擔心戈格斯的噩夢成真。

雖然他們也在留意感冒的發生，但並沒有對它太擔心。那時雖然有流行性感冒，可是疫情都算輕微，比不上已經發生的麻疹。他們很清楚感冒是經由肺炎殺人，戈格斯已經請求洛克菲勒加速肺炎疫苗和血清的研製。洛克菲勒研究所和陸軍醫事學校都已經為此投下大量人力物力。

談話主題接著從實驗室轉到流行病學上的問題。在巡視軍營後，韋爾契、科爾、沃恩和羅斯諾都相信交叉感染是造成許多麻疹肺炎死亡的原因。為了避免這種狀況再發生，韋爾契建議設立傳染病房和給予醫護人員特別訓練，像民間的貴族醫院一樣。韋爾契舉英國為例，那兒有獨立的醫院，完全隔離的組織和嚴格的管制。另一個可能防止交叉感染的辦法是利用現有醫院病房，在病床旁豎起隔屏。

他們也談到過度擁擠的醫院和隔離部隊的構想等等。從一九一六年起，加拿大就把所有剛到英國的部隊隔離二十八天，避免他們感染已經訓練好準備上前線的其他部隊。韋爾契建議設立類似的隔離軍營，讓入伍新兵在那兒先待上十到十四天。

他們都瞭解很難說服軍方這麼做，讓軍方改善營舍內過度擁擠的問題更是困難。

不過有一位陸軍醫官帶來一項好消息。他說醫院裡的過度擁擠已經有改善，五月十五日那天軍中每間醫院至少都還有一百張空病床，全國總共有兩萬三千張空床。軍中收集到的每個流行病統計數字都顯示情形的改善，所以他堅信所有的設備和訓練都是足夠的。

時間會證明這位醫官說的對不對。

現代人之所以會被稱為「現代」，主要是因為與其調整自己適應自然，現代人寧可改變自然來配合人類。現代人面對自然時，多半顯得自大和侵略性，像讓河流改道，在地質不穩處建造房屋，甚至進行基因改造等。自然的反應通常很溫和，只是有時會發點小嗔，或偶爾展示一下它的威力而已。

一九一八年時，人類已經相當現代化，科學化，忙著侵犯大自然，可是自然依舊有它自己的腳步。它選擇這個時候反擊人類，這一擊當真非同小可。現代化，享有現代科技生活的人類，第一次嘗到大自然真正發威的滋味。

第四部

災難開始 IT BEGINS

第十四章

我們不能非常肯定感冒病毒是被某人從堪薩斯州的哈瑟克郡傳進福士敦軍營，可是間接證據相當有力。在一九一八年二月最後一個禮拜，有紀錄說好幾個人從「感冒正猖獗」的哈瑟克郡去到福士敦軍營。他們到達福士敦軍營的時間大約是二月二十八日至三月二日之間，而營區的醫院紀錄是從三月四日開始處理感冒士兵。這段時間與感冒病毒的潛伏期相當吻合。三個星期之內福士敦軍營有一千一百人病得必須住院。

在福士敦軍營和哈瑟克郡之間往來的人只有幾個，可是卻有大批軍人在福士敦軍營和其他軍營及美、法兩國間往來。三月十八日，在福士敦軍營第一個病例出現兩週之後，感冒出現在喬治亞州的佛瑞斯軍營和綠葉軍營，百分之十的官兵掛了病號。接著像骨牌一樣，其他軍營也爆發感冒。那年春天全部三十六個大型軍營裡有二十四個爆發流行性感冒。美國國內前五十大城中的三十個城市因為感冒導致死亡率在四月特別高，它們大都是鄰近軍營的城市。不過這些都是事後分析才知道的。

一開始事情看來沒什麼大不了，不像流行性痲疹帶著肺炎來襲一樣可怕。只有哈瑟克的感冒比較嚴重，唯一讓人擔心的是感冒會到處流竄。

如法蘭克．麥法蘭．伯內特後來說的，「因為陸軍在歐洲和美國紀錄完整，這段期間很容易追蹤感冒的發展。」

疫情過後，流行病學家搜尋那段時間歐美軍方和民間的醫療紀錄，想找出在福士敦軍營之前是否有不尋常的感冒流行跡象（哈瑟克的流感發生警報發布時間弄錯了，變成是在福士敦之後）。他們發現冬天在法國有一些地方性的流行性感冒，可是並沒有像流行病那樣傳開來。

歐洲第一起比較明顯的爆發是在美軍登陸後的法國布雷斯特港（Brest）。布雷斯特港的一位法國海軍指揮官也忽然病倒，然後由布雷斯特為圓心，疾病迅速蔓延出去。

雖然很多人被傳染，但是與美國一樣，情況不是很嚴重，軍隊行動稍微受到影響，不久就恢復了戰力。例如夏蒙地方有流感在美軍和平民中爆發，守衛美軍總部的一百七十二名海軍陸戰隊隊員大部分都生病而且有五十四人需要住院，但是所有人都康復過來。

法軍的第一個病例在四月十日。流感在四月底傳到巴黎，同一時間也到義大利。第一個英軍病例發生在四月中，然後就爆發開來。到了五月光是英國第一軍團就有三萬六千四百七十三人住院，還有好幾萬比較不嚴重的病號。英國第二軍團報告：「五月底情況相當嚴重……感染的人數非常龐大……有個砲兵旅在四十八小時之內有三分之一的人生病。一個有一百四十五人的彈藥隊有一天只有十五個人可以工作。」英國第三軍團受創一樣厲害。六月裡，從法國調回英國的軍隊把感冒帶回祖國。

但併發症不多見，而且幾乎所有生病的人都能康復。唯一令人擔心、而且值得擔心的是，軍隊的戰力會因而減弱。

德軍看來就碰上這個問題。戰場上的德軍部隊四月下旬突然受到流行性感冒猛襲，那時德軍指揮官魯登道夫（Erich von Ludendorff）將軍正準備要發動一次最大規模反攻，那可能是德軍打贏這次戰爭的最後機會。

德軍攻勢一開始頗有斬獲。威廉・郝斯特的學生哈維・庫興在前線的日記記述德軍的進展說：「整個情況讓人很沒信心……晚上十一點，前線不斷有人撤下來……黑格（Haig）給部隊的命令讓人不安……他的結論是這麼說的：『我們已經無路可退。但相信我們的正義之師一定會獲得最後勝利，我們一定要戰到最後一人。我們家人的安危和人類的自由完全要靠我們在這關鍵時刻的表現。』」

可是庫興後來又記著：「預料中德軍的第三波攻擊一天又一天向後延……沒人知道下一次攻擊什麼時候會發動，應該不會拖太久。我想讓法國人災情慘重的感冒應該也沒放過德國人，事情才會這樣一拖再拖。」

魯登道夫也怪這次流行性感冒讓他失去先機，導致最後的戰事失利：「每天早上聽參謀官們背誦病號的數字，聽大家抱怨官兵身體虛弱的狀況，真是件痛苦的事。」

感冒可能真的讓他的部隊失去戰鬥力，或許只是魯登道夫替打敗仗找到一個好藉口。英軍、法軍和美軍都受到同樣的影響，感冒不只針對魯登道夫一個人而已。

這次感冒在西班牙被取了名字。

西班牙在戰爭中採取中立，在五月以前只有很少的病例。政府對新聞沒有管制，所以不像英、法、德國的報紙從來不報負面消息，擔心影響士氣。西班牙的報紙充斥著流行性感冒的報導，特別是他們的國王阿爾豐索十三世（Alphonse XIII）也病況嚴重。

於是這種病被世人稱為西班牙流感，可能是因為只有西班牙報紙有報導其他國家的流感新聞。

流行性感冒傳到葡萄牙和希臘，六月和七月英格蘭、蘇格蘭和威爾斯都出現死亡病例。德國六月開始出現零星病例，然後全國爆發大流行。丹麥和挪威七月開始失守，荷蘭和瑞典在八月。

孟買的首宗病例在一艘運輸艦五月二十九日抵達後立刻出現。先是七名在碼頭工作的印度警察被送進警察醫院，然後是修船廠的政府人員倒下，隔天孟買港務局的職員生病，兩天後接著是在「比鄰修船廠和巴拉德港務公司地區」工作的人們。從那兒起流感沿著鐵路擴散，到加爾各答、馬德拉斯、仰光，還有喀拉蚩。

感冒在五月底傳到上海。有人描述說「像潮水般漫過全國」。據說重慶市民有一半病倒。它也跨海在九月進入澳大利亞和紐西蘭，雪梨有百分之三十的人口生病。

雖然它傳染異常迅速，可是殺傷力不像在哈瑟克那麼強。在法國一批六百一十三人的美軍住院名單中，只有一人死亡。法軍四萬個住院病號裡不到一百人死亡。英國艦隊有一萬零三百一十三人生病，使得海軍暫時動彈不得，但也只有四人死亡。軍中叫它「三天熱」。在阿爾及利亞、埃及、突尼西亞、中國和印度都「疫情不重」。

由於症狀不夠猛烈，有些醫生還懷疑是否真的是感冒。英軍的報告中說症狀「類似感冒」，但是「病程很短，而且沒有併發症」，所以懷疑可能不是感冒。有些義大利醫生更堅決，在醫學刊物上辯說「義大利流行的熱病不是感冒」。三位在《刺胳針》雜誌上發表文章的英國醫生也同意這種說法，認為它不是真正的感冒。因為這次的症狀雖然像感冒，但輕微得多，「病程很短，並且沒有併發症或復發的現象。」

那期《刺胳針》雜誌的日期是一九一八年七月十三日。

三、四月間疾病在美國從一個軍營跳過一個軍營，並且偶爾也傳進鄰近的城鎮，但當時並沒引起戈格斯、韋爾契、沃恩等人太大擔心，艾弗里也還沒開始在實驗室中研究它。麻疹當時仍在流行，而且造成比較多的死亡病例。

感冒傳到歐洲時他們就開始注意了。雖然醫學報導都說疫情輕微，他們還是看到一些令人擔心的例外病例，表示這個病可能不會一直那麼客氣，當它發起威來也許會很可怕。它通常很兇猛，比麻疹猛烈得多。

有一位軍醫報告提到「肺部充血的猛爆性肺炎」，也就是說，感染迅速發作讓肺部充滿血液「在二十四至四十八小時內致命」。這麼快速的死亡對肺炎來說很不尋常。芝加哥一件平民驗屍報告也出現類似情形，情況異常得讓執行驗屍的病理專家把組織轉送給路德維希·海克登（Ludwig Hektoen）博士。海克登是備受尊敬的科學家，他與韋爾契、佛勒斯納和戈格斯都熟識，是約翰麥考米克傳染病紀念研究所（John McCormick Memorial Institute for Infectious Diseases）的所長。這位病理專家要海克登博士「把它當作一種新的疾病來看」。

在肯塔基州的路易斯維爾，感冒統計數字出現異常。那兒死亡率不低，而更令人驚訝的是百分之四十的死亡病患都是年紀在二十至三十五歲之間。這在統計上是個很特別的現象。

法國五月底一個小型兵營裡一千零一十八位新兵中有六百八十八人住院，四十九人死亡。總人數的百分之五在幾個星期內死亡是件很可怕的事，尤其他們都是強健的年輕人。

六月中韋爾契、科爾、戈格斯和其他人都盡力收集感冒在歐洲傳播的情形。科爾無法從正式管道取得資訊，只能從法國戰場上一位前洛克菲勒研究員那兒得到讓他擔心的消息。七月，科爾要求負責協調所有戰爭相關醫學研究工作的國家研究會議中的科學家理查．皮爾斯（Richard Pearce），將「提供歐洲感冒流行的正確情報」當作優先工作，並說「我已向華盛頓的公共衛生部提過好幾次，可是得不到關於這件事的具體資訊」。他指的是美國公共衛生部長魯伯特．布魯，不是戈格斯。科爾幾天後追得更緊，要求皮爾斯投入更多的資源研究這件事。

皮爾斯聯絡幾個研究單位的科學家，如費城的路易士，還有執業醫生、病理學家、傳染病學家等等，問他們是否可以著手新的研究項目。皮爾斯本人可以做為他們研究成果的信息交換所。

六月一日到八月一日之間，儘管戰事告急，在法國的兩百萬名英軍中仍有一百二十萬零八百二十五人病得爬不起來。突然間疫情消失了。八月十日英軍指揮官報告流行病結束。英國一份醫學刊物八月二十日也宣布流行性感冒完全消失。

美國駐法遠征軍軍醫發行的《每週報導》（*Weekly Bulletin*）不願像英國人那樣輕易就把疫情一筆勾消。它在七月底說：「……流行病即將結束……雖然是較溫和的類型，還是造成不少影響……」

可是它繼續說：「許多病例被誤診為痲疹……七月造成的肺炎後遺症比四月要多。」

在美國本土，感冒沒有像在歐洲和部分亞洲地區一樣橫掃所過之處，卻也沒有完全消失無蹤。

陸軍的肺炎調查小組被派到各個地區研究，他們發現仍不斷有病例出現。在福士敦軍營所在的雷利堡地區，法蘭西斯．布萊克上尉從病人和健康人的喉嚨中採樣做培養。這是個零碎的工作，不像他以前習慣做的事，並且他討厭堪薩斯州。他對妻子抱怨說：「已經兩天沒有收到我心愛的人來信，沒有陰涼的白天，沒有陰涼的晚上，沒有飲料，沒有電影，沒有舞會，沒有俱樂部，沒有漂亮的女人，沒有淋浴，沒有撲克，沒有人，沒有樂趣，沒有快樂，只有炙熱，大太陽，熱風，汗水，灰塵，口渴，漫長窒悶的夜晚，整天的工作，和地獄一樣，這就是堪薩斯州的雷利堡。」幾星期後他說，因為氣溫太高，只好把培養菌放進孵育器裡以免培養的細菌被熱死，他寫道：「想想看，竟然要把東西放進孵育器裡涼快。」

他繼續寫，「整天都在病房裡忙……有些有趣的病例……不過到目前看到的都是感冒。」

感冒很快就要變得非常有趣了。

病毒沒有消失，只是閉關修煉。像森林大火藏在樹根底下，靜靜突變繁衍，秣馬厲兵，等待再等待，準備爆開來變成燎原大火。

第十五章

一九一八年的流行性感冒和許多其他感冒一樣，是一波波來的。春天那波殺傷力不大，可是第二波就不同了。關於這種現象有三種假設。

第一種說法，溫和及厲害的感冒是由完全不同的兩種病毒造成。這是不太可能的，因為在第一波感冒攻擊中被感染的人對第二波來襲明顯較有抵抗力，這對第二波病毒是第一波變種的說法是很好的證據。

第二種說法是春天的流感是一種溫和的病毒造成，它在歐洲流行的時候遇到另一種感冒病毒。當兩種病毒同時侵入一個細胞時，造成病毒基因重組，變成致命的新病毒。這種情形有可能發生，並且也能解釋為何第一波的病人大多數對第二波有免疫力，可是有些科學上的證據和這個說法矛盾，而且今天大多數的感冒專家還不能接受這種可能性。

第三種說法牽涉到病毒成為人類病毒的突變過程。

一八七二年一位法國科學家達萬尼（C. J. Davaine）檢查一份充斥炭疽菌的血液樣本。為了瞭解致命的劑量，他用不同分量的血液注入兔子體內。他首先發現十滴血可以殺死兔子，然後他抽出第一隻兔子的血再注入第二隻，第二隻也死了。他重複這個程序，把第二隻兔子的血注入第三隻中，直到第五隻。

每次他都在尋找最低的致命血液量，結果發現細菌的毒性每次都增加，到了第五隻兔子時，只要百分之一滴血就可以致命。到了第十五次試驗，致命量是四萬分之一滴血。到第二十五次時，細菌毒性強到不到一百萬分之一滴的血就可以致命。

但細菌在培養基裡生存一段時間後毒性會消失。毒性對不同物種也不一樣，對兔子極少劑量就能致命的細菌，老鼠和小鳥卻能承受相當大的劑量。

達萬尼的試驗是史上第一次展示所謂「過渡」（passage）的現象，意指有機體對環境的適應。當一種毒性弱的菌株從一個動物傳染到另一個動物體內，會更有效地複製和傳播，殺傷力常隨之增強。

換句話說，它變成更有效率的殺手。

試管中的細菌遇到環境改變的話也可能有相同結果。一位研究員記錄說，他原來培養的細菌在培養基從牛肉汁改成小牛肉汁後，致命性就大為增加。

這是個複雜的現象。致命性不是能夠無止境增加的。如果病原的致命性太強，它會一下子就把宿主殺死，連帶也毀了自己，所以最後它的毒性會穩定下來，甚至消退。這現象特別會發生在物種間移轉時，病原的危險性通常是降低而不是增高。伊波拉病毒就是個例子，它通常不會感染人類。伊波拉病毒開始感染人類時致死率非常高，但經過幾次過渡之後，它就變得比較溫和，不再那麼恐怖。

過渡可以削弱病原。用巴斯德的話，他曾企圖「削弱」豬丹毒的病原，結果成功地利用兔子達到目的。當細菌適應兔子後，它失去在豬體內繁殖的能力。巴斯德把這種兔子身上培養出的細菌給豬注射之後，豬的免疫系統很輕易就消滅了這些入侵者。因為這批弱病原和原來厲害的病原其實是同一個譜系，豬的免疫系統能夠辨認出病原而將它們消滅，於是豬就有了免疫力。一八九四年，法國獸醫用巴斯德的疫苗替十萬隻豬接種；而匈牙利則有一百萬隻。

感冒病毒的行為和其他病原沒有不同，它同樣也受到演化的影響。一九一八年病毒從動物跳到人類身上時，在轉換的過程中應該也經歷同樣的變化，雖然它還保有一些毒性，但是變得較溫和。它可能是在適應人體之後再度發生變化，成為致命病毒的。

法蘭克·麥法蘭·伯內特因為免疫系統的研究而得到諾貝爾獎，但他主要的研究還是在感冒和感冒的流行病史。他提到無害的感冒病毒在過渡後曾有變成致命品種的紀錄。曾有艘載著感冒病患的船到東格陵蘭一個孤立的小島上，船離開兩個月後，島上爆發致命的流行性感冒，病人的死亡率達百分之十。伯內特「合理判斷」島上的瘟疫是感冒，並推斷病毒是在島上經過十五到二十代轉變後，才從溫和的病毒適應新的人群，而且變成致命品種。

至於對一九一八年流感的研究，他估計病毒約是在四月底發展出新的譜系。他說，「我們假設春季流感的病毒在美國國內發生突變……這個過程持續到法國境內。」

毒性本來就潛在病毒的基因之內，只是這個突變群比其他感冒病毒更具有在人類社群大規模傳染的潛力，而過渡更加強了它的猛烈性。病毒自我調整，好像火苗躲在大樹根部悶燒，在人體內繁衍越來越有效率，過渡終於鍛鍊出超級病魔。

一九一八年六月三十日，英國輪船「愛塞特市號」（City of Exeter）在海事檢疫站經過短暫停靠之後，開進費城港口。這艘船上有人患了致命的疾病，可是美國衛生部長魯伯特·布魯沒有下令海事檢疫站攔住這條滿是感冒患者的船，仍舊讓它放行。

由於船上的情況太糟，英國領事安排這條船停靠在一個空曠的碼頭，那兒除了救護車和戴上口罩的司機之外，沒有其他東西。幾十名病危的船員被送往賓州醫院，同時為了防範疾病蔓延，他們的病房也被封閉隔離。阿爾佛萊德・史坦格博士（Dr. Alfred Stengel）在爭取受人推崇的賓州大學教職時曾敗給佛勒斯納，直到佛勒斯納離開後才繼任他的職位，現在成了美國醫療學院的院長。他是傳染病專家，親自照顧這些生病的船員。雖然他和佛勒斯納是死對頭，他還是打電話給佛勒斯納的徒弟保羅・路易士徵詢他的意見。儘管如此，生病的船員依然一個接一個病逝。

他們看來是患了肺炎，可是根據一位賓大醫科學生描述，還帶有其他異常症狀，包括流鼻血。報告上說，大家認為他們患的是感冒。

一九一八年所有的感冒都不尋常。美國人已經知道「西班牙流感」的威力足以拖垮德國人的攻勢，城裡在謠傳那些病死的船員都是西班牙流感造成的。戰爭的宣傳機器不准任何可能影響士氣的東西登在報紙上，於是兩位醫生斷然地告訴報紙，病人不是感冒病死的。他們公然撒謊。

疾病沒有傳開。短短的隔離檢疫讓船員在進港時已經沒有傳染力，毒性強烈的病毒迅速燒光了燃料，費城躲過了這發子彈。

這時病毒已經在人體中過渡了好幾回合，當醫學刊物還在談這波感冒不太厲害時，世界各地紛紛傳出惡性疾病爆發的跡象。

七月八日那星期倫敦有八千二百八十七人死於感冒，伯明罕醫院裡就有一百二十六人。一位做過幾次驗屍的醫師報告說，「肺部受損，情況複雜多變，和過去二十年裡曾做過的幾千件驗屍結果的不同症狀令人震驚。完全不像平常見到的支氣管肺炎。」

美國公共衛生部每週發行的《公共健康報導》終於注意到了，覺得事態重大到必須警告各地的公衛官員，「……英國伯明罕發生流行性感冒，據聞傳播快速，已經擴散到其他地方……有致死病例出現……」

先前醫生懷疑流行的不是感冒，因為症狀太輕，現在還是有醫生懷疑不是感冒，卻是因為症狀太厲害。因為沒有足夠的氧氣交換，有些受害者發紺，全身或一部分身體呈藍色，有時甚至變成深藍色。

八月三日一位美國海軍情報官員收到一份電報，他立刻加上「機密」戳記。根據他的報告，依據可靠的情報來源，「我確信……現在瑞士流行的雖然被認為是西班牙流感，其實應該是一般所謂的黑死病。」

大部分關於這次疫病的說法是，致命的第二波攻擊突然間在全世界同時出現。這種說法使人困惑，其實第二波是逐步發展出來的。

當水壺裡的水快燒開時，先是單獨的氣泡從底下冒上來，一個接一個，然後兩、三個，然後是更多氣泡同時出現。除非火被關掉，否則整壺水很快會燒開，水面一片翻滾沸騰。

一九一八年致命病例出現時，就像一壺即將燒開的水，零星的氣泡一個個冒上水面。火先燒開哈瑟克，引起第一陣流行。在法國殺死百分之五新兵的是第二個氣泡。路易斯維爾是另一個氣泡；「愛塞特市號」和瑞士都是接下來的氣泡。這些都是致命疾病冒出來的，大量的氣泡即將冒上沸騰的水面。

疫情結束後不久提出的流行病學報告都看到這點。有份報告提到美國軍營「從一九一八年八月四日那星期起感冒病例開始增加，感冒併發肺炎在八月十八日那週開始出現。如果這就是大流行的起頭的話，把這些病例畫成曲線，就會出現開始和緩的線條，之後變成一條直線上升……事實就是如此」。

報告也提到夏季在美歐兩地出現「明顯爆發流行，症狀也更加猛烈，」並且「疫情與秋季那一波難以分開。」

根據戈格斯辦公室裡流行病專家的紀錄，八月初有一艘從法國到紐約的船因為船上流感太嚴重，船員全部倒下，船隻只得停靠加拿大的哈利法克斯港，等到足夠的船員康復之後才啟航到紐約。

八月十二日挪威貨輪「勃甘佛號」（Bergensfjord）抵達布魯克林碼頭，途中海葬四名死於感冒的船員。船上還有二百名感冒病患，救護車立即把大部分人送進醫院。

紐約市衛生局長羅耶．柯普蘭（Royal Copeland）和港口衛生官員聯合聲明，表示這種病一點也不危險，因為營養良好的人很少會感染（即使他說的沒錯，他屬下的衛生單位卻說紐約市內百分之二十的小學生營養不良）。於是他沒有採取任何預防感冒傳播的措施。

八月十四日和十五日，海軍通報兩艘從挪威和瑞典來紐約的船載有感冒病患。八月十八日，紐約報紙報導兩艘船上發生流行性感冒，船上的人都被送往聖文生醫院。

八月二十日，即使柯普蘭也承認這個不厲害、也還不算流行的感冒已經在紐約出現。

致命的病毒在人類身體中尋找落腳之處。突然間，在大洋分隔幾千里的地方：法國的布雷斯特，西非獅子山國的自由城，和美國的波士頓，這個燒開的水壺同時要命地沸騰起來。

援法二百萬美軍中大約有百分之四十，七十九萬一千人由法國的布雷斯特港登陸。這是個深水港，可以同時容納幾十條船艦。全世界來的聯軍都在那兒上岸。布雷斯特和其他許多地方一樣，春天時已經經歷過流行性感冒洗禮，只是那些地方的感冒都是溫和派的。高死亡率的感冒第一波發生在七月間一支從阿肯色州派克軍營調來的換防部隊裡。他們的駐地比較獨立，所以疫情看來似乎得到控制，其實不然。八月十日，也就是英國軍醫宣布疫情結束的同一天，一大批在布雷斯特的法國船員感冒住院，因為人數太多，使得海軍醫院幾乎癱瘓，不得不關門。他們的死亡率開始升高。

八月十九日《紐約時報》報導另一條流感爆發的新聞，「人數眾多的美國黑人運送馬匹到法國之後，在岸上感染西班牙流感，因肺炎病逝法國醫院。」

幾個星期之內布雷斯特周圍地區都沸騰起來。美軍繼續進入這個城市，再調出去，和在附近訓練的法軍混合在一起。當軍隊離開時，他們一起帶著病毒散布到各地。

獅子山國的首都自由城是西非的主要燃煤補給站，替往來歐洲、南非及亞洲的船隻服務。八月十五日一艘英國船「曼圖亞號」（Mantua）帶著二百名感冒病患停靠，汗流浹背的黑人苦力在幾位船員指揮下把幾噸燃煤扛上船。

黑人苦力帶回家的不只是工資。沒多久搬煤的人都感冒了，這次感冒可不是輕微的。八月二十四日，兩名當地人死於肺炎，還有多人仍然躺在病床上。

八月二十七日英國船「非洲號」（Africa）進港。它也需要加煤，那天獅子山煤礦公司的六百名苦力中有五百名無法上工。船員只好與非洲工人並肩把煤扛上船。船上有七百七十九人，在幾週之內，大約有六百人生病，並且有五十一人去世，也就是百分之七的船上人員死亡。

英國船「切普斯托堡號」（Chepstow Castle）從紐西蘭運部隊到歐洲前線，八月二十六日和二十七日兩天停靠自由城加煤。之後的三個星期，船上的一千一百五十人中有九百人感冒，三十八人死亡。

「大溪地號」和「切普斯托堡號」在同一個時間和地點加煤，當它和「切普斯托堡號」同一天到達英國時，船上已有六十八人死亡。抵達英國以後兩艘船上一共又再增加八百名病號，其中一百一十五人死亡。

獅子山國的官方估計在幾週內約有百分之三的本地人病死。但現代研究證據顯示，真正死亡率比那時的官方數字高得多，可能超過兩倍以上。

美國海軍在大西洋岸，波士頓的共和碼頭設置了所謂的「接待艦」。這個名字會誤導人，那其實是個陸上營區，容納大約七千名過境的船員，吃住都在海軍自己都認為「極端擁擠」的地方。八月二十七日兩名水兵因為感冒到醫務所報到。八月二十八日有八人；八月二十九日又有五十八人住院。

情形和布雷斯特港、自由城和海上的輪船一樣，病人開始死亡。「接待艦」的病人有五十人被送到卻爾西海軍醫院，那時米爾呑・羅斯諾少校和他的副手約翰・奇根（John J. Keegan）上尉正在那兒工作。

這兩位海軍可不是普通人，後來奇根成為內布拉斯加州立大學醫學院院長，羅斯諾也成為當代醫界巨擘。羅斯諾身材壯碩結實，頸子粗短，給人一股摔角選手的壓迫感，可是他為人非常有禮貌而且熱於助人，大家都喜歡在他手下工作。羅斯諾是設立美國公共衛生部衛生學實驗室的主要推手，後來也成為美國細菌學家協會會長。他最出名的是著作的教科書《預防醫學與公共衛生》（*Preventive Medicine and Hygiene*），被當時的陸海軍醫官稱為「聖經」。幾個星期前他還剛與韋爾契、戈格斯和沃恩談到如何控制新出現的流行病。[47]

羅斯諾和奇根立刻隔離這批病患，以一切辦法防堵傳染。他們追溯這些人所有曾經接觸過的人，也將他們隔離。可惜疾病爆發力道太強難以阻擋。他們只得將重點轉到細菌分析，希望找到病原體以準備疫苗或抗血清。尋找結果令人失望，幾週後他們開始在海軍監獄裡的自願囚犯身上進行歷史上第一次實驗，看是否傳染病是由病毒所引起。

早在那以前所有防堵疾病傳播的努力就都失敗了。九月三日一位平民因為感冒進了波士頓市立醫院，九月四日劍橋區的海軍雷達學校四名學員生病，那是位於波士頓查爾斯河對岸的地區。

接下來是迪文斯軍營。

---

47 原註：羅斯諾和佛勒斯納兩人是長年的朋友兼競爭對手。一九一一年，羅斯諾曾指出佛勒斯納犯的重大錯誤，兩年之後，羅斯諾因為「證明」畜圈裡的蒼蠅會傳染小兒麻痺症而獲得一九一三年美國醫學金牌獎，但一九一五年佛勒斯納證明羅斯諾是錯的。不過兩人彼此尊重，相處得也不錯。戰前哈佛大學的研究經費仍頗拮据，佛勒斯納寫信對羅斯諾表示對他的情形很訝異難過，並立即安排洛克菲勒基金會贊助他。兩人的合作關係則是日常公事上的，例如一九一八年羅斯諾通知佛勒斯納的條子「請即送卻爾西海軍醫院四人份腦膜炎血清」。

第十六章

迪文斯軍營在波士頓市區西北方三十五英里一片起伏的丘陵地上，占地五千英畝。那兒原是沿著納舒厄河兩岸美麗的農村，在不久之前林中還有蓊鬱的樹木，現在都被砍成光禿禿的樹樁。它與其他軍營一樣，都是在極短的時間裡趕工建起來的，平均每天可以落成十點四棟營舍。一九一七年八月當營房還沒全部完成時，這兒已經進駐一萬五千人。生活汙水直接就排進納舒厄河中。

它也和其他軍營一樣受到麻疹和感冒的侵襲。不過那兒的醫官是一流的。官方對迪文斯營區醫院的評鑑結果，包括廚房在內，都給了最高分。評語中有「伙房官兵認識清楚，警覺性高」。

由於迪文斯的軍醫水準極高，羅斯諾還打算讓它承擔一部分研究工作，像是比較健康士兵口中的鏈球菌和感染者喉嚨的鏈球菌，或像研究為何黑人士兵的肺炎發病率比白人高，以及和麻疹有關的研究等。那年夏末，迪文斯軍營的安德魯．謝拉德（Andrew Sellards）少校把麻疹病患的分泌物加壓通過陶瓷過濾器，分離出麻疹的濾過性病毒，並拿來在猴子身上接種。八月二十九日，他已開始在一群自願者身上做試驗。

迪文斯唯一的問題是它的設計最大容量只有三萬六千人，可是九月六日已有超過四萬五千人在裡頭。營中醫院可以容納一千二百人，當時只有八十四名病患而已。迪文斯醫院的人力充沛得還有餘力可以同時進行好幾項研究工作，醫官素質最高，病房又幾乎全空，看來它足以迎接任何危機挑戰。

其實不然。

港區疾病出現之前一週，波士頓衛生當局就擔心「八月第三週從迪文斯軍營突然爆發嚴重肺炎，證實我們先前對感冒可能會先在軍中傳開來的懷疑」。

迪文斯的疫情可能來自波士頓的海軍共和碼頭，也可能是由迪文斯內部自己發展出來的，也可能已由迪文斯傳進波士頓市區。不管怎樣，九月一日迪文斯有四名軍人因肺炎住進醫院，接著六天，又出現二十二個肺炎病患，但這些病例都不被認為是感冒引起。

九月七日，第四十二步兵旅D團的一名士兵被送到醫院。他痛得一被接觸到就慘叫，並且精神恍惚，被診斷為腦膜炎。

第二天他團上有七個人住院，懷疑又是腦膜炎。這是個合理的診斷，因為症狀一點也不像感冒，而且幾個月之前這個團才發生過不太嚴重的腦膜炎流行。虛心的醫官並沒有太大意，他們找了羅斯諾來幫忙。羅斯諾親自帶了六位細菌專家來，夜以繼日工作了五天，找出一百七十九個病患並將他們隔離。羅斯諾等人雖然做了很多事，但離開時仍對營區軍醫充滿敬意。他向海軍上級報告，像迪文斯軍營那樣水準的醫官在其他海軍部隊中很難找得到。

接下來幾天其他單位也有類似感冒的病例。雖然醫務人員素質不錯，但還是沒把這些初期的病例與共和碼頭的流感聯想在一起，也沒有想到要隔離，甚至開始幾天的患者連病歷都沒留下，因為它們被當成是春季流感的殘留。在極端擁擠的營房和餐廳，所有人還是混雜在一起。一天過去，兩天過去，突然間感冒像砲彈一樣炸開了。

那的確是一陣猛烈的爆炸。一天之內迪文斯有一千五百四十三人感冒。九月二十二日，全營區有百分之十九點六的人掛病號，其中四分之三住院。這時肺炎死亡的病例開始出現。

九月二十四日一天中有三百四十二人被診斷是肺炎。迪文斯通常有二十五名軍醫，現在加上其他單位和民間調來支援的醫生，共有二百五十位醫生在照顧病患。醫生、護士和醫務兵從早上五點半開始忙到晚上九點半，睡一覺之後又回去上工。但到了九月二十六日，當所有醫護人員已經支持不住，甚至醫生護士也開始染病死亡時，醫院只能拒收新病患。

紅十字會本身也在忙著處理傳到民間的疾病，可是還是設法抽出十二位護士去支援。這批護士只是杯水車薪，而且其中八個人也病倒，二個人去世。

這不是普通的肺炎。一位軍醫羅伊．格瑞斯特（Roy Grist）寫信給同事說：「病人開始時看來像感冒，到了醫院後很快發展成前所未見的猛烈肺炎。入院兩小時後顴骨出現紅斑，再過幾小時可以看到耳下出現青紫，蔓延到整個臉部，發紺的程度簡直看不出膚色是黑人還是白人。」

帶氧的血液是明亮的紅色，沒有氧時它是藍色。發紺是因為病人的肺部無法把氧氣交換到血液中造成的。一九一八年流感的病患發紺特別嚴重，整個身體變成我們手腕上看到靜脈的那種顏色。謠言說那不是感冒，是黑死病。

羅伊．格瑞斯特繼續寫道：「死神在發病後的幾小時裡就降臨……太可怕了。看到一個人死去可以忍受，看到十個、二十個人死去可以忍受，可是看到那些可憐的人像群蒼蠅一樣……平均每天死去一百人……肺炎就等於死亡……我們已經失去好大一批醫生和護士，鄰近的艾爾鎮景象特別不尋常……火車專車載走屍體。棺材缺貨好幾天，屍體只能先堆積起來……法國戰場上任何激戰之後的慘狀都比不上這兒。一棟特別長的營房被當作臨時太平間，任何走過的人看到那些穿著制服，躺成兩列的士兵屍體都會受不了……別了朋友，上帝保佑你，希望我們還能再相見。」

韋爾契、科爾、沃恩、羅梭這時都官拜上校，剛剛結束南部軍營的巡視。這不是他們第一次出巡，因為他們知道軍營將是流行的引爆點，在檢查時，他們特別注意糾正可能讓流行病有立足機會的地方，並且花相當多的時間在討論肺炎上。離開喬治亞州的麥肯軍營之後，他們到北卡羅萊納的艾西維爾（Asheville）休息了幾天。范德比爾特（Vanderbilt）家族在那兒鄉間建有一所美麗的莊園，韋爾契的老同事威廉．郝斯特在離它不遠的山區也建了一棟城堡似的房子（今天這棟城堡變成海漢普登〔High Hamptons〕度假中心）。

他們在城裡最高級的葛洛夫公園度假飯店（Grove Park Inn）裡聽古典音樂。韋爾契燃起雪茄。一位服務員過來告訴他禁止吸煙，他就和科爾到陽台上聊天。服務員又走過來要他們當裡面演奏音樂時須保持肅靜，於是韋爾契悻悻地離開了。

羅梭這時寫信給佛勒斯納說：「我們很好。韋爾契、沃恩、科爾和我此行收穫豐富，我們相信免疫是對付肺炎和其他傳染病最主要的途徑。這是個可以行動的假設，我們這個秋冬會在實驗室和病房各地做進一步研究。」

星期天早上這群專家回到華盛頓時已經充分休息而且精神抖擻，可是下火車時心情一下子跌到谷底。從等候在車站外接他們的人臉上焦急的表情，可以看出事情不妙。接待人立即把他們帶到陸軍軍醫署長辦公室。戈格斯人在歐洲，他的代理人開門時頭也不抬地說：「請立刻趕到迪文斯軍營。那兒西班牙流感爆發了。」

他們在寒風細雨中坐了八小時火車到迪文斯軍營。整個營區一團混亂，醫院成了戰場，戰火真的燒到家裡面來了。他們走進醫院時，看到一長列的隊伍直排到營房去，每人帶著自己的毛毯，或是被人抬著。

沃恩記錄看到的景象：「幾百名堅強的年輕人穿著制服，每批十幾個魚貫進入醫院。病床住滿之後，他們只能被放在擔架上，但後面的人還是繼續湧進來。他們臉色發青，痛苦地咳出帶血的痰。」對病患的照顧幾乎不存在。基地醫院的設計容量是一千二百人，再怎麼勉強收容，用韋爾契的話「超過許可限度」時，也只能進入二千五百人。不過這時竟擠進了六千人。病床早已全滿，所有的走廊、房間、陽台都擠滿人，擔架上都是生病或垂死的人。醫院中看不到任何消毒措施，也沒有護士。韋爾契到達時二百名護士中的七十人已經病倒，每個小時還有更多護士倒下，很多人都再也回不來了。床單和衣物沾滿不能動彈的病人排出的糞尿，醫院中充滿惡臭。

床單和衣物到處血汙，病人咳嗽時鮮血從鼻孔甚至耳朵湧出。許多士兵都才十九、二十歲出頭，這些平時身體健壯活潑的大孩子現在一個個全身發藍躺著，顏色象徵死神已經不遠。

這景象讓韋爾契和他的同事不寒而慄。更可怕的是看到屍體散置在太平間周圍的走道上。沃恩報告說：「每天早晨屍體像木材般堆起來。他們被放在地板上，沒有次序也沒有系統。我們必須踩過屍體之間的縫隙才能走進驗屍間。」

驗屍間裡的景象更加駭人。檯子上躺著一個大男孩，身軀一動就有液體從鼻孔流出。他的胸腔被打開，肺臟被取出，每個器官都被仔細檢查。結果很明顯不是普通肺炎，其他幾個驗屍結果都有同樣不尋常的現象。

科爾、沃恩、羅梭和其他科學家都又困惑又害怕。他們把韋爾契找來。

韋爾契年輕時曾追隨過世界頂尖的科學家，美國新一代優秀醫學家是他帶出來的。他到過中國、菲律賓和日本，看到過美國沒有的疾病。他多年來廣讀各種語言的醫學書刊，也聽得到世界各地尖端實驗室裡的傳聞。相信韋爾契應該能給他們提點意見。

可是韋爾契也不能確定。科爾站在韋爾契身旁，從來沒看他這麼緊張激動過。其實科爾也嚇壞了。他說：「我們幾個都困擾不要緊，我怕的是看到韋爾契博士剎那間也受不了的樣子。」

然後韋爾契說，「這一定是某種新的感染或瘟疫。」

韋爾契走出驗屍間後打了三通電話到波士頓、紐約和華盛頓。他打到波士頓給波士頓醫院布萊翰院區的柏特．吳爾巴（Burt Wolbach），他是哈佛大學教授和首席病理學家，要求吳爾巴幫忙驗屍，也許他可以看出一點線索。

韋爾契也知道任何治療或預防的方法都得從實驗室中產生。他從紐約洛克菲勒研究所中找來艾弗里。艾弗里原先曾被洛克菲勒的軍方單位拒絕，因為他是加拿大人，不過他在八月一日取得了美國國籍。韋爾契打電話給他的那天，他正好從士兵躍升為上尉。不過更重要的是，艾弗里已經開始了他後來掀起細菌學革命的新研究主題，這次感冒剛好確定他要做的工作。

那天晚上艾弗里和吳爾巴都趕到營區，立刻開展他們的工作。

韋爾契的第三通電話打到華盛頓找查爾斯．理查（Charles Richard），他是陸軍軍醫署長戈格斯到前線時的職務代理人。韋爾契詳細說明了疾病的情形，和它將在迪文斯和其他地方傳染開的預測。因為流行即將發生，他強烈要求「所有營區醫院立刻開始準備，擴充空間」。

理查立刻採取行動。他下令所有軍醫單位隔離所有病患，並斷絕與營區之外平民的往來：「在可能範圍內把感冒阻絕在營區以外非常重要……流行病通常可以預防，但是一旦被它侵入就很難再阻擋。」他也承認有執行上的困難：「很少有像感冒一樣容易傳染的疾病……病患可能在沒有明顯症狀時就有傳染力了……這場戰爭中沒有其他疾病比它更需要軍醫採取積極措施。」

他也警告參謀長和師級副官：「新兵幾乎可以確定都會被感染。把部隊從迪文斯軍營調往其他地方的話，致命的疾病一定也會跟著散布……疫情沒結束前應禁止把新兵送進迪文斯軍營，並且不得把人員從這個軍營派往其他地方。」

第二天其他軍營也傳出爆發疫情的消息，理查再度想用韋爾契描述的內容來說服參謀本部：「迪文斯軍營的死亡人數可能超過五百……迪文斯的情形極可能在其他大型軍營發生……除了少數例外，這些軍營都過度擁擠，是疾病傳染和增加致命性的溫床……預測它會向西擴散，傳進路徑上的每個軍營。」他也力勸軍營間的人員調動除非是「軍事上緊急必要」否則要絕對避免。

戈格斯獨力打這場預防戰爭，可是輸了。

八月二十七日，當波士頓共和碼頭開始有人生病時，「哈洛渥克號」（Harold Walker）輪船離開波士頓開往紐奧良。在海上十五位船員病倒。到紐奧良卸貨之後，它留下三名船員在岸上就醫，三個人後來都死了。當時「哈洛渥克號」正航向墨西哥。

九月四日紐奧良海軍醫院的醫生在市區發現第一起感冒病例，病人是海軍船員，由東北部過來的。同一天又有第二名在紐奧良工作的感冒病患出現，接下來住院的四十二名病人中有四十人都是感冒或肺炎。

九月七日三百名水兵從波士頓來到費城海軍基地。其中許多人連同其他地方來的幾百名水兵都立即被送到普吉灣（Puget Sound）海軍基地。還有其他人從波士頓經由芝加哥被送往大湖區的海軍訓練基地，那是世界上同類型最大的海軍基地。

九月八日羅德島的新港海軍基地有一百多人掛病號。

病毒沿著大西洋岸向南推進，跳過中西部內陸，擴展到太平洋岸。

同時在卻爾西海軍醫院裡，羅斯諾和他的醫師組員都已累倒，也被情況的嚴重嚇壞了。在艾弗里到達之前，羅斯諾和奇根可能是世界上第一個嘗試為這個致命對象研究疫苗的人。奇根同時也向JAMA（*Journal of the American Medical Association*；《美國醫學學會會刊》）寄了一篇描述疾病的文稿，警告它會「很快傳遍全國，感染高達百分之三十到四十的人口，造成急性發病」。

奇根唯一不對的地方是「傳遍全國」，他應該說「傳遍全世界」。

這種感冒病毒，或說是突變群、類品種，一直都帶著過人的潛能，也確實在殺人。這時全世界的病毒都經過了同樣次數的過渡，全世界的病毒都適應了人類身體，到達效率的頂點。全世界的病毒都變成致命病毒。

從波士頓到孟買和許多其他城市在六月經過前一波溫和病毒洗禮的地方，新的致命病毒同時爆發。它們迅速造成的死亡率超過一九〇〇年鼠疫嚴重流行時的一倍。

當病毒到處擴散時，兩項艱辛的競賽正平行展開。

一項考驗是全國性的。在每個城市，每個家庭，每個商店、農場，沿著每條鐵公路和河流，深入礦坑最深處和山脈的稜脊，病毒都有它的辦法前進。接著幾星期，病毒考驗整個社會和其中的每個個體。人類得熬得住肆虐，不然就得倒地不起。

另一項考驗是在科學界。韋爾契、佛勒斯納、科爾、艾弗里、路易士、羅斯諾這幫人都被扔進賽局。他們知道比賽內容，知道謎題是什麼，他們也不是全然無助。他們有一些工具可以用，他們也知道失敗的代價。

問題是時間有限。

第五部

燎原

EXPLOSION

第十七章

九月七日，三百名水兵從波士頓到費城海軍基地後，費城發生的情況可以視為其他地方的代表。

費城是典型的戰時城市，每個地方都擠滿人。費城光是造船廠就有好幾萬人。一片沼澤地在短短幾個月內變成全世界最大的郝格島（Hog Island）造船廠，裡面有三萬五千名工人汗流浹背地在火爐、鋼架和機具中忙碌。附近的紐約造船廠有一萬一千五百人，其他十幾個造船廠的人數也在三千到五千之間。城裡還有其他大型工業：好幾個彈藥廠，每廠都有幾千人；布瑞爾公司有四千人，每小時有一輛汽車開下生產線；密德瓦鋼鐵公司有一萬人，包德溫火車頭廠也有二萬人。

這地方在戰前已經過度擁擠，戰時的工作又帶更多人住到城裡。費城人口已達一百七十五萬，到處人擠人。貧民區還有許多公用廁所設在室外的廉價出租公寓，每棟擠進幾十個家庭。一九一八年有份給社會工作者的出版品認為，費城的貧民區情況比紐約下東區還差。黑人的境遇更可憐，而費城擁有所有美國北方都市，包括紐約和芝加哥在內，最大的黑人社群。

因為房屋嚴重不足，童子軍帳篷到處搭建，給新來從事戰爭生產工作的婦女提供落腳點。一戶兩房或三房的公寓可能擠進二、三，甚至四戶家庭，兒童和青少年擠在一張床上。在出租房裡，工人不只是共用房間，也輪班睡在床上，和他們輪流上班一樣。費城衛生部門承認因為生活費用高漲和缺乏燃煤的緣故，一九一七到一九一八年冬天租屋區裡死亡率比往年大幅攀高。

市政府以費城醫院的名義提供貧困社會救助，稱為「薄客來」（Blockley），這是個無所事事的救濟組織，連孤兒院也沒有。城裡的慈善活動都是由社交名流和熱心人士提供的。這兒連一般學校教育都缺乏，儘管是富蘭克林的家鄉和賓州大學所在地，但是在美國前二十大城市中，費城是教育支出最少的城市。整個費城南區有幾千個義大利和猶太人移民家庭，但到了一九三四年才有第一所高中。

這樣的城市正是流行病的溫床，而市政府對危機沒有處理能力。林肯·斯蒂芬斯[48]說費城是「美國最亂的城市」並不過分。

紐約的政壇惡勢力坦曼尼幫（Tammany）比起費城也得甘拜下風。在改革派掌管市政僅僅一屆之後，由共和黨艾德溫·維爾（Edwin Vare）參議員帶頭的費城政治幫派又捲土重來。他將那些自認比他優秀的華頓（Whatron）、畢多（Biddle）、沃納梅克（Wanamaker）等人一一擊敗，並嘲諷他們。

維爾的勢力在費城南區。他是個矮小壯碩的人，綽號「小傢伙」。他在移民潮之前出生在一個養豬農場裡，發跡之後也還住在那個叫作「脖子」的地區。至於他的財富，則都是從政壇上弄來的。

所有市政人員的薪水都有一部分回扣進到維爾口袋。為了確保每個人的抽頭不會漏掉，他們的薪水不是由每個人的工作機關，或是從那棟壯觀的維多利亞建築裡的市政府發放，而是領自市政府對面的共和黨總部。連市長自己也被抽走一千美元。

維爾也是城裡的最大包商，他的主要合約是城市清潔，一份已經被他包辦快二十年的合約。在一九一七年平均年家庭收入三千美元的時代，他的合約金額是五百萬美元。當然不是所有錢都進他的口

48 林肯·斯蒂芬斯（Lincoln Steffens, 1866-1936），美國記者，做了一系列揭露政府和社會腐敗的報導，是美國爆料新聞的始祖。

袋，但所有經手的錢都要被他抽頭。費城的街道是有名的骯髒，特別是南區。那兒所有東西都在排水溝裡漂過，有時還有未處理的水肥，但維爾的勢力在那兒也是最大的。

諷刺的是，市政府的無作為正好助長維爾幫的氣焰，因為它可以彌補市府沒做的事，像是給窮人送食物，幫人找工作，和協助警方執行勤務等等。市民對它的回報是選票，維爾則像中古時代的鍊金術士一樣，可以把選票變成鈔票。

因為賺的錢太多，艾德溫．維爾和他弟弟國會議員威廉．維爾（William Vare）竟成為費城的最大慈善家，他們對教會的捐款多得使教會把原有的教堂改名為衛理公會亞比該維爾（Abigail Vare）紀念教堂，紀念這對兄弟的母親。基督教堂一向不用凡人的名字命名，這是個唯一的例外。

不過維爾幫派做的其他事蹟可沒那麼宗教性了。一九一七年的大選日，幾名維爾的助選員暴力脅迫對手的兩位競選幹事，還差點把干預的警察打死。這件事引發軒然大波。一九一八年，維爾的首要副手是市長湯瑪斯．史密斯（Thomas B. Smith），他在任內為了三件獨立案件被起訴，其中包括這件陰謀襲警案，不過後來都無罪開釋。那次選舉讓維爾的勢力完全掌控費城的立法單位，從而影響到州立法機構。

費城公共衛生暨救濟局長是威默．庫申博士（Dr. Wilmer Krusen）。這是個政務官職位，任期跟著市長，市長下台時他也得跟著走。庫申是個正派的人，他兒子後來在馬悠醫院行醫。庫申可能是維爾組織裡所能找得到最好的人才了。不過他對公共衛生沒有經驗、沒有承諾、也沒有知識。個性上他是個船到橋頭自然直的人，從來不會積極推動事情。

這樣的人自然不會花工夫督促維爾幫改善公共衛生工作。而他身為婦科醫生，在禁娼運動中也不願意和軍方合作。即使在紐奧良市娼妓業合法的斯托里維爾區也在各方壓力下被迫關閉時，費城還是不為所動。妓院依然是合法生意，費城硬是不願放棄它的人肉市場。根據軍方報告，海軍不得不在軍區外面「執行警察任務」。

市政府充滿腐敗，各種權利被維爾幫瓜分，選區樁腳搖身一變成為企業家，甚至當上市長。它根本不想行動，或許是想動也動不了。

波士頓水兵來到費城海軍基地四天之後，十九個水兵出現感冒症狀。

費城海軍軍區的衛生負責人布魯默（R. W. Plummer）少校是位醫師。他知道瘟疫在波士頓共和碼頭和迪文斯爆發，和蔓延到麻州民間的慘狀。他決心要防堵於未然，立刻下令將這些人的營舍隔離，並且將他們接觸過的東西徹底消毒。

其實病毒已經散開了，而且不止是到市區裡而已。一天之前已有三百三十四名水兵離開費城前往普吉灣，其中很多人到達目的地時已經病危。

布魯默立刻請路易士過來支援。

路易士早就在等這通電話打來。

路易士對實驗室工作的熱愛超過一切事情，韋爾契、提巴德·史密斯和佛勒斯納等人對他也充滿信心。路易士是在跟隨這些大師工作時，以年紀輕輕的傑出表現贏得他們的青睞。他那時已經略有成就，前途看好，也知道自己的分量。但這些沒有讓他自鳴得意，反而讓他更感到重責在身，使他把責任和企圖心看得一樣重要。那時亨利·菲柏斯（Henry Phipps）和卡內基一樣在美國鋼鐵業上賺了幾百萬美元，也要學卡內基成為慈善家。菲柏斯捐助成立附屬於賓州大學的菲柏斯研究所時，一張成為創所元老的聘書把路易士從洛克菲勒挖來費城。

路易士不需要人家告訴他情況多嚴重。他在七月初已經看過英國水兵死亡時的慘狀，可能已經著手在培養病人身上的細菌和抗血清。他一聽到費城海軍基地出現感冒後立即趕到現場。

他可以決定是否要依照標準程序一步步小心地追蹤病原，和開發血清或疫苗，可是時間實在不允許他執行正常的科學程序。

第二天八十七名水兵生病。到了九月十五日，當路易士和助手們在賓大實驗室和海軍院區忙碌時，病毒又讓六百名水兵病情重得必須住院，然後每分鐘都有新病人增加。海軍醫院病床已滿，只好將病人送到在艾斯（Eighth）和史普斯（Spruce）的賓州醫院。

九月十七日，民間醫院裡的五名醫生和十四名護士在沒有任何預警之下突然倒地不起。這些人原來都是好好的，剎那間痛苦地躺在病床上。

波士頓的海軍人員也被派到別的地區。當費城爆發流行的時候，大湖區的海軍訓練基地也有相同遭遇，那兒僅位於芝加哥北方三十二英里。老羅斯福總統在一九〇五年建立這個基地，矢言要讓它成為世界上最大也最好的海軍訓練基地。它最多可容下四萬五千人，並開始創造自己的歷史：著名的「海蜂」（Seabees）海軍工程隊就是在這兒創立。戰時約翰．蘇沙（John Philip Sousa）上尉創立了十四支樂隊，曾創下一千五百名樂手在羅斯菲爾德機場（Ross Field）同時演奏給幾萬人聽的紀錄。不過感冒病毒來襲並不分樂手或聽眾，它在營區裡炸碎每個營房，像炸彈開花一樣。

羅伯特・約翰剛被海軍徵召入伍，就成了第一批受害者。他被放在大禮堂裡一張帆布床上，沒人理他。這個地方很快就躺滿數千人。他後來回憶說，「沒人來量體溫，也看不到一個醫生。」在病床上他交到第一個海軍朋友，那是個躺在鄰床上的孩子，他病得太嚴重連水都喝不到，約翰也是虛弱得可以，但勉強幫這個朋友從他自己的水壺中喝水。第二天早上勤務兵走過來，把毯子拉上來蓋住他朋友的頭，兩個水兵把屍體放上擔架抬走。那時醫院剛發出報告要求「再送三十三具棺材到軍需站」。其實他們馬上需要更多更多的棺材。

一位大湖區的護士戰後多年一直飽受噩夢所苦。她的病房裡有四十二張病床，還有些孩子們躺在地上的擔架等著床上的人死掉後可以被搬上去。每天早晨救護車開來運走屍體，換進新的病人。她還記得在疫情高峰時，護士會將不止一個垂危的病人放進同一張裹屍布裡，在病人的左腳大拇指套上標籤。這樣做比較省時間，可是護士還是累到受不了。腳指牌是運送標誌，上面有水兵的姓名、階級、和籍貫。她也記得屍體「像木材一樣從太平間的地板堆到天花板」。她噩夢裡一直縈繞著的問題是：「不知道壓在木材堆裡最下面的孩子是什麼感覺？」

病毒和在波士頓一樣，威力十足掃過費城海軍基地。在費城市區裡，雖然已經有許多新聞報導關於波士頓、大湖訓練基地，和費城自己的海軍軍區裡的疫情，市府衛生局長威默・庫申還是一點反應都沒有。

不是所有的市衛生局官員都對疫情那麼渾然不覺。第一位水兵倒下時，費城衛生局有位不屑維爾幫的傑出衛生專家郝華・安德斯就寫了封信給海軍軍醫署長布萊斯特，問他：「在流感的危機之下，海軍當局是否會直接插手，保護海軍人員及費城市民……？」布萊斯特給他的答案是否定的。

庫申公然否認感冒會對費城造成任何威脅。他好像真的相信自己所說的，因為他沒有做任何應變計畫，沒有準備必需品，而在費城百分之二十六的醫生和更多的護士都被軍方抽調後，也沒有準備任何醫護人員名單以便在緊急時可以動員。雖然下面感受到壓力的有路易士、郝華．安德斯、全市的許多醫師，還有賓州大學和傑佛遜醫學中心（疫情開始時，這個中心曾駁回六位醫生自願入伍的申請）的教授等，但仍然等到市區疫情爆發後一週的九月十八日，庫申才和路易士、布魯默少校，和其他人開了個會。

在庫申位於市政府五樓的辦公室裡，每個人都報告實情。麻州已有一千人死亡，還有幾萬名病患，麻州州長已經呼籲附近地區的醫護人員趕去支援。費城有幾百名水兵住院，但平民病例仍然不多。路易士也報告說他的研究還沒有具體結果。

即使路易士的疫苗研製成功，也得花上幾個星期才能製出足夠的分量，因此要防止疫情在市區蔓延，一定要採取積極的手段。禁止公眾集會，公司行號和學校停止上班上課，對海軍基地和民間的病患採取絕對的隔離等都是合理的作法。庫申的前任衛生局長，就是那位只做了一任的改革派市長旗下的局長，在三年前小兒麻痺爆發流行的時候，就曾執行過嚴格的防疫隔離措施。路易士比世界上誰都瞭解小兒麻痺，當然支持隔離的作法。

但是路易士的長官布魯默和庫申都要再觀察看看。他們都擔心激烈的措施會造成大眾恐慌，影響戰局。他們的任務是保持人民冷靜。三年前的小兒麻痺管制並不是在戰時發生的。

會議沒有任何結論，只有繼續觀察。庫申也沒答應發動大型宣傳活動，禁止在公共場所咳嗽、吐痰和打噴嚏。這樣的活動得花幾天準備，並且也與庫申和海軍官員想低調處理危機的原則大相逕庭。

在華盛頓的戈格斯從路易士那兒得到消息後，對事情的進展很不滿意。那時又再有兩個軍營爆發流感，是紐澤西州的迪克斯軍營和馬里蘭州的米達軍營，正好分處華盛頓兩邊。路易士和費城肺結核防治協會保持密切聯繫，戈格斯要它印製兩萬張大型海報警告流行性感冒的發生，並呼籲最起碼的預防：「不得不咳嗽或打噴嚏時，請將手帕、紙巾或其他纖維品擋在口鼻前。」

同一時間的晚報卻向讀者保證感冒沒有危險，已經成了過去式；感冒通常是和沼氣、髒空氣、昆蟲疾病等一起發生，費城沒有這些條件。布魯默也向記者保證他和庫申會「把疾病控制在目前的範圍，我們有把握一定會成功。海軍沒有死亡紀錄，軍方和民間的醫療單位都不認為有擔心的必要。」

第二天兩位水兵死於感冒，庫申把市立傳染病醫院對軍方開放，布魯默再度重申「疫情已經達到頂點，我們相信情況已在控制中，從現在起死亡率會下降」。

庫申也向記者強調死者不是死於流行病，他們是死於感冒，只是從前的感冒形式而已。第二天又有十四名水兵和第一個平民去世。費城市立南三十四號醫院報告那是一名「不知名的義大利人」。

再過一天又有二十多名遭到病毒毒手的人被送進停屍間，其中一位是愛瑪．史奈德（Emma Snyder）。她是護士，曾經照顧第一位送到賓州醫院的感冒水兵，她去世時年僅二十三歲。

庫申對外仍然只表示有信心和不斷的保證。他承認「的確有幾個平民生病」，又說衛生官員已經在注意尋找民間病例，並將在「疫情沒燃起前就把它撲滅」，但是沒有說明要怎麼做。

九月二十一日星期六衛生委員會宣布感冒是管制疾病，所有醫生發現病例時必須向衛生官員報告，目的在瞭解它的動向。委員會是完全自發性的在星期六採取行動，但也向市民保證：「庫申局長說感冒沒有在民間流行是完全正確的說法。委員會也強烈建議，如果一般民眾能小心遵守預防建議的話，感冒流行可以成功避免。」

委員會的建議是：保持溫暖、保持腳部乾燥和大便通暢。最後這一項是希波克拉底學派的保健教條。委員會也建議大家避免到人多之處。

七天之後的九月二十八日計劃有一場大遊行，目標要推銷百萬美元的戰時公債。有關單位已經籌備了幾個星期，將是費城史上最大的一次遊行，屆時會有幾千人列隊上街，和數十萬人觀賞。

一切都是為了世界大戰，這不是普通的時代。要瞭解這次感冒大流行一定要先瞭解時代背景。威爾遜總統達到了他的目標，美國已經掀起全民戰爭。

美國已經有兩百萬部隊在歐洲，還計劃至少要再加派兩百萬人。國家的每個分子，從農人到小學教師不論是自願或是其他方式，都被徵召。對威爾遜總統，克里爾和他的宣傳機器，對盟友或敵人都一樣，新聞管制是個制勝關鍵。廣告即將成為一種專業。華特．湯普生（J. Walter Thompson）的理論認為大眾行為可被設計；戰後廣告業宣稱他們能夠「撼動全民的想法」。戰後胡佛總統也說「世人生活在語言中」，並且稱公共關係是一種「精準的科學」。

全面戰爭需要犧牲，要讓犧牲成為合理和可行，就要靠士氣。犧牲的東西也包括日常生活的便利。為了支持戰爭，全國民眾每星期有一天是「無肉日」不吃肉，一天是「無麥日」不吃麥片或麵粉製品。這些齋戒都是完全自願的，當然胡佛的食品管理局也可以隨時勒令關閉「不合作」的商店。在「無能源星期天」大家都自願不開車，如果有人開車到郊外散心的話，會被警察不客氣地攔下來。

威爾遜的政府要把全國人民凝聚在一起。總統告訴童子軍，幫忙推銷戰時公債可以「在『一個童子軍救一個士兵』的口號下，對國家盡每個人的一份力量」。克里爾的十五萬名四分鐘人在每個集會、電影和表演場合開場的精神訓話，也在激勵全民付出。當然如果激勵不成的話，後面還有更積極的手段。

維持士氣成為主要目標，因為一旦士氣消散，其他也會蕩然無存。結果變成莫談國是。言論自由消失無蹤，不如麥卡錫時代，不如二次大戰，甚至不如南北戰爭時代，當年林肯常毫不留情抨擊對手。政府手下有二十萬名APL隊員整天偵伺鄰居和同事，向由胡佛領導、新成立的安全機構打報告。克里爾的宣傳機構告訴民眾：「有人說他有內線消息時，把他的話當作吹牛。告訴他有義務幫你找出消息來源是哪裡。如果你發現不忠於國家的人的話，請向司法部報告他的姓名和地點。」

社會主義人士、德國人、和國際勞工組織中積極分子的境遇更差。《紐約時報》宣布：「國際勞工組織的煽動者其實就是德國特務，聯邦政府應該阻止這些背叛美國的陰謀分子。」政府就動手了，工會被突擊，二百名工會人員集體在伊利諾州、加州和奧瑞岡州被起訴。政府以無情的手段對付所有反對派，在費城衛生局長庫中第一次會見海軍人員討論流行性感冒的同一天，五位費城德文報紙的職員被關進監獄。

政府沒做的事自有積極分子去做，於是有一千兩百名國際勞工組織的會員被關進貨車廂裡丟在亞利桑那的鐵路支線上，這個組織還有個人被綁在汽車後拖行，膝蓋骨被磨掉後被吊死在鐵軌橋下。一位曾想加入海軍的德裔移民因為替他祖國辯護了幾句，在聖路易市郊被暴民攻擊，毆打後綁在美國國旗上再慘遭私刑。領頭的暴民後來被判無罪，判決時法官大聲宣布：「這下子可沒有人會說我們不愛國了！」《華盛頓郵報》社論說：「雖然有些私刑比較過分，可是國內的警覺性還算是健康的。」

一九一二年，美國總統大選中得到一百萬票的社會黨人尤金・德布茲（Eugene Debs）因為反戰被判十年徒刑。另一件類似的案子是威斯康辛州國會議員維克多・伯格爾（Victor Berger）也因同樣理由被判二十年刑期。眾議院將他逐出，甚至連他的選民再投票給他，支持他再度當選之後，議院還是不肯接受他。這一切都是為了維護美國式的生活。

美國上流社會很少有人像費城社交圈那麼懂得享受。《費城詢問報》有一則報導：「某天晚上『主線餐廳』有桌客人，其中有人對政府處理事情的方法有點意見。主人聽了就站起來說：『各位，你們談什麼或許跟我無關，可是我得告訴大家，今天晚上有四位政府特務也在座。』這是個很有技巧中斷無趣話題的作法。」

財政部長威廉・麥卡杜（William McAdoo）認為，南北戰爭時政府沒有向一般人民推銷公債是個嚴重的錯誤。他說，「戰爭必須是全民運動，它應該和十字軍一樣以強烈的浪漫情懷推進。林肯的財政部長沒有嘗試把人民的情緒變成實質的東西。我們要直接走向人民，所有的人民，包括商人、工人、農民、銀行家、百萬富翁、老師、勞工等等。我們要把強烈的愛國心變現，那是凝聚國家的力量，是人類最深最有力的動機。」又說，「任何不願買，或是想著有別人買就可以的人，都是德國的同路人，我要這麼當面告訴他。不肯每個星期借給國家一塊兩毛五，賺取百分之四的利息的人，不配當美國公民。」

戰時公債光在費城一地就得賣好幾百萬美元，地方有責任額得達成。達成責任額的主要造勢活動就是九月二十八日的大遊行。

許多人包括開業醫生、公衛官員、醫學院人員和傳染病專家等都呼籲庫申取消大遊行。衛生局專家郝華・安德斯為了要激起輿情壓力來阻擋，便告訴記者遊行會傳播感冒，鬧出人命。報紙沒人願意登出他的警告，因為那會影響士氣，他只好要求一位編輯至少將遊行描述成「收集一堆火種送給燎原大火」。

感冒是在人群中傳布的疾病。庫申和費城衛生官員給市民的建議之一是避開人群。為了避免人群過密，費城大眾運輸剛剛才公告限制街車搭乘人數的規定。

軍方營區已經被感冒淹沒，九月二十六日，動員司令恩諾・克勞德（Enoch Crowder）不得不取消次日預定的動員召集。同一天麻州州長山姆・麥考爾（Samuel McCall）也正式向聯邦政府請求，從鄰近各州提供醫生和護士支援。

感冒在費城市區才剛開始冒出火苗，但在海軍營區裡已是一片火海，有一千四百名水兵感冒住院。紅十字會已經把第二十二街和胡桃街口的服務中心改成五百張床的醫院專門給海軍使用。庫申看到這些消息，也接到要求他取消遊行的請求，但還是不為所動。他唯一做的只是禁止市內的任何機構或私人聚會接待軍人，但軍人仍然可以上街買東西，到戲院看表演或電影。

遊行前一天九月二十七日，醫院又收進二百名感冒病患，其中一百二十三人是平民。

庫申這時才感到取消遊行的壓力，它們來自衛生局同仁、麻州的報紙，和軍方取消動員召集的事實。看來遊行上路與否完全取決於他一個人的決定，他如果請示市長的話也會找不到人，因為市長正因案被起訴中，只顧忙著和律師討論自己的事。早些時候大家為了戰爭的團結，費城上流社會和維爾幫長久的不和暫時被擱下。但是最近上流社會名人，一位嫁給美國銀行家後代的女士辭去市長指派的職務之後，兩個陣營間的對立又被激了起來。

庫申總算聽到一絲好消息。報紙說，相信保羅．路易士已經找到感冒的病原，這表示疫苗的問世應該不遠了。這則新聞成了頭條，但是報導中沒說的是，謹慎的路易士自己都還不能確定他的發現到底是不是對的。

庫申宣布戰時公債遊行如期舉行。

費城的五大日報沒人提到這些潛在危機，即使有記者曾經問及庫申或衛生官員對遊行的疑慮，這類訪問也沒有出現在報端。

九月二十八日，費城史上最大遊行的參加人員抬頭挺胸出發了。遊行隊伍蜿蜒兩英里，裡頭有旗隊、童子軍、婦女工作隊、陸戰隊、海軍和陸軍等等。兩旁擠滿了數十萬人在看，人們互相推擠，想要看得更清楚，後面的人大聲喝采加油，場面確實壯觀。

庫申跟大家保證絕對不會有危險。

感冒潛伏期是二十四到七十二小時。遊行後兩天庫申發出的聲明有股陰霾：「感冒出現在市民身上，可能與海軍基地及軍中流行的屬於同一類型。」

要瞭解這個聲明的含義，得先知道軍中發生了什麼事。

第十八章

迪文斯軍營是在無預警下被感冒突擊，可是其他軍營和海軍基地就不是如此。戈格斯辦公室很快發出警報，各地軍醫都嚴陣以待。儘管如此，感冒還是搶先一步把要命的病毒送進各軍區裡，傳給緊緊擠在通鋪上的年輕人。格蘭特軍營除了一件發生在個人身上的悲劇之外，它的遭遇可以視為當時軍營的典型。

格蘭特軍營坐落在伊利諾州洛克福鎮外的洛克河畔，一片地勢平緩起伏的鄉間。這兒土地肥沃，第一任指揮官種了一千五百畝的甜玉米、小麥、馬鈴薯和燕麥。這個軍營裡大部分新兵都來自伊利諾州北部和威斯康辛州，都是一頭淡黃色頭髮、臉色紅潤的農家小夥子，每個人都懂得怎麼讓莊稼長得又快又好。

雖然營舍在很短時間內建立起來，但仍不失為規劃相當好的軍營。裡頭有一列列的木造營房，還有更多排列整齊的帳篷，每頂帳篷住十八個人。所有道路都是泥土路面，夏天快過時塵土蔽天，下雨後則泥濘一片。擁有兩千張病床的醫院位於營區一側，最高紀錄只收容過八百五十二人。另外還有一些醫務站散布在營區各處。

一九一八年六月，韋爾契、科爾、羅梭和國家研究會議的理查．皮爾斯（這個人因為國家研究會議裡的協調工作極忙，很少離開華盛頓）到格蘭特軍營訪問，離開時留下極好印象。韋爾契認為格蘭特的軍醫主任米奇（H. C. Michie）中校「有能力有幹勁」，實驗室「極佳」，病理專家「是個好人」，醫院中還有一位科爾的朋友喬・蓋柏斯（Joe Capps）是「最好的服務領導幹部」。連照顧幾百匹軍馬和牲畜的獸醫也得到很好的評語。

六月那次訪問中大家也談到肺炎。蓋柏斯正在用普雷斯登・凱斯（Preston Kyes）開發的血清做臨床實驗，那個疫苗與科爾所提供的不同。蓋柏斯是芝加哥大學傑出的研究人員，韋爾契曾說，「這個人值得我們留意。」蓋柏斯和科爾交換意見，他提起看到過不尋常的發病傾向：「不同形式的肺炎……更為致命……驗屍時發現肺部大片硬化……大面積肺泡出血。」

蓋柏斯又展示他的發明：讓呼吸系統疾病患者戴上紗布口罩。韋爾契說那是「偉大的東西……對防止傳染病是非常重大的貢獻」。他鼓勵蓋柏斯在 JAMA 上發表心得，並要皮爾斯對口罩的效果作研究。科爾也同意那是「預防肺炎非常重要的事」。

韋爾契離開這個視察計畫中的最後一個營區時，提出兩項建議：第一，要所有新來的人先隔離住在特定的營區，讓他們吃、睡、出操都在一起兩個星期，以避免和營區裡的人有交叉感染的可能。第二，他要蓋柏斯把口罩推廣到其他軍營。

蓋柏斯在 JAMA 上發表文章，表示在僅試用三個星期後便證明口罩無庸置疑的效果，於是使用口罩就成了標準措施。他也提出更多的作法，像「避免人群聚集是最有效的預防措施之一」，還有「增加營舍裡床位間的距離，讓士兵睡覺時頭腳相對交叉躺下，而不要把頭部全都朝同一個方向。還有在餐桌中央垂下隔幕等等，都是有效的作法」。

為了避免新到的少數幾個人把疾病傳給全營，他也重提韋爾契隔離軍隊的建議。格蘭特軍營有棟「新兵旅」是給新兵和新調來的部隊用的地方，與其他營舍分開。它的樓梯建在建築物外面，使衛兵可以容易執行隔離管制工作，不過軍官並不住「新兵旅」，只有動員召來的士兵住在裡面。

蓋柏斯的文章發表在一九一八年八月十日的JAMA上。

八月八日查爾斯・海格登（Charles Hagadorn）上校接掌格蘭特營區。他是個矮小深沉的西點軍校畢業生，五十一歲，單身，是把一生奉獻給軍隊的那種職業軍人。他終生都在準備作戰，平時不斷閱讀，從實務經驗也從書籍中分析和學習。有份報告說他是「部隊中最聰明和專業的軍官」。他曾在古巴和西班牙作戰，在菲律賓清剿游擊隊，也在墨西哥境內追擊墨國革命黨領袖比利亞（Pancho Villa）。有時他會下達看來衝動無理的命令，但背後都有他的道理。他決心要訓練士兵如何生存和殺敵，而不是平白犧牲，他關心部隊，喜歡和士兵打成一片的感覺。

他關心的事裡頭只有一項和戰爭沒有直接相關。韋爾契等人六月來訪時營區空得很，那時只有三萬人，但現在增加到四萬人，而且看來數字沒有下降的機會。一年前北伊利諾州才經歷過破歷史紀錄的低溫，而現在離冬天只剩沒幾個星期，許多士兵還被迫住在帳篷裡。

軍方有關於每個士兵在營房裡最低平均空間的規定，這不是為求舒適，而是為了團體健康的目的。九月中海格登決定打破規定，把帳篷裡的人擠進原本超載的營舍裡，因為室外夜晚氣溫已經很低，屋裡會舒服點。

這時戈格斯辦公室已經發出警報：距離百哩的大湖海軍訓練基地爆發流行性感冒。格蘭特軍營的醫師們也緊張地等候第一個病患出現。他們甚至也預測流感會在那一區發生，因為幾十位軍官剛從迪文斯軍營過來。

營中的高階軍醫反對海格登讓士兵更擁擠的命令。雖然沒有記錄軍醫們和海格登的會議情況，但那些軍醫都是讓韋爾契和科爾欽佩的人，他們在民間的地位也都是下命令而不是聽命令的人。相信會議必然相當激烈，他們警告海格登，營區外的洛克福鎮已經有零星的感冒病例出現了。

可是海格登相信疾病是可以控制的。他除了軍事經歷以外，也在巴拿馬運河區待過，見過戈格斯在那兒控制住熱帶疾病。此外他對營區軍醫有非常大的信心，遠超過軍醫們對自己的想法，他可能也提起當麻疹在別的軍營肆虐時，格蘭特營區成功地躲過一劫的例子。九月四日格蘭特軍營的流行病專家發出一份報告提到：「本營絕無必要發出流行病警報……麻疹、肺炎、猩紅熱、傷寒、腦膜炎和天花曾零星出現，但從未造成流行現象。」

這只是感冒。不過海格登還是做了些妥協，九月二十日他下了幾道維護營區健康的指令。他下令營區道路鋪上柏油以防止塵土飛揚，並且因為擔心感冒，同意執行實質上的隔離：「在未得到總部進一步通知之前，所有官兵僅當緊急情況，並取得本指揮部許可之後，方得離開營區。」

那天他卻又下了另一道讓軍醫主任米奇和蓋柏斯難堪的命令，因為海格登利用他們的專業來支持他的決定：「基於軍事原因，部隊必須緊密聚集。本營區醫官考慮情況後，同意營舍擁擠程度可以超過規定……立即付諸實施。」

海格登下達命令之後第二天，九月二十一日在步兵軍官訓練中心出現幾位病號，那正是迪文斯軍官調過來的地方。他們立刻被隔離在營區醫院裡。

但隔離沒有作用。當晚步兵學校和隔離的單位又有一百零八人住院。院中每個病人都戴上口罩。

這兩個單位被與整個營區其他單位隔離，單位裡的每個人也與其他人分開。他們的床位間掛著布幔，每個人每天要身體檢查兩次。所有集合像看電影或是青年會活動等都取消，所有人員「任何時間不得與其他單位人員接觸……該區不得會客……任何營舍出現感冒病患時該營舍必須整棟隔離，營舍人員亦不得與同單位不同營舍人員接觸」。

衛兵嚴格執行命令。可是病人在還沒發病之前已經有傳染力，所以為時已晚。四十八小時之內感冒傳遍營區內所有單位。

第二天住院人數增加到一百九十四人，第三天三百七十一人，第四天四百九十二人。第一位軍官發病之後四天開始有士兵死亡。之後第二天又增加兩個死亡病例，並且有七百一十一人住院。六天之內住院病患從六百一十人爆增到四千一百零二人，是醫院設計容量的五倍。

載運病患的救護車數量不夠，只能用驢車拉載病人，直到驢子全都累倒為止。床單不夠，紅十字會便從芝加哥運六千條過來。病床不夠，幾千張帆布床便塞滿走道上每個角落、儲藏室、會議室、辦公室、甚至陽台上。

空間仍然不夠。醫務人員早已住進帳篷，以便把他們的營房騰出來充作五百張病床（應該說是帆布床）的臨時病房，營區各地也有十棟營舍已經改為醫院，可是還是不夠。

所有戰技操練、殺人放火的訓練全部停止。所有的人都在阻止殺人。

仍然健康的人都被派到直接或間接照顧病患的任務。三百二十人被派到醫院支援勤務，後來又加了二百六十十人。二百五十人負責用乾草填塞床墊，還有幾百人把火車上的醫療補給品搬下來。幾百人支援病患運送、洗滌床單、製造口罩和準備食物。在暴風雨來臨之前，一百名木工忙著把陽台加蓋以免露天躺在那兒的三十九病患淋雨。蓋柏斯的得意發明紗布口罩，韋爾契大力讚賞的紗布口罩，因為沒有材料也沒有人手，已經停止生產。

醫護人員也因為操勞過度或感冒紛紛倒下。疫情開始後第五天就有五位醫官、三十五位護士、和五十位勤務兵病倒。這個數字不斷增加，醫護人員也有他們自己的死亡數字。

疫情第七天，還能動的人再把七棟營舍騰出做為病房。阿司匹靈、阿托品、洋地黃、冰醋酸（消毒用）、紙袋、痰杯、溫度計都缺貨，僅有的一些溫度計也被抓狂的病人打破。

四十位新到的護士投入支援緊急狀態，護士總數達到三百八十三人，但還需要更多。所有到營區，尤其是到醫院的訪客，除非有特別緊急的理由否則都被禁止。可是特別緊急的理由變成了一般理由，訪客大量湧進。軍醫主任米奇記載他們：「……被病危通知召來……」前一天才發出四百三十八通病危電報。

病患數字繼續急速增加。為了應付即將有上千通病危電報電話召來的訪客，紅十字會豎起一座特大號營帳，裡面有暖氣、電力、電話，和一排排像禮堂的座椅，讓來探視病危官兵的親屬休息。還有更多的人負責帶領探病者在營區行動，和洗滌訪客用的帽子和衣物。

醫院人員忙不過來。無數排病床上的病人在咳嗽，躺在血跡斑斑的床單上，周圍蒼蠅飛舞。院方命令「痰杯中須加入福馬林以避免蒼蠅聚集」。空中充滿嘔吐和糞尿的異味，往往讓探病的親屬比病人更絕望。訪客對所有看起來還健康的人，不管是醫生護士或勤務兵提出賄賂，期望帶給他們的兒子或情人好一點的待遇。探病親友主動要求送賄。

米奇下達嚴格的命令：「絕對禁止對病況不危急的病人提供額外照顧。若有平民或其他人員請求對某病患特別照護時，院方人員必須將該請求者提報上級。」

更糟的事還在後頭。

格蘭特軍營第一名士兵病死的同一天，有三千一百零八名格蘭特軍營的官兵登上火車開往喬治亞州奧古斯都市外的漢考克軍營。

他們離開時，距格蘭特軍營幾百哩外的民間衛生官員正在要求將整個軍營隔離，甚至連護送屍體返鄉都該停止。大家猶記得不久前有支感染麻疹的部隊登上火車時，戈格斯和沃恩曾徒勞地抗議那支部隊「會將疾病的種子散布在軍營和車上，地球上沒有任何力量可以阻止麻疹蔓延」。他們離開前，費城動員司令已經中止動員召集；戈格斯辦公室也已經呼籲停止所有已發生和未發生流行性感冒的軍營之間人員往來。可是這三千多人還是出發了。

軍方的確下了命令禁止感冒患者在軍營之間往來，可惜這道命令晚了幾天才抵達，每一天的代價是幾千條人命。命令中允許調動未受感染的官兵，卻不知感冒在潛伏期時是看不出症狀的。在患者警覺之前，他們已經開始傳染別人了。

離開格蘭特軍營的部隊被塞進狹窄的車廂，九百五十英里的旅途中，人們層層堆疊像在潛水艇裡。剛開始大家還因為旅行有點興奮，幾個小時過去之後，在十呎寬七呎高密閉沉悶的空間裡，汗臭和煙味盤踞一切。每節車廂有幾百人擠在比任何營舍更窄小、更不通風的地方。

列車馳過鄉間時人們輪流把頭伸出窗口，急促地像抽煙般吸一口氣，再換上別人。偶爾會有人爆出一陣劇咳，或是有人突然全身冒汗，或者流鼻血，這時身邊的人會害怕地挪開；不斷有人突發高燒精神失常，鼻孔或耳朵冒出鮮血。列車上充滿恐懼，每當停車加水加煤時，大家都衝下車想避開，和車外的百姓混在一起，直到軍官下令開拔時，才不捨地回到那列行動棺材裡。

列車抵達目的地時，大約四分之一，超過七百人被直接送進醫院，後續又是每批幾百人入院，總計三千一百零八名調動的部隊中有二千人因感冒住進醫院。其中一百四十三人病死之後，死亡人數變得不可查，因為它被算進這支部隊的目的地，也就是漢考克軍營的死亡人數中。估計這支搭火車來的部隊死亡率在百分之十左右，或者更高。

海格登一向非常關心軍營的情況，他變得對軍醫的話言聽計從，做他們要求的每件事，盡他所能提供軍醫要求的一切資源，可是對於減緩疫情好像一點幫助也沒有。

格蘭特軍營十月四日那天單日死亡人數破百，有五千人生病，每天新增病號還有幾百人，統計表上的紅線一直向上升，絲毫沒有趨緩的傾向。

不久之後，單日病號達到一千八百一十人。國內有些軍營還有更多的官兵同時倒下；像密西根州的卡士達軍營一天中病倒人數曾高達二千八百人。

疫情爆發之前，蓋柏斯就已經在試驗凱斯從雞身上培養出的肺炎疫苗。凱斯認為既然雞不受肺炎球菌所害，把高毒性的肺炎球菌接種到雞體內應該能產生強有力的抗血清。蓋柏斯曾為此計劃一連串嚴密控制的試驗，在無計可施之下，他把數量還不太多的血清全部拿來用，結果看來似乎有點效果。二百三十四個注射這種血清的肺炎病人中只有百分之十六點七死亡，控制組的死亡率則超過一半。問題是，血清供應量極有限。

各種手段都被用來讓官兵避免感染，或是希望減少併發症出現。殺菌劑被拿來向口鼻噴灑，士兵每天還要用殺菌劑漱口兩次。甘油加碘用來消毒口腔。凡士林加薄荷抹用在鼻子，液態白凡士林用來漱口。

在各種努力之下死亡率仍節節攀升，攀升到連幕僚人員都被文書工作和辦識死者的工作累倒。米奇被迫下令：「死者必須一律用膠帶寫上姓名、階級、單位，黏貼於左前臂中央。病房士官在屍體離開病房時必須完成上述手續……由於死亡證書上的姓名潦草，辨識遭遇極大困難……死亡證書必須以打字或正楷字母書寫……未按上述規定辦理者，病房士官將視為怠忽職守予以查懲。」

米奇也指示所有人員：「……因安撫親友成為極大工作負擔……病故人員之親友不得進入太平間。」

同一時間，《芝加哥論壇報》為了維護士氣，刊出格蘭特軍營的好消息，頭條新聞宣告：「疫情獲得突破性進展！……米奇中校率領的研究人員已能遏止肺炎……肺炎病人仍有病故，但逾一百人已從死亡邊緣救回……一百七十五人已戰勝病魔出院。」

那時格蘭特軍營的死亡人數達四百五十二人，絲毫沒有緩和的傾向。為了希望多少能有點改善效果，減少交叉感染，米奇中校和蓋柏斯再度要求把病人放到室外：「絕對要減少病房中的擁擠……陽台必須充分利用。」

可能這讓海格登想起他先前下令增加居住密度的命令，也許他聽到了往喬治亞那列火車上幾百條年輕生命的消失，那和過度擁擠的營房一樣都是他基於「軍事上的必要」下達命令後造成的。也許是這些事讓他無法忍受，以致下令不得再公布感冒病故的士兵姓名，那麼做可以讓他腦中不再充斥那麼多死亡景象。

第二天營區死亡數超過五百人，還有幾千人在病危中。一位軍醫說：「病魔還能橫行多久顯然要看還有多少人能供它蹂躪。在疫情真正消失前，預測何時疫情終止或是做損害估計顯然言之過早。」許多去世的人與其說是軍人還不如說是大孩子，都在十八到二十一歲之間，充滿純真又羞怯的笑容。單身的海格登一生以軍隊為家，視士兵為他的親人，年輕的孩子是他生活的全部。

十月八日米奇中校在海格登辦公室中向他報告最新的死亡數字，上校聽過後點點頭。沉默一陣之後米奇轉身告退，海格登要他帶上門。

他身邊都是死亡，桌上的文件，聽到的報告，甚至他呼吸的空氣，他整個人都被死神包圍。他拿起桌上電話要副官帶著總部所有的人到外面集合，準備受檢。那是個怪異的命令，副官通知吉生（Jisson）上尉和拉瑟（Rashel）中尉，大家都困惑地照辦。他們在外面站了半個小時，建築物裡面傳出槍聲，像報告一樣嚇人。海格登沒被算進感冒的死亡人數，他的犧牲也沒有阻止它。

第十九章

費城戰時公債大遊行之後兩天，庫中發布了令人焦慮的新聞，民間的流行性感冒「可能與海軍基地及軍中流行的屬於同一類型」。

感冒確實在費城中爆炸。遊行後七十二小時城裡三十一家醫院的病床全部客滿，並開始有人死亡。醫院只得拒收病人，沒有醫生或警方的命令之下，護士寧可拒絕一百美元的賄賂也不敢收留病患。一位婦女記得她的鄰居「到最近的賓州州立醫院去，看到門口排了長龍，沒有醫生也沒有藥品，身體還撐得住的人只得回家」。

醫療人員自己也好不到哪裡去。喬治．杜利芝醫師（Dr. George Tullidge）的女兒瑪莉（Mary Tullidge）在症狀出現二十四小時之後去世。西奈山醫院一位見習護士愛莉絲．華洛維茲（Alice Wolowitz）清晨接早班時覺得不太舒服，結果十二小時之後去世。

遊行後第三天十月一日，一天之內費城有一百一十七人去世。這個數字在隨後幾天裡成兩倍、三倍、四倍、五倍、六倍一直增加。不久之後單日的感冒死亡數已經超過費城平均每週總死亡數：包括各種疾病、意外和犯罪兇殺等等的總和。

庫中在遊行進行後第五天十月三日，下令禁止所有公眾集會，包括戰時公債相關的活動在內，並關閉了所有教堂、學校和戲院，甚至公開的葬禮也在被禁之列。唯一沒被禁的地方是沙龍，那是維爾幫的主要事業之一，不過次日州衛生局官員還是把沙龍給禁了。

第一所照顧病人的臨時單位設在市立救濟院裡，被稱為「一號緊急醫院」，大家都知道後面還會有很多號。它的五百張病床一天就全住滿了。後來總共有十二間同性質由市政府主辦的醫院，其中三所位於南費城的共和黨俱樂部裡，那是過去人們常去求助的地方。

僅僅十天之內，疫情從每天幾百人生病，一、兩個人死亡，變成一天之內有數十萬人生病，幾百人死亡。

聯邦法院、州法院、地方法院都關門。到處貼著布告要人們避開眾人聚集之處，咳嗽時必須用手帕遮掩。一張海報寫著「吐痰等於死亡」。在街上吐痰的人會被拘捕，一天中就有六十個人為此被逮。報紙一面淡化疫情，一面又要報導這類新聞。醫生自身難保，一天去世三個、一天兩個，又一天四個。報紙還是一面淡化疫情，一面在內頁把這些消息夾在訃聞中發布。市政府和衛生官員都成天戴著口罩。

該怎麼辦？大家都在恐慌。還要繼續多久？每天大家都會發現上星期或前一天還健在的鄰居或朋友突然離開人間。

市政府和報紙對疫情還是不斷輕描淡寫。《大眾探真報》（*Public Ledger*）執意說庫申禁止公眾集會的命令「與公共衛生無關」，還說「警報或恐慌毫無根據」。

十月五日，醫師們報告當天有二百五十四人感冒病逝，報導這條新聞的報紙還引述官員的話說「疫情已達頂點」。第二天有二百八十九名市民病逝，報紙又說「衛生官員堅信疫情高峰已過」。

接下來兩天死亡人數都超過三百人，庫申繼續說：「這些數字不可能再升高，我們相信從此之後直到疫情結束，每天死亡人數將會持續降低。」

次日有四百二十八人死亡，每日死亡數字又不斷攀升連續好幾天，直到接近這個數字的兩倍。庫申說：「別被那些過度誇張的報導嚇倒，或讓恐慌纏身。」但庫申的保證什麼也保證不了。

聽到路易士談話的人一定會發現他淵博的知識，和對問題的透視分析能力。城裡其他的科學家不止佩服他，也注意著他的動向。

他已經在這個問題上鑽研了三個星期，幾乎沒有離開過實驗室一步。他的助手除了生病的以外，也都足不出戶，費城每位研究人員的每一分一秒都疲憊地耗在實驗室裡。

實驗室對路易士來說是比家還可愛的地方。他常在工作中找到寧靜，實驗室和研究中的各種謎題讓他覺得踏實，他沉浸其中像走入濃霧，俗世被拋在外面。

不過這次的工作完全不能給他慣有的寧靜。問題不在壓力，在於步調的錯亂，他不能再用過去的科學程序處理事情。他得做假設，專心在假設上發展，但草草做出的結論讓他不安。

再有就是死亡的新聞。死者的年輕、活力和朝氣讓他不安，青年的夭折讓他害怕，於是他更加賣力工作。

賓州大學一九一八年班優等生亞瑟．伊辛格（Arthur Eissinger）病故。魔劍隊的美式足球英雄道利．帕金斯（Dudley Perkins）病故。幾乎三分之二的病故者都不滿四十歲。

一九一八年那時代，如果家中有人去世，人們會在門口掛一片縐紋布。縐紋布到處可見。安娜．

米拉妮回憶說，「年輕人去世時掛的是白布，中年人是掛黑布，老年人則是灰布。那時我們都還很小不太懂事，孩子們總猜著下一次是誰家的什麼人會去世，總有一家又一家在門口掛出布來。」

總有一家又一家掛出布來。克利佛．亞當斯說，「人像蒼蠅一樣死去。春園路上大約每兩家就有一家掛著縐紋布，表示家裡有喪事。」

安娜．拉文當時在西奈山醫院：「我嬸嬸先去世……我叔叔也在那兒去世，他們的孩子才十三歲……先去世的好多是剛結婚的年輕人……」

更可怕的是疫情造成的屍體堆積如山。殯葬業者也成了病人，他們累倒了。沒有地方可放置屍體，掘墓人不是病倒，就是拒絕替感冒病死者挖掘墓穴。監獄主管原來提議讓犯人掘墓，後來抽回建議，因為湊不出健康的獄卒來執行監管任務。沒有掘墓人屍體就無法入土，殯葬業的工作空間都爆滿，棺材堆在殯儀館大廳，甚至在員工的生活空間裡，簡直可說工作與生活融合。

棺材缺貨，僅存的幾具棺材奇貨可居。麥可．唐納休家裡經營殯儀館：「棺材堆積在殯儀館外，我們必須派警衛才行，因為有人會偷棺材……和盜墓沒兩樣。」

不久之後連可偷的棺材都沒了。露易絲．阿布奇對於棺材缺貨印象深刻：「鄰居有個七、八歲的男孩死了。他們就把死者用布包起來放在馬車上拉走。忽然孩子的父母親衝出來哭喊著：『等一下，讓我給他找個通心粉箱子，拜託讓我把他放在箱子裡，不能讓他那樣子離開……』」

克利佛．亞當斯記得：「屍體堆積起來……堆著等待埋葬……可是沒法埋。」屍體越堆越多，放在屋裡，或是放在室外走廊上。

可以容納三十六具屍體的市立太平間塞進了二百具，直到再也塞不下為止。味道非常可怕，門窗得全部打開。有些屍體只能停放在他們去世的家中。病人死亡時，口鼻常有血水流出，家人用冰塊蓋在屍體上，但屍體還是腐敗發臭。公寓住戶沒有門廊，有些人就利用防火梯。有些家庭把放置屍體的房門關上，可是關不住恐懼。在這個居住空間比紐約還小的地方，許多人連可以關門的房間也沒有，屍體只能用床單包起來放在角落，在那兒放上幾天，讓恐懼每小時不斷升高。人們往往病得無法自己煮食，無法自己洗澡清理，無法把屍體從床上搬開，只能無助地和死者躺在一起。死者在去世的地方躺上幾天，和活人一同生活，帶給活人更大的恐懼；而更可怕的，是活人竟能習慣生活起居中有屍體放在一旁。

症狀也會嚇人，鮮血從病人鼻、耳、眼眶流出，有人痛苦輾轉，有人則失神狂亂直到斷氣為止。

平均每一家有兩個人去世，有三個死者也不稀奇，還有更多的。大衛·舒華住在傑克生路二八〇二號，十月五日一天之內他家裡有六個人感冒去世。據《北美日報》報導，他另外還有三個親人在醫院，正陷入這場瘟疫中，可能也救不回來了。

「瘟疫」這個字眼原來只能被悄悄提起，但是不知怎麼的竟然在報端出現。戰時為了士氣考慮，所有媒體都自我節制，編輯們處理每則新聞都是用最正面的表述方式，像「瘟疫」這樣的用字是不允許的。人們不需要報紙來告訴他們黑死病的事，因為有些死者全身發黑，大家都看得到，大家也不再相信報紙上說的話。有位被徵召去照顧數百名病人的醫科學生回憶說：「病人發紺的嚴重程度是我前所未見，黑死病的謠言到處流傳。」報紙引述李奧波德（Raymond Leopold）醫生的話：「……這種謠言不是沒有根據……病死者確實全身發黑，死亡後散發出明顯的氣味……」，但他也保證「黑死病之說不是真的」。

他說的沒錯，但報紙在人們心中還有多少可信度？何況即使來的不是黑死病，仍是某種恐怖的瘟疫。

戰爭打進家裡來了。

早在海格登自殺和費城市民在街上大遊行之前，感冒病毒已經完成了在美國沿岸的部署。它在九月四日到達紐奧良，三名波士頓來的水兵病重被送進醫院後不久死亡。它在九月七日到達大湖區的海軍訓練基地，也是由波士頓過來的水兵帶去的。接著幾天，紐波特、新倫敦、諾福克、莫比爾和比洛克夕等大西洋和墨西哥灣沿岸的海軍基地全部出現感冒病例。一九一八年九月十七日，維吉尼亞州匹茲堡軍營外「普遍發生類似感冒的病例」。同一天從費城派到普吉灣的幾百名水兵抵達目的地，十一個人被直接用擔架抬到醫院，病毒終於到達太平洋岸。

病毒足跡已經遍及全美國，東從大西洋，南至墨西哥灣，西到太平洋，北抵大湖區，雖然還未發動全面攻擊，可是部署已經完畢，它在各地播下的種子即將引發燎原大火。

病毒沿著鐵路和河流向內陸伸展，由紐奧良沿密西西比河往北進入內地，從西雅圖向東，從大湖訓練基地向南往芝加哥，再經芝加哥的鐵路網放射出去，像火花四射，從每個主要城市躍向下一個大城，再回頭收拾路上的小鎮。

九月二十八日費城大遊行時，洛杉磯只有七個病例，舊金山只有兩個，可是病毒馬上就要發威。

費城被恐懼籠罩，死神會在任何時間降臨在任何人身上。人行道上人們互相閃躲，避免交談。必須說話時也都將臉側向一邊，避開對方的呼吸。人們越來越孤僻，越害怕。

整個情況因為得不到幫助而更複雜。費城有八百五十名醫生護士被徵調到軍中，還有更多的在生病。費城總醫院曾有一百二十六名醫護人員，雖然大家盡力保護自己，戴上口罩和外袍，仍有八名醫生和五十四名護士病重必須住院，達總人力的百分之四十三。單這一所醫院就有十名護士染病過世。公共衛生委員會呼籲退休的醫護人員不管對原來的專業還記得多少，都挺身出來幫忙。

醫護或警方人員出現時，都戴著誇張的外科手術口罩，人們遇到他們就閃到一旁。每當家裡有人生病時，其他人就開始準備面對死亡，每個家庭中都有人生病。

費城有五所醫學院，每間醫學院都已停課。三、四年級的學生被派到學校或空辦公大樓改成的緊急醫院中工作。費城藥劑學院也停課，學生全都上陣到醫院藥房幫忙。

賓州大學醫科學生在被派往醫院支援之前上過史坦格醫師的課，他曾經處理過「愛塞特市號」上的病患，那好像已經是很久以前的事情似的。史坦格研究過醫學刊物上的各種辦法，試用過各種殺菌劑漱口、各種藥品、血清、傷寒疫苗、炭疽熱解毒劑等等，但他的結論很簡單，統統沒用。

後來成為國際心臟病權威的伊薩克・史塔（Isaac Starr）當時上過他的課，說道史坦格否定所有的治療方法，對試過的方法完全沒信心。

史坦格說的沒錯，他們試過的療法確實都無效。史塔被派到第十八街和櫻桃街交叉口的第二號緊急醫院幫忙，在那兒他跟著一位老醫生，見識到可怕的英雄式療法，讓他永遠也忘不了老式放血術如何把病人的血管切開那一幕。他和其他同學大部分時間都是獨自工作，連幫忙的護士都沒有。在紅十字會設立的十個緊急醫院中，每所醫院只有一位合格護士，負責指揮所有來幫忙的義工。許多義工可能因為景象太恐怖，也可能因為累壞而嚇跑，出現一次以後就再也看不到人。

史塔負責一所緊急醫院的整整一層樓。剛開始他的病人常「除了發燒之外看不出病況嚴重，但臨床症狀很快就出現變化」。最駭人的是發紺，有時病人全身變黑，「連續幾小時喘不過氣之後就會失去理智，無法自制。許多人鼻子和口腔流出的血塊塞住呼吸道，臨死時還瘋狂地想將呼吸道中的堵塞掏出來。」

他的醫院中每天幾乎有四分之一的病人去世。史塔每天回家睡覺，第二天回來上班時，總會發現有約四到五分之一的病人是新面孔，原來的人已經被抬走了。

費城有幾十萬人生病。所有的病人和他們的親友都被感冒嚇壞，不管開始時病狀如何輕微，他們身體就像被異形殖入一樣，有個活生生的東西在裡面生長，擴展，最後接管整具身體，把人殺掉。接觸他們的人也同樣害怕，害怕病人，也害怕自己可能遭遇相同的事。

恐懼凍結整座城市，讓它死寂一片。史塔的家在離醫院十二英里的栗樹山（Chestnut Hill），每天驅車經過的街道總是沒有生息，他常一路上默算遇到幾輛車。有一天晚上全程一輛車都沒看到，他想：「整個城市的生命全都終止了。」

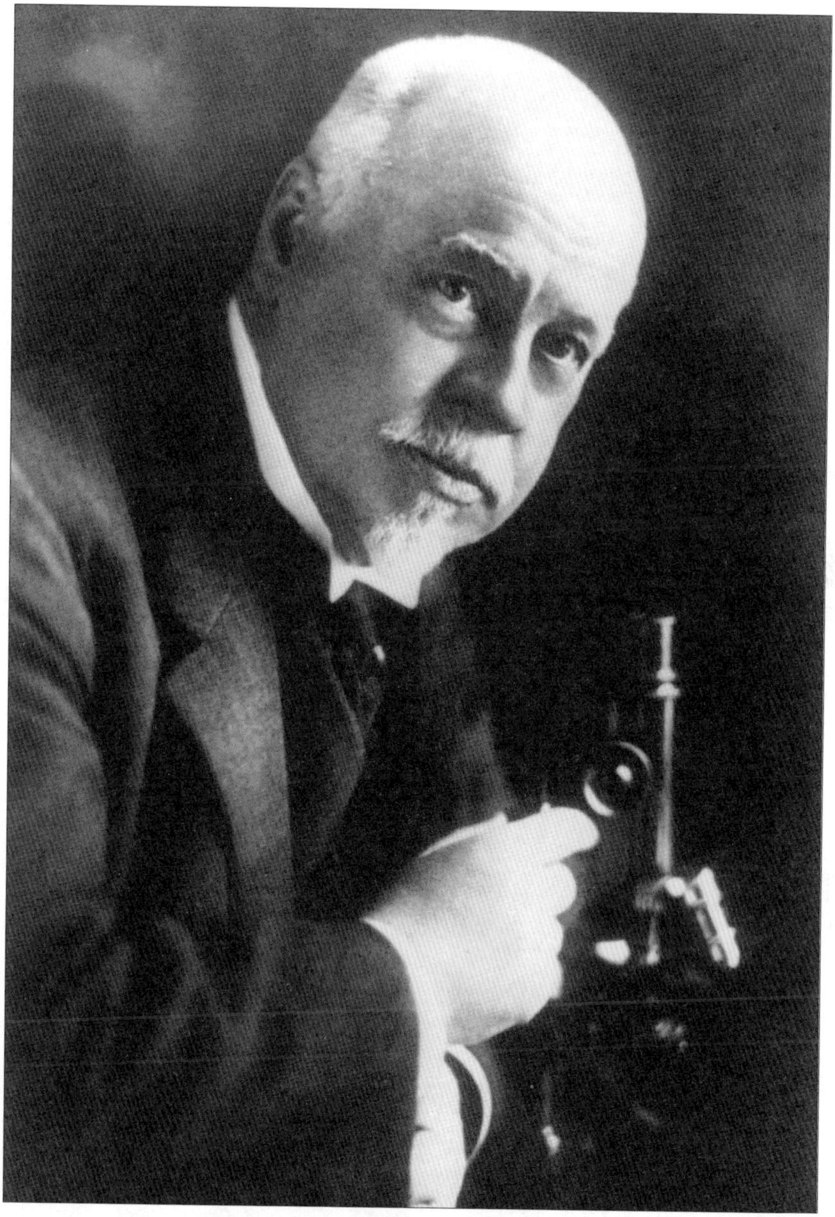

1. 威廉・亨利・韋爾契，美國醫學史上最博學也最有權力的人。一位謹慎的同事曾說他「只要手腕輕輕一揮，就能改變人們的生活」。當韋爾契首次觀察流感犧牲者的解剖屍體時，他擔心「這一定是某種新型的傳染病或瘟疫」。

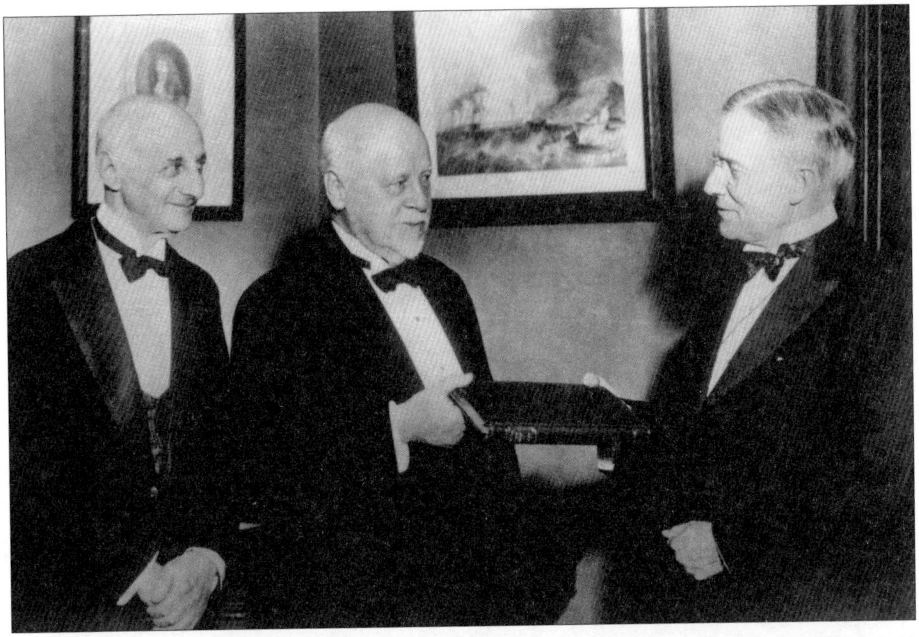

2. 韋爾契和約翰・洛克菲勒（圖右）一起創立的洛克菲勒醫學研究所（現在的洛克菲勒大學），可以說是世界上最好的科學研究機構。韋爾契的門徒賽門・佛勒斯納（圖左）是研究所的第一任所長。他曾說過，只有狠得下心的人才能領導研究所。

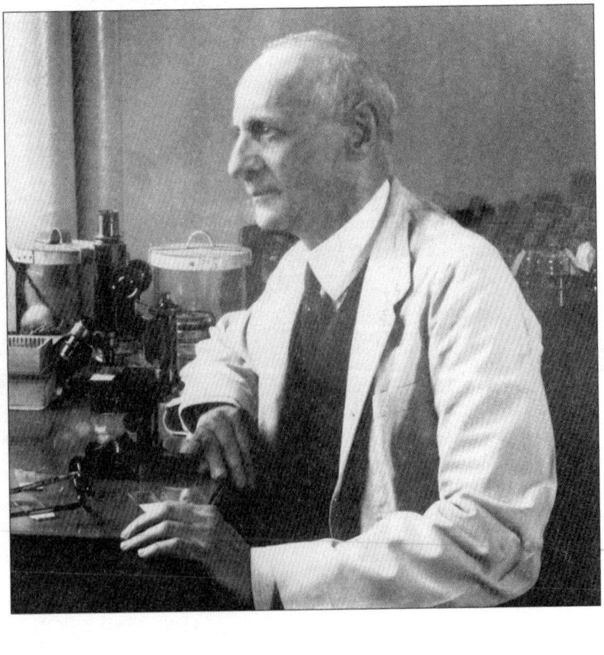

3. 佛勒斯納在沒有抗生素的情況下，將最常見的細菌型腦膜炎的死亡率降低到一九一〇年的百分之十八。如今，使用抗生素的死亡率為百分之二十五。

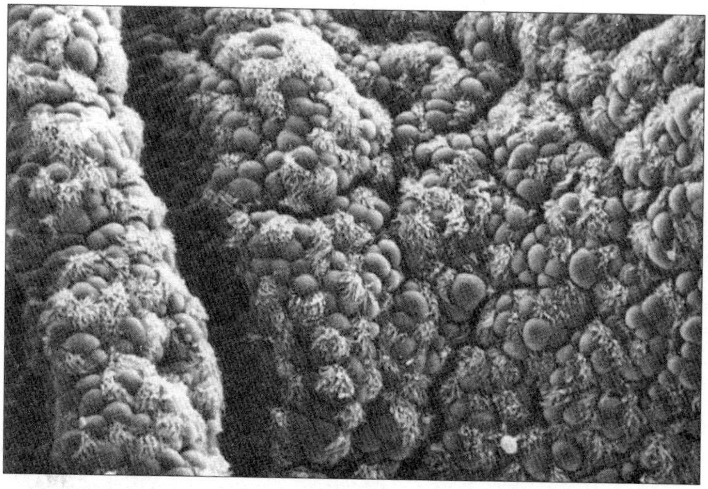

4. 健康老鼠氣管裡叢生的上皮細胞。

5. 感染流感病毒七十二小時之後，同一個位置已經被病毒夷為沒有生氣的沙漠。雖然可以看到白血球在上面徘徊，但為時已晚。

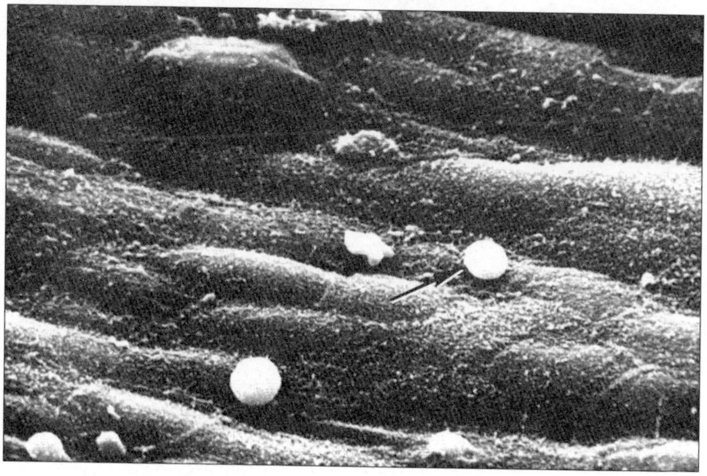

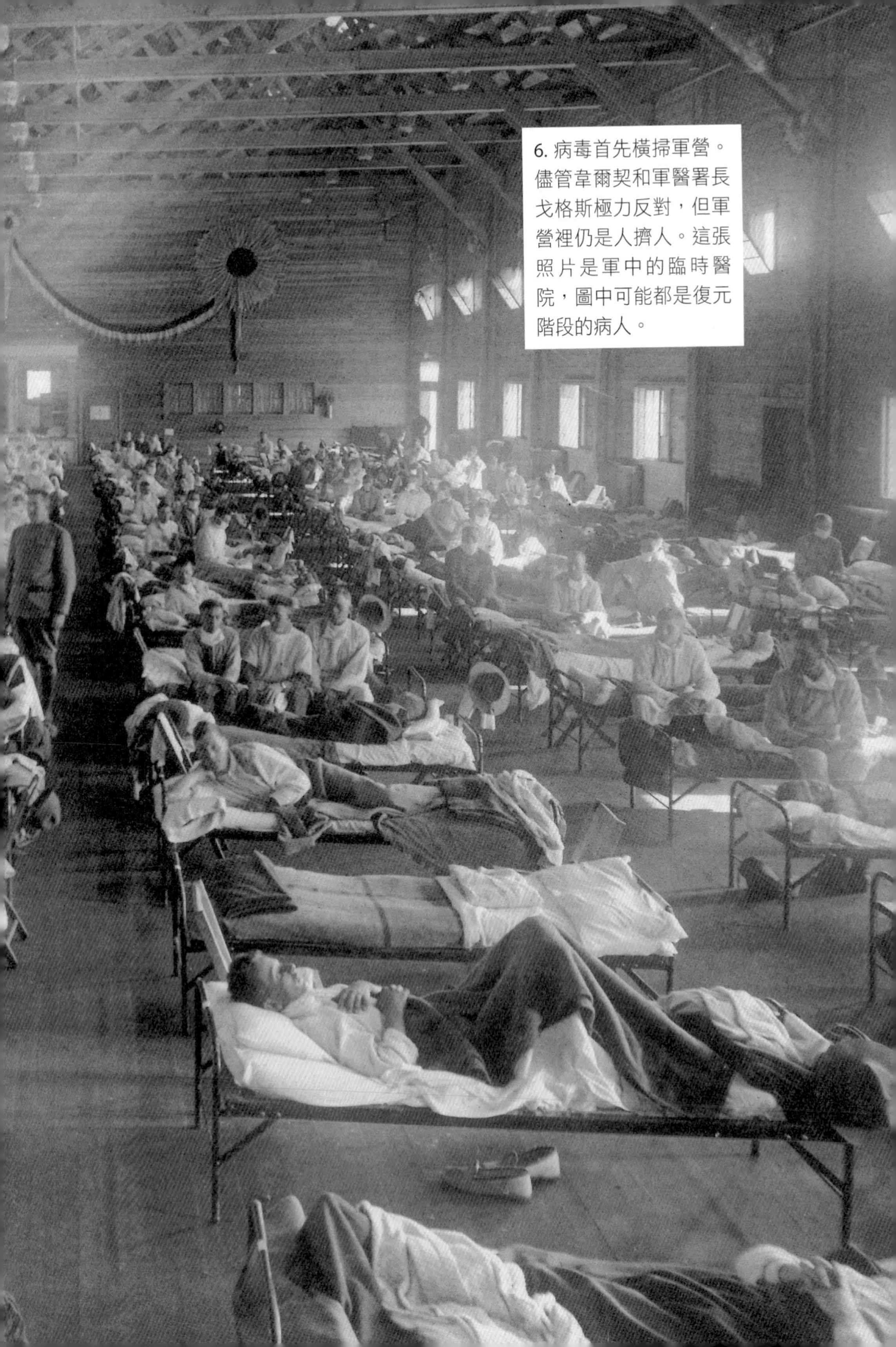

6. 病毒首先橫掃軍營。儘管韋爾契和軍醫署長戈格斯極力反對，但軍營裡仍是人擠人。這張照片是軍中的臨時醫院，圖中可能都是復元階段的病人。

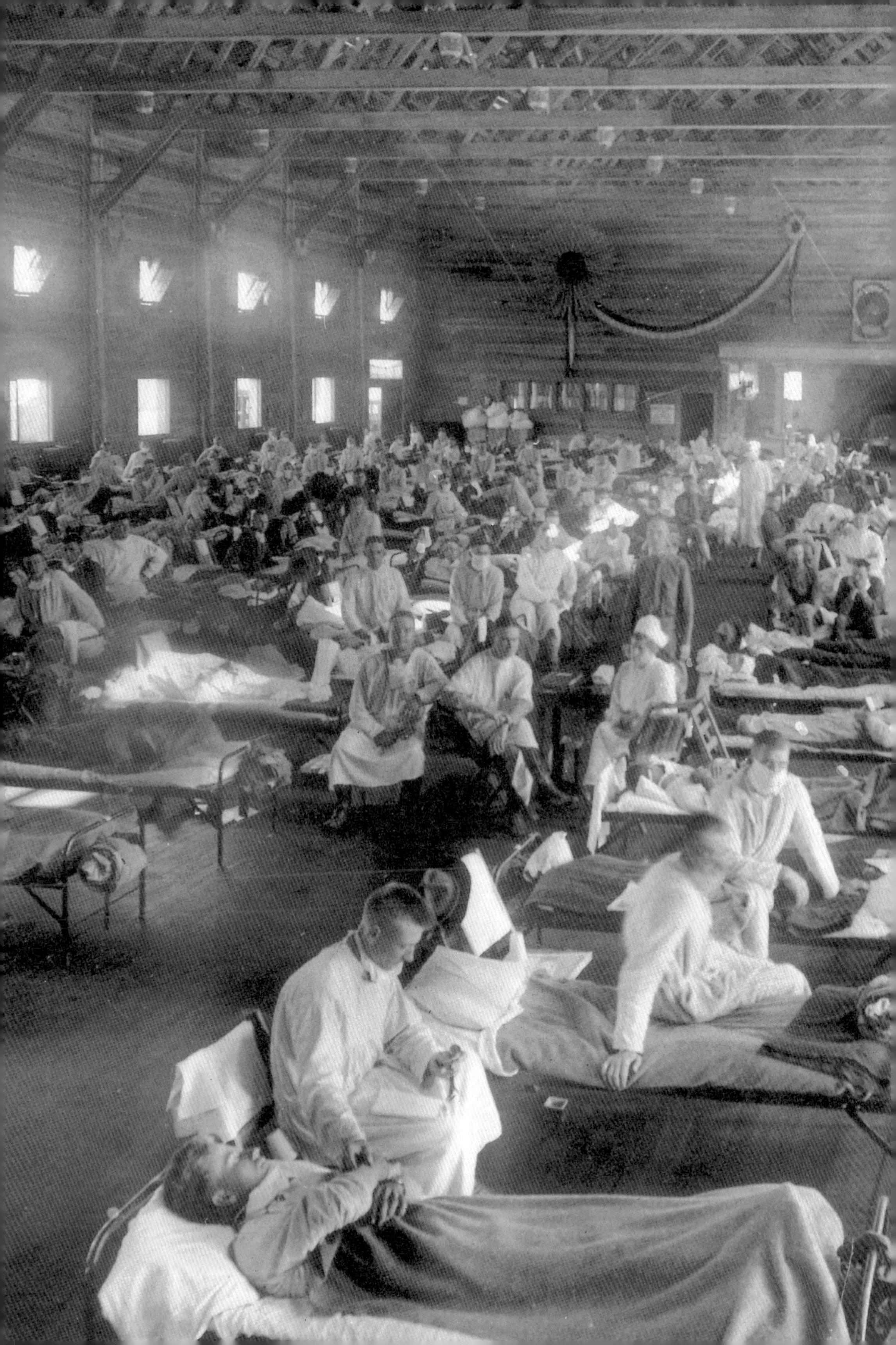

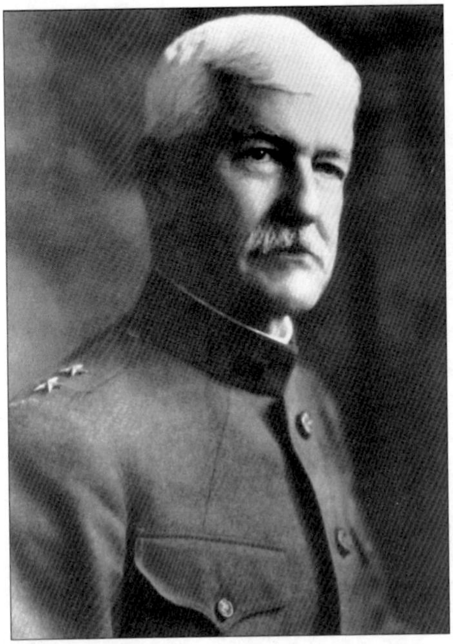

7. 軍醫署長威廉．戈格斯決定要讓第一次世界大戰成為美國歷史上第一場病死人數少於陣亡人數的戰爭。

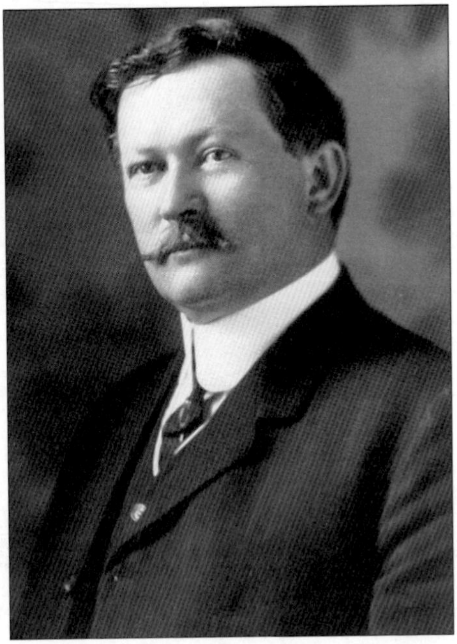

8. 魯伯特．布魯是美國衛生部長，文職的最高醫療官員，典型的官僚，但不聽警告，未能收集情報對抗瘟疫來襲。

9. 麻州是第一個出現大量平民病死的州。這是勞倫斯市的一所醫院。

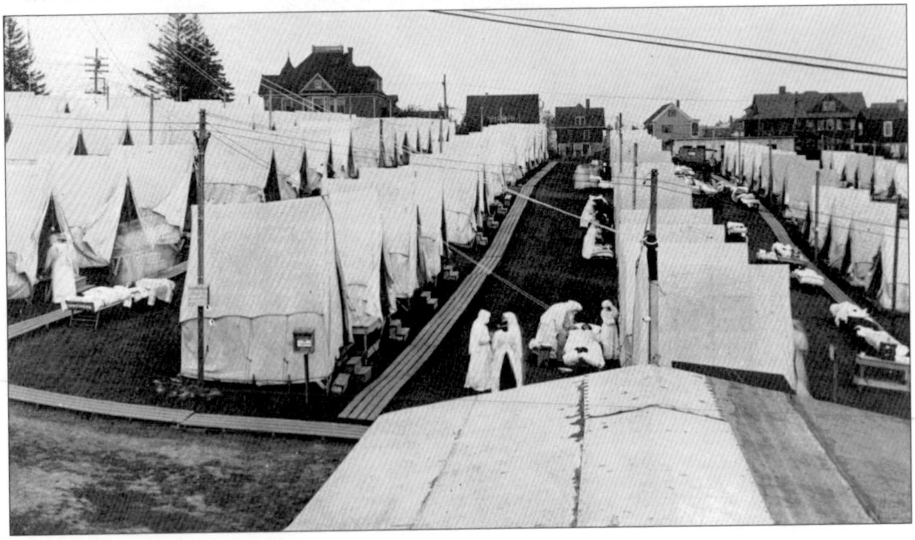

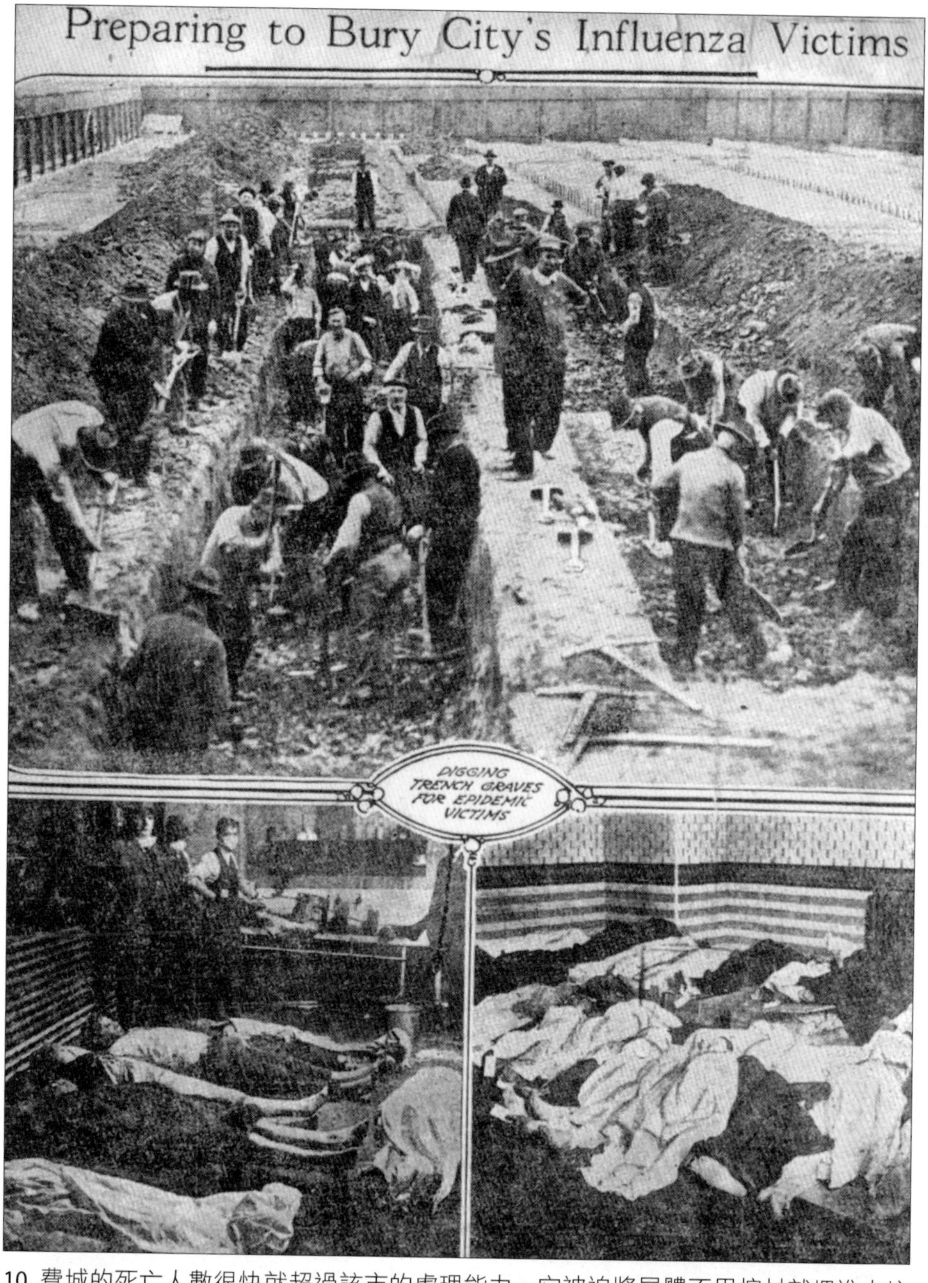
Preparing to Bury City's Influenza Victims
DIGGING TRENCH GRAVES FOR EPIDEMIC VICTIMS

10. 費城的死亡人數很快就超過該市的處理能力。它被迫將屍體不用棺材就埋進大坑裡，後來又用氣動工具挖掘墳墓。

警告和建議經海報和手冊分送，但恐慌也隨之流傳。

11.

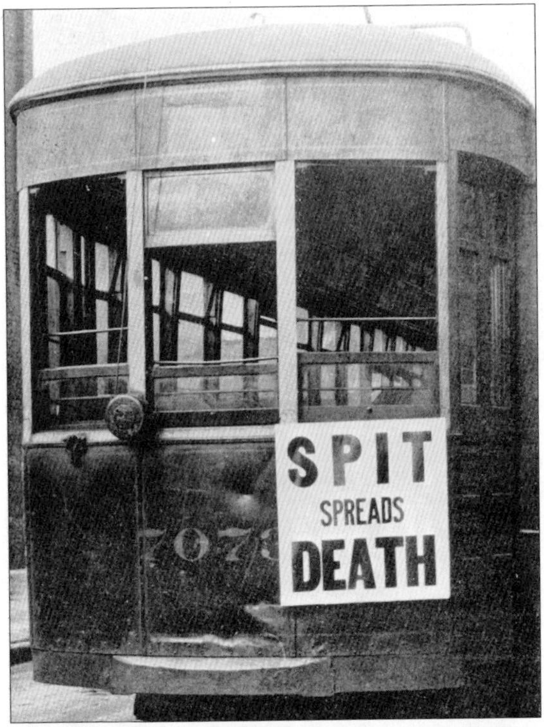

12.

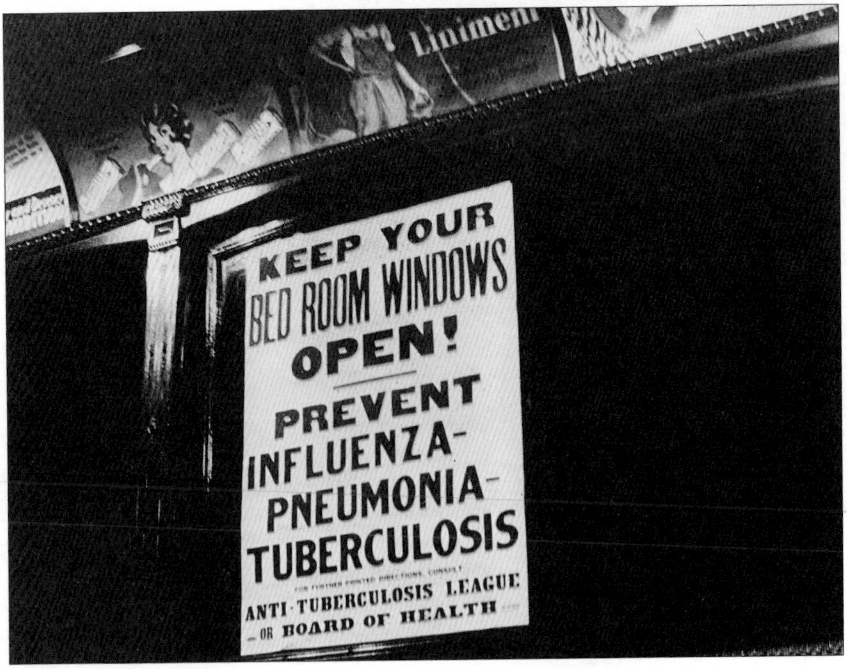

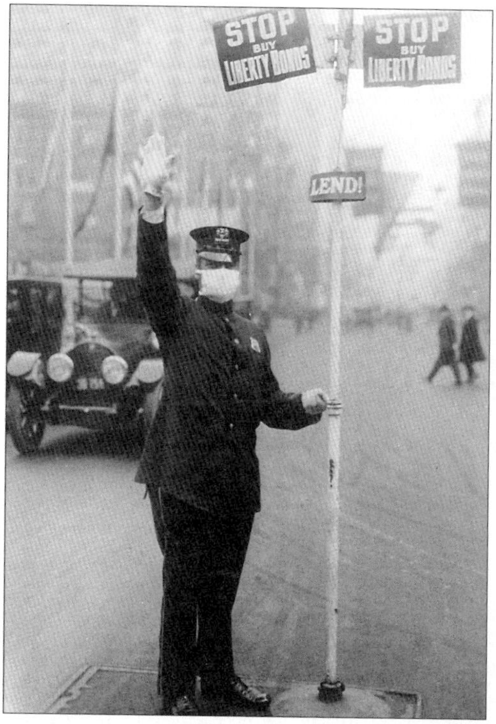

13. 這張照片上有兩個重點：戴著口罩的警察和愛國標語，顯出當局的矛盾。

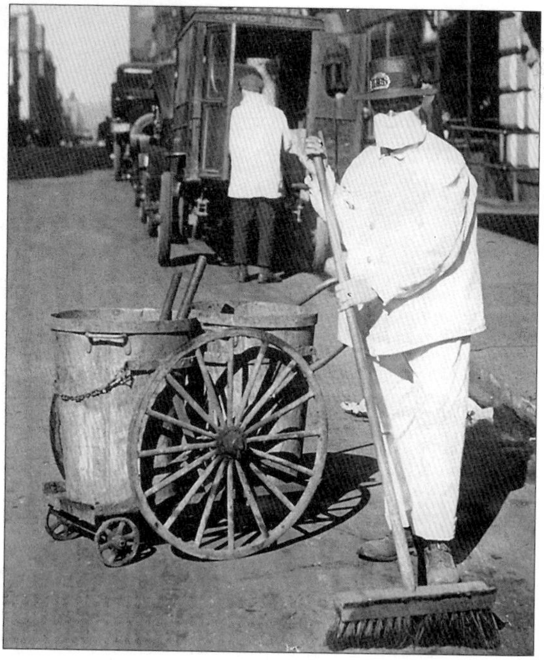

14. 所有紐約市的工人都戴上口罩。請注意背景街道上沒有車輛或行人。這樣死寂的街道到處都是。費城一位醫生說，「城裡的生活都停頓了。」

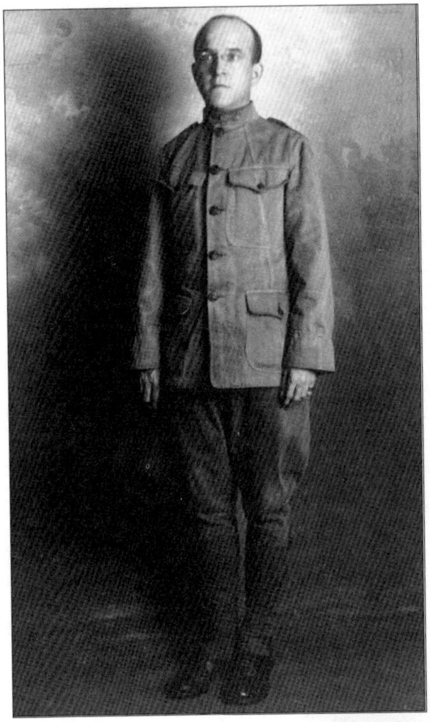

15. 奧斯華・艾弗里當士兵時的照片。當時洛克菲勒研究所轉編為陸軍輔助一號實驗室。

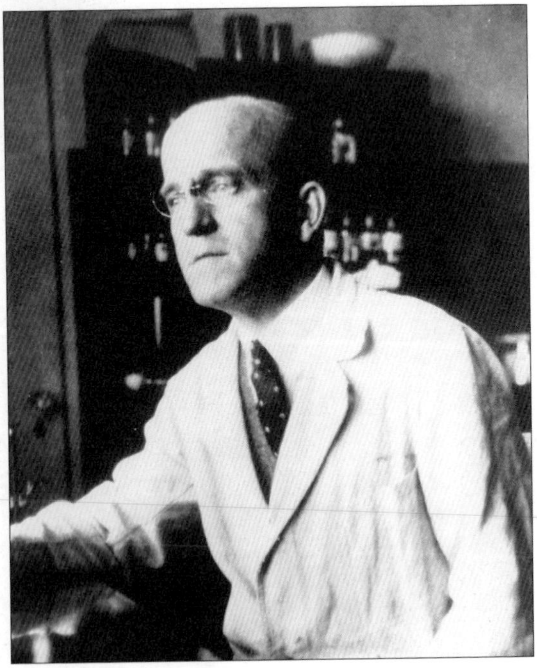

16. 晚年的艾弗里。堅毅不懈的他曾說：「失望是滋養我的主食。」韋爾契請他找出感冒的病源。他對感冒和肺炎的研究最後讓他完成二十世紀最偉大的科學發現之一。

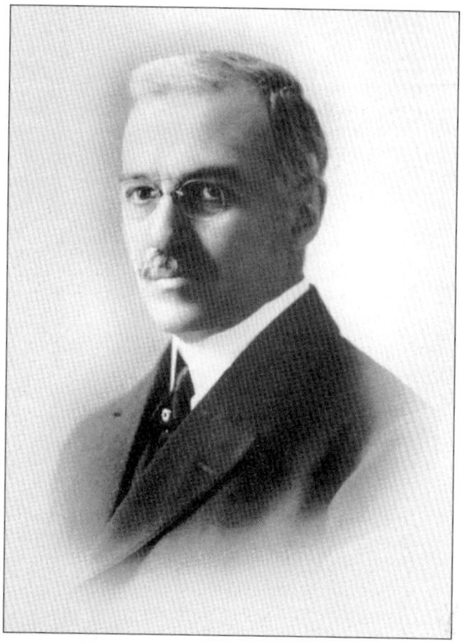

17. 使紐約市實驗室成為頂尖研究單位的威廉·派克。他嚴謹的科學態度配合滿懷創意的安娜·威廉絲（下圖），得到傑出的成就，包括開發出到今天還在使用的傷寒解毒劑。美國國家科學研究院曾希望他能研發出流感的疫苗或抗血清。

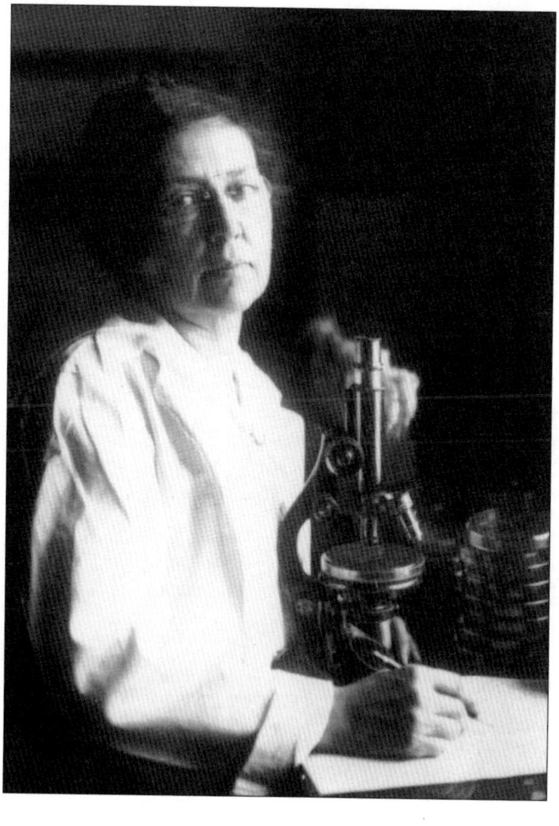

18. 安娜·威廉絲可能是世界上最偉大的女性細菌學家。寂寞的她終身未婚，日記中吐露自己寧可「覺得缺憾而不在無知中滿足。」並說，「如果交朋友真的有價值的話，我應該也要做。」對於童年的回憶，她夢想著「到處去旅行。別的孩子很少會那樣幻想。」

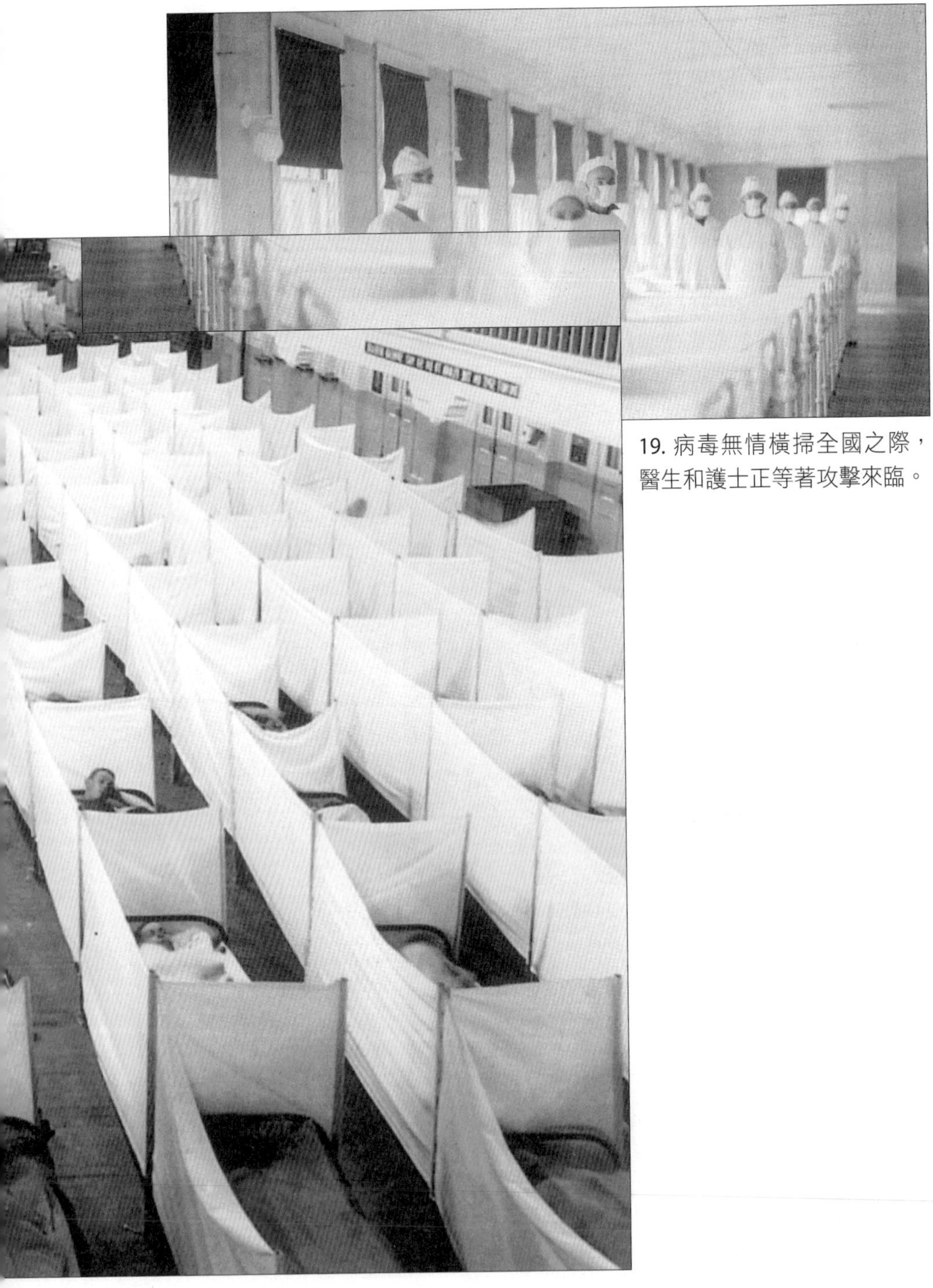

19. 病毒無情橫掃全國之際，醫生和護士正等著攻擊來臨。

20. 軍官們企圖保護健康的人。舊金山的梅爾島上，床位之間用布隔起以避免呼吸交流。

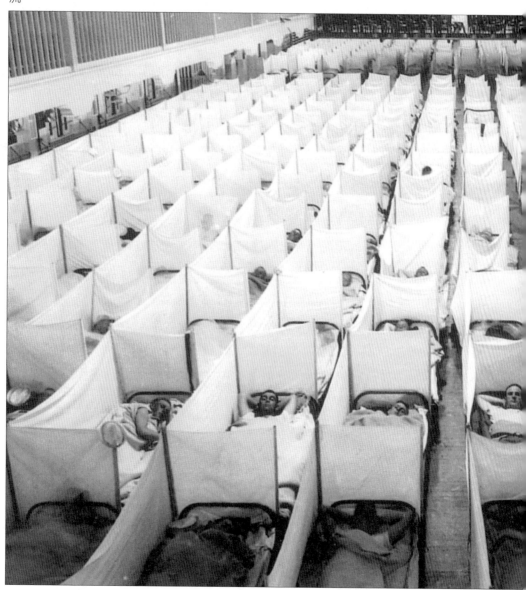

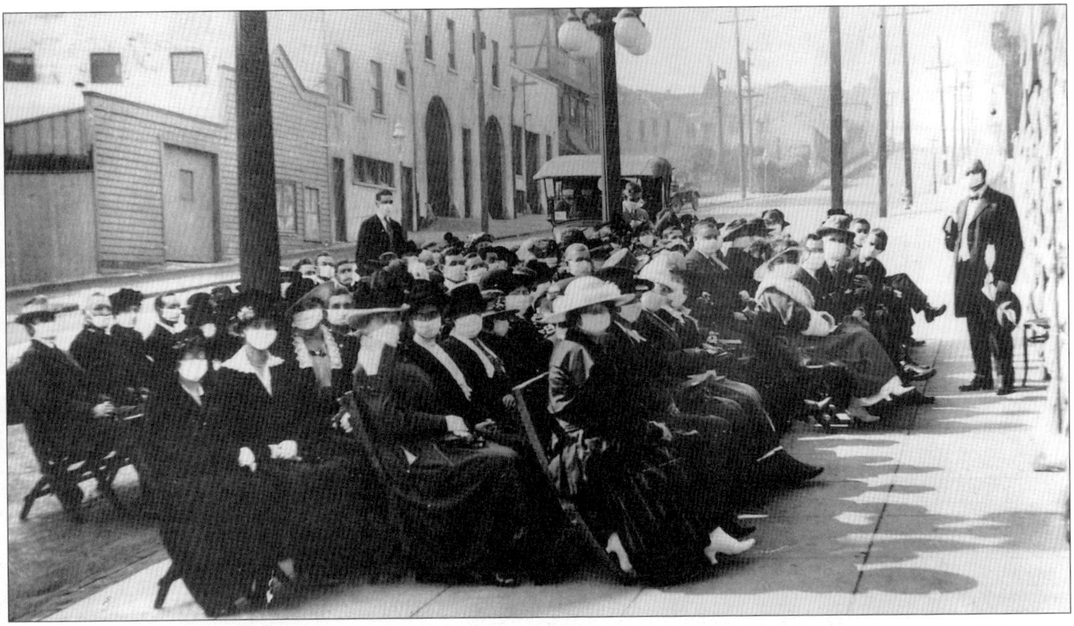

21. 大部分城市都禁止集會，所有公共場所：教堂、學校、戲院和酒吧都關門，大部分教堂暫停作禮拜，但這個在加州的教堂在戶外舉行集會。技術上這是違法的，但也反映了人們對集會祈禱的需求。

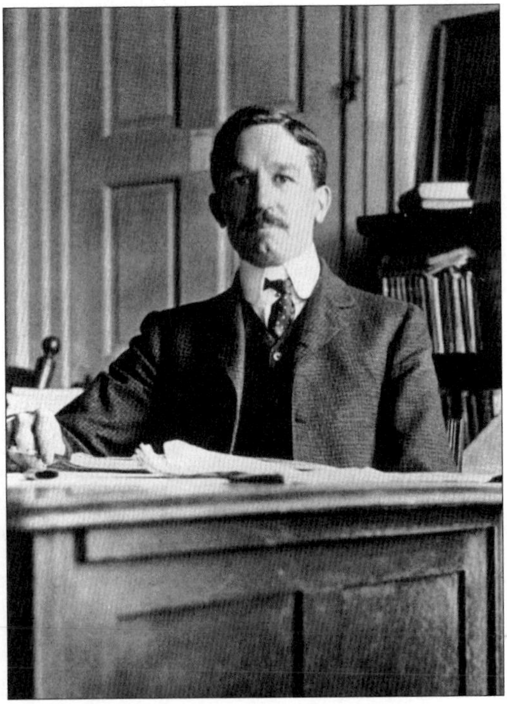

22. 魯佛士．科爾。這位洛克菲勒的科學家在流感爆發之前及時研發出肺炎疫苗和血清。他使洛克菲勒醫院成為研究教學的典範，包括國家衛生研究院也向他學習。

23.

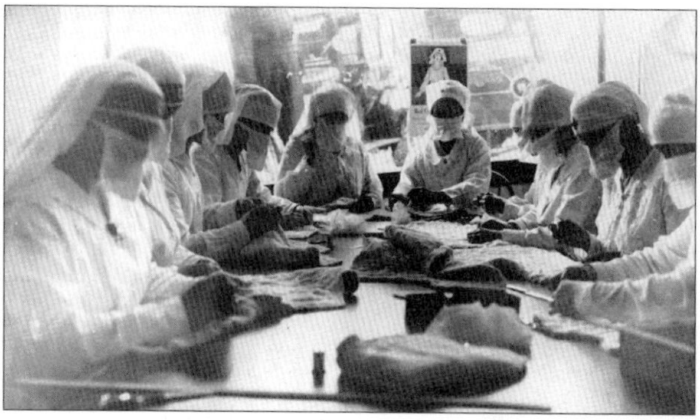

23. 紅十字會人員正在製作成千上萬的口罩。

24. 西雅圖和其他都市一樣也變成口罩之城，所有的警察都戴著口罩。

25. 列隊通過市區的部隊全都戴著口罩。

24.

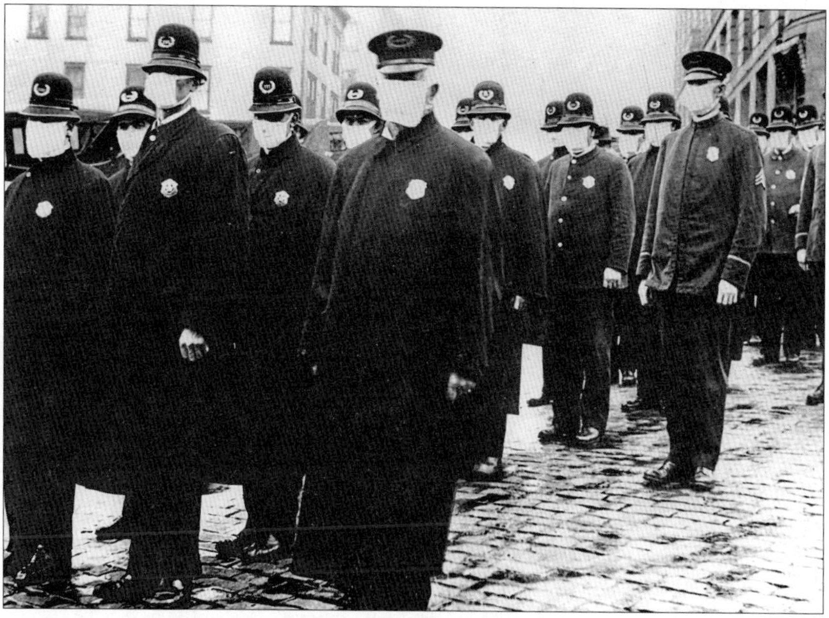

25.

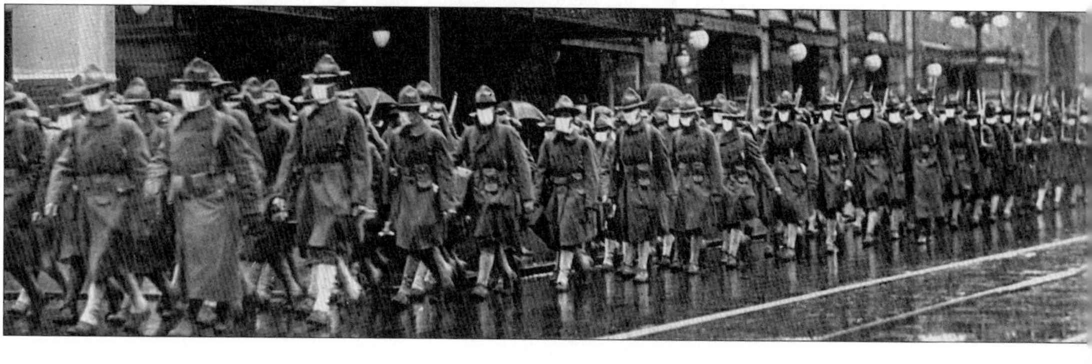

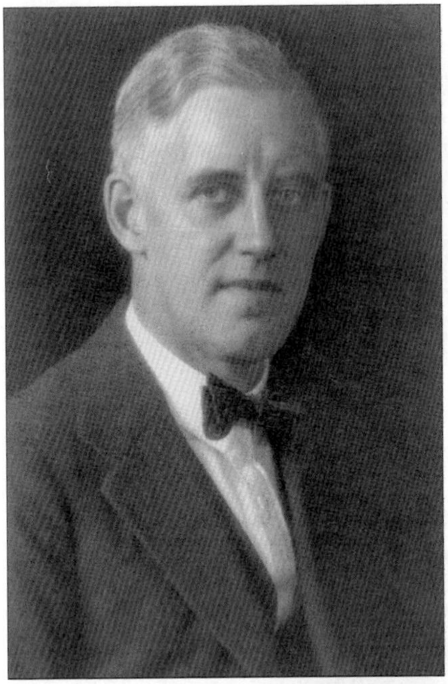

26. 好幾位科學家都說保羅・路易士是「我所認識最聰明的人。」一九〇八年他還很年輕時就證明小兒麻痺是由病毒引起，並且研製出對猴子百分之百有效的疫苗，半個世紀之後對人類有效的疫苗才問世。他也是研究流感、尋找病原的主要研究人員之一。最後也因為對疾病研究的野心而去世。

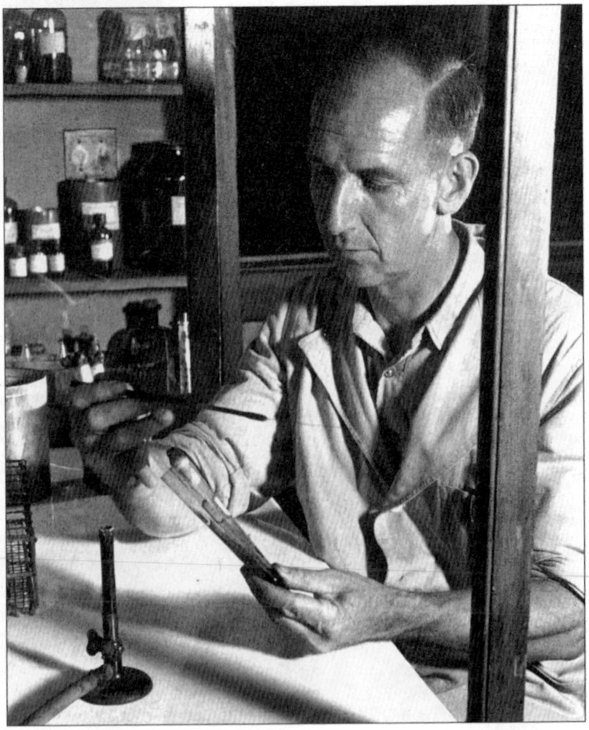

27. 理查・薛普，這位路易士的學生在一九二〇年代末期在流感病原研究上有了突破性發現。路易士到巴西叢林研究黃熱病士，薛普繼續研究流感，是第一個證明流感由病毒引起的人。

第六部

瘟疫

THE PESTILENCE

第二十章

這只不過是流行性感冒而已。

這種新型感冒病毒和過去的新感冒病毒一樣，傳布得又快又廣。一位現代流行病學家說過，感冒是傳染病中的特例，它的病毒由於傳染力太強，很快就會耗盡可以侵害的對象。在美國它讓幾千萬人生病，許多城市裡半數以上的家庭至少有一個成員感冒。聖安東尼奧有一半的人，全世界有幾億人被感染。

這只不過是流行性感冒而已，大部分的患者會痊癒。有人症狀輕微，有人嚴重，但大部分的人都能復元。

病毒在大多數人身上的症狀和一般感冒一樣，病人會有幾天非常不舒服，而對發生併發症的擔心會讓人更痛苦，不過總是在十天之內就復元。幾百萬人發病的過程讓醫界認為它的確只是感冒。

不過也在不少的病例中，病毒呈現與過去感冒截然不同的症狀，發作的過程也迥異，使得韋爾契擔心這是一種新的瘟疫出現。如果韋爾契覺得擔心的話，對於被它找上的患者來說那就是恐怖了。

這次病毒的殺傷力對西方國家來說，是給百分之十到二十的患者帶來肺炎，以美國而言就是二百到三百萬的肺炎病患。但對於較偏遠孤立的地區像阿拉斯加的愛斯基摩人的小村或是非洲叢林部落，因為居民接觸感冒病毒的機會比較少，病毒發揮的毒性就更強，可以造成百分之二十以上的肺炎病患。在那個全球人口只有今天三分之一的時代，全球病重的人達幾億人之多。

這只不過是流行性感冒而已，它的症狀和今天看到的一樣。鼻黏膜、咽喉和眼皮下的結膜發炎紅腫，病人有頭疼、發燒、全身痠痛無力、咳嗽等情形。一位一九一八年的醫生描述病情：「由兩大群症狀起頭：先是一般急性熱病反應如頭疼、全身疼痛、發冷、發熱、不舒服、虛弱、食欲不振、噁心嘔吐等，然後是鼻黏膜、喉嚨、氣管、上呼吸道，甚或結膜的發炎腫大……」另一位醫生形容：「開始時病人非常虛弱、發冷發熱、頭疼、結膜發炎、背痛、臉紅……不斷咳嗽、上呼吸道阻塞。」還有一位醫生記錄：「沒有致命的情況下，體溫上升到華氏一百到一百零三度，在發病後一個星期左右復元。」

還有些病例中病毒展現更嚴重的症候。

受嚴重攻擊的病人會全身劇痛，疾病會把他們推進自我孤立的世界。費城的亞當斯說：「我什麼也不記得……對於會不會病死一點也不在意，整個生命除了呼吸以外什麼都不存在。」

華盛頓的沙度回憶說：「我和其他病人一樣，被認為已經沒救……病得像條狗一樣……沒有昏迷，但是無法思考，沒有反應，只有迷惘失神。」

伊利諾州林肯郡的威廉．麥斯威爾記得：「……我躺在樓梯上的小房間裡，分不清白天黑夜，對時間已經沒有知覺……依稀知道母親接到姑媽打電話來……知道她淚流滿面……」

潔西．布朗在大湖海軍訓練中心醫院當護士時被感染，她覺得「心臟劇烈搏動得好像要從胸口跳出來」，高燒燒得她「全身震顫，身上的冰袋叮噹作響，床頭掛的病歷表晃個不停」。

郝斯特的學生哈維．庫興當時在法國服務，他已經小有名氣，但還沒到權威的地位。一九一八年十月八日他在日記上寫著：「腿上有點異樣，走起路來自己覺得像癆病患者。」癆病是種像愛滋病的慢性衰竭疾病，得拄著拐杖走路。「……早晨起床時好像踩不到地板……這是感冒的症狀之一。如果德國人的攻勢是因為它停下來的話，我們真得感激它讓我們占上風。」他的併發症是屬於神經方面的。在床上躺了三個星期，忍受過頭痛、複視和雙腿麻木之苦後，十月三十一日的日記上記著：「……真是個奇特的經驗，還在不斷變化……肌肉明顯消瘦……感覺好像有點熟悉，彷彿做了一場夢。」四天之後寫道：「現在可以用手摸到腳了，雙手麻木笨拙，刮鬍子變成危險的動作，扣扣子也是一大挑戰。不只四肢不行，大腦也變遲鈍。」

哈維．庫興終其一生沒有完全恢復過來。

德軍陣營裡的軍官魯道夫．比丁（Rudolph Binding）描述病情是「好像傷寒，又有食物中毒的可怕症狀」。他幾星期來都是「持續發燒，有時會覺得好一些，但馬上又全身冒冷汗，勉強鑽回床上捲進毯子裡。還有劇痛，痛得生不如死」。

凱薩琳．波特（Katherine Anne Porter）是《落磯山時報》（*Rocky Mountain News*）的記者，她的未婚夫是名年輕軍官，在照顧她時染病去世。她當時情況也很糟，同事認為她已無望，連訃聞都排版好準備登出，不過她還是撐了過來。她在作品《蒼白騎士，蒼白座騎》（*Pale Horse, Pale Rider*）中描寫鬼門關前的經驗：「她躺在懸崖邊緣，知道下面是無盡的深淵……溫柔的言語是橫在虛空之前的輕柔白紗……她的大腦四處漂浮，離開腦殼，變成輪子在深淵中旋轉……不斷下沉又下沉，直到成為一顆躺在生命最幽闇底層的石頭。又瞎又聾，感覺不到肢體存在，感覺不到人類的情緒，偏偏卻又還保有一絲神智。大腦的思緒、血液的流動、心裡的期望，一切從身上逐漸消逝，只留下一團孤獨的物質，對外界完全漠然，唯一還在的是要活下去的願望。這團不能移動的物質自己獨力抗拒死亡，面對那必然的終點無計可施，只剩下本能的意志……」

終於她從深淵裡爬了出來，「痛苦再度回來，齧人的劇痛在她血管中焚燒，惡臭填滿她的嗅覺，那是腐敗器官和化膿的味道。她睜開眼，透過蓋在臉上的白布看到朦朧的燈光，聞到自己身上的死亡氣味，努力想抬起手來。」

病患的症狀非比尋常，是過去感冒從未出現過，或是從來沒見過的強烈。剛開始醫師們總會遍尋能符合病人症候的疾病，但即便他們再優秀聰明，也常發生誤判。

病人會因關節劇痛而輾轉反側，醫生判斷是登革熱，或稱之為「碎骨熱」。病人會因高燒和發冷而蜷縮在毯子裡激烈發抖，醫生就判斷為瘧疾。紐約威廉巴克研究室對面的威拉爾德巴克醫院裡的醫生亨利．柏格（Henry Berg）看到病人抱怨橫膈膜上方「炙熱疼痛」時，擔心是霍亂。另一位醫生記著：「許多人有嘔吐症狀，下腹部柔軟，顯示有腹部感染。」

巴黎有些醫生也診斷為霍亂或痢疾，還有人從頭疼的強度和部位診斷是傷寒。直到感冒已經流行開來，巴黎的醫師們還是不願認為那是感冒。西班牙的衛生官員也宣稱併發症是由傷寒引發的，而且「在西班牙是很普遍的事」。

但不管是傷寒、霍亂、登革熱、黃熱病、鼠疫、肺結核、白喉、痢疾，沒有一種已知的疾病可以解釋其他症狀。

一位英國醫師在《皇家醫學會刊》（*Proceedings of the Royal Society of Medicine*）上提到：「我從來沒見過的皮下氣腫——在表皮下發生氣泡聚積，從頸部開始，有時擴展到全身。」

這些皮下氣泡是空氣從破裂的肺泡漏出造成的，當病人翻身時全身會發出劈啪聲。一位海軍護士後來回憶時說，那種聲音就像玉米片在碗裡攪動，由於記憶太可怕，她後來永遠不能忍受有人吃玉米片發出的聲音。

耳部劇痛也極為普遍。一位醫生聯想到中耳炎：發燒、疼痛、還有暈眩，「發展得非常快，痛苦開始後幾小時之內有人會耳膜破裂」。另一位醫生記載：「有四十一個中耳炎病例，耳鼻喉科醫生日夜待命，隨時替鼓脹的耳鼓穿刺，排出膿汁……」還有「外耳流出膿液。驗屍發現幾乎每個病例都有耳膜穿孔……耳膜受損的情況和肺部組織相似……」。

強烈頭痛深入腦殼，患者自覺頭部快要被劈開，或是有人從腦殼內部用空氣鑽向外打樁。頭痛的部位在眼眶後方，病人眼睛轉動時就更加劇痛。眼界裡有些區域會喪失視覺，平常看到的景象四周有一圈黑邊。另外也常發現眼部肌肉麻痺的現象，德國的病例中特別常提到眼部症狀，出現在多達百分之二十五的病例中。

嗅覺受到的影響有時持續數週之久。少數病例出現急性致命的腎衰竭。雷氏症候群（Reye's syndrome）則出現在肝臟。軍方一份報告簡單地總結：症狀的多變和猛烈度超乎一般所見。

造成恐懼的不只是死亡，還有各種駭人的症狀。

這只不過是流行性感冒而已。但對於一般家庭中不懂這疾病的人——那些照顧丈夫的妻子、照顧兒子的父親、照顧姐妹的兄弟——而言，這些症狀都極為可怖。送食物給失去行動能力家庭的童子軍被嚇到，在無人應門的屋中發現屍體的警察被嚇到，自願開車載運病患的義工也被嚇到。恐怖的症狀嚇壞了每一個對這疾病沒有認知的人。

發紺把世界變成黑色。病人開始發病時有其他症狀，可是一旦發紺之後，醫生護士就當他們已經沒救，只差一口氣而已。發紺嚴重的，就是確定即將死亡病例，然而發紺又是相當普遍的情形。一位醫生報告裡說：「重度發紺的景象極為嚇人，病人嘴唇、耳、鼻、臉頰、眼結膜、手指，甚至有時全身都轉成鉛灰色。」另一份報告說：「許多病人入院時已經發紺嚴重，特別是唇部，不像一般肺炎末期常見的蒼白藍色，而是一種發黑的深藍。」

再有就是鮮血，由身體流出的鮮血。看到有人從鼻子、口腔，甚至耳朵中冒出或湧出鮮血，非常駭人。七孔流血並不代表死亡，但對於醫師，對於那些職業上就習於把人體當成物品處理的專業人員，這種過去感冒從未見過的症狀還是令人不忍卒睹。當病毒變得更兇猛時，血汙觸目都是。[49]

美軍軍營裡住院的病患中有百分之五到十五的人流鼻血，類似出血性的伊波拉病毒（Ebola），有些紀錄中鼻血因為流出的力道太強，甚至噴到幾呎之遙。醫生無法解釋這種現象，只能做成紀錄。

「……百分之十五的人流鼻血……」、「一半的人當頭低下時會有泡沫狀帶血的液體從口鼻流

49 原註：造成黏膜組織出血的原因很多，但感冒為何造成這種現象還不是很明顯。有些病毒會直接或間接攻擊血小板，同時血小板也會變成免疫系統攻擊的目標。

下……」、「相當多的鼻出血現象……有人從鼻腔中噴出鮮血……」、「這些病例早期最明顯的症狀是身體多處出血……有六個病例嘔出鮮血，其中一位因此造成失血過多死亡……」。

這到底是什麼病？

「併發症中最嚇人的是黏膜出血，特別是從鼻子和消化管道。耳朵和皮膚出血的現象也曾出現。」

德國研究人員記載著「眼窩內不同部位出血」經常發生，美國病理學家也記錄：「五十起眼結膜出血。十二起純咳血，嘔出的是不含黏液的鮮血……這些都是消化道出血……」「女性病患有陰道出血，開始時會被以為是遇到經期，但後來判斷出血來自子宮黏膜。」

這到底是什麼病？

病毒從不只引起單一症狀。紐約市衛生局首席診斷專家總結道：「病例中的劇痛現象像登革熱……鼻腔或支氣管的出血……痰液極多，間或帶血……大腦或脊柱局部或全部麻痺……行動能力受傷害程度輕重不等，可能是暫時也可能永久性傷害……身心沮喪。長期的極度虛脫造成歇斯底里、憂鬱症和自殺傾向。」

病患在精神上留下的創傷則是嚴重的後遺症。

流行性感冒期間，在美國占有百分之四十七的死亡人口，也就是所有死亡包含癌症、自殺、兇殺、和其他各種原因加總之中的將近半數，是感冒和併發症的受害者。由於病死人口數量龐大，甚至使美國人平均壽命減少十年之多。

有些感冒或肺炎的受害者即使流感不發生也可能死亡。肺炎一向是最主要死因，所有流感造成的死亡數字可算是額外的。今天的研究人員相信一九一八、一九一九年之間流感造成的額外死亡人數約六十七萬五千人。以當時美國的一億零五百萬至一億一千萬人口來和二〇〇六年的三億人相比，相當於今天有一百七十五萬人死亡的規模。

一九一八年流感除了死亡數字龐大直接造成的恐怖之外，還給每個家庭帶來其他影響。

感冒的受害者一向都是身體較弱的族群，像是老人家或小孩，病毒隨機找對象，專門欺負弱小，而放過抵抗力強的青壯年。甚至有人叫肺炎是「老人的朋友」，因為它特別容易侵襲老年人，並且發病的過程平緩，讓病人有相當長的時間準備面對死亡，和親朋道別。

一九一八年的感冒可沒這麼客氣，它專門殺害年輕強健的族群，一向最健康的青年病死率最高。正值人生最豐富階段——強健、忙碌、活力充沛、需要養育幼年子女的人，正是病毒殘害的對象。

南非城市中二十至四十歲的人占了百分之六十的感冒死亡率。芝加哥二十至四十歲死亡的人數幾乎是四十至六十歲的五倍。瑞士一位醫生記載：「五十歲以上的人見不到嚴重症狀。」在美國保留較完整紀錄的地方，如果把人口依每五歲分階段，可發現最高的死亡率分布在二十五歲到二十九歲之間的男女身上，次高的是三十歲至三十四歲之間，第三是二十至二十四歲之間。這三個階層個別的死亡人數都超過所有六十五歲以上死亡人口的總數。

如果把一九一八、一九一九年之間的流行性感冒除外，把其他感冒的死亡率的關係和年齡畫成圖的話，總是嬰兒期最高，逐漸下降，到了谷底再上升，到六十歲以上形成另一端的高峰。在這張橫軸是年齡、縱軸是死亡率的圖上，曲線呈U字形。

一九一八年的流感則不同：嬰兒和老人都有不少死亡數，但是最高峰在中央，曲線呈W形。這樣的圖形訴說一場悲劇。即使在法國前線的哈維．庫興也體會到那種不幸，說那些犧牲者是「英年早逝」。

單是美國軍方，流感造成的死亡人數超過越戰總陣亡數。每六十七個士兵中有一人因流感和它的併發症死亡，而且幾乎所有死亡都集中在九月中旬起算的十個星期之中。

當然病毒殺害的不會只是軍人，美國平民的死亡數是軍人的十五倍。年輕的死亡人口中還有一個特別的現象，就是懷孕的婦女感染率和死亡率最高。早在一五五七年就有人注意到感冒與流產和孕婦死亡之間的關聯。十三件針對一九一八年感冒流行期間對住院孕婦的研究結果顯示，她們的死亡率從一般的百分之二十三驟升到百分之七十一。至於活下來的孕婦，則有百分之二十六失去了她們的胎兒。由於這些婦女很可能不是生第一胎，可以推斷有不少孩童在感冒流行中失去母親。

科學界中「有趣」這個字眼含義頗多，它暗示某種新的事物，新的問題，和可能的潛在意義。當韋爾契要波士頓市立醫院的傑出病理學家柏特．吳爾巴研究迪文斯軍營的時候，柏特．吳爾巴曾說那是他「最有趣的病理研究題目」。

這次疫情的流行病史是個「有趣」的課題，沒見過的症狀也是個「有趣」的課題，驗屍是個「有趣」的課題，特別是有些症狀不驗屍還看不出來。這次病毒造成的症狀和流行病史都是一團謎，還得等許多年後答案才會出現。

這只不過是流行性感冒而已，但它的觸鬚不放過體內任何一個器官。一位名病理學家就注意到病人大腦「明顯充血」，可能是某種嚴重發炎造成：「腦回幾乎成為平面，大腦本身變得異常乾燥」。

病毒也侵襲在周圍保護心臟、充滿液體的心包膜組織和心臟本身等器官。驗屍顯示病故的人「心臟鬆弛無力，與一般肺炎致死病人結實的左心室成為強烈對比」。

對於腎臟的傷害程度不同，但「腎臟病變幾乎在每個案例都發現」，肝臟的病變則是偶爾出現。腎上腺發現「局部壞死，明顯出血，偶有化膿現象……即使沒有出血，也常嚴重充血」。

肺部周遭肌肉會因為受到體內毒素，或是激烈咳嗽的結果而撕裂。解剖中發現許多肌肉壞疽或蠟質化的現象。

甚至睪丸也有「……驚人的病變……幾乎每個病例都發生……很難理解這些肌肉和睪丸的中毒現象怎麼產生的……」。

最後談到肺部。

醫生們不是沒見過這樣子的肺，但現在的情形從來沒在肺炎病人身上出現過。一位軍醫說，唯一相似的是曾有一種致死率達到百分之九十，殺傷力非常強的腹股溝炎會對肺部破壞到這種程度，再有就是戰場上毒氣造成的傷害方可比擬。

一位軍醫如此總結：「唯一可與之比擬的，就是藉空氣傳播的瘟疫，以及立即致命的毒氣。」

流感過後七十年，一位終生研究感冒、備受尊崇的現代科學家愛德溫・吉爾本（Edwin Kilbourne）也同意這種說法：「其他病毒對呼吸系統的感染很少造成這種情況，令人聯想到吸入毒氣造成的損傷」。

但這不是毒氣，也不是肺瘟，這只不過是流行性感冒而已。

第二十一章

只有一九一八年的流感讓人發病非常迅速，許多病人記得在發病的剎那間自己會知道，全世界到處有紀錄有人騎馬時突然跌下馬，或是在人行道上忽然間倒下。

死亡降臨得非常快速，一位耶魯大學有名的病理學家溫斯洛（Charles-Edward Winslow）的紀錄中說：「我們有好幾件完全健康的人在十二小時內病逝的紀錄」。JAMA 有一些發病後幾小時之內病逝的報導，例如：「一位健康的人在下午四點出現症狀，晚上十點死亡。」理查・柯里爾（Richard Collier）在他的著作《西班牙瘟疫女士：記一九一八／一九一九年流感之疫》（*The Plague of the Spanish Lady: The Influenza Pandemic of 1918-1919*）中提到：巴西里約熱內盧街上，有個人以完全正常的口氣向正在等公車的醫科學生問路，接著就倒在地上斷了氣。在南非開普敦，查爾斯・路易士坐上一輛公車回三英里外的家，在車上看到車掌倒下死亡。接下來三英里中車上又有六個人死去，包括駕駛員在內。於是查爾斯・路易士只得下車走路回家。

最先讓病理學家注意到的是肺部。醫生和病理學家都看過肺炎死亡病人的肺部，許多這次流感引發肺炎的肺部和一般肺炎很不相同，但是在疫情越後期死亡的病人，肺部解剖的結果越接近一般細菌性肺炎的結果。

那些在發病後一、兩天或是更短時間內死亡的病人，肺部看來像是受到大量病毒入侵的結果，病毒破壞大量的肺部細胞使得氧氣不能交換。猝死的病人肺部解剖結果和傳統肺炎完全不同，這是很不尋常、令人困擾的現象。

芝加哥的病理學家四月間曾把急症死亡的病患肺部組織送到研究總部，要求「當成新的疾病處理」。法國戰區的英國病理學家在春天曾報告異常的解剖發現，蓋柏斯和其他組員六月也向韋爾契和科爾報告關於肺部不尋常的現象。韋爾契自己在迪文斯軍營驗屍室所看到的景象也讓他擔心這是種新的疾病。

呼吸道只有一種功用：把空氣中的氧氣送到紅血球中。我們可將它想像成一棵倒過來的橡樹：氣管好比是樹幹將空氣從外界送進肺部，主幹分出兩簇主要分叉，稱為主支氣管，把空氣送到左右肺葉。每邊的主支氣管再層層分岔出許多枝椏深入肺葉，稱為支氣管，支氣管再細分成細支氣管。支氣管有軟骨，成為支撐肺部的組織，細支氣管則沒有軟骨組織。

每邊肺部分成幾片肺葉，右肺有三葉，左肺有兩葉。肺葉再分成十九個小葉，每個小葉裡，肺泡像從支氣管和細支氣管長出的一叢叢樹葉，又像能透氣的氣球。每個人平均有三億個肺泡，肺泡的功用相當於樹葉的光合作用，人體的紅血球在此進行氧氣交換工作。

右心臟把沒有氧氣的血送到肺部，進入微血管中。微血管細得讓紅血球得一個接一個排隊通過。微血管包圍著肺泡，氧氣分子便能從肺泡薄膜組織滲出，和排成單列、通過微血管的紅血球中的血紅素結合。血液得到氧氣之後便回左心臟，送到全身各處。每分鐘人體全身的血液會完成一次心肺循環。

動脈中攜帶氧氣的血液是鮮紅色。我們在手腕上看到的靜脈裡通過的血液沒有氧氣，則呈藍色。

當肺部不能交換氧氣時，身體會局部或有時全身呈現藍色，稱作發紺。缺氧的時間一久，就會對身體器官造成損害。

健康的肺部應該是質輕，呈海綿狀會透氣，比水輕，不傳導聲音。醫生敲擊健康肺部時只會聽到一點點聲音，但當正常肺部組織病變時就會發出爆裂音：氣泡中的空氣逸出，產生像摩擦頭髮般的雜音。

積水的肺聽起來的聲音和正常肺不同：硬化的組織會將呼吸聲傳到胸腔，讓人聽得到「羅音」（rale），一種細碎破裂音或是噓噓聲，也可能是濁音（dull）或反響過度（hyperresonant）。如果積水濃度高，並且面積較大，就稱為實質病變（consolidated）。

有好幾種細菌都能造成細菌性支氣管炎。細菌侵入肺泡裡，人體的免疫細胞追蹤而至，接著各種抗體、分泌物、蛋白和酵素接踵產生，肺泡中便充塞這混雜各種物質的液體，使得氧氣不能與血液交換。這種實質病變的現象發生在環繞細支氣管周圍的肺泡中，但感染常是局部的。

肺葉性肺炎的肺實質病變之後會使肺變得像肝臟一樣，所謂「肝臟化」。肝臟化的肺依感染程度的不同呈現各種顏色，例如灰色的肺表示各種白血球湧入肺部對抗感染。生病的肺也會堆滿細胞的殘骸和纖維蛋白及膠原質等身體企圖修補損害要用的材料。這些修補工程本身也會造成問題，如果過多的纖維蛋白影響肺部正常功能時，就是所謂的「纖維化」（fibrosis）。

大約三分之二的細菌性肺炎和更高比例的肺葉性肺炎都是由單一種類的細菌造成，肺炎球菌的各種亞種是病因，其實肺炎球菌也是造成腦膜炎的第二號殺手。厲害的肺炎球菌可以在幾個小時內擴張到整個肺部。即使到今天，百分之二十到三十的肺炎病例中還是發現細菌藉由血液循環感染身體其他器官，造成病人死亡的情況。在肺葉肺炎中病人發紺並不罕見，但他們的肺葉經常看來沒什麼異狀。

一九一八年的病理學家在驗屍中曾看過一般肺葉或支氣管肺炎造成的損害結果，但那些在流感中發病後短期間死亡的病人肺部則非常不一樣，讓韋爾契等人也極為困惑。一位病理學家記錄說，「生理徵狀異常，一般所見的實質病變很少出現」，又有人說「傳統用損傷做分類的方法變得不適用」，還有「肺泡有中毒現象，滲出血液和其他液體。有些病例中很少看到細菌活動」。

幾位病理學家在 JAMA 的一份討論中說：「病理觀察結果相常驚人，不像國內一般常見的肺炎……肺部的傷害複雜多變，和過去二十多年來幾千件病理解剖所見有很大差異。」

通常在解剖時從人體拿出來的肺像洩氣的氣球一像，但現在不同，現在取下的肺仍然鼓脹，裡面卻不是空氣。一般細菌性肺炎的肺感染的地方在肺泡內部，在肺泡形成的小囊內側。但是一九一八年的病人雖然肺泡有被感染的現象，但肺泡之間都被填滿，這些構成肺部主要空間的地方都被細胞殘骸，從酵素到白血球等各種人體免疫系統的分泌物，還有血液所填滿。

還有人觀察後提出的結論是「急性染病死亡的人肺部的傷害在其他肺部感染中未曾發現。這是這次感冒特有的傷害」。

病人的肺部在病毒和免疫系統的交替攻擊之下被撕裂。因為呼吸系統讓外部空氣進到人體深處，所以人體對呼吸系統的保護程度最高，肺部就成了入侵者和免疫系統的主戰場，戰場上沒有東西能幸免於破壞。

免疫系統的防禦早在肺部之前就開始。唾液中的酵素能殺死病原體，愛滋病毒能在人類體液中生存，但在唾液中卻會被消滅。接下來是物理障礙能像鼻毛等擋下空氣中較大的顆粒，和喉部上方的大彎道可以迫使空氣通過時接觸呼吸道的管壁。

這些管壁上布有黏液，可以捕捉空氣中的有機體和刺激性物質。黏液之下是上皮細胞，在表面形成整片纖毛，像船槳般以每分鐘一千到一千五百次的頻率划動，把外來的有機體從可能造成感染的地方掃地出門，送到喉頭。如果有異物在呼吸道中找到落腳處，身體就會分泌出更多的體液來處理，因此會造成流鼻涕、打噴嚏和咳嗽等現象。

這種物理性的防禦可比喻是舉起手臂抵擋拳頭攻擊的動作，對肺部沒有任何影響。儘管人體分泌的黏液可能妨礙呼吸順暢，但這類防禦反應再怎麼過分，通常也不至於真正造成傷害。所謂過敏就是免疫反應過度帶來這些現象的結果。

另外還有更積極的防禦方式。巨噬細胞（macrophages）和「自然殺手」細胞（natural killer cell）這兩種白血球會主動尋找並消滅入侵者。這兩種衛兵不像其他免疫系統只針對特定的防禦目標，它們會在整個呼吸道和肺中到處巡弋。呼吸道中的細胞分泌出能消滅細菌和某些病毒（包括感冒病毒）的酵素，或是用這些酵素把入侵者和黏液下方的人體組織隔離開，同時分泌物也會引來更多的白血球和抗菌酵素，升高防禦等級。如果入侵的是病毒，白血球會分泌干擾素（interferon）來阻止病毒感染。

由於有這麼多種免疫功能在運作，雖然肺部直接暴露與外界空氣接觸，但仍能保持相當清潔。一旦肺部遭到感染，身體還會發動其他更激烈的免疫行動。免疫系統本身就是個針對有機物入侵而設計的殺手系統，它裝配有各種複雜兇猛的武器，要讓入侵者癱瘓或死亡。

但是正當防衛和過度防衛，適度反應和過度反應之間的界線非常細微，可以比喻成反恐部隊在殲滅恐怖分子的同時，也可能傷及無辜平民，甚至也像軍事上的焦土抗戰，有時會為了戰術目的而犧牲整個村莊。

一九一八年流感中，這個防禦適度與過度的界線在病毒與人體，生存與死亡之間的對抗成為絕對重要的關鍵。病毒入侵肺部的效率如此之高，使得人類免疫系統卯足勁道反擊。使年輕力壯的人在被感染後快速死亡的兇手不是病毒，反而是人體自己的免疫機制。

病毒通常會附著在呼吸道表面的上皮細胞上，這些細胞排列在氣管表面，做為保護層，直通到深處的肺泡。在病毒入侵身體的十五分鐘之後，它們的血凝素突觸會和上皮細胞的唾液酸受體結合。一個又一個的突觸讓病毒和細胞間接合越抓越緊，大約在病毒入侵細胞成功之後十個小時，細胞就會破裂，釋放出一千到一萬個能感染其他細胞的新病毒。在更短的病毒複製時間裡，一千乘以一千再乘以一千……我們能很容易理解為什麼前一刻外表還看來好好的人，會在病毒繁殖的連鎖反應到五、六代之後忽然倒地不起。

另一方面病毒也會攻擊免疫系統，削弱人體的防禦力量。它們會妨礙干擾素的分泌，而干擾素正是人體對抗病毒攻擊的第一道防衛。一九一八年病毒對免疫系統妨礙的情形至為明顯，讓當時已經被疫病搞得焦頭爛額的研究人員還能看得出感冒病人對其他刺激的免疫能力大幅降低。客觀的試驗可以驗證這個現象。

即使溫和的感冒病毒也能把上呼吸道的上皮細胞完全剝除，使得喉嚨組織赤裸裸地暴露在空氣中。人體的修補工作在幾個小時內就會展開，但是得花上好幾天才能整個修復完成。

一旦有感染源建立灘頭陣地後，免疫系統的第一個反應就是發炎。它會使感染位置紅腫發熱，或是讓整個身體發燒，或是兩種症狀同時出現。

發炎的過程包括白血球分泌出一種叫細胞素（cytokine）的物質。白血球有很多種類，有些攻擊入侵的有機體，有些則協調攻擊行動，還有一些負責產生抗體。細胞素的種類更多。有些細胞素直接攻擊入侵者，像干擾素的對抗病毒，有些則傳遞信息。例如巨噬細胞會產生顆粒細胞刺激因子（granulocyte-macrophage colony-stimulating factor, GM CSF），用來刺激骨髓製造更多的巨噬細胞和叫作顆粒細胞（granulocyte）的另一種白血球。有些細胞素會把發動抗戰的消息帶到身體中平常不屬於免疫系統的部分。當這些細胞和擔任體溫調節中樞的丘腦下部受體結合時，身體溫度會升高，讓人全身發燒。發燒其實也是免疫活動的一部分，有些病原體在較高的體溫下會被消滅。罹患流感時，發燒溫度多半達華氏一百零三度（約攝氏三十九度四），還可能更高。

不過細胞素本身也有毒性。感冒常出現的頭疼和身體疼痛等症狀不是病毒引起，而是細胞素造成的。例如細胞素刺激骨髓製造更多白血球的結果，會使病人骨頭痠痛。

細胞素也可能造成更嚴重和長期的傷害。例如以能殺死癌細胞而得名的細胞素「腫瘤壞死因子」（Tumor necrosis factor, TNF）為例，在實驗室裡腫瘤遇上ＴＮＦ會立刻被殺死，ＴＮＦ並且會刺激身體發燒，但是它的殺傷力不只是針對生病的細胞而已。它也會傷害健康細胞，甚至整個身體。ＴＮＦ本質是一種毒素，是主要中毒症狀的原因，但它還不是唯一有害人體的細胞素。

通常身體對感冒病毒的對抗在病毒取得立足點之前就已經展開，但在一九一八年的流感，病毒不但能感染整個上呼吸道的上皮細胞，更能將感染範圍深入到最裡層的肺泡，造成所謂的病毒性肺炎。

免疫系統跟蹤病毒直到肺部深處，用上所有的手段，就地發動毫不保留的殊死戰。免疫系統派出殺手T細胞，它專門攻擊被病毒感染的人體細胞，有時還發動所謂的「免疫風暴」（cytokine storm），致命武器傾囊而出展開全面攻擊。

在肺泡上輸送氧氣的微血管負責運送攻擊部隊。微血管會膨脹，釋出液體、白血球、抗體、細胞素和各式各樣的免疫武器到肺部。這些細胞素和酵素其實也會消蝕微血管本身，讓更多的液體進入肺部。於是組成肺泡的細胞即使能熬過病毒肆虐，也被自家的免疫系統破壞了。組成肺泡內層的細胞是種粉紅色的玻璃狀黏膜，叫作玻璃樣膜（hyaline membranes），它能產生界面活性劑的效果，讓肺泡表面平滑像肥皂泡般，減少表面張力，讓氧氣更容易進入紅血球。一旦這些玻璃樣膜在肺泡中消失，會使更多的血液流入肺部，身體會製造纖維狀的結締組織，於是肺部局部堆滿細胞殘骸、纖維蛋白、膠原質和各種其他物質。蛋白質和液體則充塞細胞間的間隙。

諾貝爾獎得主法蘭克・麥法蘭・伯內特描述肺部發生的事情：「急性發炎充血……整個氣管結構，特別是細支氣管上皮細胞快速壞死……尤其肺泡壁受到毒素損害，滲出血液和其他液體……持續滲出的液體阻塞細支氣管，最後造成局部組織沒有空氣。」

免疫系統的反應隨年齡而不同。年輕人體內發動的免疫戰爭最強烈，免疫系統通常讓他們的健康狀況處於巔峰，可是有時候卻反而成為致命的弱點。

一九一八年，年輕人對病毒發動的免疫戰爭規模最強，使得他們的肺部充滿液體和各種雜質，阻礙正常氧氣交換，他們變成免疫系統的受害者。

一九九七年香港發生的禽流感是病毒直接從雞跳到人體，造成六人喪生，但是病毒本身並沒有變化成人類病毒。那次有上百萬隻雞被銷毀以避免發生病毒變異，同時那次流感也被深入研究。病理學家在病人遺體的解剖中，發現他們體內的細胞素含量非常高，也發現他們和免疫有關的骨髓、淋巴、脾臟等組織，及其他器官也都成為殺紅了眼的免疫系統攻擊目標。他們以為這是前所未見的症狀，其實一九一八年的人們已經見識過同樣的情形。

而這只不過是流行性感冒而已。

一九七〇年代醫界開始將可能由不同原因造成的相同肺部病理變化給予相同治療方式，這種病理現象被稱為急性呼吸窘迫症候群（Acute Respiratory Distress Syndrome, ARDS）。幾乎所有可以給肺部帶來壓力的因素都可能造成 ARDS，譬如溺水、吸入煙塵或毒氣……還有感冒帶來的病毒性肺炎。今天的醫師看到一九一八年的肺部病理報告時，一定會將之歸納為 ARDS。

一位肺病專家將 ARDS 形容是「胸中的烈火」，它真的像是一把熱火在胸腔中燃燒。當病毒性肺炎產生症狀時，免疫系統分泌用來消滅入侵者的毒素就是那股燒炙肺部組織的火焰。

不管造成 ARDS 的因素為何，這種病理變化一旦發生，今天的醫學還是沒法阻止肺部衰敗。唯一的對策只有支持性療法，幫病人自己撐過這段過程，靠自己能力康復。這個過程中需要用到加護病房中的各式現代化設備，但即使以今天較一九一八年大為進步的醫學科技，像是氧氣的高效率運用等，ARDS 的死亡率在各種狀況下仍高達百分之四十到六十。大部分醫院的加護病床數都很有限，如果在沒有加護照顧的情況之下，病人的死亡率可達百分之百。

二〇〇三年一種冠狀病毒在中國造成 SARS（嚴重急性呼吸道症候群）並很快在世界上傳開。百分之十五到三十的感冒是由冠狀病毒造成，它並且像感冒病毒一樣感染上皮細胞。SARS 的冠狀病毒殺人是藉由 ARDS 之手。冠狀病毒的繁殖速度比感冒病毒慢得多，因此 ARDS 症狀的受害者可能會在發病後好幾個星期才死亡。

ARDS 症狀之下的死亡會有不同的直接原因。肺以外的器官可能因為得不到足夠氧氣而衰竭。肺部可能因為充滿積水，而右心室又沒法將之排出，使得病人被淹死。因為人體不斷努力要將肺水排出，也可能使心臟負荷過度而衰竭；還有的病人因為要得到氧氣，持續劇烈氣喘使得肌肉操勞過度，突然就停止呼吸斷了氣。

一九一八和一九一九年大部分的流感病人無疑是因 ARDS 導致的死亡。這可說明為什麼那麼多年輕人發病到死亡的時間非常短。流行性感冒必然會造成一些與肺部病變無關的死亡，例如心臟本來已經衰弱的人一旦感冒，身體就很難再負擔另一場與疾病的對抗。不過在當時的流感期間，絕大部分非 ARDS 的死亡病例，都是由於細菌性肺炎所造成。

上皮細胞被病毒剷除後，呼吸道便不能再利用纖毛波動來排出細菌，加上免疫系統本身不是遭到病毒破壞，就是為了對抗病毒而已經精疲力竭。客觀環境使得病菌可以長驅直入肺的深處。近代研究認為病毒產生的神經胺基酸酵素（neuraminidase）可以使細菌更容易沾黏上肺細胞，使病毒和細菌的致命性發生相乘效果，細菌也能在肺內繁衍。

細菌性肺炎會在人們感染感冒病毒後的一週、兩週、三週之後才發生，看來會像是輕微的感冒症狀之一。感冒病人可能看來已經復元，甚至回到工作崗位之後，突然才又因為細菌性肺炎而倒下。

我們無法對病毒性肺炎和 ARDS 造成的死亡人數與細菌性肺炎的死亡數字做精確比較。一般而言，對這次流感做研究的流行病學家和醫學史家咸認為，大部分的死亡是由於次發性感染，也就是今天可以用抗生素治療的細菌性肺炎所造成。

軍方肺炎研究小組的報告在今天看來相當令人心寒。這個由十幾位當時美國頂尖科學家組成的小組不但解剖病體，也研究別人做的病理報告。他們在幾乎一半的驗屍結果中都歸納出今天會視為 ARDS 的結論。另外一支由韋爾契的得意門生、後來成為耶魯大學醫學院長的米爾頓．溫特尼茲率領的獨立研究團隊，也得出相同結論。

這些結論對 ARDS——也就是病毒性肺炎——造成的死亡率有些高估，因為軍方專家研究的都是病死的軍人，他們都是年輕力壯的一群，正是最容易死於自己免疫系統過度反應的族群。在總人口中，病毒性肺炎和 ARDS 造成的死亡率不可能像當時報告說的那麼高。許多死亡病例其實是由於次發性細菌感染，這對於擔心那種兇猛流行性感冒捲土重來的人可能是個比較安慰的消息。

一九五七年抗生素的盛行期流感再度發生，那時只有百分之二十五的死亡是由於病毒性肺炎導致，四分之三的死亡是由於併發症造成，其中大都是細菌性肺炎。從此之後細菌的抗藥性成為醫學上的一大挑戰。今天感冒引起的細菌性肺炎死亡率大約是百分之七，在美國有些地方，百分之三十五的肺炎球菌對抗生素有抗藥性。當以抗藥性著名的金色葡萄球菌成為次發性感染源時，即使在今天，死亡率也會高達百分之四十二，比一九一八年時的細菌性肺炎死亡率還高。

第七部

競賽

THE RACE

第二十二章

大自然在一九一八年用流行性感冒的形式對人類發飆。它戴著假面具，先以人們熟悉、沒有戒心的方式出現，然後扯下面具，露出猙獰的面目。

之後隨著病原從軍營傳向都市，在人口稠密處散布，再撒向鄉村和農莊，人類的醫學科技跟在病魔後面，以空前積極的腳步苦苦追趕，企圖超越。

科學家不敢奢望他們能制止大自然的憤怒，可是也不放棄將自然反撲的傷害控制到最小程度的期望，拯救人命的使命絕對不能妥協。

他們的奮戰在全球展開。在美國有韋爾契、戈格斯、科爾，還有他們的同事和建立的各個研究機構，及他們一手訓練、在其中忙碌的男男女女。這些機構和工作人員從來沒有受過這樣的考驗，但所有可能影響疾病走向的希望都操在他們手中。

要能救命致少要能回答三個題目中的一個。對於這三個問題，很可能一個簡單粗淺的答案就能在緊要關頭對疾病發生影響，但也可能即使三個問題都有詳細解答之後，仍然束手無策。

首先他們要知道感冒的流行過程，知道它如何變化和傳布。對於霍亂、傷寒、黃熱病、小兒麻痺和其他疾病，科學家在發展出疫苗之前，就已經明白它們的流行方式，知道控制這些疾病的散布方法。

第二，他們要知道感冒的病理特性，知道它在人體內做的事，它的精確病程。這個答案能讓他們在某些狀況下干擾病魔的步伐而救人一命。

第三，他們要知道病原是什麼，是哪一種微生物造成感冒。這道題目的答案能使他們找出刺激人體免疫系統的方法，達到預防或是治療的目的。大家相信即使疾病的成因還不能完全掌握，也能先發展出血清或疫苗。

對於感冒最容易作答的是流行過程這道題目。雖然還有少數知名的科學家相信所謂的沼氣致病論，認為感冒傳染的速度在於人與人之間的密切接觸程度，但大多數人都同意感冒是一種經由空氣傳染的病原造成的。當時的人並不知道某些細節，例如病毒從人體釋出懸浮在空氣中，可能從幾小時到一天之內都能感染下一個人；濕度越低，病毒存在空氣中的時間也越長等等。但當時大家都知道感冒是一種「群眾病」，在群眾中最容易傳播。

他們判斷染病的人會把病傳染給別人，在病人被感染的第三到六天之後就會開始對外傳染。

他們也知道感染感冒的途徑不只有空氣，手和口鼻的接觸也會傳遞病原。他們假設可能有個病人咳嗽時以手掩口，幾個小時後又和健康的人握手。這個人後來在想事情的時候不經意地用手碰臉頰，揉鼻子，或是拿塊糖放進嘴裡，於是就被傳染了。又如病人咳嗽時用手遮口，然後用手接觸門把之類的硬物，之後別人再碰觸門把，摸摸臉，病毒就這麼上身。事實上，病毒確實能在堅硬的表面上存活長達數天之久。

可惜當時對感冒流行的知識沒有發揮太大作用，只有徹底的隔離才能影響它的傳播途徑。沒有一位科學家或是公衛官員有那種政治擔當，敢採取那種行動。有些地方官員可能會採取某種程度的隔離措施，但中央級的官員沒人敢做。即使在軍方，軍醫署長戈格斯停止部隊調防的絕望呼籲也沒人聽。

科學家對疾病的病理變化知之甚詳。但他們知道沒辦法改變疾病的發展，沒法子阻止病毒性肺炎和ARDS的發生，甚至使用氧氣也沒有多大效果。

但他們相信如果對於次發性感染所造成、病程較慢的肺炎能防止或治療的話，也許可以救回一些生命。據以提出的預防建議有：感染之後要在床上靜養，給病人較好的照顧等等，但隨著感冒流行，這些建議事項越來越難實現，因為生病的人太多，醫師和護士也相繼倒下。

要是他們能找到病原體的話……他們有工具，能夠改變免疫系統，能夠防止或治療某些肺炎，包括當時最普遍的肺炎。對細菌性肺炎的控制能力似乎即將出現，就差那麼一點點就可以做到，但就是搆不到……只要他們能找到病原體就好……

於是所有的研究資源都投入這場競賽。

這場競賽韋爾契本人並未加入。他從迪文斯軍營離開後，就直接回到巴爾的摩，沒有繞道紐約，也沒有再向華盛頓的軍醫總署提出報告。他要說的話在電話中都說了。

那時韋爾契自己也不太舒服，很努力想要擺脫那種不舒服的感覺。他剛和科爾、沃恩等人經歷一連串辛苦的旅程，完成最後一趟軍營巡視之旅之後，到了北卡羅萊納的艾西維爾休息沒幾天，立即在星期天被召到軍醫總署報到，然後立刻又被派往迪文斯軍營，在那兒發現可怕的噩夢成真。在那以前他還正在考慮要辭去陸軍軍醫署的任務。

可以讓他疲憊的原因很多，他也這麼告訴自己。火車旅程中隆隆不斷的噪音讓他難過，再加上開始出現的頭痛。雖然他是個久經差旅的人，可是仍難以適應長途火車旅行。

火車一路往南，他覺得越來越不舒服，不時會有一陣劇烈頭痛，一陣乾咳，加上發燒。他很容易自我診斷是染上感冒了。

他的病歷沒有完整保存下來，那時整個巴爾的摩和美國東岸都正在感冒的烈焰中翻騰。霍普金斯大學本身也受到感冒病毒的嚴重攻擊，不得不對外關閉它的附設醫院，只接受自己的員工和學生。霍普金斯大學共有三名學生、三名護士和三名醫生病故。

韋爾契沒有到他的醫院裡去。他已年近七十，比那些大批死亡的病患大了四十餘歲。他剛從迪文斯軍營回來，知道醫院正面臨的壓力，也知道他們能提供的服務極為有限。他後來說，當時根本連做夢也不會考慮到醫院去。

他回家後立刻回房靜躺，知道絕對不能給自己太多壓力。在這種感染之下再操勞，只會替次發性感染製造機會。他在家中躺了十天之後終於恢復了行動能力。為進一步休養，他搬到最喜愛的亞特蘭大市丹尼斯酒店。這所俗氣的旅館一向是他的避世天堂。

他在到處一片混亂中回到熟悉自在的老地方。到底那兒對他有什麼吸引力？也許正是那種喧囂的環境，因為安靜的度假勝地反而會讓他煩悶。紐約北方九十哩處山區有個曼哈克度假村，他描述那兒是「……老婦人坐在門廊上的搖椅中，對著湖發呆……時間緩慢流逝，晚上九點的上床時間好像永遠等不到……色彩鮮豔的領帶也被禁止……」。但是對於亞特蘭大，他記述道：「……最可怕、奇妙、令人血液凍結的雲霄飛車沿著海邊的碼頭建造……你會被帶到七十五英尺高的地方，頭下腳上，要不是車速那麼快的話，人就會被摔出車外……奔行其上的滋味無法形容……旁邊有人說，貼他一千美元請他坐他也不幹……」

亞特蘭大是個充滿活力的地方：嬉鬧的年輕男女、衝浪、汗水和感官刺激。海邊木板棧道上一個個活潑的身軀，一切都讓人覺得不只是欣賞，更是參與其中。可是現在的亞特蘭大死寂一片。十月是淡季，度假季節已過，並且到處是感冒。既找不到醫生，也沒有護士，醫院不夠，棺材不夠，學校停課，公共娛樂場所關門，連雲霄飛車也不再轉動。

他在床上躺了幾個星期專心休養，告訴姪兒：「這次的感冒發作重點好像在腸胃而不是呼吸系統，我算是運氣不錯。」他也堅決告訴那位後來成為美國參議員的姪兒，如果家族中有人感冒的話，一定要老老實實躺在床上，直到連續三天體溫都正常為止。

他原來計劃要到洛克菲勒研究所參加一項會議，可是在到達亞特蘭大後二個星期，也就是發病後一個月，他取消了會議，因為體力還沒恢復到能開會的地步。在這次流行病中他不再扮演醫學方面的角色，也沒有參加研究活動，他當然更已經有好多年沒有做實驗室工作，可是他扮演的是絕佳的協調者。他向來清楚每個人在做什麼，他能整合每個人不同的工作，讓大家的研究能夠互補，直接或間接地促使不同的事情產生交流。可是現在他連這個角色也放下了。

當感冒在美國爆發時，佛勒斯納和戈格斯正好不約而同，為了不同的事情到歐洲。改變美國醫學傳統的第一代人已經從競賽中退下來，後續再有其他科學上的突破的話，將要由他們的傳人來承擔。

韋爾契離開麻州時，柏特．吳爾巴留在後面繼續做更多的病體解剖，米爾吞．羅斯諾對療法已經開始進行人體試驗，艾弗里的細菌研究也已經展開。還有其他傑出的科學家都投入研究的行列，像紐約的威廉．派克和安娜．威廉絲，費城的保羅．路易士，芝加哥的普雷斯登．凱斯等等。如果一切順利的話，這群精英中應該很快會有人突破才對。

在那種緊急的時候，研究人員絕對不能慌亂，陣腳一亂就會迷失研究方向，無法產出成果。他們得根據已經知道的事實，靠著現有能力按部就班去做。

人們已能在體外殺死病原體，已經有各種化學藥劑能消毒房間和衣物，也精確知道消毒一定空間所需要的藥劑種類、劑量和時間。人們知道消毒器具和物資的方法，知道如何培養細菌，知道怎樣把細菌染色讓它們在顯微鏡下現出原形。人們知道埃爾利希想像的「神奇子彈」是實際存在的東西，能殺死病原體，也已踏上著手尋找那神奇子彈的正確方向。

可是在遍地死亡枕藉的危機期間，這些知識都不能直接派上用場。全面薰蒸消毒需要的人力物力是不可能的事，而找到神奇子彈之前還有太多的未知得解決。科學家很快就明白，依靠化學藥物這條路希望渺茫。

但還有另一條路。醫學界雖然還不能完全掌握，但已經能有部分控制能力，就是人體免疫系統。研究人員知道免疫系統的特性，每種疫苗和抗血清只能對付致病的特定病原或毒素。當研究人員的朋友、家人、和同事病倒時，很少會有人關心手上的實驗設計是否精細。但要想讓疫苗有效預防或是血清能發揮療效，最重要的第一步就是要分離出病原體。這就是三個基本問題中的第一個，也是最重要的問題：疾病是怎麼引起的？

四分之一個世紀前理查．費佛就相信他已經找到了答案。他是科赫最傑出的門生之一，是柏林傳染病研究所的首席科學家，在德軍中官拜將軍。一九一八年他已六十歲，個性開始變得專橫。他的生涯中曾提出一些重大的醫學議題，並做出卓越的貢獻，從任何一個角度來看，他都是個重量級人物。

過去三個世紀中僅次於一九一八／一九年流行性感冒的第二大流行性感冒，發生在一八八九到一八九〇年之間，當時費佛已經開始尋找感冒的病原。他花了極大的工夫，很小心地分離出一種纖小、兩頭呈圓形的桿狀細菌。雖然這種細菌在感冒病人之間會以不同形狀出現，但費佛常發現它是病人身上唯一的有機體，並且「數量驚人」。

雖然在動物身上這種病菌造成的症狀與在人類身上不同，但顯然它能致人於死。關於它的證據雖然還不符合科赫氏論斷，但人類病原通常並不會造成相同的動物疾病，或是即使致病也不一定有相同的症狀。許多公認的病原並不完全符合科赫氏論斷。

費佛堅信他已找到感冒的病原，甚至將這種病菌命名為「感冒菌」。今天這種病菌則被稱為「流行性嗜血桿菌」。

科學界很快把這種細菌稱為「費佛氏菌」（Pfeiffer's bacillus）。由於他當時名聲顯赫，很少人會質疑他的這項發現。

信仰給人力量，信仰也給人支撐，不確定只會給人軟弱，不確定雖不致讓人膽怯，但會讓人猶豫。即使走上正確的路，猶豫的人也終跨不過較大的障礙。

做為科學家，不只要有智慧和好奇，還要有熱情、耐性、創造力、自信和勇氣。勇氣不是走向未知的決心，勇氣是對於未知事物的接受。如同十九世紀法國偉大的巴納德醫師所說的，「科學教我們懷疑。」

科學家要能接受所有他的工作，甚至信仰，可能因為某一件實驗室裡的重大發現而一夕崩潰的事實。愛因斯坦在他的預測被證明之前，一直還不願相信自己的理論成立。證明是必要的過程，一個科學家可能除了不斷的探索前進之外，什麼也不相信。要能堅毅不懈前進，即使是面對不確定的事物，也得付出無比的信心和力氣，這遠比軀體行動的勇氣還困難得多。

真正的科學家都站在第一線，即使是最沒野心的科學家也在面對未知，只不過是站在已知事物的邊界前面不遠處而已。優秀的科學家則深入幾乎完全未知的蠻荒，在那兒墾荒需要的技術和工具都不存在，他們只能按照受過的訓練耐心摸索，如果有幸發現一小塊正確線索的話，就可能藉以在混沌中理出頭緒，建立架構和方向。當然，錯誤的一小步也可能讓人摔下懸崖。

在不毛之地，科學家得設法創造出所有要用的東西。這是單調的苦差事，先想出需要什麼樣的工具，再設法製作出來。鏟子可以挖土，可是不能鑿開岩石。對付岩石要用鶴嘴鋤，還是用炸藥，炸藥會不會造成過度破壞？說不定會把藏在岩石中要找的目標一起毀了。還有沒有其他方法可以弄出岩石中隱藏的信息？分析流過岩石的水流成分會不會有用？要用什麼方法來分析這些水？

一旦有科學家好不容易開闢出一條正確的小路，其他人會立刻蜂擁而至，在他的成果上搭建出其他道路，而且是更直更平坦的路，只要幾分鐘就可以站在先驅科學家積年累月耗盡工夫才取得的成果上繼續發展。那時應用的工具可能已經隨手可以買到，好像今天試驗用的白老鼠有專人供應一樣。

不是所有科學家都能安心面對未知的挑戰。有些人即使能夠定下心，可能又缺少創造力，不能設計出啟開祕密的試驗，不能知道該選擇哪個方向，怎麼進行研究。因為試驗本身不一定有結果，許多人就是無法堅持研究的信念。不管試驗的設計和準備如何，試驗工作經常要有不斷的假設，特別是在開始的階段，因此初期鮮少能有具體結果。研究人員就得在這種條件下產出成績，所知越少，越需要操縱試驗過程，甚至強迫生出試驗結果來。

這又出現一個問題，怎麼知道某個答案已經到手？實務上的問法是，怎麼知道何時該繼續推動某個試驗？怎麼知道何時該放棄某個錯誤的線索或方向？

真正的真理追求者沒有人會扭曲事實，但科學家，特別是當他們走在未知世界中時，卻應該對試驗做各種可能的扭曲擰轉，看能不能擠出某些結果來。科學家應該想盡各種手段尋找問題的答案：如果用白老鼠或兔子不能得到結果的話，就要改用狗、豬、貓或猴子等動物。如果任何一項實驗出現絲毫線索，在平淡的過程中看到一點點異常時，他們就得針對那點線索設計下一個試驗，直到找出模式固定、有意義的結論，或是證明那點不平常的現象只不過是不具意義的偶發事件而已。

這麼努力還是有其受限的地方。大自然不管在實驗中被怎樣扭曲操控，除非真正答案出現，它絕不會給人持續不變、能夠複製的結論。相對地，當它被操控得太過頭時，則會有令人誤導的答案。它會呈現只有在非常特別的條件下，在實驗室中才可能發生的結果，那是人造的真理，外力操縱之下的產品。

科學的主要條件之一是可重複性，另一個人在另一個實驗室中進行同一項試驗可以得到相同的結果。這樣的結果才可靠，能讓不同的人繼續在既有的成果上推進。如果提出的試驗結論無法複製，則會受到責備，因為那不止表示能力有問題，甚至會讓人懷疑研究者的誠實。

如果可複製的結論來自對自然的扭曲，則又是無用的結論。有用的試驗結果不只是要能複製，還必須是能被擴充。也就是說要讓人能繼續深入、延展，發掘出更多知識，做為某種架構的基礎。

真相大白之後我們很容易有後見之明，但在試驗進行之際要知道什麼時候該堅持，該嘗試別的方法，該做怎樣的調整，以及何時該承認現有技術限制無法突破，該放棄既有的研究路線等等，都是非常困難的事。

怎麼能知道下一步該如何？

這就是判斷力。科學研究的一大特色就是在智力之外還要有判斷力，或者說，需要運氣。喬治．斯坦柏在發現肺炎球菌後沒有再追下去，在發現白血球會吞噬細菌之後也沒有再繼續研究。他放棄的原因是因為當時他正在研究黃熱病，不願意放棄既有的研究方向。以他的能力，如果他在前兩個題目上深造的話，他的成就將難以估計，而不是在歷史中沒沒無聞。

正確的判斷之所以困難，是因為試驗中某個負面的結論未必表示假設前提不成立。埃爾利希相信神奇子彈的存在，化學藥劑可以治療疾病，並對感染試驗不同的藥物成分，最後試驗過的配方超過九百種以上。每一次試驗開始時都抱著希望，都以嚴謹的態度展開。他的成就不只是找到歷史上第一個能治癒感染的藥物，更在於開創一條新路，讓成千上萬的研究人員能步其後塵發揚下去。

那麼怎麼判斷已知的結論正確與否？我們無法知道自己在對錯的哪一邊時，只能再做更多試驗。

赫胥黎建議：「我們永遠有時間聽別人指點，也有時間按自己的想法去冒險。」

湯瑪斯．里弗斯是軍方肺炎研究小組中，來自霍普金斯的年輕人之一。他在不久的幾年之後定義出病毒與細菌的不同，成為世界級的病毒權威，並接替科爾成為洛克菲勒研究醫院院長。他談到兩位洛克菲勒同事阿爾伯特．沙賓（Albert Sabin）和彼得．奧利斯基（Peter Olitsky）時，舉了個例子說明要知道自己研究的對錯有多困難。里弗斯回憶他們兩位「證明小兒痲痺病毒只能在神經細胞中生長。那是完美的工作，絕對的說服力，大家都相信」。

大家都相信，但是約翰·恩德斯（John Enders）除外。沙賓和奧利斯基用的病毒在實驗室中已經被研究了很久，以至於已經發生了品種變化。可能只有那個品種的病毒才只能在神經細胞中生長。恩德斯後來得到諾貝爾獎，因為他從其他組織中培養出小兒麻痺病毒，研究的結果直接促成小兒麻痺疫苗的問世。沙賓和奧利斯基的研究工作做得很好。如果恩德斯的研究結果證明他原來的懷疑是錯誤的話，那麼他大半輩子的心血就白費了。

理查·費佛堅稱他已經發現了感冒的病原。他的信心強烈到將那種細菌命名為感冒菌。他的地位崇高，已接近巴斯德、科赫和埃爾利希等大師，他的聲名地位在當時的美國無人可比，哪有人會質疑他？

他的發現是因他的聲名而重要，全世界許多科學家都相信他，有人相信那就是真理：沒有感冒菌的話就沒有感冒。歐洲有研究紀錄寫著：「因病例中找不到感冒菌，診斷不是感冒。」

第二十三章

全世界的實驗室都投入感冒研究。在法國，巴斯德研究所正由巴斯德的學生，曾與德國人在開發白喉疫苗中競爭的埃米爾．盧領導。德國的阿莫萊特研究所幾乎所有人都投入研究，包括後來發現盤尼西林的亞歷山大．佛萊明（Alexander Fleming）。他發現盤尼西林後第一個用來對付的目標就是所謂的感冒菌。在德國、義大利，甚至飽受革命戰亂的俄國，所有研究人員都在拚命尋找感冒的答案。

但直到一九一八年秋天，這些研究所在感冒研究上進展都相當有限。因為資源都投入戰爭，用來研究致命的毒氣和對付毒氣的方法，預防受傷後的感染，預防影響部隊的疾病像戰壕熱等等。戰壕熱近似傷寒，不如傷寒厲害，但卻能讓更多的軍隊無法上火線。實驗用動物短缺，因為都被送去做毒氣或類似的試驗。戰爭本身也消耗掉許多技術人員和年輕的研究人員。

大西洋兩岸的實驗室都受到影響，但在歐洲更嚴重。他們不僅缺人，也缺乏所有物資，從取暖的煤到購買實驗器材的資金都缺，而美國人都還擁有這些起碼條件。也許美國在研究人數上比不上歐洲，但人員素質不再落後。洛克菲勒研究所可以說已成為世界上最好的研究單位，那兒的許多科學家中，已經有一人得到諾貝爾獎；不久又再有兩人獲得這項殊榮。在肺炎相關的研究上，洛克菲勒研究所明顯領先其他地區，而美國從事世界級研究的科學家並不只有在洛克菲勒研究所而已。

在韋爾契看來，密西根大學的沃恩，哈佛大學的艾略特，賓州大學的小威廉．百柏，還有其他努力推動美國醫學革命的同志都成功了，他們已改變美國的醫學。雖然改革的時間不久，雖然他們也才剛趕上歐洲水準，他們卻擁有革命剛過的熱情。另一方面，美國仍然活力充沛，不像歐洲在戰爭中疲憊不堪。

當整片國土逐漸陷入感冒的魔掌，當病魔開始將手中的生靈逐個捏碎時，幾乎每個有責任感的科學家，每個自認是現代知識分子的醫生，都著手尋找治療的方法。他們要證明人定勝天。

事實上有很多人根本還不具備成功的條件，可是他們還是盡力嘗試，義無反顧地投入研究。他們需要的不只是科學技能，還需要真正的勇氣和體力。他們在成列的瀕死病人和屍陣中穿梭，拿棉花棒伸進垂危病人的口鼻採樣，在驗屍間任由血汙沾滿自己身上，為這次史上殺人最多的病魔做報告。

還有少數人，為數不過幾十位，屬於真正頂尖的一群，擁有創造力、知識、技術和足夠的資源，能夠不浪費精力，真正握有成功的機會。

在波士頓，米爾吞．羅斯諾和約翰．奇根繼續在實驗室裡研究。軍方肺炎研究小組的大部分人員都被派到阿肯色州的派克軍營；在韋爾契到達迪文斯軍營的時候，他們已經展開對「新型支氣管肺炎」的研究。韋爾契帶到迪文斯的霍普金斯團隊也回到紐約，在那兒添了一位生力軍，也是洛克菲勒研究所出身的細菌學家瑪莎．沃爾斯坦（Martha Wollstein）。她從一九〇五年起就致力於感冒菌研究。芝加哥有傳染病紀念研究所的路德維希．海克登加入研究，馬悠醫院的羅瑟諾（E. C. Rosenow）也做出同樣的決定。公共衛生研究所是政府的唯一文職研究單位，在喬治．馬考伊（George McCoy）領導下也加入研究行列。

美國所有的研究人員中，最重要的應該算是洛克菲勒研究所的奧斯華．艾弗里，紐約市衛生局實驗部的威廉．派克和安娜．威廉絲，還有費城的保羅．路易士。

他們每個人處理問題的方法和研究的風格都不同。對派克和威廉絲而言，即使在疫情最緊急之際，研究對他們來說仍是平常的例行公事，雖然他們終將感冒的研究引向正確的方向並且最後也開花結果，但他們的私人生活仍能保持原有步調。對艾弗里來說，研究堅定了他未來幾十年的生涯方向，一段充滿艱苦挫折的歷程，最後終於打開一扇窗，為人類展現全新的宇宙，帶出一個直到今天還在初生階段的偉大領域。至於路易士，當時他並不知道，這項研究竟成了他人生的一大轉捩點，終將為科學界，為他的家庭，和他自己帶來一場悲劇。

對主持紐約市衛生局實驗部的派克和與他共事的威廉絲來說，疫病的挑戰來得很不是時候，因為那時他們正要面對另一個問題：紐約市的政壇鬥爭。

一九一八年一月一日，坦曼尼幫重新奪得紐約市政府控制權，第一件要做的事就是政治酬庸。創立實驗部的赫曼．比吉斯在一年之前離開，轉任州政府的衛生處長。比吉斯的職位穩固，因為他曾是坦曼尼幫一位高級幹部的私人醫生，這個人在上一次坦曼尼當政的時候相當護著衛生局實驗部，但他的續任者就沒那麼夠力了。約翰．哈蘭（John Hylan）繼任市長之後兩週就把他撤換下台。因為衛生局原來大部分職位都不是可以拿來做政治酬庸的，為了要創造空缺，坦曼尼幫開始計劃要對這所世界上最好的都市衛生局上下其手。不久哈蘭要求開除兩位部門主管，並解聘幾位擔任衛生局顧問、廣受各方尊重的醫師。

這一來連坦曼尼指派的衛生局長都憤而辭職，使得衛生局群龍無首。有一天當市長站在市政廳外的人行道上時，一位好朋友向他介紹羅伊．科普蘭（Royal Copeland），說科普蘭向來是坦曼尼幫的忠實支持者，建議任命他為衛生局長。科普蘭當時是一所教導順勢療法學校的校長，連醫師資格都沒有。

沒想到市長竟然同意了，三個人從人行道走進市政廳，科普蘭當場宣誓就任衛生局的領導人。結果世界上最好的都市公共衛生組織竟然由一個根本不接受現代醫學觀念，對公共衛生全然不感興趣，一心只想在政壇發展的人領導。坦曼尼幫只想把他們的忠實支持者安插各種職位，這只是一個例子（有一次科普蘭解釋他對坦曼尼的忠心說：「人是社會的動物，一定要合作才能進步。每個人都需要組織，而我的組織就是坦曼尼幫。」幾年後坦曼尼對他忠心耿耿的回報是把他送進參議院）。上任後他執行坦曼尼幫的意旨，繼續拆散這個衛生組織。一位衛生局的高級幹部先是被刑事起訴，獲判無罪後又遭到民事訴訟，在庭上被控「怠忽職守，無能，沒有效率。」

派克從一八九三年起就帶領實驗部，從來就不參加政治鬥爭，所以向來沒有人動他主意。在周遭的混亂中，他繼續從事尖端科學研究工作。不久後當艾弗里、科爾和其他洛克菲勒的研究人員開發出對第一型和第二型肺炎球菌的抗血清時，派克也開發出對雙球菌的簡易標記法，使得任何夠水準的檢驗單位都能在幾分鐘內檢查出這種細菌，讓感染能很快就得到對症的血清治療。

可是這時他也必須挺身保護他工作的單位。他發動自力救濟，結果行動擴大到全國。紐約市、紐約州、巴爾的摩、波士頓、華盛頓等地方紛紛發出對坦曼尼的聲討。韋爾契和幾乎所有醫界有點名氣的人都站出來討伐坦曼尼。連聯邦衛生部長魯伯特．布魯也公開呼籲坦曼尼停止這種行為。

坦曼尼不得不退讓，科普蘭於是展開一連串公關活動，以彌補對他個人和組織造成的傷害，訴諸戰時的愛國意識來壓制外界的批評。夏天將盡時，各方聲討的怒火終於平息下來，但這個世界上最好的公衛單位受到的士氣打擊卻長久難復。國際聲望極高的公共衛生教育科長，和在衛生局工作了二十年的副局長也辭職。坦曼尼於是用自己人頂上這些空缺。

九月十五日紐約出現第一起感冒死亡病例。那時感冒早已從海陸軍營房中流出，向麻州民間傳染。

十年前兩次小兒麻痺流行時，紐約的公衛官員盡了一切努力，差點沒將整個城市關閉，但這次科普蘭沒有採取任何行動。第一個死亡病例出現後三天，當醫院裡擠滿感冒病患時，他宣布感冒為法定傳染病必須上報，但是同時也宣稱：「據報大多數被提報感冒的病患是由某種支氣管疾病，而不是西班牙感冒所引起……」

幾天以後，科普蘭再也無法抵賴了。每個人身邊都是感冒患者。他終於規定感冒病患必須隔離，並且警告：「衛生當局將把可能對社區造成危害的感冒病患強制送醫。」他並對有關人員保證「流行性感冒已完全被衛生局掌控，並且正在消退中」。

派克對事實的認識比較清楚。一八九〇年他在維也納留學時，親眼看到感冒奪走一位教授的生命，他寫道：「我們為他和我們自己同感悲哀。」幾個月來他和實驗室的同仁一直在注視流感的發展。他對於「愛塞特市號」變成海上停屍間，和七、八月間抵達紐約港那些船隻上的感冒病患都知之甚詳。這次流感的唯一好處是讓實驗室因此躲開政治風暴，讓他們能專心在研究工作上。

八月底他和安娜．威廉絲開始全力投入感冒的研究。九月中他們被召到長島的亞普登軍營，那兒感冒剛開始出現，只有少數病死個案，但有一所已經住滿麻州士兵的營舍裡有二千名病號。

派克和威廉絲的合作已經長達四分之一個世紀，二人在工作上成為絕佳互補。派克有對棕色的眼睛，是個安靜保守、帶點貴族氣息的人，與上流圈子不時有往來。他父親的祖先在一六三〇年移民來美洲，母親的祖先也是一六四〇年移來的。他有股宗教使命感，祖父的三位姐妹都是傳教士，一位和他非常要好的堂兄弟是牧師，而他自己也曾考慮成為醫療傳教士。

派克本來就有個不是由好奇心驅使的嚴肅目標，在實驗室中追求真理對他來說只是在奉行上帝的旨意。他在紐約大學擔任細菌學教授的薪水不是捐給實驗室，就是用來資助薪水微薄的研究團隊同仁。他也直接和病患打交道，經常在實驗室對街的市立威拉爾德巴克醫院的白喉病房中工作。這是一所明亮的新醫院，每個病房有三十五張病床，還有馬桶和陶瓷浴缸。木質地板每天早上會用千分之一的二氯化汞洗過，同樣的藥劑也用在病人入院和出院時的消毒過程。

派克做事有條不紊，待人冷漠，可以說是個標準公務員，主管實驗部已經幾十年，不時在想辦法要推動整個系統運作。他是個務實主義者，工作的動機就是要把研究成果用在病人身上。歌德說人總是會往亮處找東西。有些科學家總是發出新的亮光照出新的問題，但派克不是這一型。他的特長是在已經被照亮的問題上深入發掘。

經由他和威廉絲的努力，大量生產、成本低廉的白喉解毒劑才能問世。也由於他們的努力，美國醫學水準才被認為能與歐洲匹敵，在某個國際會議上，他對肺炎的見解被認為超越科赫。他的論文用字雖然不優美，但相當精準，從一絲不苟的表達方式可以看出他審慎的思考和對問題深入的研究。

就是這種一絲不苟的精神加上宗教家是非分明的態度，造成他幾年前在腦炎血清事件中與佛勒斯納和洛克菲勒研究所發生公開衝突。一九一一年派克創立特殊療法實驗室，有點要與洛克菲勒研究所互別苗頭的味道。這時他又多長了幾歲，但脾氣依舊。一位同時認識佛納斯納和派克的科學家說，這兩人之間很不對盤，彼此一點好感也沒有。但儘管有此嫌隙，遇到問題時，他們仍能毫不保留地合作，沒有人故意藏一手。

（這種坦誠的態度在其他某些研究單位就很難見到，譬如法國的巴斯德研究所。巴斯德本人有一次告誡他的學生不可以將研究資料洩漏給外人，他曾說：「自己的屍體要留給自己用。」安娜．威廉絲訪問那兒時，所有關於肺炎血清的資料都必須等到正式公布後才讓她看。而且離開時還必須承諾，一切所聞在正式公布之前都不可以對外透露。即使在公布時，巴斯德的研究人員也不會全盤托出。比吉斯在給派克的信中說：「馬莫克〔Marmorek〕告訴她做事的過程，這當然是被當成機密。馬莫克在論文中一向不會透露關鍵事項。」）

相對於派克的冷峻嚴謹，安娜．威廉絲則給實驗室帶來狂熱和創造力。她喜歡坐上特技飛行員駕駛的飛機，享受急速下墜和翻轉的刺激。對一次大戰前的飛機來說，這是很不尋常的事。她也喜歡飆車，遇到堵車時，她會把車直接開上逆向車道往前衝，被開罰單是家常便飯。有一次她去上機械課回來，決定要把別克轎車的引擎分解再組合，結果拆開後沒辦法裝回去。她日記上寫道：「我從小就老想要到許多地方去。當不能真的去的時候，就靠想像臥遊。別的孩子很少像我那樣幻想。」

雖然個性狂放，她仍成為美國首位女性醫學家。但成功的代價不菲。

她不快樂，生活寂寞。四十五歲時的日記上寫著：「有人告訴我，我沒有知己是件悲哀的事。」她和派克共事數十年，但兩人都小心保持距離。她在日記中承認：「每件事都應該有個限度，友誼也是如此……我不會為交友的事而感傷，我的友誼是不帶感情的。」宗教信仰並沒讓她輕鬆，她對宗教期望很高。她告訴自己，上帝知道祂的憤怒是一時的，祂終會拯救這個世界。「這種知識……啊，如果真能確定的話，沒有我們不願去做的事……」當然她並不具備這種知識。她只能「回想所有被教導過的東西……假設它們都是正確的，盡力付諸行動」。

最後雖然她羨慕那些感情生活無缺的人，她還是寧可「過得缺憾而不要在無知中滿足」。其實她的自我滿足來自於「激動的感覺」。至於自我分析，她在日記中承認對她最重要的是「知識的熱愛」、「感恩的心情」、「贏的感覺」、「拒絕荒謬」、和「能夠想像，付諸行動的能力」。

這些動機都和派克不同，但她和派克組成最佳拍檔。在科學研究上，她確實找到了需要的刺激。一九一八年她五十五歲，派克和她同年。從曼哈頓到亞普登軍營的崎嶇長途上，雖然派克讓她開車放縱一下，一路上還是沒有新鮮的想法出現。軍營中的醫官知道迪文斯軍營發生的事，懇求她給些建議。

派克和威廉絲在疫苗治療方面是專家。小兒麻痺流行期間，他們曾有傑出的研究成果。派克試圖開發治療方法，結果發現幾種市面常見的方法沒有真正生效的。雖然那是負面證明，但仍然是重要的貢獻。這次他們覺得應該有成功機會，因為他們對鏈球菌和肺炎球菌的研究與洛克菲勒研究所一樣，看來很有希望。不過他們對軍醫們的要求還是提不出建議，只能在亞普登病患的呼吸道採取檢體，帶回實驗室中研究。

他們還得到一些其他讓威廉絲難以忘懷的東西。她第一件對流感病患解剖的大體主人是一名「來自德州長得非常帥的年輕人」。他與她同姓。她站在那兒，望著年輕的臉龐想像著這個人是否是她的某個遠親。她寫著，「死亡來得非常快速，使得除了肺部之外，病人身上幾乎沒有留下任何創傷。」

她望著他完美、但已經沒有生命的身軀，不能不想到這個國家將要遭受的考驗。他們開車回紐約時，車上裝滿從黏膜、痰液取樣的棉棒，和這種致命疾病受害者身上的組織採樣。輪流駕駛的返程上不是寂靜無聲，就是熱切的討論即將在回到實驗室後要展開的行動計畫。

派克的實驗室在世界上可說是獨一無二。他可以站在外面的街道上驕傲地仰望這棟六層樓建築和裡面的一間間實驗室，知道那是他的成功贏來的。這棟建築在東十六街底，外面是東河沿岸，碼頭熙來攘往；裡面的實驗室完全投注於診療試驗、生產血清和解毒劑，還有醫學研究。

街道上馬車和汽車嘈雜穿梭，空氣中混雜馬糞和燃油的味道。到處可以感受到汗水、野心、失敗、膽識、和金錢，種種建立起紐約這座城市，讓它有今天面貌的因素。

派克在這棟建築物裡面管理一個企業。他手下有兩百多位工作人員，半數以上是科學家或是技術員，每人都隸屬於某一個實驗單位。實驗桌在每間房裡成列排開，本生燈在桌上幾乎從不熄滅，試驗器皿塞滿桌上和牆上一排排的試管架。房間裡經常瀰漫從消毒用的壓力鍋噴出的蒸汽。

世界上沒有一個實驗室，不管屬於哪個研究所、大學、政府資助的機構、或是藥廠，能像他們這樣整合醫學科技、流行病學和公共衛生各種方面的專家。他們既能主導又會執行研究工作，把所有資源集中在一個問題上，不管其他方面的新發展如何，都不會改變既定的研究方向。那就是要找出實用、立即有效的結果。

派克的實驗室在危急時能發揮作用，像以前的戰績：預防霍亂和傷寒爆發大流行，擊敗白喉，及對防止腦炎流行的貢獻等等。他們不只服務紐約市，更支援國內其他地方；一旦治療接到徵召，派克會派出工作小組到其他地區對抗疾病。

還有一個派克的實驗室與眾不同的地方。一旦疾病的解決方案出現之後，他們能比任何藥廠更快投入量產，製造出品質更好的血清和疫苗。由於他們在解毒劑的製造成果太突出，使得藥廠和城裡的醫生曾經結合起來，運用所有政治力量想阻撓他們的生產。可是派克背後的支持力量更強大。由於軍方指定他們供應需要的血清，派克手中用來製造血清的馬匹數量是以前的四倍。

派克從亞普登軍營回來之後，毫不意外地接到國家研究會議醫學組主持人理查・皮爾斯打來的電報。皮爾斯一直努力從英、法、甚至德國收集所有可能的醫療情報，把它們分送給所有美國研究人員。他也把感冒的研究工作拆解成不同片斷，指派各個研究小組分工負責。他對於派克的請求是「查明引起所謂西班牙感冒的病原體本質……可能的話，需要純粹的病原體培養……貴單位是否能負責必需的細菌學研究，並盡快做出報告？」

派克立刻回電：「遵命照辦。」

實驗室好像捲入戰爭中，派克必勝的信念在握。他瀏覽過世界各地實驗室收集來已公開或未公開的資料時，大部分常被不屑地甩在一旁。他相信自己的實驗室做得更好，別人蹣跚的進展，只不過是在對感冒的研究上累積挫折數字而已。他訂下野心勃勃的計畫。除了找到病原之外，除了開發疫苗和血清之外，除了能大量製造質優藥劑並傳授別人製造方法之外，他還要做到更多。他想要對所有曾爆發流行的疾病做最徹底的研究。他要選出一大群人，因為其中必然有人會染病，用最精密的實驗室和流行病學方法對他們追蹤研究。這是個極為龐大的工作，但他相信他的實驗室可以不負所望。

但是在短短幾天，甚至可以說幾小時之內，流行性感冒攻進了派克的實驗室。為了彌補人力短缺，派克分析各個流程的運作方式，努力提高生產效率（例如安裝一款能在十五分鐘內在三千支試管中灌入疫苗的真空幫浦），甚至連會計流程也做改善。被病毒擊倒的門房、技師、科學家先是一次一個，然後一次四個，然後一次十五個……實驗室為之震撼。不久前衛生局追查斑疹傷寒時，曾有四位研究員感染殉職，大部分是由於實驗室中感染。現在派克實驗室中的人員又開始生病，甚至死亡。

流感很快拖住派克的腳步。他不再對別人的研究傲慢不屑，也放棄自己原來偉大的計畫。他這時只想辦好一件最重要的事：找出病原是什麼？

整個腳下的世界似乎都在震動。對派克、威廉絲和其他實驗室裡的研究人員來講，他們只能眼睜睜地看著災難臨頭，一點抵禦或逃避的辦法都沒有。好像一隻腳被夾在岸邊岩縫裡，潮水卻一寸寸上漲，淹過膝蓋、腰部，眼看要沒頂時，深深吸一口氣彎腰浸入水中想做絕望的最後努力，把腳鬆開。再抬起頭時，卻發現海面已經到了頸部，然後一陣浪過來，淹過頭頂……

紐約市陷入一片恐慌，大家嚇壞了。

這時科普蘭也對所有病患提高隔離的要求。同時發病的人一次就成百上千，許多人病得極為沉重，光在紐約市一地就有三萬三千個病死紀錄。其實這比真實數字要低估得多，因為後來雖然許多人仍在感染流行病的狀況下死亡，隨後幾個月紐約市是全國死亡率最高的地方，但統計人員已經武斷地不再將感冒死亡的數字算在流行病死亡人數的統計中。

醫生根本找不到，找護士則更難。報告中說護士被那些家中有病患的恐慌家庭強制留下不准離開，形同被綁架。整個看來實驗室承受的壓力已經到了頂點，但更多的壓力仍持續襲來。

壓力使得派克放棄他原來的雄心壯志。他一向作風都是小心翼翼，從來不馬虎。他在科學界的名氣大都來自於找出別人試驗中的瑕疵；他經常審慎地推動研究，把試驗建立在穩固的前提上，盡量減少不確定的假設條件。他的報告常出現的字眼是「經試驗之後的事實證明……」。

可是紐約已經等不及事實來證明。派克如果想及時對流行病發揮影響的話，就必須猜測，還得猜對。他報告說屬下的實驗室人員「只能對依程序進行後，較明顯的現象做進一步觀察……承認我們的步驟並沒有考慮到……到此為止可能還有其他致病的病原沒被提到」。

實驗室中不變的事只有兩件。一個是無限量供應的檢體：從活著的病人身上採來的血液、痰液、和尿液樣本，一個是從死人身上摘下的器官。威廉絲簡短地記載：「有這麼多檢體供應反而是令人難過的事。」

每個人都有日常任務，只有堅持紀律才得以讓實驗室免於崩潰。這些工作一點刺激都沒有，絕對平淡無趣，令人厭煩，而且每個步驟都要接觸致命的病原，每個步驟都需要熱情推動。醫技人員在醫院採到唾液痰液的樣本後就必須立即開始工作，甚至不能遲過一個小時，因為病人口中的其他細菌可能就會滲入檢體中，汙染檢體。工作的第一步是「清洗」：把每一小團沾有黏液的檢體分別放進裝有無菌水的瓶中，再拿出來。同樣的步驟重複五次，然後把檢體分開來，再洗過，用個像吹肥皂泡的白金線圈將它移到試管中。接著再換另一個白金線圈將它取出，重複六次。每次做這些事都要時間，這些時間裡病人繼續死亡，但沒有其他辦法。每個步驟都不可以省略，因為檢體需要稀釋，使得在同一個培養基中不會有不同菌株出現。然後他們再花更多時間，更多步驟，來分離每個培養基。

每件事都重要，最單調的動作也不例外。例如清洗試管絕對不能馬虎，不潔的試管會毀了實驗，浪費時間，讓更多人犧牲。整個工作中使用的二十二萬零四百八十八個試管、燒瓶、燒杯都要殺菌消毒，每個小節都不可忽略，但是卻沒有人知道明天有誰會來上班，誰不來，誰會在工作中突然倒下送進對街的醫院。一旦有人不能來上班，連從孵育器中把他的培養基拿出來這麼簡單的事也幾乎會無法交接。

培養細菌的方法有幾十種，但每個菌種只有一種適合的方法。有些只能在無氧環境中生長，有的需要充分氧氣供應。有的需要鹼性培養基，有的要酸性的；有的極為脆弱，有的相當穩定。

每個培養病原的步驟都要努力，努力也表示花時間。每個花在培養細菌的小時都是時間，時間是最短缺的條件。

派克從皮爾斯那接下任務後第四天打電報給皮爾斯：「目前為止較具意義的發現是從兩個死亡案例得來的分析：一個來自布魯克林海軍營區，一個是波士頓海軍醫院裡一位醫生身上採來的。兩個人都有急性敗血性肺炎，兩人都在症狀出現後一週內病逝。他們肺部有初期肺炎現象，抹片上發現大量鏈球菌……但是肺部完全沒發現感冒菌蹤影。」

未能發現感冒菌讓派克很挫折。他製造疫苗的希望完全寄託在找出病原體，而最大可能的病原就是費佛所指稱的感冒菌。費佛本人仍堅信感冒菌就是罪魁禍首。照理說派克如果不能找出確鑿證據的話，會毫不猶豫地排除感冒菌的嫌疑，但是他太尊敬費佛了。在那種絕望又緊迫的氣氛下，他寧可設法確認費佛的論點，也不要推翻它，他心裡期望的答案就是費佛氏菌。這個答案如果正確的話，他才有機會開發出能拯救無數生命的解藥。

感冒菌是種極難分離培養的細菌，以細菌的標準而言它的體積相當小，而且經常以單獨或成對的方式出現，而不是大數量成為菌落。它需要含有血液成分的特製培養基才能成長，而且存活的溫度範圍很窄。它的菌落很小、透明、不形成結構。大部分細菌形成的菌落有一定的顏色和形狀，特性明顯得有時單憑菌落外型就能辨認是何菌種，好像可以用蟻丘看出螞蟻的種類一樣。感冒菌只存在培養基表面，因為它需要大量氧氣。它也很難染色，所以在顯微鏡下不容易看到。如果研究人員技術不夠純熟，而且沒有特意要找它的話，它很容易被錯過。

實驗室中其他人忙著找尋其他病原時，派克要威廉絲專門找費佛氏菌。她不負所望，常常找得到。後來當她技術越發熟練之後，可以在百分之八十威拉爾德巴克醫院的採樣，所有的陸戰隊醫院採樣，和百分之九十八兒童之家醫院的採樣中找到它。

雖然派克希望威廉絲找到他要的答案，可是他並不讓冒失毀了他的科學素養。他還要再進一步，「做最精密的檢測……凝集試驗（agglutination）。」

「凝集試驗」是指在試管中抗體和病原結合成堆的現象，尺寸大到肉眼都看得到的程度。因為抗體和病原的關係是獨特一對一的，感冒菌的抗體除了感冒菌之外不會和其他任何細菌結合，這是一種精確比對身分的方法。凝集試驗可以完全確定威廉絲找到的是否是費佛的感冒菌。

在派克第一次電告皮爾斯找不到費佛氏菌之後不到一個星期，他又報告說感冒菌「有可能是這種病的起點」。但他也知道他的研究還不很徹底，所以又附帶說：「當然不排除還有其他病毒是疾病起源的可能性。」

報告結果是派克的實驗室開始全力製造費佛氏菌的抗血清和疫苗。他們培養出一公升又一公升的感冒菌，運到北方六十五英里處衛生局擁有的一百七十五英畝農場，注射到馬兒身體裡培育抗體。

唯一證明費佛氏菌是這次感冒元兇的方法是依照科赫氏論斷：分離出這種細菌，將它感染實驗動物，讓牠們身上出現同樣疾病，再從動物身上取回這種細菌。他們手中的細菌在實驗室中的確能殺死老鼠，但是症狀不完全像感冒。

試驗雖然有結果，但並不完全符合科赫氏論斷的條件。這種情況下要再做證明，就得進行人體試驗。

人體試驗於是展開。米爾吞・羅斯諾和約翰・奇根在波士頓準備把這種細菌感染一艘海軍雙桅船上的自願者。

結果這批自願者沒有任何人生病，反而是一位參與研究工作的醫生因感冒病逝。就這項試驗而言，他的死亡不具有任何意義。

第二十四章

當派克在紐約努力想製造抗血清或疫苗的時候，費城已經幾近崩潰。與費城相同的慘狀很快也在其他城市和鄉村出現。

保羅．路易士也在費城尋找答案。包括派克在內，很少有人能比他更有成功希望。路易士來自醫生世家，在密爾瓦基長大，大學在威斯康辛州念，一九〇四年完成醫科學業。在讀醫學院的時候，他就立志以實驗室研究為目標，並且很快就在這方面建立名聲。他先在韋爾契、奧斯勒、比吉斯和其他幾位洛克菲勒研究所的科學顧問手下當初級研究員研究肺炎，成果讓這些前輩印象深刻。最欣賞他的是當時國際頂尖的細菌學家提巴德．史密斯，路易士那時在波士頓為他工作。史密斯後來把路易士推薦給佛勒斯納，說哈佛大學已經沒有足夠的條件讓路易士發展，他「整個心都在研究工作上」。

史密斯對他的評價高到不能再高，但路易士當之無愧。他好像天生就是待在實驗室裡的料，那兒是唯一讓他覺得快樂的地方。他喜歡的不只是試驗工作本身，也愛沉浸在實驗室的氣氛中，躲在裡面思考。用「愛」這個字來形容不會過分，他的熱情完全在實驗室中。開始時路易士在洛克菲勒有自己的研究主題，但小兒麻痺流行之後，佛勒斯納要求他改以此為目標。他同意了，那是個完美的安排。他們的小兒麻痺研究工作是典型效率和科學修養的結合。他們不但證明出小兒麻痺是病毒引起（這件事迄今仍是病毒學史上的里程碑），更開發出在猴子身上能百分之百有效的病毒疫苗。後來人類花了半個世紀才又開發出人類用的疫苗。這項研究任務讓路易士擠入世界權威病毒學家之列。

佛勒斯納宣稱路易士是「國內最優秀的人才之一……天賦非凡」。這麼說可能還不夠。一九二〇年代理查．薛普（Richard Shope）和他密切合作，他認識許多世界頂尖的科學界人物（包括佛勒斯納、韋爾契、威廉絲、和多位諾貝爾獎得主），薛普本人也成為美國國家科學院的院士。薛普說路易士是他所認識的科學家中最精明的。約瑟夫．阿隆森（Joseph Aronson）曾在巴斯德研究所中研究，是賓州大學獲獎的科學家，也和薛普同樣認為路易士是他一生所見過最聰明的人物。

一次大戰開始時，國家研究會議的官員皮爾斯告訴路易士說，除他之外，他只告訴國內其他四到五位科學家，準備要被徵召參加「與流行病有關的特別任務」。

路易士是準備好的。他接到海軍的派令後，便告訴佛勒斯納他的例行研究「不重要」，他的實驗能力有價值得多。那時他還正與科爾和艾弗里合作開發肺炎血清，並且如他向佛勒斯納報告的，他也在試驗使用染料「抑制肺結核菌的生長能力」。染料可以殺死細菌的想法不是路易士首創，但他在這個題目上做的是一流的研究，並且對於染料的重要性有正確的體會。二十二年後，德國生化學家吉哈．杜馬克（Gerhard Domagk）首先將染料轉為抗生素，成為磺胺藥劑，而獲得諾貝爾獎。

費城這時需要的不是能增進科學知識的實驗室突破，而是立即的成效。路易士在小兒麻痺研究上曾以極快的速度取得成就，只花大約一年的時間，得到的結論不但扎實，還具有原創性。但這回他的時間只能以週或天來算。他看到屍體四處放置，在海軍營區停屍間，在民間醫院停屍間，在興建中的停屍間，和在老百姓的家裡。

他記得腦炎流行時佛勒斯納的貢獻。他解決了問題，他的成功奠定了洛克菲勒研究所的地位。他知道佛勒斯納的成功是先找到病原，然後再找出解決方案。路易士也可以這麼做。

他考慮過是否是某種濾過性有機體造成感冒，但是尋找病毒是件黑暗中摸索的工作。這就是科學，要在混沌中找東西。可是他現在被要求的不只是科學，他必須救人。

他必須在黑暗中找到亮光。

第一道亮光來自人類的原始能力，免疫系統。也許病原一時找不到，也許他們沒辦法依例讓馬兒感染同樣的疾病，然後從馬兒身上抽血提煉抗血清，但還有另一種動物正在為這世界性的燎原大火所苦，這種動物就是人類。

這次感冒感染的人大多數存活下來，感染肺炎的人也是如此。他們的血液中很可能具有能夠治癒或預防感染的抗體。路易士和佛勒斯納在一九一〇年的小兒麻痺研究就曾用過此手法。波士頓海軍醫院的雷敦博士（Dr. W. R. Redden）在報告中說，他仍記得「佛勒斯納和路易士提出的試驗證據中，有小兒麻痺病患康復期中的血清」。雷敦和他的同事從感冒倖存者身上萃取血清，從十月一日起在三十六個肺炎病患身上連續注射。這次試驗沒有對照組，從科學上來說它的結果沒有意義，但是當他們十月十九日在JAMA上發表時，三十名病人已經康復，五個人正在繼續接受治療，只有一人死亡。

費城開始利用感冒痊癒者的全血和血清做試驗。這樣的試驗都不合乎科學方法，只是絕望中急著救人的嘗試。如果這麼做有任何成果的話，科學研究可以立刻跟進。

路易士讓其他人做這種原始免疫能力的試驗，因為那不需要特別的技能，可以交給別人進行。他自己的時間專注在另外四件事上，但沒有一定先後次序。他同時進行，從不同角度著手，根據不同的假設設計多項試驗同時進行。

第一，他嘗試用以前對付小兒麻痺的方法開發感冒疫苗。這比利用原始免疫力，從痊癒者身上採取血液的作法複雜。因為他懷疑某種病毒可能是感冒的起因。

第二，他留在實驗室中追尋一絲微弱的光芒。路易士的想法和派克一樣，細菌可以在研究中找到，費佛已經明白指出感冒菌是元兇。路易士和每個實驗室的同事都夜以繼日辛苦工作，每天只休息幾小時，重複一遍又一遍的程序：凝集、過濾、移植培養、給試驗動物注射。他的組員也在尋找細菌，他們從病患口鼻中取得更多樣本，放到培基中，然後等待。他們工作密集，二十四小時輪班上陣，為等待細菌培養的漫長時間而挫折，為被汙染的培養基數量之多而挫折，為每一樁阻礙工作進展的事故而挫折。

最初的十五件病例中路易士都找不到感冒菌。諷刺的是，因為感冒爆發太厲害，連醫院員工也大量病倒，使得路易士竟然缺少痰唾液樣本可研究：「醫院人力嚴重不足……我們已沒有驗屍送來的檢體……只有四具死亡已久的腐敗屍體，當然不適合用來研究……」

路易士像派克和威廉絲一樣，調整技術之後，開始能找到感冒菌。他把報告提交給費城的公共衛生負責人庫申。報章媒體因為苦於找不到正面的消息能報導，就宣稱路易士已經找到感冒病原，並且「有足夠的醫學專業知識做為防治疾病的基礎」。

其實路易士並沒有這種知識，這點他自己也明白。他的確已經分離出感冒菌，但他也同樣分離出肺炎球菌和溶血性鏈球菌。直覺告訴他其他的方向，所以他開始進行第三和第四條探索路線。第三個題目是把用染料消滅肺結核菌的試驗轉為對付肺炎球菌。

但是他已被死亡包圍。他轉回注意力，想幫助製造目前唯一可能有效的東西，這是第四個方向。在緊急情況下，任何只要看來有點希望的事都可以讓他回到實驗室，進行小心精細的試驗來驗證它們的有效性。

於是他以自己和別人找到的細菌為目標。他從第一次看到瀕於死亡的船員之後，就知道自己勢必得做這件事。即使他所有的猜測都正確，每件進行的事都成功，也都還需要時間。所以在他自己和城裡的所有實驗室裡，研究人員不再做研究，他們試著生產。他們生產出的東西不一定有用，但卻是一線希望。

他首先準備含消化蛋白的牛肉湯加上血液做培養基，用來培養他們萃取出的感冒菌、第一型、第二型肺炎球菌，和溶血性鏈球菌。他親自用含有這些細菌的疫苗接種到六十個人身上。六十個人中只有三個人染上肺炎，沒有人死亡。對照組則出現十位肺炎病人，三人死亡。

這個結果看來相當正面，但還不是絕對的答案。還有許多因素可能造成這樣的結果，包括取樣的運氣，問題是他沒有時間研究其他的可能因素。

他的實驗室沒辦法製造大量的疫苗，那需要工業化的製程和設備。他們需要大缸做培養而不是用實驗室裡的培養皿或燒杯。他們需要像釀酒廠用的大缸。

他把這項任務交給別人，包括那些市政府實驗室裡的人。要製造出足夠幾萬人用的分量得花上相當長的時間。

即使在最快的腳步之下，一套完整製程至少得花三個星期。即便疫苗製造完成，注射到人體也需要間隔時間分多次進行，幾萬人的接種工作要花的時間更可觀；而在這段時間裡病毒仍會繼續荼毒人間。

路易士還有第五個研究方向：製造可以治病的血清。這個題目較難處理。他們以霰彈槍戰略，製造出包含多種有機體，同時能防護幾種對象的混合型疫苗（今天白喉、百日咳和破傷風結合成單一製劑。另有經常給兒童注射的綜合疫苗可以同時預防麻疹、腮腺炎和德國麻疹。今天的感冒疫苗也能同時預防感冒和肺炎；其中的肺炎疫苗就是一九一七年在洛克菲勒研究開發出來的）。

但血清如果有效的話也只能針對特定的目標，一次只能對抗一種有機體。要開發有效的血清，路易士就得先選定病原體，得以費佛找到的感冒菌為目標。它畢竟是流行性感冒最大的嫌犯。

開發對付這種有機體的血清可能很難。當路易士還在洛克菲勒時，佛勒斯納本人曾和瑪莎・沃爾斯坦共同做這事。雖然佛勒斯納對瑪莎・沃爾斯坦的態度從來不像他對其他科學家一樣有禮，她仍是位優秀的科學家，從一九〇六年起就不斷研究感冒菌。但佛勒斯納和瑪莎完全沒有成績出來，他們的血清不但不能治療人類，連對實驗室裡的動物也沒效。

雖然實驗的過程一向在午間餐廳裡會被討論，大家會互相提供建議，但路易士對於佛勒斯納的失敗問題可能出在哪兒卻一點頭緒也沒有。這時他根本沒有機會把問題從頭到尾仔細分析，提出有根據的假設，然後進行試驗。

路易士只能寄望佛勒斯納的失敗是由於技術上的問題。這不是沒有可能，因為佛勒斯納對實驗室工作有時會有點不太經心。他曾經坦承：「技術上來說，我不是那種訓練來做一絲不苟、絕對精準工作的人。」

所以這時路易士期望佛勒斯納的失敗是由於某種技術因素，也許是培養基的準備不對，也許是殺死細菌後的接種過程過於粗略，也許還有其他導致佛勒斯納不能成功的地方。這些都有可能。幾年後有一位剛畢業的學生進入實驗室時，看到一位知名的哈佛教授在水槽清洗試驗器材，同時他的助手正在檯子上進行一項複雜的試驗。學生問教授為什麼不讓助手做清洗工作，教授回答說，「我做的一向是最重要的工作。這個試驗中最重要的關鍵就是試驗器材的潔淨。」

路易士把他的注意力集中在清洗器材上，親自做最基本的工作，確定計畫本身沒有瑕疵，同時伺機應用從佛勒斯納失敗以後，所得到關於費佛氏菌的所有知識。

路易士知道他正在做的事情中真正的科學成分不多，他的工作幾乎全都是在某些根據上做猜測。他只能更加賣力去工作。

當他在努力時，周遭的世界已經在崩潰邊緣。

第二十五章

韋爾契第一次在迪文斯軍營看過驗屍之後，走出太平間打了三通電話：給一位哈佛的病理學家要他做進一步驗屍，給戈格斯辦公室警告即將發生的瘟疫，還有給洛克菲勒研究所的艾弗里，要求他搭上第一班開往紐約的火車。他希望艾弗里可以找出迪文斯軍營裡殺人的病原。

艾弗里立刻離開自己的實驗室，走了幾條街回家換衣服，然後到雄偉高聳的賓西法尼亞車站大樓。他的火車經過康乃狄克州鄉下、繁忙的新港車站、普羅威登斯、波士頓，最後到迪文斯。在旅途中，他開始準備要好好對付即將面臨的挑戰。

韋爾契已經告訴他雖然臨床症狀看來像是感冒，但也很可能是一種新出現的疾病。艾弗里的第一步也是尋找感冒菌，這是大家公認的頭號嫌疑犯。艾弗里對感冒菌不太陌生，知道它非常難培養，以及它的化學成分讓它很難被染色，在顯微鏡下不易現形。這種細菌的化學特性和新陳代謝引起他的興趣，艾弗里想著怎麼讓它更容易培養，更容易被發現和被辨認。他一向對每件事都按部就班，非常縝密，即使洗滌實驗器皿也不例外。

艾弗里在傍晚時分到達迪文斯軍營後立刻開始試驗工作。他完全不受周遭的混亂影響，無視於年輕士兵赤裸裸，或是裹在血跡斑斑床單中的屍體。他得像韋爾契、科爾、沃恩、羅梭等其他人一樣，跨過他們的屍體才能進到解剖室。

他一開始就在革蘭氏檢驗（Gram test）上遇到問題。這項檢驗是把細菌用結晶紫（crystal violet）

經過碘做媒染劑染色後再用酒精處理，然後再用互補染料染色。經過這樣處理後的細菌如果仍保留紫色的就稱為「革蘭氏陽性菌」，否則稱為「革蘭氏陰性菌」。革蘭氏檢驗類似於警方會先辨明嫌犯是黑人或白人，將要找的對象做初步的篩選。

艾弗里和其他研究人員不同的是，他找不到任何革蘭氏陰性菌，而感冒菌是陰性的。這樣的檢驗結果證明感冒菌根本不可能是病原。他再重複同項試驗，還是沒有任何革蘭氏陰性菌出現。

他馬上就解開了這個謎團，原來實驗室中所有標著「酒精」的瓶子中裝的都是水，那是士兵偷偷喝掉實驗室的酒精之後，把水裝進瓶裡冒充的。等他有了真正的酒精後，檢驗結果正如所料，革蘭氏陰性菌出現了。

接下來就是火熱的追擊。艾弗里先由屍體開始，從那些剛去世不久，甚至還微溫的屍體下手。他戴著手套的手摸索帶有餘溫、海綿狀的肺葉和潮濕的氣管，找出感染最明顯的區域，切下那兒的組織，深入膿包裡尋找殺人的有機體。被那麼多士兵的死屍環繞著可能會讓人膽怯，可是艾弗里勇氣十足，他可不是在獵兔子，他對打獵一點興趣也沒有。

載玻片上出現好幾種可能的病原體，每個都是嫌犯，他要找出誰才是真兇。

他在迪文斯停留的時間長到足夠做細菌培養。艾弗里和派克及路易士一樣，剛開始尋找費佛氏菌時有些困難但很快克服了。他在三十二個死亡的士兵中的二十二人身上找到感冒菌，並將結果報告給韋爾契。同一時間，應韋爾契要求也在迪文斯軍營幫忙的哈佛大學病理學家柏特·吳爾巴也做了明確的聲明：「每個病例都出現感冒菌，經常在幾個肺葉裡只有此單一菌種……支氣管擴大的狀況下會有不同菌種出現，通常混雜著肺炎球菌……新形成的純感冒菌菌落常出現在上肺葉中。」在《科學雜誌》中，另一位頗有聲望的研究員也發表：「相信費佛氏菌是致病的原因。」

九月二十七日韋爾契、科爾、和沃恩從迪文斯軍營拍電報給陸軍軍醫署長：「確定迪文斯軍營的流行性感冒是由感冒菌引起。」

可是對艾弗里來說，事情可不能就此拍板定案。雖然他尊敬吳爾巴，而且派克、威廉絲和路易士在同一時間也做成同樣的結論，艾弗里還是只肯依照自己的研究結果做結論；而他的結果還不能讓他百分之百接受這個答案。他有七個病例解剖發現雖然肺部遭到極大破壞，但卻沒有任何細菌出現。再者，雖然只有一個病例出現其他致命細菌而完全沒有費佛氏菌的蹤影，但在大約一半的病例中除了費佛氏菌之外，還發現其他有機體存在，包括肺炎球菌、溶血性鏈球菌和金色葡萄球菌等等，後者雖然會致命但很少造成肺炎。

這些現象的解釋方法有好幾個。也許費佛氏菌不是這次疾病的病原，這是幾個可能性之一。費佛氏菌也許是病原，在它削弱免疫系統之後其他細菌乘虛而入，這也不是不可能的事。好幾種其他細菌的存在反倒可以支持費佛氏菌的說法。費佛氏菌在實驗室中一旦遇到其他細菌，特別是肺炎球菌或溶血性鏈球菌時，它的繁殖就非常差。它既然能和其他細菌在培養中一同出現，反證它可能曾經大量在受害者肺中出現過。

艾弗里在腦中把這些思緒一條條過濾。十月初他回到洛克菲勒研究所，聽到幾十起國內外傳來關於病例中發現感冒菌的報告，但也有報告說沒發現感冒菌。對於找不到感冒菌的報告可以很容易被歸咎於技術上的問題，畢竟費佛氏菌是最難培養和觀察的細菌之一。可是不管情況多緊急，艾弗里認為自己的試驗結果還是有許多疑點未明，使他不願驟下結論。他與派克、威廉絲和路易士不同，連先提個初步結論都不願意。費佛氏菌可能是病原，但只止於「可能」，艾弗里還不完全相信。他所有的報告中從未提到感冒的病原為何，他的電話電報中也從未顯示他曾把培養的細菌送去接種馬匹，製造疫苗或血清。

他逼自己比在迪文斯軍營時更賣力。他在實驗室裡吃飯，同時進行十幾項試驗，很少睡眠，一聽到羅斯諾和其他人的電話就立刻跳下床去接。他像個鑽頭深入試驗中，撬開每個縫隙，發掘每條線索。他可以把自己逼到極致，但絕對不逼自己提出結論。

因為他還沒有完全信服。

艾弗里是個與眾不同的人。他不怕壓力，但怕被人指派方向，怕不能依自己想法或是步伐進行，怕沒有時間思考。拼湊結論完全不合他的個性。他做事是由上向下，鑽進事情的最深處，從狹窄的細縫追蹤到最微小的細節，背後絕對不留下不明確的東西。他生活的每個方面也是這麼由大到小，集中專注，一絲不苟。

他親自準備每件事，掌握每個結果。他極少公開演講，但在少數講稿中，可以見到他註記哪些字要加強，何時要改變聲調，何時要轉換口氣等。連平常的聊天也感覺得到他的每個字，每個停頓，都是經過小心計劃，甚至演練過的。他在實驗室隔壁的個人辦公室也反映出同樣嚴謹的個性。一位著名的科學家雷諾．迪博斯形容它「狹小空洞，盡量什麼都不放，沒有照片、信件、圖畫、用不到的書，和其他用來裝飾，讓工作地方表現個人風格的東西。這種極端簡樸可看出他放棄了生活中的許多事物，只為了專注追尋少數幾個目標」。

艾弗里在專心研究的時候不想被打擾，他並不是沒禮貌也不是小氣，而是恰恰相反。和他一起工作的年輕研究員無不崇拜他。他不斷探索，在他自己建構的世界中越挖越深，在那兒不管多狹窄，他能自己做決定，有絕對的控制權。

但狹窄並不等於無足輕重，他的思緒一點也不狹窄。資訊對他來說有如跳板，讓他的思想彈跳到空中任憑飛揚，自由自在，天馬行空，不受拘束地發揮創意。艾弗里另一位和迪博斯一樣優秀的學生科林．麥克勞德（Colin MacLeod）說道，每當試驗出現料想不到的結果時，「艾弗里的想像力立刻會被激起……他會絞盡腦汁去思考各種含義。」

迪博斯對此有不同的說法。他認為艾弗里拙於處理社交上的複雜關係，那會使他難堪，但處理自然界的複雜問題則是艾弗里拿手的。艾弗里會如此是因為他「對重要的事情有異常敏銳的感覺」，而且有「抽象思考的能力……有創作的直覺，能將許多事實拼成有意義的完整結構……他在科學上的偉大傑作有如藝術家的作品，不是直接從現實中學來，而是將現實消化之後，用來照亮和闡述真理」。

流感過後幾年，艾弗里的同事兼好友阿爾豐索．道澤得到科博獎（Kober Medal），這個獎艾弗里早已得過。在頒獎典禮上艾弗里致辭，談到道澤的工作精神，但說他描述的是自己並不為過：「……研究的結論並不是從觀察過程偶然得到的成果。它是積年累月的智慧思考，客觀的觀察，和精心試驗的產物。我從來沒有看過他的實驗桌堆滿培養皿和試管像叢林一樣雜亂。那樣的叢林不會有道路，研究人會迷失在混亂的思緒中……我也從來沒有看過他盲目跟別人做無意義的研究競爭。我只常看到他靜靜地沉思，對周圍人群的布朗運動視而不見，然後看見他面帶微笑站起來，從容走回桌子，拿起滴管，幾管培養基，或是一罐冰塊，開始進行簡單的試驗，解出答案。」

但現在疫病橫行，死亡枕藉，各方面壓力接踵而來，連韋爾契也不例外。壓力把他慣有的思考、觀察和準備統統擠到一邊，逼得艾弗里變成他一向不屑的布朗運動中的一個分子，在流體中到處盲動。別人痛恨流感帶來的殺戮，艾弗里也不例外，但他還討厭流感對他行事風格的影響。這方面他還不肯輕言放棄。

一位同事描述他實驗的情形是「好像追捕獵物的獵人。對獵人來說，周圍所有事物，岩石、植物和天空等都充滿線索，能讓他更掌握，更接近獵物的世界」。艾弗里也有獵人的耐心。他可以等上幾小時、幾天、一個月、甚至一季。如果獵物夠分量的話，他還可以等過一季，然後一季又一季，但他不只是枯等而已。他一小時也不放棄，不斷策劃、觀察、和學習。他知道獵物的逃逸路線後會將牠堵住，占據越來越多的有利位置，包圍獵物的活動地區，將口袋逐漸縮小，直到獵物被逼逃往設計好的圈套。他也會布下陷阱，例如把肺炎球菌放進皮膚傷口，觀察免疫系統如何輕易地控制住感染，像這樣在試管之外做試驗。他的忠告是：「即使跌倒也要撿起一些東西。」並常說：「失望是家常便飯，我就是吃這種飯長大的。」

他從不趕時間。他的壓力和別人都一樣，但他就是不急躁。在洛克菲勒他不是唯一把所有精力投入感冒研究的人。幾年前和佛勒斯納共同研究感冒血清失敗的瑪莎．沃爾斯坦也在尋找感冒痊癒病人血液中的抗體。道澤鑽研喉嚨病變，還有很多人在研究同樣的疾病，但他們進展都有限。科爾在十月中向戈格斯辦公室報告：「我們必須處理醫院和研究所中的感冒病患，病人已經占掉我們所有的活動空間。」由於處理病人花費的時間太多，他又說：「我懷疑我們是否能對疾病的知識有所貢獻。」

每個地方都存在壓力。另一位在軍方肺炎小組中擔任中校的霍普金斯研究員是尤金．奥彼，當他在阿肯色州的派克軍營時感冒正好爆發。他去那兒是因為痲疹流行，那時派克軍營在國內所有營區中的肺炎感染比率最高。不用說他現在也受命完全投入感冒防治工作中。菲德烈克．羅梭代表戈格斯，要求他每天都要就工作進度和看法做報告。每天只要對疫病防治有一點進展，戈格斯要求能立刻知道，以便和其他人分享。派克軍營有六萬名士兵，奥彼不愁沒有試驗材料。在疫病高峰期營區裡同時住院的人數曾達到一萬三千人。

研究人員極力想發現新東西，任何能幫助，能造成突破的發現。雖然還沒有人找到確定的結果，但各地的實驗仍製造出供數十萬人使用的疫苗和血清。費城依據的是路易士的方法，紐約依據的是威廉．派克的方法，芝加哥用的是馬悠醫院開發的血清；波士頓製造的血清也千里迢迢大批運到舊金山。十月三日，戈格斯辦公室給所有總部人員注射抗肺炎球菌疫苗。科爾和艾弗里對這種疫苗抱著很大希望，因為那年春天它曾在亞普登軍營試驗過且有不錯的效果。

即使面對死亡和壓力，艾弗里就是不願倉促行事。越來越多世界各地來的報告說沒發現感冒菌。這樣的報告不能證明什麼，那似乎只是對細菌學家在實驗室裡培養費佛氏菌功力的測試。愛荷華州道奇軍營的細菌學家只在百分之九點六驗屍的屍體中找到費佛氏菌，於是一份軍方的正式報告譴責他們：「……如此低的發現率無疑是細菌培養技術不良所致……該軍營在細菌學方面的能力……不可信賴。」韋爾契三個月前訪問格蘭特軍營時還讚賞為「極端優秀」的營區實驗室主任，在一百九十八件驗屍報告中只發現六件出現費佛氏菌。他的報告中自承：「由於技術的不穩定，我們認為這並不能證明費佛氏菌和瘟疫之間沒有關聯。」

也許事實真的如此，是技術上的瑕疵使得道奇、格蘭特和其他軍營找不到這種細菌，但也可能費佛氏菌本來就不存在那些病例中。

艾弗里採用不同的角度去解決這個問題。那倒不是什麼特別的策略，只是把他所有的精力放到改進尋找感冒菌的工具和方法上。如果他成功的話，大家就容易證明到底是研究人員功力不夠，還是感冒菌原本就不存在。

他在實驗室中堆滿培養皿，用幾十種不同的方法準備培養基，把各種不同因素獨立開來，觀察細菌在哪個培養皿中生長最好，接著再針對生長比較好的培養皿進一步分析。每個試驗之前都先有一條假設，舉例說，肺炎球菌會抑制費佛氏菌的生長。於是他就想辦法防止肺炎球菌繁殖；他對肺炎球菌的生化作用和新陳代謝的理解已經無人可及。他在培養基中加入油酸鈉以干擾肺炎球菌的生長，結果成功了。在加了油酸鈉的培養中肺炎球菌繁殖受阻，而費佛氏菌的生長則較佳。

幾星期以後他的研究大有進展。費佛氏菌的培養基中需要血液，這是已知的事，但血清會中和油酸鈉的作用，於是他把血液離心分離之後，只使用紅血球。他的試驗也發現在把血液加溫到正常體溫的培養基會對生長發生阻礙，但若將培養基加溫到大約華氏兩百度（攝氏七十五度）再加入血液，則費佛氏菌會蓬勃生長。

他很快在 JAMA 發表後來被稱為「巧克力洋菜」的配方，並寫道：「感冒菌在分離及培養方面確有技術上的困難，導致各實驗室不一致的試驗結果⋯⋯使用這種培養基可以從不論是發病或痊癒階段的病患身上，更容易發現感冒菌的存在。」

有了這種配方，一般的科學家就可以培養和辨認出感冒菌，也使他們找不到費佛氏菌時，就可以肯定地說它們真的不存在。

至於艾弗里本人則依然不肯冒進，對於自己還不完全確信的事不願多談結論。由於艾弗里的研究成果，科爾告訴羅梭：「我越來越覺得把流感的起因歸咎於感冒菌不太對，當然在真正的病因水落石出之前還是不能除這種可能性……我希望抗肺炎球菌的疫苗能加緊開發，至於抗感冒菌疫苗，看來還不是很有把握。我們已經證明抗肺炎疫苗很有用……要不是這次感冒的流行，我們可能沒機會在這方面有如此進展。」

不管是發展抗肺炎球菌血清或是疫苗都不是容易的事。前者在對二十九位感染第一型肺炎球菌病人的試驗中，曾經治癒二十八人。準備這種疫苗得花上兩個月時間，通過好幾個製程：首先得先準備三百公升一批的培養液。由於這種細菌在一般培養基中很容易分解，需要在培養基中加入某種後來必須再抽離的化學成分。培養基要經過濃縮，用酒精沉澱出一部分，抽出添加物，再定型化。艾弗里和其他幾位洛克菲勒研究員在製程上有不少貢獻，他們調整培養中的葡萄糖比例使產量增加十倍。儘管如此，他們每天只能從離心機中生產出二十五公升，遠不足所需。

在此同時，病魔的殺戮仍在進行。

第八部

鐘聲響起

THE TOLLING OF THE BELL

第二十六章

在科學征服大自然的同時，人類也在面對大自然的反撲，這不是某個人或是某個社會的力量可以單獨面對的。要減輕流行病的蹂躪就需要動員，協調和執行各項工作；需要領導人物，也需要追隨領導人物的組織。

組織是個奇特的群眾和個人的混合。組織需要個人的奉獻。組織裡的個體間發生互動是依據既定的規則運行，這些規則取代互動時的個人判斷和感情。組織會降低人性因素，在個體之間武斷地產生隔閡。

但組織畢竟是人所組成，它反映組成分子的個性，特別是那些領導人物。不幸的是他們呈現出的正面人性不多，倒常洩漏領導們的自私甚至個人野心。組織通常不對個體妥協，只根據規則辦事，沒有主動性。它處理混亂的方式與科學或藝術不同。它不是先設定目標，然後依據一定步驟和規則進行，而是劃清界限，將與自己不配合的分子孤立，自己成為官僚體系。

最好的組織以兩種方式避免官僚主義可能帶來的缺點。有的組織其實算不上真正的組織，它只是一群人鬆散的聯合，其中的個體擁有充分的自主權。他們的成就不需借組織之力，但個體之間仍經由組織得到共享的利益。這種型態的組織只是提供個人發展的架構，使得整體的成就大於個人的加總，洛克菲勒研究所就是這類組織。還有另一種組織避免官僚缺點的方法，是專注於非常明確的目標上。這種它的規章極少涉及操作程序或指揮體系，而注重到達特定目標的方法，依照既有經驗提供指示。這種組織再怎麼好，也可能扼殺創意，但卻可能使例行的事情得以有效率地運作。它好像專業人員在執行工作，任務勢必完成。

一九一八年，美國聯邦政府這個組織的權力是有史以來最大的，只是它把那所有的力量，所有無比的精力，全用到另一個方向上。

一九一七年四月美國加入第一次世界大戰時，戰爭準備還沒完成，全國總動員是需要時間的。但到了一九一八年夏天，威爾遜總統已經讓政府的觸手伸入國民生活每個層面，建立了巨大無比的官僚機器，把全國的意向和注意力投注到戰爭上。

他設立食品管理局控制和分配食物，燃料管理局配給燃煤和汽油，戰時工業部管理整個經濟活動。他只差沒有接手經營，但實質上已控制了所有鐵路事業，並建立一個聯邦政府資助的內河航線，讓已經不敵鐵路競爭而倒閉的密西西比河航運業重新活了起來。他也建立幾十個軍事基地，每個都容納幾萬名海陸軍官兵。他建立的工業讓美國造船廠擠滿幾十萬名工人，忙碌地建造幾百條船艦。新煤礦被開發，讓美國在武器軍火上不再依靠英法供應。那時和二次大戰不同，美國還沒有成為民主國家的軍火庫。

他建立龐大的宣傳機器，一個對內的特務網，和一個觸角伸到城市每個居民社區裡的債券銷售系統。他也成功地遏制言論自由，一九一八年夏天逮捕許多人，有的刑期長達十年以上。這些人不只是激進的勞工領袖和德文報紙編輯，也包括一些有力人士，甚至國會議員。

他使政府干涉美國人民生活的程度在歷史上無人可比。聯邦政府最後權力的擴張在一九一八年春天，在第一波感冒病毒從一個軍營跳到一個軍營之後，那時政府宣布徵兵的年齡範圍由原來的二十一至三十歲擴大到十八至四十五歲。一九一八年五月二十三日，掌管徵兵的動員司令伊諾克・考德（Enoch Crowder）發出「工作或戰鬥」的命令，要求所有沒被重要產業僱用的人都必須入伍。結果迫使棒球大聯盟縮短球季，好讓許多球員倉促地尋找「重要」工作。他並且誓言要讓在擴張徵兵年齡範圍之後，合乎條件的所有男性在一年之內入伍。政府說的「所有男性」意味著大約一千三百萬人在九月十二日之前要完成報到。考德誇口說要「在一天之內完成普魯士獨裁者花五十年才做到的事」。

像這樣規模龐大又集中的力量是不可能輕易被改變的。

即使和平即將降臨也無法扭轉這股衝力。八月中當一波致命的流行病逐漸成形時，奧國已在試探和平的條件，但是威爾遜總統悍然拒絕對方探詢。當流行病全力發威時，離戰爭結束已經不到幾個星期。保加利亞在九月二十九日簽署停火協議；九月三十日德皇威廉同意成立議會民主政府[50]，同一天德國統帥部的魯登道夫將軍警告，德國必須伸出和談之手，否則將面臨立即的災禍。德國外交官立即伸出和平觸角，但是威爾遜置之不顧。這時候德國和它的盟國內部已開始分崩離析，到了十月第一個星期，奧國和德國分別向盟軍要求和談。十月七日奧國正式向威爾遜總統提出願意接受任何停戰條件。經過十天的持續戰鬥和殺伐之後，奧國的提議還是寂然沒有得到回應。

稍早威爾遜曾倡言「沒有戰勝國的和平」，認為只有這樣的和平才會持久。結果現在從他身上看不到一點兒戰爭即將結束的徵兆。雖然關於戰爭即將結束的謠言曾讓國內興奮一陣子，威爾遜立即予以否認，他的立場毫不軟化。他的戰爭不是要對抗死亡，而是要殺戮。他說過，戰鬥就得野蠻無情，他也說過，他追求的只有力量，極端的力量，沒有吝惜，不受限制的力量。正義和勝利的力量終將給世界帶來法律，要讓所有自私的統治者灰飛煙滅。

為了貫徹威爾遜的旨意，戰時公債的強力推銷活動沒有絲毫鬆懈，同樣在造船廠和煤礦場瘋狂趕工的壓力，和媒體上要求德國無條件投降的宣傳也都沒有稍緩。相反地威爾遜更加施壓，施行他的個人意志，也就是美國的意志，不達勝利絕不干休。

威爾遜和他的政府既然不受和平在望的影響，當然更不會把病毒看在眼裡。這種不願，不能，或是全然拒絕調整戰備方向的作法，增加了流行性感冒的殺戮數字。威爾遜沒有公開談過流感，政府施政的方向全然不受疫情影響。食品管理局、燃料管理局和鐵路管理部對於感冒患者的救助沒有任何措施。白宮和各部會對這場災難沒有發揮領導作用，沒有訂定優先策略，也沒有任何協調或調度資源的行動。

軍方，特別是陸軍，直接面對流感的攻擊。戈格斯已盡他能力所及準備面對這場緊急事件，但軍方不但對民間沒有提供任何協助，反而從民間掠取更多資源。

韋爾契從迪文斯軍營驗屍間走出來並電告戈格斯的那天，他的警告立刻被送到參謀總部，要求所有部隊除非絕對必要不可以調動，並從已感染的營區向外調動人員的計畫要全部停止：「迪文斯的死亡人數可能超過五百人……迪文斯的狀況極可能也會發生在其他營區……幾乎可以確定所有的新兵必

50 大戰末期德國為了與列強停戰協定的簽署，以回應威爾遜總統的十四點原則談話，所進行做為交換的民主改革。

然會受感染。」

戈格斯的長官不理他的警告。營區間的部隊調動完全沒受影響，直到好幾個星期之後，當好幾個營區癱瘓，幾萬名官兵死亡或在垂死掙扎的時候，軍隊調動政策才開始調整。

陸軍只有一個人有反應。九月二十六日在許多新兵訓練中心還未出現流行性感冒之際，動員司令伊諾克．考德取消了即將舉行的召集令（接下來的另一次召集也被取消）。那一次召集原本計畫有十四萬二千名新兵入伍。

在當時美國駐歐洲遠征軍統帥喬治．潘興（John J. Pershing）對兵員的大量需求之下，這是很大膽的決定。法國境內的潘興將軍積極發動攻勢，那天稍早，他在默茲－阿爾貢地區（Meuse-Argonne）才發動一次大規模攻勢。當美軍爬出戰壕衝向德軍陣線時，德軍將自己的階級標誌撕下，面對美軍攻勢的德軍將領馬克斯．封．格維茲（Max von Gallwitz）將軍日記寫著：「我們已了無牽掛。」

雖然考德及時的決定挽回幾千名不必要的犧牲，但他取消召集的動機並不是要拯救人命。他考慮的是流感在軍營裡造成混亂，訓練工作在流感消失前不應該繼續，把更多新兵送進混亂裡只會增加管理問題，拖延軍營秩序的重建和新兵上戰場的準備。詩人艾略特（T. S. Eliot）在《教堂裡的謀殺案》（*Murder in the Cathedral*）裡稱那是「最大的背叛，為錯誤的理由做出正確的事」。不過對於因考德的決定而活下來的人來說，他們可能不同意詩人的看法。

就聯邦政府對流行性感冒的反應來說，考德取消召集的決定和戈格斯領導下軍醫單位的努力可能是唯一正面的事。其他軍方的決定就沒有這麼好了。潘興還是繼續要求大量兵員補充戰場上的死傷和感冒造成的損失。所有的盟軍單位都迫切期待美國運來生力軍。

軍方必須決定是不是要繼續在流行病期間把部隊送到法國。他們非常清楚會有怎樣的代價。

九月十九日當戈格斯在歐洲時，代理陸軍軍醫署長查爾斯・理查向總參謀長佩頓・馬奇（Peyton March）將軍報告，建議「對於已經發生流感或接觸到流感的單位，在流行性感冒於該單位消失前，不宜調往海外執行任務」。

馬奇得到戈格斯代理人的警告，可是沒有採取行動。維吉尼亞州的新港是援歐部隊的出發港，港口負責醫官再一次用不同說法強調：「沒有經過前一波流感洗禮的部隊上船之後，運兵船就像滿載火藥，火花早晚會點燃。如果運的是曾經遭過流感的部隊，火藥就不存在。」他的話也被置於一旁。戈格斯辦公室再度要求援歐部隊上船前一週必須先檢疫，船上應避免過度擁擠，但馬奇仍然沒有反應。

這時「海獸號」（Leviathan）運輸艦仍在繼續裝載部隊，它的前身是德國引以為傲的客輪「祖國號」（Vaterland），當時是世界上同級船隻中最大、最快的。美國宣布參戰時它正好停靠紐約，在船長來不及逃走或將它鑿沉之前就落入美國手中，和其他被美國俘虜的德國船隻一樣，毫髮無損。九月中它從法國回美的旅途上，海葬了幾名船員和乘客，都是死於感冒，到了紐約之後又有其他人生病，其中海軍部副部長法蘭克林・羅斯福躺在擔架上被抬下船。他上岸後立刻被救護車送到他母親位於東六十五街的家中，在那兒躺了幾個星期，虛弱得連和最密切顧問路易士・何奧（Louis Howe）講話都不行。在他生病期間，何奧一直和他的醫生保持密切聯繫。

「海獸號」和其他運兵船在隨後幾週內總共運了大約十萬名部隊到歐洲。他們渡過大西洋就像先前的火車從格蘭特軍營把部隊運到漢考克軍營一樣。他們乘的是死神之船。

雖然軍方不理會軍醫的勸阻，他們在上船前仍把所有有感冒徵兆的人員送走。至於船上的感冒病患則予以隔離。憲兵在船上帶著手槍執行隔離勤務，「海獸號」有四百三十二名憲兵。他們把士兵封鎖在防水艙的不同區域，由於空間極小，他們只能躺在床上，聊天或是當找到地方的時候打個牌。由於怕受到潛艇攻擊，夜間舷窗全部關閉。即使在白天，封閉的艙門和過度的擁擠也使得空氣不能充分對流。到甲板或開闊空間的活動受到限制。每個艙間約載有四百人，幾百人的體臭和汗水使得空氣充滿惡臭。金屬的床、地板、牆壁和天花板到處是回音。像畜生般被關在狹小的籠子裡，使人患上密室恐懼症，神經緊張。他們只能想，至少和戰場比起來他們還算是安全。

把人關進隔離的空間來防疫的計畫有個漏洞：人得吃東西。他們分批到餐廳用餐，呼吸的是同樣的空氣，觸摸同樣的餐桌和艙門把手，然後把食物放到嘴裡。接觸到的是另一批士兵幾分鐘前才摸過的地方。

雖然上船前有生病徵象的人員都被送走，但開船後四十八小時之內病倒的士兵和船員已讓船上病房爆滿，一個個病號被放在重疊的鋪位上或任何找得到空間的地方，咳嗽、流血、昏迷，健康的人從一個又一個的大艙房換出去以騰出病房來。護士自己也病倒，然後恐慌開始了。

維蒙特州第五十七團指揮官吉伯生（Gibson）上校記述他的部隊在「海獸號」上遭遇的情形：「船上擠滿人員……感冒以倍速蔓延……病患急速增加……華府對情勢做評估，但由於盟軍對補充人員的需求如此強烈，我們必須不顧一切代價繼續前進……醫生和護士都病倒，每個還健在的醫生和護士都被操到極限。晚上的情形若沒親眼見到，根本想像不出來……人們受驚嚇時的慘叫加上病人痛苦求救的呻吟，簡直是如假包換的人間地獄。」

其他船隻的情形也一樣。病人的出血在地板上留下一攤攤血漬，健康人員走動時把汙血帶到船上各處，使得甲板到處濕滑一片。當病房已經塞滿，再也找不到可以充當病房的地方時，看護兵和護士就把病人抬到甲板上，一放就是幾天。「不列顛號」（Briton）上的羅伯．威利斯回憶當時他也被放在甲板上，遇到暴風雨時，大浪捲上甲板淹過他和所有病人，他們的衣物毯子全部濕透，留下一堆人咳嗽嘔吐。每天早上就有勤務兵過來把屍體搬走。

起初每隔幾小時就有人死亡，「海獸號」上的日誌開始時記著：「下午十二點四十五分士兵湯普生，兵籍號碼四二五二四七三號，船上去世，單位不詳……下午三點三十五分士兵李德因肺炎於船上去世……」從紐約出發一個星期後，值星官懶得再寫「船上去世」幾個字，也不再管死者是哪個單位，只記下姓名和時間：早晨兩點兩個名字，兩點零二分又一個，兩點十五分又兩個……這樣持續一整晚，日誌上只見簡單的人員死亡記載，直到天亮，七點五十六分一人，八點十分一人，八點二十五分一人。

海葬開始了。說是葬禮，其實是為了衛生考慮而做的事。屍體成排列在甲板上，簡單的幾句話和念過名字後，屍體便一具具從舷邊滑進海裡。「威廉明娜號」（Wilhelmina）運兵船上一名士兵隔著波濤看到護衛艦「格蘭號」（Grant）把屍體投入海中，日記上寫著：「我眼淚幾乎奪眶而出，喉頭緊縮。那就是死亡，最可憐的死法之一，變成無名氏被投進海裡。」

海上的運兵船變成浮動棺材。在法國境內，感冒同樣蹂躪著軍隊，只是沒有故鄉軍營那種程度。十月下旬美軍發動大戰中最大規模攻勢的默茲－阿爾貢之役裡，第三軍團從前線抬下來的感冒病患比傷患還多。美軍留在國內的人數和歐洲大約相同，但歐洲部隊的感冒死亡率只有國內的一半。可能的原因是歐洲部隊大都曾在年初遭到流感的洗禮，因而較有免疫力。一位軍醫在十月十七日的日記中記著，因為感冒流行，「有些醫院根本無法運作……第一一四野戰醫院沒有醫官，只有幾百名肺炎病患……病患成批去世。」

把更多需要醫學照護的人投入這團風暴中是說不通的。有多少人在海上病死根本難以估算，何況有人在海上染病後在陸上去世。對每一個生病死去的人來說，比率上就有四到五人病得有幾週無法動彈。這樣的部隊對歐洲不是增援，反而是去增加負擔。

威爾遜總統對感冒從來沒有公開的談論。他一刻也不願稍改他的目標。可是他信任的人告訴他疫病的情況，特別是關於運兵過程中無謂的犧牲。這些人中帶頭的是凱瑞．葛瑞生（Cary Grayson）醫師，他是海軍將官，也是威爾遜總統、老羅斯福總統和塔虎托總統的專屬醫生。由於葛瑞生能力特別強，做事有條有理，便成為威爾遜的心腹和顧問（一九一九年威爾遜中風之後，他被指控與威爾遜的妻子實質操控整個國家）。他也和韋爾契和戈格斯關係良好，深得他們信賴。似乎軍方醫療系統曾經向葛瑞生投訴，葛瑞生也要求總參謀長馬奇將軍停止運送部隊到歐洲，但是被馬奇拒絕。

葛瑞生說服威爾遜總統在十月七日召馬奇將軍到白宮討論這件事，那晚威爾遜和馬奇見了面。威爾遜說道，「馬奇將軍，有位能力和愛國心無可置疑的人派人向我報告，在流行性感冒被控制之前應該中止送部隊到歐洲……可是你拒絕停止運兵行動。」

馬奇沒有提到他曾收到戈格斯辦公室的勸告，他只說已盡力做好一切預防措施。部隊上船前先做篩檢，病人全被留下。有些船甚至在加拿大新斯科舍省的哈利法克斯港停靠，卸下病重人員之後，才啟程通過大西洋。再者，不管美國部隊以任何原因停止開往法國的話，都會使德軍士氣大增。是有人在船上病逝沒錯，但馬奇說：「這樣因病犧牲的士兵，其意義絕對不亞於在法國戰場上陣亡的同志。」

其實戰爭不到一個月之後就結束了。流行病使得新兵訓練營裡的所有活動幾乎中止。德國國會已經接掌政府，提出和談要求，德國的盟國也紛紛崩潰，停止反抗，或是像奧國一樣願意接受威爾遜的任何條件以求和平。可是馬奇還是堅持：「運兵的行動在任何狀況之下都不可以中止。」

據馬奇轉述，威爾遜總統轉過椅子，望著窗外一臉悲傷，然後輕輕嘆了口氣。最後，在流行病依然猖獗之下，只有一項軍事行動不受影響繼續進行，就是運送部隊到海外。

如果說威爾遜除了關心運送軍隊過大西洋這件事之外，對於軍中的感冒沒有其他行動的話，他對老百姓所做的事就更闕如。他依然沒有公開談到流感，也找不到他私下關於這個話題的紀錄，或是是否曾經詢及民間事務官員有關防疫工作的種種。

威爾遜在他的政府中任用不少有能力、行動果斷的人。他們支配整個國家的思想和經濟，但是這群裡沒有人需對國民健康負責任。美國公共衛生部長魯伯特·布魯是真正要負這項責任的，但他卻不是個有能力的人物。

布魯有張方臉，身材壯碩，曾經是業餘拳擊手，即使步入中年仍體格健壯。可惜他在重要的事情，在領導能力上卻顯得軟弱無力。他掌管的領域在他接任時正是開創的時代，下屬在處女地上向各個方向披荊斬棘，許多新工作正要展開，但是他卻沒有任何創新，沒有發揮專業上的勇氣，也沒有表現出一點工作上的熱忱。雖然他不愚蠢，但仍缺少工作上的熱情和智慧，或是能指出重要問題的慧眼。至於公共衛生事務上，也不曾見他展現任何才華或看法。

在公共衛生的科學研究上，醫界真正的領袖把他視為無足輕重的人物。韋爾契和沃恩等人甚至不敢讓他指派公共衛生部的代表來參加國家研究會議，他們邀請自己認識的衛生部專家參與。凱瑞・葛瑞生由於看不起這個人，甚至開始籌設另一個國家衛生組織（葛瑞生在坦曼尼接掌紐約市衛生局之後放棄了這個念頭）。布魯能被派任公共衛生部長，只是因為他能把上級指派的工作做好，再加上他的社交能力不錯，懂得掌握機會，如此而已。

布魯一八九二年從醫學院畢業之後就進入公共衛生部，在那兒待了一輩子。他被派到一個個的港口，從巴爾的摩、加爾維斯敦、紐澳良、波特蘭、紐約到諾福克港，在每個港口的醫院和檢疫站處理衛生事宜。他的機運在一九〇三年舊金山出現流行鼠疫時來到。那時一位頗受敬重的衛生部官員與當地政府和商業領袖發生衝突，因為他們否認有鼠疫發生。布魯沒有證明鼠疫的存在，那是由佛勒斯納辦到的，當時他是被請來澄清是否真有鼠疫的專家團隊中的成員。但是布魯取得當地政府進行對疾病控制工作的勉強合作。根據一份讚賞他的報導，他不但親自督導滅鼠工作，還「兼顧當地的利益與和諧」。

這次的成功為他贏得有力的朋友（其實在抗疫上他並沒有完全成功。鼠疫終於還是從老鼠傳給了野外的齧齒類動物。今天美國太平洋岸、亞利桑那、新墨西哥及科羅拉多各州的松鼠、土撥鼠和其他動物身上仍帶有鼠疫）。一九〇七年鼠疫在舊金山再度出現時他又被召回，再一次的成功讓他結識更多有力人士。一九一二年他升任衛生部長，那年國會擴張公共衛生部的權力。在任內他支持當時醫界大力鼓吹的國民醫療保險。一九一六年布魯成為美國醫學學會主席，在就任演說中他說，「健康保險必將成為社會立法的下一個重大進展。」

威爾遜總統上任後沒有換人做衛生部長，但戰爭發動後，他把衛生部變成軍事組織的一部分。它原來的組織主要包括幾個檢查進港船隻的檢疫站，負責商船船員及聯邦工作人員的海事衛生服務處，以及衛生實驗室等。現在布魯要負責維護整個國家的國民健康，如果國民健康良好的話，就能生產更多的戰鬥物資。可惜布魯沒有隨著工作內容提升而成長。

流行病開始之前，戈格斯就用盡一切可能手段避免百萬將士受害。和他對等的海軍軍醫署長威廉．布萊斯特做的事比戈格斯少得多，但他手下有波士頓的羅斯諾和費城的路易士等人效命。

布魯則和他們相反，比沒有行動還差，他阻礙了研究工作。一九一八年七月二十八日，他否決衛生實驗室主任喬治．馬考伊申請一筆一萬美元的費用，用以配合洛克菲勒研究所研究肺炎工作的經費。雖然一九一二年國會授權衛生部研究「人類疾病和導致疾病的因素」，布魯仍裁示馬考伊這項研究「對於法令的執行沒有立即的必要性」。

布魯明白感冒在美國發生的可能性。八月一日的《曼菲斯醫學月刊》（*Memphis Medical Monthly*）登出一篇他的警告文章，然而他沒有採取任何預防行動。甚至當流行性感冒開始顯得來勢洶洶，甚至當科爾要求他的辦公室收集相關資料時，布魯和他的辦公室都還不肯著手收集世界各地的疫情資訊。他也沒有做任何努力，好讓公共衛生部準備面對危機的應變。

他下面許多人也不見得比較好。波士頓共和碼頭八月下旬爆發流感，九月九日報紙報導感冒患者「擠滿波士頓港口要塞的所有醫院病床」。迪文斯軍營已有三千五百人感冒，麻州醫院也住滿平民。

當地公共衛生部官員竟然說：「本部九月十日第一次得到關於疾病的報告。」

病毒九月四日傳到紐奧良港，九月七日到達大湖區，九月十二日到康乃狄克州的新倫敦。衛生部直到九月十三日才發表聲明，它說：「由於歐洲狀況混亂，本部對於疾病的性質和蔓延狀況並未獲得確切消息。」當天布魯通令所有檢疫站注意進港船隻上的感冒情形。但這命令也只要求暫緩感染船隻進港直到「獲得本地衛生單位通知為止」。

後來布魯為自己沒有積極做防疫工作辯護。他好像在說，這只是流行性感冒而已：「……為了感冒而實施嚴格的檢疫措施顯然是毫無必要的事。」

事實上就算對船隻檢疫也不會有用，病毒已經進門了。布魯的命令只彰顯他做的事多麼少。他其實就連讓衛生部對攻擊預做準備也沒有，更別談防護整個國家了。

病毒在九月十七日蔓延到普吉灣海軍基地。

布魯直到九月十八日才詢問美國有哪些州被感冒攻陷。

九月二十一日星期六，華盛頓特區出現第一個感冒病死案例。死者叫約翰·凱爾，是一名火車煞車手，四天前在紐約被傳染。同一天維吉尼亞州彼特斯堡軍營有六人死亡，紐澤西州迪克斯軍營也有十三名士兵和一名護士病故。

布魯還是沒行動。九月二十二日華盛頓的報紙報導城外的漢弗利軍營（現在改名比爾佛堡）有六十五個病例出現。

終於在本地報紙對這件報導相臨的小方塊裡，出現官方關於感冒的首次警告：

衛生部長對避免感冒的建議：

避開不必要的人群……

打噴嚏和咳嗽時應以手遮掩……

用鼻子而不要用口呼吸……

記住保持口腔、皮膚、和衣服的清潔……

食物會打敗敵人……好好選擇食物，並細嚼慢嚥……

吃飯前要洗手……

養成上廁所習慣……

避免穿著過緊的衣物、鞋子和手套。穿著要舒適，不要受拘束……

在空氣乾淨的地方多做深呼吸。

這樣平常的聲明無法讓大眾知道病毒正在一個又一個的軍營裡擴散，大批屠殺官兵。三天以後華盛頓出現第二個感冒致死病例；死者約翰．瓊斯和第一個一樣，也是在紐約市感染的。那天陸軍、海軍和紅十字會的高級醫護人員在華盛頓集會，討論如何協助各州執行防疫工作。布魯和衛生部的代表都沒參加。那時有二十六個州報告發現感冒病例。

布魯還是沒有要組織對抗疫病的計畫。他只採取了兩個行動：繼續公告預防感冒的建議，和要求國家科學院尋找病原。他寫道：「鑑於感冒流行對於戰時生產力的影響，本部自當竭盡全力……本部認為國家研究會議若能安排……關於致病有機體的相關實驗工作，將極為寶貴……。」

考德取消了召集令，但布魯還沒開始組織動員處理危機。相反地，衛生部負責華盛頓地區的資深官員還向新聞界強調，沒有必要發布警報。

也許布魯覺得採取行動不是衛生部的權限。在他的領導下衛生部是個不折不扣的官僚組織，而且都是負面的官僚行為。十年前他派駐在紐奧良時，黃熱病在那兒做歷史上最後一次對美國的襲擊。衛生部竟要求紐奧良市政府先支付二十五萬美元以因應衛生部在防治黃熱病上的開銷。幾星期之前，他也拒絕了自己轄下首席研究人員對肺炎研究經費的申請，那還是個與洛克菲勒研究所的艾弗里和科爾合作進行的計畫。

州長和市長們仍請求華盛頓的每個人給予支援。麻州官員更向州外求救，包括別州的醫生、護士和實驗室等支援，麻州的死亡人數已達數千人。山姆·麥考爾州長通電其他州長要求給予任何形式的支援，並在九月二十六日正式要求聯邦政府伸出援手。

他們需要醫生和護士，特別是護士。疫病蔓延時，韋爾契、沃恩、戈格斯、還有幾十位私人開業醫生紛紛提出警告，最後布魯也加入行列，終於讓國會有了行動。沒有經過聽證和辯論的冗長程序，國會立即撥下一百萬美元給衛生部。這筆錢足夠讓布魯僱請五千名醫生在緊急時執行為期一個月的任務，當然這是說如果找得到五千名醫生的話。

每一天，每一小時，都不斷看到病毒擴散面更廣大，更致命。布魯似乎突然醒過來，覺得這筆經費太少了。他沒有向國會抱怨預算不夠，也找不到他向國會要求更多錢的紀錄，但是在國會批准這筆錢的同一天，他私下向紅十字會的戰爭委員會要求金錢和其他的支助。

雖然紅十字會的活動與政府密切配合，它並沒有接受政府資助，也不受其指揮。在布魯提出要求之前，它已經開始規劃防治流行病的預算，並且大規模組織它自己的力量進行防疫工作。它的護理部門已經發起「保護家園護士」運動，動員因為年長、行動不便或結婚而不能參加軍事活動的女性專業護士加入。紅十字會將全國分為十三區，每區的護理委員會負責人被要求尋找每個受過護理訓練的人。這不只限於受過護校專業訓練，或是由護校中途輟學的人，因為紅十字會早已握有全國護校學生名單，而是把範圍擴張到所有曾經上過紅十字會短期課程，能夠照顧居家病患的人員。它要求每個地區都要成立至少一支機動護士隊伍，能夠隨時出發到最需要的地方去。同時在官方提出任何請求之前，紅十字會的戰爭委員會已經撥出一筆緊急經費，以「因應西班牙流感可能造成的需要」。布魯提出要求時，它的委員會立刻同意撥出比當時那筆緊急經費高得多的預算來面對流行病。

布魯終於開始組織公共衛生部行動。醫生和護士是最迫切需要的。那時病毒已經跨越全國，在西岸建立了陣地，並且向內陸推進，到達丹佛、奧馬哈、明尼蘇達州的明尼阿波里斯市，和愛達荷州首府波伊西。它滲進了阿拉斯加，跨過太平洋到了夏威夷。它出現在波多黎各，即將在西歐爆發。它也在印度、中國和非洲到處肆虐。

《科學》雜誌，一份為科學家而辦的刊物警告說：「流行病閃電般突然出現，像一股強大電流亂竄，產生異常強烈的衝擊。疫病從不悄悄或緩慢偷襲，每當它出現時總是帶來一片驚愕。」

最慘烈的時候是十月，不是四月。

第二十七章

沒有任何力量可以阻止流行性感冒橫掃美國和全世界，只有徹底無情的隔離可能延緩它的腳步，給人類一點喘息的機會。

二○○三年一種叫作嚴重急性呼吸道症候群（SARS）的新疾病出現時，徹底隔離產生了效果。但是感冒可不像SARS那麼容易用隔離來控制，感冒的傳染力比SARS強得多，但是任何對感冒傳染途徑所做的干預都能達到某些程度的效果。這是因為病毒在一段時間後會減弱。只要能延緩它傳進某個地區的時間，或當它進入後設法拖滯它擴散的腳步，即使程度有限，也能拯救多達數千條的生命。

堅決的隔離行動有前例可循。兩年前美國西岸幾個城市在小兒麻痺流行時就曾實施嚴厲的管制措施，公衛官員在出現威脅的地區執法毫不留情。但那是在美國參戰之前。對於這次感冒就沒有那種防疫的精神，布魯根本不敢冒影響戰備工作的大忌。

公共衛生部和紅十字會仍有機會做點有用的事。十月初，秋季的第一波爆發和春季的那波感冒的經驗顯示出病毒的攻勢是有週期性的。它從最初病例出現到高峰期到消退共要花約六個星期時間。在軍營中由於人員密集，這個週期大約只有三到四個星期。流行過後，還會有零星的病例出現，但規模不會大到影響整體活動的程度。衛生部和紅十字會的人員因此預估隨著病毒到達的時間不同，各地受攻擊的高峰時間可以錯開。處在攻擊高峰期的地區，不論事前準備如何完善，單憑地方自己的力量絕對抵擋不了流行病肆虐。但如果衛生部和紅十字會能集中醫護人員和物資到最需要的地方，他們就可以在流行消退時抽出戰力，轉戰下一個需要幫助的地區。

布魯和紅十字會平民救濟組主任兼新設的感冒委員會主席法蘭克．柏森斯（Frank Persons）開始分配工作。公共衛生部負責徵召、派遣醫生和支付他們薪水，決定派出護士和分送物資的時間地點，管理護士的單位，並且協調州政府及各地方公共衛生單位的配合。

紅十字會負責召集和支付護士薪水，當地方政府力有未逮時，就支援臨時醫院和醫療物資，還有其他所有雜事如消息的傳遞等。紅十字會對它的工作只設一個條件：它不支援軍事需求。這個限制沒多久就被放在一邊，紅十字會後來對軍方的支援甚至還優先於民間。紅十字會的戰爭委員會也命令全國各地三千八百六十四個分會都得成立感冒委員會，即使是感冒還沒有傳到的地方也一樣。它給各單位的指示是「各地方需要盡可能完全依靠本地資源」。

柏森斯有個樣板，就是麻薩諸塞州。在那兒，新英格蘭區的紅十字會負責人詹姆士．傑克森表現非常出色，而且麻州是在毫無戒備之下遭到感冒最嚴重攻擊的地方。當各分會在製作紗布口罩，讓紗布口罩成為瘟疫的象徵的同時，詹姆士．傑克森第一個以個人力量開始尋訪和組織醫護人員。當他的努力不成時，他又籌組一個臨時組織，包括州國防會議、聯邦公共衛生單位、地方公衛單位和紅十字會本身。他們把手上的資源集中運用，分配到需要的城鎮去。

傑克森從羅德島的普羅威登斯、康乃狄克的新港、紐約，甚至加拿大的哈利法克斯和多倫多等地找來護士，在人力短缺方面貢獻不小。麻州在某些方面算幸運的，因為流行病在麻州爆發時，別的地方暫時還不需要協助。流行開始後第四個星期，傑克森報告說：「我們目前還能夠調配護士和物資……迪文斯軍營有四十位護士病倒，還有許多罹患肺炎……」

他也向在華盛頓的紅十字會總部報告：「目前最重要的事是要讓更多工作人員到家庭中提供幫助。我已經兩次電告各地分會加強動員所有受過急救或家庭護理訓練，或是任何願意做義工的人……」

他也承認：「……聯邦公共衛生部無法完全掌握整個狀況……他們沒在做事。」他發出這通電報的時候是十月，那時已經到處都急需醫生和護士，或是即將需要，而且大家都知道情況緊急，到處資源短缺。醫生、護士、和物資是最叫緊的三樣東西。

在瘟疫裡，如果醫生素養夠好，有足夠資源，足夠的協助，足夠的時間，他們還是能救回人命。沒有藥物能緩和病毒感染。任何因受到感冒病毒直接嚴重感染，或是病毒性肺炎而導致急性呼吸窘迫症候群ARDS的，都必死無疑。在一九一八年，ARDS的死亡率可說是百分之一百。

但是還有其他的死亡原因，最普遍的死因是次發性感染造成的肺炎。

在開始受到病毒攻擊之後十天到兩週，當病人覺得比較舒服，看起來情形開始好轉的時候，病況可能突然加重達到瀕死邊緣。病毒會幾乎完全解除肺部的免疫防衛；近年來的研究發現病毒會使得某些細菌很容易在肺部繁殖。細菌藉病毒之便進入肺部，造成致命感染。經由醫生們的諄諄告誡，媒體的反覆警告，人們終於學到即使當病人開始好轉，覺得恢復正常，已經有力氣回到工作崗位上時，還是必須繼續躺在床上休息一陣子，要不然就是在拿自己的生命開玩笑。

不過就在幾年前，醫學對治療還是束手無策，奧斯勒在他最新關於療法的經典教科書中還在提給肺炎病人進行放血。但這次感冒流行的時候，一些遭到二次細菌感染的病人多了點希望。如果有足夠資源和時間的話，最新的醫療方法加上最好的醫生對病況還是可以有所改變。

艾弗里、科爾，和其他洛克菲勒的研究人員已經開發出一種疫苗，那年春天在亞普登軍營的試驗中證明相當有效，而且陸軍醫學院也已經在大量生產這種疫苗。艾弗里和科爾還開發出可以大幅降低第一和第二型肺炎球菌所引起肺炎死亡的血清。通常肺葉發炎的三分之二以上病例都屬於這兩個菌種，不過現在情形不太一樣，一些從來不會造成肺炎的細菌竟然也長驅直入到肺部深處，在那兒蓬勃繁殖。儘管如此，第一和第二型肺炎球菌還是占肺炎的大多數，對這種情況的病人，抗毒血清仍然有幫助。

其他研究人員也製造疫苗和血清。有些像是E．C．羅瑟諾在馬悠醫院開發出來，用在芝加哥的血清就一點效果也沒有，當然也有的能達到某種程度的功效。

醫生們還有其他醫療手段。外科醫生在感冒流行期間發明的抽膿器今天仍在使用，可以把肺裡感染部位的膿汁吸出來，避免毒害身體。醫生們還有些藥物可以減輕症狀或是刺激心臟跳動；大醫院裡有X光可以幫助疾病診查和分類，還有些醫院已開始使用氧氣幫助病患呼吸。當時氧氣使用並不普遍，也鮮少能達到氧氣應有的效果，但是多少仍有點幫助。

但即使有這些門道，醫生們首先得要有資源，還得要有時間。物資取得不易，要有足夠的時間則更難。他們最短缺的就是時間。洛克菲勒研究所的血清在使用上需要非常精確的劑量，還要施藥好幾次，這得靠時間，但他們沒有。病人塞爆了病房，帆布床擠滿醫院走道和門廊，醫生們自己也紛紛倒下躺在那些帆布床上。即使他們有了需要的物資，也沒有時間使用。

由公共衛生部資助的醫生則沒有物資也沒有時間，甚至要找醫生也不容易。軍方已經徵調走四分之一以上的醫生和護士，有些地方則高達三分之一的醫護人員被軍方壟斷。由於軍方被病毒攻擊得已經自顧不暇，不管民間災情多慘重，軍方根本不可能對外伸出援手。

這一來可用的民間醫生總數大約只有十萬人，還是素質較差的。國防委員會早已暗地裡讓各地醫師協會把會員做評等，有七萬人被認為不合於軍方徵用標準，原因大都是能力不足。

對於其他合條件的醫生中素質較好的，政府已有計畫。一九一八年元月國防委員會在全國總動員中提出「醫療志願服務」計畫。這個計畫要徵募全國所有的醫生，但特別注意那些女性或是殘障的年輕醫生。換句話說，它要把那些不會被列入徵兵對象、但夠水準的醫生列管。

這個大規模動員的計畫結果頗為成功，在八個月內有七萬二千二百一十九名醫生加入志願服務的隊伍。他們加入的目的只是為了證明自己的愛國情操，其實並沒有做什麼實際的工作。參加的人可以得到一張精美的證書，裱起來掛在牆上炫耀。

但想從這支隊伍中找到好醫生的目的沒有達到，因為病毒散布得到處都是，每個角落都迫切需要醫生，有責任感的醫生沒有人會放棄自己重病的病人。此外，聯邦政府支付的週薪只有五十美元，在一九一八年時並不是個吸引人的數字。當時全國十萬名醫生中有七萬二千人登記參加志願服務，但只有一千零四十五人響應公共衛生部的號召。其中有許多人還是正在等待入伍、沒有經驗的年輕醫生，這些人可說是訓練和能力都最差的醫生。由於參加衛生部號召的醫生人數太少，布魯後來從一百萬美元經費中還繳回十一萬五千美元結餘。起初他還認為一百萬美元這個數字不夠用。

公共衛生部把這一千零四十五名醫生派到完全沒有醫生，或是被病毒蹂躪最慘的地區。這些地區對任何形式的協助都迫切需要。可是這些被派出去的人可以說是孑然一身來到地方上，他們當然沒有洛克菲勒研究所的血清或疫苗，即使有也沒人訓練他們如何使用這些藥劑，更沒有X光，沒有氧氣，就算有也不會使用。驚人的病例數量把他們累倒，逼他們不斷趕場。

他們給人看診，開出各種藥物；事實上，他們除了給病人口頭建議之外，什麼事都做不到。他們能給的最好建議是「躺在床上靜養」，然後動身再趕到下一張病床或是村莊去。

護士能夠提供比醫生更實際的幫助。護士能減輕病人的緊張，避免病人脫水，讓他們靜養，提供營養，在發高燒時給予降溫。護理能提高病人生存機會，護理才真正能救人。

可是護士比醫生更難找，她們一開始就比預估需要數量少了四分之一。當初由於操縱護士行業那群人的堅持不能大量訓練助理護士，使得原來要建立的後備護理力量無法實現。當初打算訓練幾千名護士的計畫變為成立陸軍護理學校；這所學校只訓練了二百二十一名護理學生，還沒有任何一位護士畢業。

流感爆發前夕，法國的戰事突然升高，陸軍對護士的需求也隨之增加。由於歐洲戰場需求太迫切，戈格斯在八月一日只得從美國本土軍營中抽調一千名護士到法國應需，並且下令將連續八個星期每週再派出一千名。

紅十字會是軍方，尤其是陸軍的主要護士供應來源。它已經很努力替軍方徵募護士。在戈格斯要求下，它再度發起更積極的召募活動。每個分會的每個單位都有配額，紅十字會的人員知道，如果配額達不到的話他們的前途會受影響。徵人單位原來已握有全國護士的名單和工作地點，現在這些單位開始勸說每位護士辭去原有工作加入軍方，強迫醫生讓診所裡的護士離職，讓僱用私人護士的有錢人覺得罪惡感，並且也對私人醫院施壓釋出護士。

這些行動結果奏效，成功地從民間帶走大量護士，讓她們不受家庭或其他因素羈絆，離開原有崗位加入軍方。成功的程度幾乎讓醫院人手消失，使許多私人醫院不得不歇業到戰爭結束。一位紅十字會負責徵募的人員記得：「總部的工作從來沒有這麼困難過……我們從美國這頭搜到那頭，找出每個藏起來的護士……我們再這麼繼續幹下去，民間會一個護士也不留。」

這則紀錄的日期是九月五日，離病毒在迪文斯軍營爆發還有三天。

第二十八章

費城在流感的暴風圈裡孤立無援，看不到一點紅十字會或聯邦公共衛生部的蹤影。那兒沒有衛生部招募的醫生，也沒有紅十字會的護士，這些機構的協助完全闕如。

每天都有人發現上星期、甚至前一天看來還完全健康的親友突然病逝。我該怎麼辦？噩夢還有多久？到處充斥恐慌和絕望。

疫情剛開始沒多久就因案被收押的市長自己也病了，當然什麼事也沒做。當地的五份日報根本找不到任何關於市長與危機處理的報導。整個市政府撒手不管，市衛生局長庫申對誰都不信。總該有人做點事吧！

保羅．路易士感受到那股壓力，感到圍繞身邊的死神。從六月底「愛塞特市號」出現水手死亡後，他就警覺到流行病的危險，那似乎已經是好久以前的事情了。到九月初，海軍所有出現感冒症狀的人員死亡率高達百分之五時，壓力更令他喘不過氣來。從那時開始他手下的人就幾乎沒有從實驗室下班過。感冒菌終於被找到，卻只是工作的開始而已。

他一輩子從來沒有在實驗室中這麼精疲力竭過。他從肺炎球菌開始做試驗，探討濾過性病毒造成感冒的可能性。他繼續尋找感冒菌，和其他人合作開發疫苗，研究血清。所有這些工作都在同時進行。他沒有時間，所有人都沒有時間。

如果說路易士在科學研究上有缺點的話，那就是太容易接受崇拜的人下達的指示。有一次他請示佛勒斯納給他更多指示，後者斥責他道：「我寧願你自己安排計畫……我不能專為你規劃時間，那是你自己的事。」路易士尊重佛勒斯納，也尊重理查·費佛。

他在大部分病人的抹片和驗屍報告中都找到費佛的感冒菌。儘管這還不構成絕對的證據，但他越來越相信感冒菌就是病原。於是在時間壓力下，他放棄對濾過性病毒可能導致感冒的研究。

這是他最喜歡的工作。他討厭疾病，但是喜歡這種工作，覺得自己天生就是從事這行業的人。他喜歡在實驗室裡忙到深夜，穿梭在成排的瓶瓶罐罐之間，觀察上百個培養皿和試管中細菌繁殖的情形，以驚人的方式同時進行十幾個試驗，好像指揮交響樂團演出一樣。他更喜歡試驗中突然出現讓人跌破眼鏡的結果。

做為研究機構的領導人，路易士最討厭的事莫過於參加費城上流社會舉辦的慈善募款會。可是他不得不參加應酬，好像是個科學家兼寵物。他應該是屬於實驗室的人，現在卻得每天花上幾小時，覺得和那些有錢人應酬是種時間的浪費。

其實那些上流人士是應該受到尊重，因為不久之後他們就要接掌一切。

作家克理斯多佛·摩爾利（Christopher Morley）曾說，費城位於「比德爾（Biddle）和德雷克塞爾（Drexel）兩個家族的匯流處」。在一九一八年這種說法並不太過分。

在美國的主要都市中，費城可說是最典型的美國城市。在主要城市中費城擁有最大比率的早期移民後代。比起紐約、芝加哥、波士頓、底特律、水牛城和其他類似的都市來說，它的後期移民比例最少。費城富有的傳統家族操控著慈善事業、紅十字會和賓州國防委員會等組織，這並不是什麼特別的事。在市政工作處於無政府狀態的時候，這些家族挺身而出，認為他們有責任以國防委員會的名義接掌市政，這也非不尋常的事。

就整個國家而言，這個組織是威爾遜總統在戰前就規劃設立，用來控制經濟的管道，以及整合全國的工廠、交通、勞動力和自然資源的資訊。但是各州有各自的委員會，這些委員會又常被威爾遜的政敵掌握。戰爭開始後，威爾遜又成立另外一個聯邦機構，把各地國防委員會架空，但賓州的國防委員會是個例外。雖然它也是由威爾遜的政敵主導，但它仍以非正式管道牢牢控制著從鐵路班次到州內每家大公司的工資和獲利等每件事。它之所以如此夠力，得歸功於喬治·百柏（George Wharton Pepper）的領導。

百柏的家世比誰都好。他的高祖父在美國獨立戰爭時是民兵領導人，他妻子是班傑明·富蘭克林的後代；他一位叔叔的雕像今天仍高踞在費城市中心自由圖書館大廳台階頂上，他曾和韋爾契共同改革美國醫學，並引薦佛勒斯納進賓州大學。百柏本人是個律師，能力也很強，在美國最大的幾家公司董事會裡都有席位。他不是無情的人，很懂得領導。幾個月之前位於康乃狄克州的哈特佛大學三一學院頒授榮譽學位給他，和他同時獲得這項殊榮的另兩位是金融家，摩根家族掌舵者J·P·摩根和前美國塔虎托總統，由此可看出他的社會地位之高。

費城國防委員會是由威利斯·馬汀（J. Willis Martin）法官領導。他妻子伊麗莎白是美國第一個花園社交俱樂部的創辦人，並且是綠化費城利頓豪斯廣場（Rittenhouse Square）的主要推手。她同時也領導國防委員會的婦女工作會；又是緊急救難協會的負責人，這是城裡最重要的社會服務機構。

除了慈善單位之外，幾乎所有社服機構都清一色由一群聰明又家世顯赫的仕女主持。市長成立了一個處理緊急事故的委員會由婦女掌理，裡面除了百柏的妻子之外，還有約翰・華納梅克[51]夫人，當地最大的銀行家愛德華・史脫倍利（Edward Stotesbury）的妻子，加上市民俱樂部主席愛德華・比德爾（Edward Biddle）的妻子，愛德華・比德爾是美國銀行創辦人尼可拉斯・比德爾（Nicholas Biddle）的後代。這群女人鄙視費城地頭蛇維爾幫，只有在戰時為了表現團結而勉強和他們合作。由於市政府在疾病橫行時一點作為也沒有，這群女強人憤而全部辭職，瓦解了市長成立的組織。馬汀夫人在寫給市長的信中說：「閣下的委員會毫無意義……本人從此與其斷絕關係。」

十月七日馬汀、百柏和他們的同事取代市政府，召集了十幾位費城私人團體的負責人到胡桃街一四二八號的緊急救難協會總部集會。整個會議由婦女主持，百柏以他的身分到場站台。當初為了推銷戰時公債，她們已經徹底組織了費城的每個街坊，在每個小區裡指派負責人，在愛爾蘭移民區就指派愛爾蘭人，黑人區就指派黑人，以此類推。

她們也準備用中央管理體系來分配從醫療救援到食物等資源。費城的紅十字會與其他地方不同，它允許和地方組織合作。費城婦女們便與紅十字會合作募集護士，她們宣告：「費城每天的死亡數字都超過法國境內所有美軍的單日陣亡數。」

州國防委員會已經編製出所有賓州醫生的名冊，不論他們是否仍在執業中。馬汀的臨時組織便依名單逐一要求每位醫生出來貢獻。這個組織本身有錢，而且還有管道弄到更多資金來支付醫生費用。它在克勞瑟爾百貨連鎖店（Strawbridge & Clothier）設立全天候服務中心，用報紙和海報告訴民眾隨時可以打熱線電話詢問消息，並利用停課學校的廚房提供膳食給幾萬名病得無法下廚的市民。它又將市區分成七個區域指派醫師分區負責，以節省醫師奔波時間，也就是說醫師不再只照顧自己的病人。

它也成為義工集散中心。大約有五百位熱心的民眾提供私人汽車充作救護車或是載送醫生出診。這些車上插有綠旗，可以在街道上優先通行。公債發行組織又另外提供四百輛汽車，還有幾千名市民向這個臨時組織登記，需要時願意擔任義工。

衛生局長庫申沒有參加十月七日的這個民間會議，他在那以前也沒有什麼作為，到這時終於改變了。也許是死神改變了他，也許是看到別人出來做事情迫使他不得不開始行動。他突然變得不再關心維爾幫的動向、推銷公債、官僚文章或是自己的權力，他關心的是阻止疫病蔓延。

他放手不再對費城幾百名護士做集體控管，又干冒市府規定把費城的十萬美元急難預備金和另一筆二萬五千美元的戰爭緊急基金挪去支援臨時醫院，並以衛生部規定薪水的兩倍支付給徵來的醫生。他把這些醫生送到疫情最嚴重的南費城區，派駐在警察分局裡。他電告海陸軍方，要求在疫情消退之前不得在費城徵召醫護人員，而已被徵召但還沒有向軍方報到的人員則繼續留在費城，因為「過去數週的死亡率迭創歷史新高」之故。

聯邦公共衛生部仍然沒有在費城現身，也沒有任何行動。魯伯特·布魯唯一替費城做的事情，是電告海軍軍醫署長要他務必支持庫申的要求。其實死神的說明比布魯要有力，軍方已經同意費城可以保留它的醫生。

---

51 約翰·華納梅克（John Wanamaker, 1838-1922），美國最高的百貨公司之一的創立者，並曾擔任美國郵政總局局長。

庫申也清理街道。南費城的街上早已充滿惡臭，排泄物和腐臭垃圾到處都是。維多利亞時代的人相信汙穢的街道直接與疾病相關，雖然當時的公共衛生專家像普羅威登斯的查爾士・蕭賓、紐約的赫曼・比吉斯和其他人等不同意這種說法，但報紙卻在十月十日的頭版上刊出當初曾警告戰時公債遊行將散布感冒的郝華・安德斯的說法：「骯髒的街道和堆積的垃圾會滋生細菌引發疾病，它們會隨風傳播，這是疫病流行的最大原因之一。」另一位費城醫生也表示：「街上的情形導致疫病橫行。」

庫申每天派人員和卡車帶著灑水器和掃帚上街，執行政府付給維爾幫無數金錢但卻從來沒有做的事。庫申、緊急救難協會、加上天主教會合力又做了一件最重要的事：清理屍體。

屍體已經堆滿殯葬業的所有地方，擴展到活人的活動區域；從醫院太平間滿到走廊，從殯儀館滿到街上；甚至在家庭裡堆積。屍體被放在門廊、衣櫃、地板的一角，或是床上。好奇的小孩子會偷偷掀開來摸摸看看；妻子躺在死去的丈夫身邊，捨不得把他送走。令人感傷和恐怖的屍體在秋天的豔陽下用冰塊保存著，它們到處都是，散發揮之不去的恐懼，讓人士氣消沉。總算清理行動開始了。

庫申派警察到民眾家裡清出死亡超過一天的屍體，把它們放在巡邏車上，可是清理的速度趕不上病人死亡的速度。警察戴著嚇人的外科口罩，人們看到他們就躲，可是口罩擋不住病毒。到了十月中就有三十三位警察病逝，還有更多不幸接踵發生。庫申先在第二十街和劍橋街交叉口的冷凍倉庫設立臨時太平間，隨後又再設了五所。他請軍方支援防腐工作。百柏和馬汀說服製造轎車的布里爾軌道電車製造公司製作幾千具簡便棺材，也在方圓一百五十英里之內徵召防腐學徒和殯葬業者加入工作。更多的棺材用鐵路運到，列車上有持槍警衛看守。

墳坑要挖掘。死者的家人拿起圓鍬自己動手，滿臉泥土、汗水和淚水，因為找不到掘墓工人。官方記錄著：「由於屍體腐敗嚴重，殯葬業僱不到願意接觸屍體的人」。安娜．拉文記得當她姑媽去世時，「大人把她運到墓園。父親帶著我，抱著一個也感冒裹在毯子裡的小男孩，在葬禮上為她禱告……還有可怕的事，家屬得自己掘墳坑……」。

馬汀和百柏付給願意接觸遺體的人每天十美元工資，可是仍找不到人，屍體繼續累積。學生們自願幫忙掘墳，仍舊趕不上需求的速度。市府和大主教要求建設公司用他們的機具挖出壕溝。葬儀社的麥可．唐納休說：「他們帶了氣動工具到墓園掘溝……棺材運到溝邊，念過禱詞之後，棺材一具具排在溝裡，算是對死者家屬有所交代。」

積放在家庭和太平間的屍體終可以入土為安了。

為了清理屍體，幾星期前才就任的大主教丹尼斯．道提（Denis Dougherty）在所有教區中，第一個派出神父挨家挨戶拜訪，尋找放在家裡的屍體。他們和警察及少數勇敢的人共同執行這項勤務。

由於去世的人太多，有時必須出動卡車收屍體。哈利．法瑞回憶：「市民被要求把屍體放入木箱，擺在前門廊，卡車繞行社區時逐個收走。很多家庭裡已沒有空間放置死者。」

有時候是用馬車收集屍體。沙爾馬．艾伯憶及他弟弟丹尼爾去世時的情形：「死者被放到馬車上。姑媽看到馬車經過，他就被放上去。大家都虛弱得連抗議的力氣都沒有。馬車上沒有棺材，死者只用麻袋裝著就堆上去，一個壓一個，屍體實在太多，只能這麼用馬車運走。」

人們不忍心再看車上的屍體，他們彼此重疊，用麻袋草草裝著，有的手腳還伸出來，被運到墓地的壕溝裡掩埋。到處聽得到哀悼的哭泣聲和家人對死者的呼喚，不得不讓人想起中世紀的黑死病。

費城重新振作以後，有組織有領導的行動出現，市民的活力和勇氣似乎又回復了。

可是流行病沒那麼容易被打退。清理街道的成效極有限，不能絲毫動搖流行性感冒本身。屬於維爾幫的法醫則把感冒的流行歸罪於聯邦衛生部的禁酒令，宣稱酒精是對感冒最好的治療劑。

幾乎每個家庭都有人生病。人們避免相互接觸，交談時都把臉轉開，彼此孤立。電話公司使民眾孤立的程度更惡化，因為有一千八百名電話公司人員病倒，電話公司只能維持急難電話服務；接線生聽到好幾條線路同時響起時只能隨便挑幾條接通，而對於經常打電話的人則切斷他們的線路。克利佛．亞當斯回憶：「人與人的交往都被切斷，不能去教堂，學校關閉……沙龍關閉……每個地方都死寂一片。」

估計有五十萬以上的費城市民生病。統計數字不可能準確，因為雖然感冒被列為必須報告的管制疾病，醫生們因為太忙，根本不可能照規定做，而且不是所有的病人都會看醫生，或是得到護士的幫忙。

儘管有緊急救難協會、國防委員會和紅十字會等單位的努力，各種救援離需要還是遠遠不足。報紙頭條寫著：「現代化護理阻絕流行病」。

可是沒有護士。

唯一指揮分配護士的單位記錄著：「收到請求二千九百五十五件，未予回應者二千七百五十八件。」這個紀錄雖然顯示只有百分之七的求助有結果，其實是個低估的數字。紀錄中也說明，所謂的「收到請求」並不是指護士的需求數量，因為許多請求是要求幾位護士到同一個地點，例如有兩件求助紀錄一次就各需要五十名護士。

對護士的需求程度簡直到令人絕望的地步。一項對五十五名沒有住院的病患所做的調查發現，他們竟沒人見到過醫生或護士。這五十五人中有十個人不治。

如今看起來，就宛如流行病發生前沒有任何生命存在一般。疾病傳至大街小巷每個人身上。大主教派出修女到一般醫院，甚至猶太教醫院裡幫忙，並且准許她們不必遵守教規，晚上可以留在醫院而不回修道院過夜，也不必遵循禁聲的規定。可惜她們的投入對需求只不過是杯水車薪。還有許多早期奮勇加入的義工後來打了退堂鼓。因為工作太可怕、太辛苦，或許因為他們自己也病倒，或者是嚇壞了。每天報紙都聲嘶力竭地呼籲大家出來做義工。

單是十月十日當天費城就有七百五十九人感冒病故。瘟疫爆發之前，每週死亡人數平均是四百八十五人，包括各種疾病、意外、自殺和兇殺等等。

恐慌使社會崩塌。人們彼此信任不再。人們不只是急躁，而是動輒發怒；不只是為了自己利益互相攻訐，而是在災難中公然露出自私猙獰。城裡的幾十萬病人變成沉重負擔，費城開始因混亂和恐懼而崩潰。

對義工需求的呼籲變成哀求。在「緊急救難協會急需業餘護士」的報紙標題之際，馬汀夫人要求：「……在此情況危急之際，我們呼籲所有不必在家照顧病患、身體健康的人挺身而出……星期日早晨向胡桃街一四二八號報到，時間越早越好。協會全天候有人值勤，參加的義工會立即派出參加緊急救護任務。」

庫申呼籲：「本市每位健康的婦女，只要能走得開，都有義務加入緊急救難的義工行列。」

可是沒人聽他的。

馬汀夫人對義工的要求降為「所有還有雙手、還能工作的人」。

終於出現了幾個人。

十月十三日兒童健康局公開呼籲街坊鄰居暫時協助照顧那些父母雙亡或是病重的孤單孩童，結果沒人回應。

馬汀夫人再哀求：「……我們一定還得再增加義工數字……我們不管已經病死的人……我們管的是那些即將撐不下去的……請大家看看有沒有任何身體健康的費城女性，有一點點護理經驗，可以出來幫忙的？」

有幾個人回應。

需要的不是醫療照顧，只是一般照料而已。有家庭全家病倒，沒人可以準備三餐。庫申呼籲：「所有只要能走得開的健康女性都可以為抗疫出一分力。」

整個城市已聽過太多呼籲哀求，變得痲木。人與人間沒有信任。缺乏互信，人際結構就會垮台。有職務在身的人繼續堅守崗位。一位費城醫院的女醫生告訴同事說，她確信如果繼續留在崗位上的話必死無疑，說完就逃走了，這是少有的例外。醫生病死了，其他醫生堅守不退。護士病死了，其他護士繼續工作。費城醫院有二十名護校學生，其中兩人病死之後，其他人「表現卓越……她們說要更努力工作來彌補損失的同學」。

其他行業的人也如此，警察像英雄般英勇。流行病爆發之前，他們好像是維爾幫的私家武力，全國只有費城警察抵制海軍清剿軍區附近娼妓。現在警察局被要求派出四名志願者支援把屍體從床上搬走，放進棺材裝上車。當得知那些屍體大都已經腐爛時，有一百一十八名警察報名參加。

但市民方面則大都不再響應活動。很多臨時醫院的女性志工只來了一次，之後再也沒有出現。有的人甚至連一班都沒做完就溜了。十月十六日，費城最大一所醫院的護士長告訴管理層：「病房裡的義工沒有用處……她們很膽怯……很多義工不願做任何和病人有關的事……」

在不必接觸病人的區域，像是廚房等，義工的耗損率並不比較低。連馬汀夫人的口氣後來都變得刻薄起來：「幾百位女性自覺可以休息……曾經把自己幻想成救苦救難的天使，具有無比的犧牲精神……現在誰也請不動她們。我們已經告訴她們有些家庭每個人都病倒，孩子們正處於餓死邊緣……死亡率這麼高，她們還是裹足不前。」

一位在臨時醫院苦撐不退、每天都去報到的義工蘇珊娜．特納回憶：「恐懼讓人退縮……大家怕出門，怕做任何事……我們過一天算一天，每天做該做的事，不敢想像後來會如何……請鄰居幫一下忙的話一定會被拒絕，因為沒人願意冒險。如果人們在家裡都不肯幫忙的話，更不可能來這種地方……平常有人生病的話，大家都會伸出援手，那是幫別人也是幫自己。但是那時不同，那時候恐懼超過一切。」

專業人員變成英雄。醫生、護士、醫學院學生和護校學生等等，看到自己同伴大批犧牲的同時，仍然屹立不退。還有其他人，像是費城運動員隊的捕手艾拉．湯姆斯（Ira Thomas）。因為運動被認為是沒有用的事，球季在動員司令考德「工作或戰鬥」的命令下提早結束。湯姆斯的妻子是位六呎高、強壯有力的女士，兩人還沒生小孩。每天湯姆斯開車載著生病的其他孩子到醫院看病，妻子則在臨時醫院工作。當然還有其他人像這對夫妻，但是不多。

蘇珊娜．特納說：「出來幫忙？他們不會冒險的，他們純粹是被嚇壞了，真的。因為到處有人去世，大家都怕自己親人也會死，很多人就那麼突然倒下斷氣。」東西買不到，百貨公司、雜貨店、煤店統統關門，因為「做買賣的人不是生病就是怕被傳染，大家的擔心不是沒理由」。

十月十六日那週費城有四千五百九十七人死於感冒或肺炎，還有更多人間接遇害，這是疫情最慘重的一週，沒人知道疫情何時會消退。庫中永遠都說流行高峰期已過，媒體也老是說疾病已經被擊敗。

即使在戰爭相關產業上，儘管宣傳運動不斷告訴人們戰爭成敗完全繫於他們的生產力，仍有大量人員缺席。安娜．拉文說：「我們沒有上工，不能去工作，沒有人來工作。」即使沒生病的人也躲在家裡，因為大家都害怕出門。

在包德溫火車頭廠、密德瓦鋼鐵公司、太陽造船廠等每間僱用幾千人的大工廠，大約有百分之二十至四十的人沒有上班。每個大型用人單位都有大比例人員缺席，像賓州鐵路公司有三千八百位工人缺勤。巴爾的摩和俄亥俄州鐵路公司沿鐵路設立自己的臨時醫院。整個大西洋岸中段鐵路運輸系統幾乎癱瘓，使國防工業的輸出更加困難。

費城已經崩潰，孤兒成了問題。社工組織曾努力把食物送到民眾家裡，把病人送到醫院，但都力有未逮，現在又要處理孤兒問題。

第二十九章

費城的情形也同樣發生在每個地方。在這人口稠密的都市裡，伊薩克．史塔從市中心開車回家的十二英里路途中，曾經一部車也看不到。世界的另外一頭也在經歷一樣的事：死亡、恐怖、自私、死寂。住在紐西蘭威靈頓市的霍羅記錄著：「阿柏史密斯街有一所臨時醫院，由一間大禮堂改成，裡面都是女性義工……有六十張病床。死亡率非常驚人，一天之內好像有十幾個人去世。女義工掉頭走人，再也不肯回來……上班的日子裡有一天下午二點鐘我站在市中心街道上，一個人也沒看到。沒有電車往來，沒有開門的商店。唯一看到的只有一輛旁邊掛著白布，上面畫著紅十字的廂型車，用來做救護車或是靈車。真是不折不扣的鬼城。」

在紐約市長老會醫院裡工作的阿齊利醫生每天早晨上班時都會一陣驚恐，因為一夜之間重病區的每一個病人，沒有例外全都過世。

聯邦政府沒有提出能讓理智的人信服的指示。少數地方政府做得好些。資訊出現真空時，恐懼就會乘虛而入。

聯邦政府每個想維持士氣的措施結果都反而在製造恐懼。自從戰爭一開始，定義狹隘短視的「士氣」就占據所有公開言論場合。加州參議員西蘭．強生（Hiram Johnson）在一九一七年曾說，「戰爭的第一個受害者名字叫真理。」

在那個時代，所謂「激戰」是指一半以上的戰鬥人員陣亡；有位護士在一九一六年出版回憶錄，但在美國參戰之後就被出版商收回，因為書中描述了戰場上可怕的真實景象。那時報紙雖然都保證有「汽油供應無虞」，但加油站都被迫「自願」在夜間和週末停止營業。全國性的運動推行星期天不開車，如果有任何駕駛人不「自願」配合的話，會被警察攔下來。

報紙對疫情的報導和其他事件一樣真假參半，有事實有歪曲，有真情有謊言。全國沒有一個官員公開承認流行性感冒的危險。

醫學界非常擔憂。韋爾契開始時擔心那是一種新疾病，總算後來確定是感冒。在德國和瑞士許多慎重的病理學家都懷疑那是某種瘟疫。JAMA 上刊登貝爾維醫院實驗室主任寫的話：如果說全世界所面對的不是一種極端致命的感冒大流行，而是一種較輕微瘟疫的話，那麼兩者臨床上的徵象實在極為相似，組織上的病變不只是在肺部，也在身體其他地方。

病理學家在專業刊物上發表的論文會被醫生們傳閱。外行的人們則看到他們的家人身體發黑，恐慌瀰漫大地，籠罩全世界。

這時，威廉・派克正坐在實驗室中，周圍環繞著培養皿、解剖開的老鼠和培養中的病原。他引用丹尼爾・笛福（Daniel Defoe）《瘟疫歲月》（*Journal of the Plague Year*）書中的話：「所有事物的外表都變了。悲哀寫在每張臉上，沒被擊倒的人都憂心忡忡。我們看到大難即將臨頭，每個人都相信自己和家人身陷極端危險之中。」

疾病固然可怕，媒體更加深它恐怖的程度。這是因為報紙總是將它輕描淡寫，媒體和官方說的總是和老百姓看到、摸到、嗅到和親身體驗到的不同。人們無法相信報紙報導，情況不明造成不信任，情況不明一定帶來害怕，害怕引起一連串的恐慌。

流感在麻州爆發時，鄰州的《普羅威登斯日報》（*Providence Journal*）報導：「波士頓港全部醫院病床都躺滿感冒病患……迪文斯軍營有三千五百名病患。」但是它又強調，「這種報告與其說讓人不安，倒不如說令人欣慰。不舒服的士兵或水手按照指示躺在床上休息，就像按照命令站崗一樣。他們可能不覺得自己是病人，這麼想也許沒錯，可是醫官的命令是不能打折扣的。軍中一切唯命是從，長官絕對不會讓部屬冒不必要的危險。」

病毒在大湖區海軍訓練基地肆虐時，報紙報導：「為消除全國因為報導渲染而造成的緊張……指揮官莫法特（W. A. Moffat）上校今天宣布，雖然在營區的四萬五千名官兵中有四千五百個病患，情形已經大有改善。死亡率只有百分之一到一點五，比東部地區比例要低。」

這篇報導儘管隱瞞了隔離措施已經在這個訓練中心、附近的大湖飛行訓練營、和雪利登堡陸軍訓練中心等營區實施一事，打算要讓人放心，可是看來做不到。這幾個營區加在一起構成美國最大的軍事區域。不用說，軍方人員也一定會向老百姓說：「疫情已經消退。」

幾百家報紙日復一日，不斷重複引用魯伯特．布魯保證的「只要小心防範，沒必要過度緊張」。他們也引用負責全國造船廠保健工作的菲利浦．唐恩（Philip Doane）上校告訴報紙的話：「所謂的西班牙感冒只是司空見慣的流行性感冒而已。」

這段話也在幾百家報紙上被轉述。可是人們聞到死亡的味道，也親眼看到死神降臨。

緊臨小洛克鎮外的派克軍營四天之內有八千名病患住院，營區指揮官不再公布死者姓名。軍方肺炎小組派駐派克軍營四位研究人員之一的法蘭西斯．布萊克在給友人的信中說，「你今晚該來看一下。兩列擔架在每條通路上排了總共幾哩長，每間病房中央都再多擠進一排病床。營區中好幾棟營舍都改成醫務所，營區關閉……到處只見死亡和毀滅。」

軍營向小洛克鎮求助，要求護士、醫生、床單和棺材。在這同時城裡報紙頭條登著：「西班牙感冒只是一般流行性感冒，尋常的發冷發熱。」

愛荷華州德梅因城外的道奇軍營也有幾百名士兵成為流感的祭品。城裡一個由商人和各行業精英組成的社團在緊急時站出來領導，其中的律師對報紙發行人提出帶有警告意味的建議：「建議刊登關於疫病的事時，僅止於簡單的防範措施即可，要有建設性，不要負面報導。」另一位該團體的醫生會員也說：「毫無疑問，只要思想正確，感冒絕對不會上身。相信很多人都因為膽怯而被感染……首先應該先克服膽怯，這是戰勝這次流行病的第一步……」

紐約州的布朗克斯郡有份報紙對流行性感冒始終隻字不提。直到十月四日才報導說，「災害」在當地造成第一個死亡病例，言下彷彿這個災害是無端冒出來的；其實即使報紙不講，每個人都清楚是怎麼回事。雖然感冒已經在布朗克斯蔓延，報紙還是譴責「憂愁主義」，還警告說「怕死的比病死的多。害怕和怯弱的人常會先倒下」。

恐懼就是敵人，全都怪它！官方製造越多謊話，就有越多恐慌。

洛杉磯的公共衛生官員說：「只要保持該有的謹慎就不必緊張。」說完後才四十八小時，他就關閉了洛城所有公共場所，包括學校、教堂和戲院。

伊利諾州衛生署長在一次州衛生官員及芝加哥政壇人物的私人集會中，曾建議關閉所有營業場所以減少傷亡。芝加哥衛生局長斷然拒絕了他的建議，認為那是沒根據，只會影響士氣的作法。他的正式報告裡誇口說「絕對不做任何損害士氣的事」。後來他向其他衛生官員說，「我們的責任就是要讓人民免於恐懼。憂愁害死的人比流行病多。」

除了出現肺炎症狀的病人之外，庫克郡醫院感冒患者的死亡率是百分三十九點八。郡裡發行最廣的《文學文摘》（*Literary Digest*）告訴讀者「恐懼是我們最大的敵人」。全國所有的報紙都用斗大的篇幅刊出「避免感冒的建議」，千篇一律告訴讀者「不可以害怕」。《阿布奎基日報》（*Albuquerque Morning Journal*）發表一篇「如何防止感冒」的報導中，最重要的建議仍然是「千萬別害怕」，每天都在重複「別被感冒嚇死」、「不要慌亂」之類的內容。

遠在鳳凰城的《亞利桑那共和報》（*Arizona Republican*）則報導其他地方的情況。九月二十二日它登著「波士頓衛生局的伍德沃德博士（Dr. W. C. Woodward）昨晚提出樂觀的看法……伍德沃德博士認為當天病例增加的情形不足為慮」。關於迪克斯軍營的報導則說：「軍營醫官保證疫情已經在控制之下。」這份報紙報導紐奧良市出現第一個死亡病例之後兩天，紐奧良本地的報紙才出現這條消息。

但是當鳳凰城自己也出現感冒死亡病例之後，《共和報》就對全國各地關於感冒的新聞事件隻字不提，直到疫情在城裡發展到再也無法故作不見為止。它的競爭對手《大公報》（*Gazette*）則努力安撫人心，引用當地一位蘭德爾（Herman Randall）醫生的話說：「同一批被徵召的十個人會碰上同一種病原，其中有人會染病死亡，有的則沒事……根據醫生的說法，疾病流行期間最膽怯的人通常最容易被病魔擊倒。」即使到了大戰結束後，戰爭期間掌管市政的市民委員會繼續要求大家封口，下令所有商業廣告要避免直接或間接提到流行性感冒。

一種紓解感冒症狀的薄荷膏在報紙上登廣告，它用優美的文字強調它可以使人舒服，說正在流行的疾病「不過是冠上新名字的傳統感冒」。

有些報紙想用什麼也不說的方式來減低人們的恐慌。北卡羅萊納州戈爾茲伯勒一位倖存者回憶道：「……他們連死亡名單也不登……要知道誰病逝得靠口頭傳播，一個傳一個。」

一位歷史學家研究水牛城和內布拉斯加州之後，對報紙的作法感到不解，猜想報紙編輯們故意對疫情輕描淡寫，可能是為了平衡現實生活所面對的恐怖攻擊之故。遲至十二月四日，報紙還在告訴民眾「不要慌亂」，並聲稱政府當局「並未像廣大群眾那般慌亂」。

民眾怎能不慌亂呢？即使在看到鄰居一個個死去之前，在一個接一個的社區出現死屍堆積之前，除了報紙之外，人們每則聽到的消息都是真的。即使當布魯不斷重複他的濫調「只要小心防範，沒有必要太緊張」，他也要求地方政府「發現感冒出現時，應關閉該地區所有公眾場合，以提高流行性感冒的控制」。雖然唐恩上校說過「所謂的西班牙感冒只是一般常見的流行性感冒而已」，報紙也引述他的另一句話「隨地吐痰是在幫德國人」。

雖然布魯、唐恩、各地的州長、市長和所有的報紙都說流行的只不過是一般感冒而已，公共衛生部還是發動大規模宣傳活動教導群眾，可惜給的都是些沒用的建議。它做好印刷樣板後發送給上萬家報社，他們也大都配合刊登。在紅十字會出資印刷和發行之下，衛生部一次出版六百萬份海報和宣傳手冊。老師在學校，商店老闆在櫃台、郵局和工廠發送。童子軍挨家挨戶分發，郵差把它們放在鄉下的公用郵箱裡；城裡的工人則到處張貼海報。

公共衛生部的警示來得晚了點，沒有產生太大效果。所有宣傳中唯一有用的只有一條：發現生病時要立刻靜臥床上，休息到所有症狀完全消失為止。至於布魯的建議事項則不著邊際，但所有的報紙對它們仍不厭其煩一再重複：「注意三個清潔：清潔的口、清潔的皮膚、清潔的衣服……要吃飽……吃得飽才打得贏……務必細嚼慢嚥……」

JAMA 比較實際，它不附和一般輿論的盲目保證，坦承「本次流行性感冒對民眾生命威脅極大，受感染的人務必予以完全隔離」。它也抨擊「官方和其他來源的說法」有害無益，反而會造成危險的行為。它指的是布魯和一些地方公衛官員對大眾發表的言論。

報紙說：「別害怕！」

民眾在報紙上看到紅十字會以超過半版的篇幅刊登廣告。對於住在美國西部的人來說，在感冒還沒傳到時他們就看到這樣的呼籲了：「國家的安危繫在具有愛國心的護士、護工和所有具有護理經驗的人身上，看他們是否能出來效力……對於沒有立即生命危險的長期病患，醫師們應該立刻釋出照顧他們的護士。請所有已畢業和未畢業的護士、護工和志願人員立刻向其所在地的紅十字會分會或是華盛頓總會報到。」

報紙說：「別害怕！」

請不要害怕。

但不是每個人都能維持這種宗教情緒。

二〇〇一年曾有恐怖分子在美國發動炭疽菌攻擊，殺死五個人，震驚全美。二〇〇二年一種西尼羅河病毒六個月中在美國殺死二百八十四人，成為連續好幾星期的報紙頭條，並且改變了人們的行為模式。二〇〇三年 SARS 流行時全世界死了八百人，重創亞洲經濟，嚇壞幾百萬的香港、新加坡和其他地方的人，滿街只見口罩。

一九一八年病毒帶來的恐怖像是輪船前面的波浪，恐怖對人們的影響非政府或輿論能夠控制。政府無力的原因是每個事件的真相都被謊言粉飾打亂，官員和輿論講得越多像是「只要做好適當的防護就不必緊張，只不過是司空見慣的感冒」之類的話，民眾就越覺得徬徨無措，無人可信，只有茫然等著大禍臨頭。

人們看著病毒一步步靠近，恐懼越發升高。好像遠處一團劇毒的烏雲緩緩飄過來，先是幾千哩之外，然後五百哩，五十哩，眼看無處可逃，接著就籠罩頭上。

九月下旬終於看到真實新聞出現，儘管篇幅有限，夾在不起眼的其他消息中，但仍瞞不住人們的眼光：安那波里斯海軍官校有八百名病患……紐約州公開場合咳嗽或打噴嚏不加遮掩可判刑一年再加五百美元罰金……科羅拉多大學發現三十名病例……當然報紙也會保證「據報這些病例都不嚴重」。然後就有嚴重的了：費城四百人病逝……科羅拉多和新墨西哥二十人病逝……芝加哥死亡已達四百人……厄爾巴索軍方一天內舉行七場喪禮，所有社交和娛樂場所關閉……亞利桑那的溫斯洛爆發嚴重流行……

人們好像處在敵人排砲攻擊底下，砲火逐漸接近。

威廉．麥斯威爾在伊利諾州離春田市約三十哩一個叫林肯的小鎮上記錄著：「我第一次知道感冒是聽說它在軍中流行，那時看來和我們一點關係也沒有。結果它一步一步逼近，危險的謠言傳遍我們這中西部鄉下的小鎮……好像真有個實體東西越靠越近。」

猶他州離普洛佛約一百哩的密朵鎮的李．雷伊回憶：「我們鎮上的人非常擔心，因為它沿著公路傳播，即將來到鎮上。」他們看到病魔在沿路一個又一個的鎮上展開屠殺：派生鎮、聖塔金、納皮、利文、米爾斯……看到它不斷接近。鎮民在鎮外掛上大型標語，要求過路行旅不得停留。但是郵差終究還是得進到鎮裡。

對於住在鄉下的人來說，病魔接近的腳步更清楚：先是在鄰鎮，然後進了本鎮，然後到了隔壁街道，最後就在隔壁的房間。《亞利桑那每日星報》（*Arizona Daily Star*）在土桑市向讀者警告，不要感染「西班牙歇斯底里」。亞利桑那衛生署官員對於民眾最正式、最後的防治感冒建議是「不要恐慌」。

每個地方的報紙都說「不要恐慌」。在丹佛、西雅圖、底特律、佛蒙特的伯靈頓、愛荷華的伯靈頓、北卡羅萊納的伯靈頓、羅德島的格林威爾、南卡羅萊納的格林威爾、密西西比的格林威爾，每個地方、每份報紙都在重複「不要恐慌」。大家都不知所措。

病毒從東岸沿鐵路和水路向西向南擴散。它的洪峰淹過都市，浪頭蓋過小鎮，碎浪繼續沖過村莊，變成分流流過每片田園，滲進每個獨立的家庭。洪水淹沒一切，深淺不同，但是無一幸免，大地一片瘡痍。

卡繆（Albert Camus）寫著：「世上所有罪惡的事瘟疫都做盡了。它逼著人類超越自我。」

拉爾夫．沃德（Ralph Marshall Ward）就是超越自我的人。當初為了經濟以外的理由，他放棄行醫改行務農。

他原來在堪薩斯市的畜牧大樓底下開診所和藥局，是個聰明而且對病理學很有興趣的醫師。堪薩斯市是個鐵路大站，車站離他的診所不遠。他的大部分工作都是處理意外受傷的鐵路工人，他做過幾百件截肢手術，一直都在修補被無情鋼鐵撕裂的人體。長年面對那麼多傷殘痛苦之後，他的心也被撕碎了。

他懸壺已久，藉著治療南方趕牲口北上的牛仔，長期與他們接觸之便也學到不少畜牧知識。於是沃德戰前在千里之外靠近墨西哥邊境的德州聖班諾買下一座小農場來經營。他和妻子在搬家的旅途中決定，從此以後再也不對任何人洩漏自己曾經是醫生的經歷。到了一九一八年十月感冒侵入了他的農場，一些人手病倒，他不得不出手治療他們，於是消息傳開了。

幾天以後，他妻子在睡夢中被一陣奇怪的聲音吵醒。她走到戶外，薄暮中看到地平線上出現幾百個人影，黑壓壓一片。人群走近後才看出來，原來是扶老攜幼的墨西哥人，少數人騎驢，大部分人徒步，女人抱著幼兒，男人攙著女人，衣服破爛疲憊不堪，讓人怵目驚心。她把沃德叫出來之後，「天啊！」他不禁叫了出來。

這些人孑然一身，只聽到說他是個醫生，就走過來了。沃德先生後來告訴孫女，當時家裡的情形就像《飄》裡面的野戰醫院，一排排垂死的人躺在那兒痛苦呻吟。那些人一無所有，只有等死。沃德家的人拿出大鍋燒水，竭盡家裡所有的資源弄東西給他們吃，給他們治療。在那蠻荒的墨西哥邊境農場，他們沒有絲毫紅十字會或是聯邦衛生部的幫助，全憑一己之力發揮人性的光輝，結果是讓自己破產。沃德終於又回到堪薩斯市，再度行醫。

還有許多人像沃德一樣。許多醫生、護士和科學家盡忠職守，在崗位上殉難。犧牲在崗位上的人數如此之多，每星期的 JAMA 連篇累牘，以極小的字體排得密密麻麻的都是殉難醫護人員的訃聞。醫生幾百人又幾百人地去世，其他人仍前仆後繼。

如卡繆所知，單是罪惡和危機不會讓所有人都超越自我。危機只讓人發現自己的真面目，有時會呈現一些負面的人性。

當感冒在費城達到高峰，開始向其他地方擴散的時候，它也挾著同樣讓費城靜悄悄的恐怖同行。大部分的人只肯為他們所愛的人：孩子、妻子或丈夫冒生命危險，但有些只愛自己的人，卻從所愛的人身邊逃走。

還有製造恐怖的人。他們相信怪罪於德國人有助於戰爭勝利，或許他們真的相信德國人應為感冒流行負責。唐恩就控訴是「潛艇帶來的德國間諜」把感冒帶進美國：「德國人已經把疫病散布在歐洲，沒理由相信他們會放過美國。」

國內響應這種想法的人不在少數。密西西比州丘陵區的史塔維爾是個擁有鋸木工廠、不太肥沃的棉花田，和今天密西西比大學前身、密西西比Ａ＆Ｍ學院的三千人小鎮。聯邦公共衛生部負責密西西比州東北部工作的官員派森斯醫師辦公室設在這兒。他很得意地告訴布魯說，他已成功地讓當地報紙報導一連串他捏造出來的故事，以使大眾「建立正確思想」，而他所謂正確的思想是指恐懼感。派森斯故意製造恐懼的目的是「使民眾能快速接受我們的建議」。

派森斯讓報紙報導「德國人訴諸屠殺平民……已經證實是他們故意散播細菌……傳染病變成用在前線之外的武器，使用在英國、法國和美國境內」。布魯沒有責備派森斯捏造新聞，也沒有要求他採取其他策略。報紙還報導「細菌戰開始了。感冒正在流行，病原可能是被故意散布……」。

類似這樣的報導激起大規模的民眾反應，要求聯邦衛生部浪費大量寶貴的資源調查可能被敵人用來執行細菌戰的媒介，例如拜耳藥廠的阿斯匹靈等等。派生的管區鄰接阿拉巴馬州，在那兒有位費城來的推銷員因被懷疑是派來傳播感冒的德國間諜而被逮捕。雖然他後來被釋放，但在十月十七日，也就是費城一天之內有七百五十九人病死的次日，他的屍體在旅館裡被發現，喉頭被割斷，雙手被砍掉。警方當他是自殺結案。

每個地方的政府都和費城一樣面臨兩項挑戰：照顧病患和維持公共秩序。

馬里蘭州的昆布蘭是個煤礦區裡的小型工業城，有條鐵路通過。在這兒人們可以把石頭扔過波多馬克河上游，掉到西維吉尼亞州境內。為了防堵感冒流行，城裡的學校和教堂都關閉，商店提早關門。儘管有各種措施，感冒仍在十月五日爆發流行。當天中午，地方紅十字會的會長和財務經理及當地國防委員會主席會面。會議記錄著：「情況已不可控制……到處傳說某人和某人病死，沒有醫護照顧，到處恐慌一片。」

他們決定把位於華盛頓街上的兩棟大樓改作臨時醫院，由一群婦女掌管。她們在一小時之後立刻展開工作，每位婦女都有任務：收集床單、衛浴和廚房用品，或是食物。她們工作迅速，第二天早上醫院已經成立並且住滿病人。

昆布蘭有百分之四十一的居民生病，但臨時醫院只有三名護士。管理員向外求救：「我們向衛生部報告，如果要撐下去一定要有更多護士支援……答應的護士沒出現，看來期望是落空了……九十三個住院者中有十八人病死。連找工友都有困難……」

回到史塔維爾，派森斯和A＆M學院院長和學生教官會面。當時所有學生和醫生一樣都已經被徵召入伍。派森斯電告布魯：「我們坦白討論面對的危險和因應方法，他們保證會盡一切力量去做。」派森斯如他要求收到了一萬五千份宣傳手冊、海報和傳單，這數量比史塔維爾加上臨近的哥倫布鎮和西點鎮總人口還多。可惜它們沒發揮多少效果，一千八百名學生中後來有半數染上感冒。十月九日派森斯報告：「不可置信的情況震驚每位管理人員。」那時有八百名學生生病，而且學生總數中的百分之二已經病死，還有更多人在垂死邊緣掙扎。派森斯發現：「感冒已遍布整個地區，鎮裡、村莊和獨立住宅無一幸免。人們非常恐慌，不是沒有理由……」西點是個五千人的小鎮，有一千五百人同時生病。派森斯承認那兒「恐慌開始蔓延」。

厄爾巴索一位公共衛生部的官員向布魯報告：「僅向您通報自十月九日迄今厄爾巴索已經有二百七十五位平民死於感冒，不包含政府僱用人員或是柏利斯堡醫院裡的數字，也不包含軍方人員……全城陷入恐慌中。」

科羅拉多州聖胡安山區中的城鎮則以非常戒慎的態度準備流感來襲，沒有發生恐慌，他們有足夠的時間備戰。湖鎮僱用警衛禁止任何人進入市區，所以沒有發生任何病例。有二千人口的沙維頓鎮在病例出現前就關閉所有公共場所，但是仍然被病毒侵入，一個星期就死了一百二十五人。奎瑞鎮施行「散彈槍防疫」，僱用武裝警衛禁止所有來自沙維頓鎮和特魯萊鎮的礦工進入，依然擋不住病毒入侵。

不過病毒沒有進入甘尼生鎮。甘尼生鎮規模不小，也不孤立，它是科羅拉多州中西部的鐵路中心，也是西方師範學院的所在地。早在十月初還沒有任何病例出現之前，甘尼生和它附近的小鎮就禁止所有集會活動，並且決定和外界完全隔離。當地警察封閉所有聯外道路；過路列車車長得警告乘客在火車停靠甘尼生站時不得下車伸展手腳，不然會被逮捕關進檢疫站五天。兩位由內布拉斯加來的人開車路過附近的小鎮，就因為闖越路障而被送進監牢。離它不遠的沙俊是個只有一百三十名人口的小聚落，一天內就有六個人病死。

九月二十七日流行性感冒爆發之前，這時想來好像已經是很久很久以前的事，威斯康辛州一家報紙對疫情做了真實報導，結果軍方負責士氣的部門認為它的報導「損害士氣」，便將報紙提交有關當局，要求對它「採取必要行動」，包括刑事起訴等。幾星期後，在戰爭已經結束但百姓繼續遭死神凌虐的時候，甘尼生的報紙不與國內其他報紙同流，不玩文字遊戲，坦言「這次流行性感冒是個大浩劫，絕對不可等閒視之」。

甘尼生鎮逃過一劫，沒有半個死亡紀錄。

對美國來說，戰爭發生在「那邊」，流行性感冒發生在「這邊」。費城的蘇珊娜．特納回憶說：「即使戰爭還在進行，戰場實際離我們還很遠……但這個不好的東西就在我們家門口。」

人們都討厭這個不好的東西，這個像異形般隱藏在彼此之間的恐怖，他們願意付出任何代價擺脫它。北卡羅萊納州古斯伯羅鎮的鄧可回憶：「我們怕得幾乎連呼吸都不敢，戲院關閉，以免群眾混雜……你會覺得隨時如履薄冰，大門都不敢出。人們盡量避免交談，好像在說請不要看我，不要對著我呼吸……每天都不知道下一個死掉的是誰……死亡來得太快，這是最可怕的事。」

鄧可的父親開了一間商店，八個女店員中有四個人病死。「農民不再種地，商人不再做買賣，每個人都屏息不敢動。」有個十九歲的叔叔邦尼和鄧可住在一起，直到被徵召入伍，到布拉格堡報到為止。他報到後立刻被送回家，因為軍營停止接收新兵。鄧可記得邦尼的父母親本來不肯讓他進家門，他們對他說：「邦尼，我們也不知道要怎麼辦。」「可是我已經回來了呀。」他們只好讓他進門。鄧可說，「大家真的都嚇壞了。」

華盛頓的威廉．沙度記著：「它造成人與人的隔閡……它奪走所有社會生活，你沒有社交、沒有學校、沒有教堂，什麼都沒有……它摧毀所有家庭和社會活動。人們不敢接吻，不敢一起吃飯，不敢和任何人接觸，因為那是傳染感冒的途徑……它毀掉人與人的接觸和親密……你一直在恐慌中，因為看到太多死亡，被死亡環繞……你每天都不知道自己還看不看得到明天的太陽。它從天亮起床到晚上就寢讓你沒有家庭，看不到人，而且不是偶然的事，那是在周遭整個世界發生的事，真是可怕的經驗。它是名副其實的瘟神……你隨時會被隔離，一切會來得那麼突然，那麼快……到處是恐怖的氣氛，你從早到晚活在其中……」

康乃狄克州新港市的約翰．迪蘭諾也有同樣孤單恐怖的回憶：「以前有親友生病的時候，父母親會帶食物去探望。現在這種行為變得很奇怪……沒有人會來看你，更沒人帶食物來，沒有訪客……」

亞利桑那州的普萊斯考特鎮規定握手是犯法的行為。肯塔基州的派瑞郡位於貧瘠的山區，那兒的人依靠採煤或是在薄薄的表土上種植莊稼為生，居民個性強悍堅韌。家庭關係緊密，男人和女人彼此極為忠實，可以為了面子問題而殺人。那兒紅十字會分會的會長也向外求助，報告道：「山裡面有幾百個病人，無法取得聯絡。」無法聯絡的原因之一是山區沒有道路，因為他們旱季靠乾涸的河床對外交通，河裡有水時通路就斷絕。還有個原因是因為「餓死的人不是因為沒有食物，而是因為沒有人敢接近病人。家裡有人生病時沒人會去管他。」有人出價每小時一百美元請醫生出診，沒人要去。連一位紅十字會工作人員摩根．柏納星期六去到那邊，星期天立刻就離開，因為被嚇壞了。他的害怕不是沒理由，因為有些地區的居民死亡率高達百分之三十。

麻州的諾伍德有位歷史學家事後對倖存者做訪問。一位當年的報童記得，他老闆要他把收來的報費攤放在桌上，噴灑消毒後才敢拿起來。另一位說：「我們不太往來……大家都是獨處。」有人說：「……送貨的把父親要的東西放在大門口。沒有人肯進到別人家裡。」又有人說：「每件事都停滯了……我們不准出門，我們得躲開所有人。」有人記得，「警察到病人家門口，把上面寫著斗大紅字『感冒』的牌子掛在門板上。」這樣的記號使得受害的人家更加孤立。還有位倖存者說：「我上街時得把手遮著眼睛，因為兩旁太多的屋子門口都掛著白幡。」有人說：「可怕的不只是不知道自己什麼時候會倒下，更覺得身邊每個經過的人都是印堂發黑。」

密西根州路思郡一位紅十字會工作人員報告，有位婦人照顧生病的丈夫和三個兒子，後來自己也倒下了。他說，「鄰居沒有一個人願意幫忙。我在她家待了一整晚，第二天早上打電話給她妹妹。她過來後站在屋外敲窗戶，但在退到離我一段距離前不願開口和我說話……除了找牧師以外，我實在沒辦法幫上忙……」

科羅拉多的莫努門和艾那修鎮不只禁止公眾集會而已，更禁止顧客到商店裡買東西。商店沒有關門，但是顧客得站在門外喊出需要的東西，在外面等東西包好。

科羅拉多的泉源鎮則把寫著「病宅」的牌子釘在病人的家門口。

造船廠是所有工業中愛國宣傳最充斥的地方，工人整天被洗腦，訴說他們的工作對戰爭和前線官兵的重要性，他們也是所有產業裡得到最好照顧的工人。流感發生後工廠裡的公用茶杯全部被銷毀，代之以紙杯。醫院或醫療場所預先已有安排，感冒疫苗先儲備，它也是唯一不愁缺乏醫生和護士的地方。公共衛生部的官員說：「我們不相信許多人會因為害怕而不敢上班，因為我們的訓練重點在於避免造成驚恐，讓他們知道工作地點比任何地方都安全。」

何況不上班就沒薪水。可是新英格蘭的十幾個造船廠缺席率還是高得嚇人。沙德克船廠有百分之四十五點九的工人留在家裡；格瑞柏船廠有百分之五十四點三的人缺席。自由港船廠有百分之五十七，格登船廠有百分之五十八點三的人請假。

二千六百哩外亞利桑那州鳳凰城的報紙在疫情剛開始時，也和其他地方報紙一樣輕描淡寫，堅持恐懼比瘟疫還可怕。可是病毒在那兒盤踞得夠久，直到報紙也不得不流露出恐懼。十一月八日《共和報》警告：「鳳凰城市民正面對一場危機。瘟疫成為人們最大的問題……幾乎城裡每個家庭都受害……人們發揮偉大的人性出來服務。」

戰爭結束前三天，已經有和平傳聞出現。在沒正式宣告停戰之前，報紙形容感冒是「首要問題」是很不尋常的事。鳳凰城終於成立了公民委員會來接管城市。

亞利桑那州的公民委員會可不是虛應故事的組織。一年前它的公民保護聯盟曾將一千二百二十一名罷工工人關進鐵路貨車廂，在沒水沒食物的情況下，把他們丟在新墨西哥州沙漠中的一條鐵路支線上。鳳凰城的公民委員會曾經究辦那些「怠忽公債」的人，把他們吊在大街上做警惕。有個市民因為宗教理由不肯買戰時公債被吊起來，身上掛的牌子上寫著「這是H．G．沙勒……有能力，但故意不買公債」。沙勒算是運氣不錯，另一個被委員會抓到的查理士．理斯就倒楣了。他雙手被綁在背後，臉上塗了黃油漆，脖子綁上套索被人拉著在鳳凰城市中心遊街，身上的牌子寫著「只差這一個我們就有百分之百達成率」。

公民委員會對流行性感冒也採取同樣的積極態度。它成立一支特別警察隊伍，並召集一群「愛國公民」負責執行防治感冒的規定，例如要求每個人在公共場所都要戴口罩，逮捕咳嗽沒有遮口或是吐痰的人，監督還開門營業的商店必須給每位顧客一百二十立方英尺的空間，還有除了「業務必要」之外，禁止所有車輛進入市區。不久《共和報》形容鳳凰城是個「面具都市，怪異得如同舉行假面嘉年華會。」

可是比起其他城市，流行性感冒對鳳凰城並沒有比較客氣，到處也都是恐慌。狗兒可以見證當時的情形，可是不是用吠的。謠言說感冒是從狗身上傳播的，於是警察開始屠殺街上的流浪狗，養狗的人家則殺掉自己家裡的愛犬。許多人下不了手的，就交給警察動手。《大公報》說：「以現有的速度，鳳凰城即將成為無狗城。」回到費城，瑪莉．弗茲住在教堂附近。她從小就愛聽教堂的鐘聲，那一直是溫馨幸福的象徵，但這時每隔幾分鐘就有人把棺材抬到教堂，過幾分鐘又來一個。每次鐘一響，噹噹聲變成陰沉的催魂聲。生病躺在床上時，她不由得想著，「什麼時候會輪到為我敲？」

那邊的歐戰已經結束，這邊的感冒還繼續。戰爭沒有了，疫病仍猖獗。恐慌好像冰冷的毯子覆蓋全國。詩人羅伯．佛洛斯特（Robert Frost）一九二〇年寫道：「世界終將毀於末日的烈焰，冰雪也不錯／同樣能做到。」

紅十字會內部一份報告結論說：「流行性感冒的恐慌有如中世紀黑死病，瀰漫國內許多地區。」

第三十章

紅十字會和公共衛生部裡絕望求助的電報如潮水不斷湧入。維吉尼亞州普茲茅斯來電「急需兩名黑人醫師」；肯塔基州卡利鎮來電「聯邦煤礦場急需感冒救援……請立即回覆」。華盛頓州斯波坎來電「迫切需要四名護士指導本地紅十字分會提供的護理人員」。

所有要求都沒法滿足，得到的回答是「沒有黑人醫生」、「本地需要護士，無法外派」、「請自行尋找具有能力和經驗的本地義工」等等。

要求無法滿足不是大家沒努力。紅十字會人員挨家挨戶探訪，尋找有任何護理經驗的人，只要聽到那兒有護士，立刻追蹤下去。護士荷西．布朗有一次在聖路易市一家戲院看電影，突然間銀幕消失，燈光亮起，有個人走上舞台大聲宣布請名叫荷西．布朗的觀眾到戲院辦公室。等在那兒的是一封要求她立刻向大湖海軍訓練中心報到的電報。

JAMA 每期都不止一次出現「急需醫師至疫情特別嚴重地區支援……這是十足愛國行動，重要性不亞於擔任海陸軍醫官……情況至為緊急，有意者請即與華盛頓公共衛生部電報聯絡……」。

資源永遠不夠。

醫師們也想盡各種辦法拯救人命。他們用阿司匹靈或嗎啡減輕病人的痛楚，用可待因或甚至海洛因緩和咳嗽；他們也用阿托平、洋地黃、番木鱉鹼、還有腎上腺素等等，當然氧氣也用上了。

有些從來沒人試過的減輕症狀方式，已經不再是科學方法。波士頓有所謂的雷敦療法，那是根據路易士在小兒麻痺的試驗方法而來，在世界各地被加以各種變化廣泛試用。

還有些更無科學根據的療法，只要看來合乎邏輯就行。由於情況的絕望和危急，由於醫生們的急於尋找新路徑，各種匪夷所思的方法紛紛出籠，混雜著千年來的人類經驗和近幾十年來的科學新知。有水準的醫學刊物會拒絕過於誇張或是古怪的療法，但是對於看來稍微合乎邏輯的療法就不會排斥。編輯沒有時間和同事討論，更沒空做進一步查證。

JAMA 登出一位醫生宣稱，他的方法「使用得當的話可以百分之百防止感染」。他的方法看來是有道理的。因為黏膜分泌是人體的第一道防線，所以刺激人體產生痰液可以防止病原體入侵附著到組織上。他把刺激性的化學藥品製成粉末，吹入上呼吸道，使人體產生大量的分泌物。他的論點看來不錯，也許真的是分泌物有用，看來的確達到某種程度的效果。

有位費城醫生提出另一種見解，合乎邏輯，但更誇張。他在 *JAMA* 上說，由於鹼性環境不利於細菌生長，他想把人體變成鹼性：「我把檸檬酸鉀和重碳酸鈉用在人的口腔、腸胃和皮膚，效果通常不錯……病人必須願意拒絕使用阿司匹靈帶來的安慰……本人在這次瘟疫中的成功絕對不能視為偶然……基於實務經驗，我強烈建議立即試用這種方法。實驗室或是臨床的試驗可以稍後再進行……」

雖然當時人們已經相當瞭解免疫系統的原理，但是仍有醫生把傷寒疫苗注射到人身上，期望它或許可以激發一些免疫反應。有人宣稱這種作法有效，還有醫生把各種疫苗一股腦兒全注進人體，也是抱著同樣的想法。奎寧是瘧疾專用藥，竟有醫生讓病人吃奎寧，這也是急切之下無奈的掙扎。

還有的人則不管結果好壞，堅持他的治療成功。蒙大拿一位醫生向《紐約醫學雜誌》（*New York Medical Journal*）報告他的實驗性療法成功。他的療法用在六個病人身上之後，其中兩人死亡。但他仍堅稱「在剩下的四人身上可以看到立即呈現的效果」。

兩位匹茲堡大學研究人員的理智堪可媲美。他們相信自己改進了雷敦從佛勒斯納和路易士傳襲下來的療法。經他們治療的四十七名病人中有二十人病死。他們把死亡名單中的七人減掉，說是他們接受治療太晚。於是雖然還有十三人不治，他們仍宣稱療法成功。

有位醫生使用過氧化氫為二十五位肺部症狀極嚴重的病人做靜脈注射，認為這樣可以把氧氣送入血液中，結果十三人生還，十二人死亡。這位醫生仍然宣告治療成功：「血液缺氧狀況獲得大幅改變，在許多案例中被治癒敗血症的現象。」

順勢療法的信徒相信在對抗式療法中，疫病占了上風。《美國順勢療法學院雜誌》（*Journal of the American Institute for Homeopathy*）說，感冒病患在一般療法之下有百分之二十八點二的死亡率。這是胡說八道，果真如此的話，單是美國就會有幾百萬人病死。這份刊物還說，接受順勢療法，只使用草藥的二萬六千名病人中，只有百分之一點零五的死亡率。更有許多順勢治療者宣稱他們的幾千名病人全部生還。不過這些結果是一廂情願的，他們很容易把不治的病人排除在接受順勢療法的病人數字中。例如不聽他們勸阻使用阿司匹靈的病人，就不算在他們的失敗數字裡。阿司匹靈在他們眼裡是毒藥。

同樣情形世界各地都在發生。希臘一位醫生把芥末膏塗在感冒患者皮膚上，引起水泡，把水泡刺破後用裡面的液體混合嗎啡、番木鱉鹼，再加上咖啡因以後，注射回病人身體。他的結論是「效果非常迅速，在三十六到四十八小時之內、甚至有的人在十二小時之內體溫下降，情況大為好轉」。他的二百三十四位病人死亡率是百分之六。

義大利有位醫生用氯化汞給病人做靜脈注射，另一位醫生則把用來作殺蟲劑的木餾油塗在病人腋窩處，想讓那兒淋巴結產生的白血球把藥帶到身體各處。還有人堅信用溫牛奶灌腸，並且每小時塗用木餾油，年紀越大塗越多，可以預防感冒。

英國戰爭總指揮部在《刺胳針》雜誌發表治療感冒的建議，他們的內容比美國人講的要務實得多。那些方法似乎在減輕症狀上有些效果：用溴化鉀鎮靜劑幫助病人入眠，用鴉片緩和咳嗽，還有用氧氣處理發紺現象。他們也警告放血術沒用，酒精也沒用，但是可以和食物一起少量使用。頭痛的時候可以用安替比林加上水楊酸，也就是阿司匹靈；刺激心跳則用番木鱉鹼和洋地黃。

法國戰爭部到了十月中才向國家科學院求助。有些醫生和科學家建議戴口罩以防止感冒傳布，還有人認為砷劑可以預防感染。在治療上，巴斯德研究所依例從馬兒身上培養肺炎球菌的抗血清，也從感冒痊癒的病人身上抽取血清，但實際比較的結果顯示科爾和艾弗里的血清效果好得多。所有能降低體溫的方法也都被鼓勵；刺激性藥物被建議用在心臟上，還有一些「革命性淨身法」。亞甲基藍是一種在顯微鏡下觀察細菌用的染料，被拿來使用，因為期望它的毒性可以殺死細菌。有些醫生注射含有金屬的溶劑，讓病人經由靜脈或是肌肉吸收。有位給病人做靜脈注射的醫生承認這是「有點野蠻」的作法。拔火罐祛除體內毒素的方法也被提出。一位已有名氣的醫生建議在肺水腫或是發紺剛開始時，給病人快速放血，放血量達一品脫以上，並且再給予阿司匹靈。他並不是唯一建議放血的人；另一位醫生也贊成回到以往的「英雄式療法」，認為放血越多，人體越會得到刺激而產生反應。他說，對抗疾病就像打仗一樣，必須主動才行。

美國可能有多達千萬人，全世界則更不知道有多少人，未能受到醫生或護士照顧，自己用各種民俗療法或是看密醫尋求解決。這些人共同的只有一件事：他們都相信有方法可以阻止感冒，能夠通過考驗。有些作法非常簡單，像是鞋店廣告「保持足部乾燥是預防感冒之道」。有的比較麻煩，像是「西班牙感冒流行時請配戴固齡玉牌防毒面具」。

有些廣告訴諸恐懼：「如何防止西班牙流感……美國陸軍軍醫總署要求保持口腔清潔……請用XX牌漱口水」、「請使用XX牌消毒水消毒您的家，響應健康委員會打擊西班牙流感」、「使用XX藥丸就不怕感冒」、「請用傷風膏預防西班牙感冒」、「特別通告：全國各地詢問XX膏的信件雪片般飛來……它能為你建立防治西班牙感冒的堅強堡壘……」、「西班牙感冒是什麼，如何預防和治療……請向醫生諮詢，沒有必要緊張……完全不必害怕，感冒死亡率非常低……請愛用XXX產品……」。

十月中，一流科學家製造出來的疫苗到處都可以見到。十月十七日紐約市衛生局長科普蘭宣布「本市衛生局實驗室主任派克博士發明的疫苗已經試驗成功」，並且向大家保證「接種過疫苗的人可以說完全免疫」。

十月十九日，費城實驗室的細菌學家懷特博士（Dr. C. Y. White）依據路易士的研究推出一萬份感冒疫苗，並繼續製造更多的藥劑。這是種複合劑，由多種不同死菌製成，包括感冒菌、兩種肺炎球菌和幾種鏈球菌。

同一天新出版的JAMA刊出許多感冒有關訊息，包括波士頓使用疫苗效果的初步評估。韋爾契另一位學生，後來也得到諾貝爾獎的喬治．韋柏說：「統計數字結果顯示，我們所觀察的疫苗並沒有療效。」他說的療效是指治癒疾病的能力，但他也說：「目前的統計證明疫苗確可達到某些預防效果。」

他不支持科普蘭說的保證，但至少給人帶來一些希望。

公共衛生部雖然收到許多要求，但並未製造或分發疫苗，也未提供治療方法或任何物資給民眾。位於華盛頓的陸軍醫學院（今天的國防病理學院）投入大量資源製造疫苗，他們確實有需要。在陸軍設於華盛頓的瓦特里德醫院，肺炎併發症的死亡率是百分之五十二。疫苗在十月二十五日製造出來後，軍醫署通告所有軍醫單位，「疫苗對於造成肺炎的某些主要有機體具有某種程度的效果……陸軍現在有足夠的劑量供給所有官兵和軍中僱員，這是混合第一、二、三型肺炎球菌的疫苗。」

隔週軍方發下兩百萬份疫苗，這是一項偉大的生產成就，不久前有位英國科學家還說，英國政府在這麼短的時間內連四萬份疫苗都不可能做得出來。可惜這種疫苗只能對抗第一、二、三型肺炎球菌，而且問世太晚，那時感冒已經橫掃幾乎所有軍營。當從紐約到加州的民間醫生向軍方請求提供疫苗時，軍方回答他們生產的只是預防肺炎的疫苗，而且並不夠和外界分享。軍方擔心流行性感冒會再度來襲，這個擔心並不是多餘的。

陸軍醫學院也生產感冒菌疫苗，但戈格斯辦公室對它的效果更為保守：「鑑於感冒菌在目前疾病流行可能扮演重要角色，陸軍已經為所有軍士官兵和民間僱員準備生理食鹽水注射劑……但感冒菌疫苗的效果仍待觀察。」

軍方的說法沒有公開，JAMA的評論也是小心翼翼：「目前我們還沒有特定的血清或方法可以治療感冒，也沒有能夠預防的疫苗。儘管有報紙和其他單位的宣傳，這仍是個不爭的事實……醫生應該小心不要做不實的承諾，尤其是公共衛生官員對外發言時更要慎謹。」幾乎每期 JAMA 都會警告，「醫學界絕對不可讓大眾過度期待，最後反而造成對醫學和專業的不信任。」

JAMA 代表美國醫學學會，這個學會的領導者們幾十年來都在努力把科學方法和專業精神帶進醫界，直到近幾年才開始有成就。他們不希望好不容易才建立起來的信用受到損害，希望醫界從此擺脫長久以來被人嘲弄的形象。

此時醫師們在絕望中仍在嘗試各種可能的方法。疫苗大量生產，光是伊利諾州一地就有十八種不同疫苗問世，卻沒有人知道哪種真的有效，只是都抱著一線希望。

疫病的真實面可以在俄亥俄州的雪曼軍營紀錄裡看出一斑，這個軍營創下最高死亡率的紀錄。軍營裡的醫官完全遵照奧斯勒最新醫學教科書裡的建議處理感冒：服用阿司匹靈、靜躺在床、漱口，還有使用「多佛粉」。多佛粉是一種吐根植物和鴉片的混合藥劑，可以催吐和緩和咳嗽。對於併發症和一般肺炎則「施行飲食控制、給予新鮮空氣、休息，和輕微的瀉藥……所有病例也都給予洋地黃處方」。他們在容許範圍內給予最大劑量的洋地黃以刺激心跳，並且「使用可溶性咖啡鹼鹽以迅速產生刺激。大劑量番木鱉鹼做皮下注射對無力症狀有顯著功效」。

但他們還是報告對於普遍的「急性肺部水腫發炎」，也就是今天的 ARDS，束手無策。「這代表治療上的新問題。肺水腫伴隨心臟擴張的處理原則，雖然沒有特別提起，但也被派上用場。洋地黃強心劑、增量的咖啡因製劑、嗎啡，還有血管切開放血術等等……沒有明顯功效……氧氣只有一時的效果。排泄之後對心情有幫助但結果沒有改善。由於症狀類似於毒氣攻擊，有人建議皮下注射腦下腺素，同樣也沒有效果。」

他們嘗試所有想像得到的療法，直到再也不忍心繼續下去為止。一些曾經基於「英雄精神」而被採用，更野蠻又無用的療法被放棄。軍醫們看到太多垂死士兵經歷的所謂英雄式治療，終於決定讓他們安寧地離開人世。對於這些狀況，他們的結論只能是「沒有哪種方法是有效的」。

那時所有的疫苗和藥物都不能預防感冒。幾百萬人臉上戴的口罩也不能如預期達到防護效果，要預防感冒只能避免接觸病毒。雖然今天有些疫苗能達到一部分、不是百分之百的預防效果，並且有些藥劑可以降低病毒的殺傷力，但是對於感冒仍然是無藥可治。

只有自我孤立的地方，例如科羅拉多州的甘尼生鎮和少數幾個獨立島嶼上的軍事基地能免於病毒入侵。大多數都市施行的禁制令仍不能阻止感冒病毒的接觸，因為禁制實施不夠徹底。只要人們繼續搭車、上班、上街購物，關閉戲院酒吧和教堂就完全沒意義。即使恐懼使得營業中止，使得商店老闆和顧客交易不敢面對面，把商品放在人行道上做交易，在感冒的傳染路徑上仍有太多漏洞，因為病毒實在太具爆發力，感染力太強。病毒最後還是讓全世界無處幸免。

病毒好像是追殺人類的獵人。它在都市裡可以很容易找到獵物，但仍不滿足。它追蹤人類足跡到小鎮、村莊、和野外獨立的房屋裡。它追獵人類直到地球上最偏遠的角落，到叢林和極地。地球上最偏僻、人類生存非常艱辛、沒有文明的地方，病毒照樣沒放過，那兒的人反而更脆弱。

阿拉斯加貴爾班克斯市的白人實行自力救濟，放哨盯住所有的道路，所有進來的人一律隔離檢疫五天。但愛斯基摩人就沒有這麼幸運。一位紅十字會的資深官員警告：「如果沒有立即醫學支援的話，整個種族會滅絕。」

那兒紅十字會和地方政府的資助都闕如。相對於公共衛生部得到的一百萬美元經費要支援整個國家，阿拉斯加州長到華盛頓要求一筆二十萬美元的防疫經費。一位參議員問州長為什麼不能動用州庫自己的六十萬美元，州長答覆是：「阿拉斯加州認為，從白人手中徵來的稅金應該用於建設這塊土地，本州需要經費鋪設道路……我們希望州裡的印地安人和其他州的印地安人一樣平等，都由國家負責照顧。」

他爭取到十萬美元。海軍派出「布魯特斯號」（Brutus）運煤船擔任救援任務。救援人員停靠阿拉斯加州首府朱諾的港口，然後分乘小船到各村莊去。

他們遇到非常、非常可怕的事。在南部海邊的諾姆村，三百名愛斯基摩人中有一百七十六人死亡，災難還不止如此。一位訪問十個村莊的醫生發現「三個村莊完全沒活口，其他的平均有百分之八十五的村民死亡……逃過感冒的大都是兒童……在救援隊到來前，他們有大約百分之二十五凍死」。

由紅十字會資助的救援行動繼續出發。他們在阿留申群島分成六組，每組配有兩名醫生和兩名護士搭船出發。

第一組在一個叫米克尼克的漁村登岸，不過到得太晚了，全村只有一半成年人存活，總共有三十八名成人和十二名兒童死亡。一間充作孤兒院的房子收容了十五名兒童。小組人員跨過納尼克河到另一個設有罐頭工廠的村子去，那兒瘟疫開始前有二十四名成年人，結果發現二十二人已經病死，第二十三人在救援隊到的第二天也去世，共留下十六名孤兒。努沙加灣是彼特生包裝廠的總公司和倉庫的所在地，護士挨家挨戶探視。「本區疫情以這兒最嚴重，只有少數幾名成年人存活。赫利醫生和雷利醫生發現有幾位本地人臥病在床……醫生們努力救治但仍然慢了一步，五個人終告不治。」

還有更慘的。另一支救援隊報告：「幾個村莊已沒有生命跡象，只剩下一群餓得近乎瘋狂的狗。」那兒的愛斯基摩人住的地方叫作「巴拉巴拉」，是一種圓頂，三分之二在地表下的建築。這種建築的設計是為了抵抗經常像颶風般的極地強風，一般建築物在那種強風下不可能支持得住。一位救援隊員對巴拉巴拉的描述是「需要通過一條四到五呎高的隧道進入。隧道是房子唯一的光源和透氣管道。房子裡牆壁向內鑿出一些架子，架子上堆著乾草或獸皮，就是人們睡覺的地方」。

整個家庭十幾口人就住在這樣的房子裡面。麥吉卡迪醫生的小組進入這些巴拉巴拉後，常發現成堆死屍躺滿架上、地上，男女老少都有，大多數遺體都腐爛得太厲害以致於無法處理。

病毒也許沒有殺死所有的人，但是由於它來得迅雷不及掩耳，同時擊倒所有人，使得沒人能夠照顧別人，沒辦法準備食物或飲水。那些沒被病毒殺死的人，當看到自己被所愛的人屍體包圍之後，可能也會失去活下去的意志，寧可追隨其他人一起離開人世。

然後狗兒就進來了。

「估計死亡人數相當困難，因為餓壞的狗群設法挖洞進入屋裡吞食屍體，有時只剩下幾根骨頭和衣服透露出發生過的事。」

救援隊能做的事只有把屍體綁好，拖到室外埋葬。

美洲大陸的另外一邊情形也一樣。拉布拉多的居民生存韌性極強，但卻和海邊岩石上乾涸的海草差不多，一個大浪打來就可能不保。牧師亨利．戈登在十月下旬離開卡萊特村，幾天之後，十月三十日回去時，發現「一個人也看不見，到處異常死寂」。他在回家的路上遇到一位哈德遜灣公司的職員告訴他，「郵務船離開後兩天，瘟疫像龍捲風般席捲全村。」戈登牧師一間間房子拜訪，發現「全家人在廚房地板上躺著不能動，不能準備食物，也無法生火」。

那兒一百位居民中有二十六個人死亡，沿岸向上走，情況更糟。

赫布龍村的二百二十人中有一百五十人病死。當時天氣已經很寒冷，死者躺在床上，汗水將床單和屍體凍在一起。戈登牧師和其他卡萊特村的人沒有花力氣挖墳墓，直接就把屍體投進海中。他記著：「……對於當局的冷酷無情強烈不滿，他們用郵船把疾病送給我們，然後不聞不問，讓我們自生自滅，讓我們無法自顧……」

還有歐卡克，那兒住著二百六十六個人和許多狗。犬隻幾乎都成了野狗。病毒的攻擊來得又快又重，讓人類和狗群突然失去照顧。狗兒餓得互相吞食，然後又打破門窗進去吃人。安德魯・亞速牧師靠著一支獵槍幸免於害，被他射殺的狗超過一百隻。

當瓦特・派瑞牧師到達歐卡克村時，全村二百六十六位村民只剩下五十九個活人。他和存活者只能做一件事。「地表凍得像鐵一樣，挖土工作極為困難。我們挖了兩個星期才挖出一個長三十二呎，寬十呎，深八呎的洞。」他們把屍體拖到洞裡，總共只找到一百一十四具，用白布包著再灑上消毒水。泥土覆上之後，又搬來一些石頭壓在上面，以免狗兒把屍體挖出來啃食。

拉布拉多的人口中，有三分之一病死。

病毒穿透極地的冰封，走進肯塔基州沒有路跡的山區，也滲入叢林地區。

歐美受創最重的是密集在一起的年輕人，不論是平民或軍人。大都會保險公司（Metropolitan Life

Insurance）統計中發現，它承保的礦工年齡在二十五至四十五歲之間，不管感染感冒與否，總共有百分之六點二一的死亡率。同一個年齡層其他產業工人的死亡率是百分之三點二六，與軍中最嚴重的死亡率相似。

在法蘭克福因感冒住院的病患雖然有的並未併發肺炎，仍有百分之二十七點三的死亡率。後來成為歐洲傑出政治人物的科隆市長康拉德・艾德諾（Konrad Adenauer）說，疾病讓幾千人「虛弱得無法怨恨」。

在巴黎，政府只關閉學校，因為擔心關閉其他地方會影響士氣。那兒感冒病人的死亡率是百分之十，其中一半有併發症。一位法國醫生記載：「這些病例因症狀的嚴重和迅速致死而令人矚目。」雖然疾病在法國造成的症狀與其他地方沒有不同，但在疫情最高峰時，法國醫生們似乎故意將它診斷成霍亂或是痢疾，而且很少提出報告。

對於那些免疫系統比較原始、過去沒經歷過太多感冒病毒考驗的族群，這次的流行性感冒不只是殺戮，簡直是滅絕種族大屠殺。這情形不只發生在愛斯基摩人身上，對所有的美國原住民、太平洋小島和非洲土著都一樣。

甘比亞有百分之八的歐洲人死亡，但到當地的英國旅客報告：「我發現原有三、四百戶人家的村子全沒留下活口，屋子倒塌在死屍身上，兩個月內從森林擴張進村子，掩滅了曾有過人煙的痕跡。」

當病毒因演化而殺傷力不再那麼強時，在鮮少經歷感冒的族群中還是能造成極大量死亡。美國「洛根號」（Logan）輪船十月二十六日到達關島，在岸上大約有百分之九十五的船員感冒，但只有一個人死亡，但是同一波病毒卻在幾星期內殺害百分之五的當地原住民。

在南非的開普敦和其他城市，總人口的百分之四在感冒爆發後四星期之內遇害。南非白人有百分之三十二，黑人有百分之四十六染病。白人有百分之零點八二死亡，黑人的死亡率有百分之二點七二，其實這個數字可能比實際要低估許多。

在墨西哥，病毒橫掃都市和叢林，侵入採礦營區，感染貧民區的住戶農民和地主。在契亞帕斯省，死亡率是百分之十，這是指該地全部人口，不是感冒病患而已。

病毒也到了塞內加爾、獅子山、西班牙和瑞士，在各地留下狼藉一片和可怕的死亡數字，有些地方的死亡率超過總人口的百分之十。

病毒傳到巴西時，比起它在墨西哥或是智利已經溫和許多，但仍在里約熱內盧造成百分之三十三的人口被感染。

在阿根廷的布宜諾斯艾利斯，病毒攻擊了約百分之五十五的人口。日本有三分之一的人染病。

在俄國和伊朗大部分地方，病毒殺害總人口的百分之七。其他地方還有更高的死亡紀錄。斐濟群島在十一月二十五日到十二月十日的短短十六天內，總人口的百分之十四病死，他們連埋葬死者都辦不到。有人記錄著：「卡車夜以繼日隆隆駛過街道，把屍體送進焚燒不熄的火堆。」

世界上只有很少很少的獨立地方逃過一劫，因為那兒環境允許嚴格的隔離，而且地方政府執行管制措施也毫不留情。美屬薩摩亞是其中之一，那兒沒有任何感冒死亡的紀錄。

離它不遠，隔著幾英里海面是西薩摩亞島，這是紐西蘭在大戰初起時從德國人手中奪過來的。一九一八年九月三十日，在「泰輪號」（Talune）輪船把病毒引進之前，它的人口是三萬八千三百零二人。幾個星期之後人口剩下二萬九千八百零二人，百分之二十二的人病死。

中國的死亡人數龐大，但是沒人知道有多少。在重慶就有一半的人口生病。最可怕的數字來自印度。印度和其他地方一樣也曾遭到春季那波感冒襲擊。九月感冒回到孟買，和別的地方一樣，一點也不客氣。

印度和別人有不一樣的地方，感冒在那兒肆虐更厲害。一九〇〇年印度曾經歷過一次鼠疫大流行，那時孟買受創特別嚴重。一九一八年流行性感冒高峰期，孟買每天死亡的數字是當年鼠疫流行時的兩倍。感冒病人死亡率達到百分之十點三。

整個印度半島死亡枕藉。火車載著活人離開車站，到達目的地時只有已死和垂死兩種人，進站後只見屍體一具具被抬下來。駐印度英軍中感冒的白人死亡率是百分之九點六一，但印度軍人是百分之二十一點六九。德里一所醫院記錄一萬三千一百九十位感冒病患就醫，其中七千零四十四人死亡。受創最慘重的是旁遮普省。一位醫生記錄著：「醫院過度擁擠，連要將死者移出讓活人進入都有困難。城裡街道和巷子裡到處是已死或垂死的人……幾乎每間房子都在辦喪事，恐慌到處瀰漫。」通常屍體都在河岸台階上火化，骨灰撒向河裡。由於柴火不久即耗盡，火化不能進行，竟然使得河流被屍體阻塞。

單是印度半島一地估計就有二千萬人病死，真正數字很可能更高。

韋爾契的老同事沃恩坐在軍醫總署的辦公室裡，看著各地感冒流行的報導，寫道：「如果感冒繼續以這種速度流行下去，幾星期以內人類文明就會從地球上消失。」

第九部

遺毒 LINGERER

第三十一章

沃恩相信感冒病毒對人類文明造成威脅，其實有些疾病是靠著文明才存在的。麻疹就是個例子。由於麻疹只要感染一次就會終生免疫，麻疹病毒在小城鎮很難生存，因為找不到足夠可以感染的人類。如果沒有人繼續被感染的話，病毒就無法存續。流行病學家計算出，麻疹需要至少五十萬相當密集的人口才能不斷延續。

感冒病毒就不同。鳥類是它們自然的宿主，所以它們不必依賴文明。不管人類存在與否，它們的香火都可以延續。

流行性感冒爆發之前二十年，威爾斯（H. G. Wells）寫了一本小說《世界大戰》（*War of the Worlds*），想像火星人入侵地球的情形。它們的死亡戰艦登陸地球，無人能抵擋。火星人以地球人為食物，從骨髓吸走地球人的生命力。人類十九世紀征服世界各角落，成就史無前例，但在火星人面前顯得脆弱無比。在書中，人類沒有任何武器、技術、策略，也沒有任何國家或個人可以藉著勇氣或努力阻擋這批入侵者。

威爾斯寫道：「我覺得過去的一個模糊念頭現在變得很清楚，它在我的腦海中盤旋了好幾天，那是一種統治權被奪走的感覺，我不再是萬物之靈，只是諸多野獸中的一種……人類的恐懼和國度已經不再……」

但是就當人類即將滅絕的時候，大自然發揮了力量，入侵者也被侵入。地球上的傳染病殺光了火星人，大自然做到了科學無法完成的事。

對於感冒病毒，自然規律也開始作用。

這個規律在開始時讓感冒病毒變得更兇狠。不管病毒是在堪薩斯州或是其他地方從動物轉移到人類身上，它在從人到人之間的傳染過程不斷突變，逐漸變得更有效率，從一九一八年春天流行的溫和感冒轉變成秋天那波爆發力強勁、手段毒辣的殺手。

但當它的威力接近頂點時，另外兩個自然律就出現了。

一個是免疫力的進化。當病毒掃過某個群體之後，這個群體就會發展出某種抵抗力。同一種病毒在抗原漂變前不會再感染同一個人。一九一八年感冒病例在一個群體中從出現到消失的週期大約是六到八個星期。在人群密集的軍隊中，這個週期大約是三到四個星期。

之後可能還有零星病例，但是大流行已結束，結束得相當突然。流行的曲線呈鐘形，但感染數字到了高峰之後會像懸崖般直瀉而下，只剩下少數幾個個案，接著就全部消失。以費城為例，十月十六日那個星期裡有四千五百九十七位市民死亡，流感讓這個都市崩潰，街道成為鬼域，人們傳說著黑死病降臨。但十天之後新病例急速減少，十月二十六日當局解除了關閉公共場所的命令。到十一月十一日大戰終止時，感冒已經從整個城市消失，來勢洶洶的病毒在燒光所有燃料後，很快就熄滅了。

另一個自然律發生在病毒本身。它只是感冒。感冒病毒本身是危險的，它的危險超過平常想像的發燒或疼痛，但很少像一九一八年那樣造成殺戮。一九一八年那次病毒的毒性比史上任何已知的流行性感冒要強烈得多。

但一九一八年那波病毒和所有病毒一樣突變得很快。數學上有個觀念是回歸常態，也就是極端的事件之後，常跟隨著較不極端的事件。但這並不是定律，只是個可能性。一九一八年的病毒是個極端的例子，任何突變只會降低它的致命性，這是個事實。所以正當病毒快要像中世紀的黑死病那樣消滅文明時，它的突變朝向常態發展，變成像大多數的感冒病毒一樣。隨著時間推移，病毒便不再那麼致命。

這個現象首先出現在美國境內的許多軍營裡。在全美最大的二十個營區裡，前五個爆發流行的營區有百分之二十的病患感染肺炎，感染肺炎的人中有百分之三十七點三死亡。俄亥俄州的雪曼軍營的官兵死亡率最高，是首先遭到感冒襲擊的營區之一，有百分之三十五點七的病患得到肺炎，感染肺炎的人中有百分之六十一點三死亡。雪曼軍營的軍醫因此被烙上汙名，但是軍方的調查發現他們的能力並不遜於其他軍營，他們也做了所有其他軍營做的事。只不過攻擊他們的病毒是所有病毒裡毒性最強的。

三個星期之後，最後五個受襲擊的營區裡只有百分之七點一的患者發生肺炎；得到肺炎的人中只有百分之十七點八不治。

另一個可能的解釋是軍醫在預防和治療肺炎方面變得比較有經驗，但科學家和流行病學者卻找不到支持這種論點的證據。軍方的調查小組領導人是喬治．舒柏（George Soper），後來他被韋爾契提拔去主持美國的第一個大型癌症研究計畫。舒柏檢視所有書面報告，並約談多位醫官，他的結論是所有營區中唯一對抗感冒的有效措施是隔離感冒患者，甚至整支被感染的部隊。但是這些措施「若沒有小心執行就失敗……嚴格執行時會有一些效果」。除了病毒本身的突變之外，他看不到任何有效、可以改變疫情的辦法。病毒襲擊時間越晚，威力就越小。

每個營區裡同樣模式也在發生。同一個營區中在最初十天到兩週病倒的官兵死亡率遠高於在疫情後期被傳染，或是流行結束後才感冒的同袍。

第一批被病毒攻擊的都市：波士頓、巴爾的摩、匹茲堡、費城、路易斯維爾、紐約、紐奧良，還有一些較小的城市都發生重大傷亡。同一個城市裡較晚被感染的人病情就比早期被感染的患者輕，死亡率也比在最初兩個星期被感染的人要低。

疫病後期才爆發流行的城市也有較低的死亡率。對一九一八年的流行病學研究中，一項非常小心的研究報告指出，在康乃狄克「影響死亡率高低有個因素，就是爆發流行的時間與新倫敦發生流行日期的距離，後者是疾病首次進入康乃狄克州的時間……病毒在剛進入康州時最為猛烈，然後逐漸趨於緩和」。

全美國，或者說全世界，都是這種模式，不過這並不是絕對的預言，因為病毒是永遠不會穩定的。在較晚被攻擊的地方病毒似乎更容易散播。德州聖安東尼奧市有最高的患病率，但死亡率卻最低。病毒感染了百分之五十三點五的人口，全城有百分之九十八的家庭至少有一名感冒病患。但那時病毒已經變得溫和，感冒的人中只有百分之零點八的人病故（這個數字仍然是一般感冒死亡率的兩倍）。病毒本身操有誰生誰死的生殺大權，不是任何醫護照顧可以相比的。

十幾年後，一項涵蓋美國和世界各地，對於各種現象和統計所做精密完整的科學報告確定：「在流行病後期感冒病毒造成的直接傷害較少出現，次發性感染很容易被辨認。不同地區差異很明顯……一九一九年，肺部積水現象已不多見。」後者所指的是造成猝死的 ARDS。

除了少數特例，病毒一般在年輕人身上會特別致命，但在演化之後變得緩和。被病毒襲擊越晚的地區，或是在地區爆發流行之後越晚被感染的人，感冒顯現出的威力就越小。這個關聯並不是絕對，路易斯維爾在春季和秋季受到的攻擊都很猛烈，因為病毒總是變化無常，不太穩定。病毒在各地區爆發時間的早晚和致命力確實有相當關係，但即使病毒變得較溫和之後還是有殺傷力。一九一八年的病毒在突變之後依然是史上毒性最強的感冒病毒，只是時間的流逝對它仍發生作用。

美國東部和南部是最早發生流行的地區，受創也最重，西岸次之，中部則更輕。西雅圖、波特蘭、洛杉磯和聖地牙哥等地不像美東一樣死亡枕藉。聖路易、芝加哥、印地安那波利等地的傷亡又不如美西。但即使這些地方不像費城或是紐奧良那樣屍積如山，比起承平時候也是史無前例的災難。

十一月下旬除了少數例外地區以外，病毒足跡已經遍及全球，秋季這波算是過去了，全世界奄奄一息。現在人類要反過來換成獵人的角色。

病毒雖然已轉溫和，卻還沒有消失。當流行性感冒看來似乎已經過去，大家互相慶幸解脫，有些人還很得意地認為病毒被他們擊敗，當局解除關閉戲院、學校、教堂的命令，允許人們脫下口罩時，第三波流行性感冒又再度來襲。

病毒再度產生突變，但沒有很大的不同。在第二波攻擊中被感染的人有很大的機會逃過這一波，好像被第一波傳染的人在第二波全身而過的機率比別人高得多一樣。然而病毒的變異程度又大得足以再度形成流行。

有些地方完全沒有被第三波侵入，但大部分地方仍然沒躲開。十二月十一日布魯和公共衛生部發出通報警告：「流行性感冒還沒過去，國內有些地區仍有嚴重疫情……加州疫情上升，愛荷華州也顯著上升，肯塔基州確定流感在路易斯維爾和一些大城市再度現身。與前一波不同的是，這次流感影響許多小學生；路易斯安那州的紐奧良病例數再度增加，席里佛坡市的查爾士湖區感冒病患數字直追前一波流行……聖路易三天內出現一千七百名病患；內布拉斯加州非常嚴重；俄亥俄州的辛辛那提、克里夫蘭、哥倫布市、阿克朗、阿士塔布拉、薩林、麥地那……再度爆發流行；賓州的疫情比初期在約翰鎮、艾利和新堡出現時更惡化。華盛頓州病患明顯增加……西維吉尼亞報告流行性感冒在查爾斯鎮復燃……」

除了和第二波相比之外，第三波在任何方面來看都算得上是致命的大流行，而且在某些較獨立的地方例如密西根州，十二月和一月的疫情比十月還糟。鳳凰城一月中旬裡有連續三天感冒病患數字破一九一八年秋天的所有紀錄。喬治亞的奎特曼在前一波流行似乎消退之後，發布二十七條流行病管理條例，在一九一八年十二月十三日生效。沙瓦那市則在一九一九年一月十五日第三度宣布關閉所有戲院和公共集會場所，甚至還實施比前一波流行時更嚴格的管制規定。舊金山在秋季攻勢中受創不大，但和其他西岸城市一樣，第三波的疫情就慘烈得多。

其實在所有美國主要城市裡，舊金山對秋季流行的對抗最踏實也最有效率，這和它在幾十年前遭受大地震毀滅和重建的經驗有關。九月二十一日衛生局長威廉・哈斯勒（William Hassler）在任何病例出現之前，就把所有海軍基地隔離檢疫。他也動員全舊金山市民，召集幾百名義工和司機，把全市分為幾個區，每區都有自己的醫護人員、電話、後勤和資源，並規劃學校和教堂當作緊急醫院，公共場所也被關閉。他與其他地方首長老是把流行病說成是小感冒不同，舊金山市長連同紅十字會、商會和工會聯合在十月二十二日在報紙上刊出全版廣告「戴口罩以保命！」，並說口罩可以「防止百分之九十九的感冒」。十月二十六日紅十字會發出十萬份口罩。當本地工廠正全力生產疫苗時，幾千份由麻州塔夫茨大學科學家製造的疫苗也由特快火車趕運過來。

舊金山的市民覺得事情都在掌握之中，不像其他地方的人亂成一團，而是信心滿滿。歷史學家阿佛萊德．克勞斯貝（Alfred Crosby）提供一幅圍城圖，圖中的市民流露出焦急、恐懼和勇敢的表情，但每個人都在認真執行任務。十一月二十一日城裡發出解除警報，表示口罩終於可以除下。舊金山的死亡數字比預期少了許多，市民認為這要歸功於口罩，其實衛生局長哈斯勒的事先規畫也功不可沒。

第二天出版的《歷史》（*Chronicle*）雜誌讚賞道：「在戰爭帶來的瘟疫盤旋陰影之下，舊金山市民勇敢對抗的故事是該城歷史上最動人的事件之一。」

他們以為疾病被他們控制住，是他們擋住了病毒。其實錯了，口罩是沒用的，疫苗也沒用，舊金山只是運氣特別好。兩個星期以後第三波流行性感冒襲來，雖然在最高峰時它殺害的人數只有前一波的半數，但在西岸城市裡仍寫下最高的死亡紀錄。

地球上除了幾個自我隔絕的小地方以外，直到一九一九年初之前，只有一個地區病毒沒攻進去。那就是澳大利亞。它之所以能躲過的原因是由於對外來船隻進行最嚴格的檢疫。有些到達澳大利亞的船上有高達百分之四十三的人感冒，船上人員總數的百分之七病死，但是嚴格的檢疫措施把病毒擋在澳洲大陸以外，保住一片淨土。一直到一九一八年十二月底，當各地感冒都在消退的時候，一艘載著九十名生病士兵的運輸艦抵達澳大利亞，雖然他們也被隔離，但是病毒還是滲透成功。顯然是藉由處理船上病患的澳大利亞醫護人員偷渡上岸的。

那時的感冒病毒已經不再兇狠，澳大利亞的死亡率比所有西方國家都低，約是美國的三分之一，或是義大利的四分之一，不過它仍然相當致命。

當感冒在一、二月間在澳大利亞爆發時，世界大戰已經結束了兩個月，新聞也不再受管制，所以澳大利亞的報紙可以自由報導。他們對恐怖的描述超過所有其他英語系報紙。

雪梨一家報紙說：「據傳感冒是古時候黑死病的再現」。還有一家報紙從丹尼爾．笛福的古典小說《瘟疫歲月》中引述如何預防「感冒瘟疫」的方法。報紙日復一日競相登出聳動的標題「古人防疫法」、「肺炎瘟疫」、「抗疫之役」、「歷史上的瘟疫」、「異教徒和瘟疫」、「新南威爾斯州是否是瘟疫的來源？」、「瘟疫營區中的牧師」、「天主教抗瘟戰士」等等。

雖然感冒病毒不斷轉世化身，到了澳洲時已經是最溫和的一代，但它的恐怖仍讓當年的兒童長大之後所留下的是一場瘟疫，而不是流行性感冒的印象。一位澳大利亞歷史學家在一九九〇年代整理口述歷史時，聽到被訪問的人提到鼠疫，於是她就對這個題目追下去。

一位受訪者告訴她：「我記得發生鼠疫，從一次大戰回來的人在我們周遭成批病死，每批數百人。」

一位說：「我們必須接種疫苗……我身上現在還有預防注射留下的疤痕。」

一位說：「我還記得瘟疫。醫生坐在計程車裡到處跑，身上穿著袍子臉上戴著口罩。」

一位說：「……他們都戴著口罩……戰爭已經過去，但在雪梨大家擔心的是瘟疫。」

一位說：「我們被隔離，食物被送到門口……我們不是在看鼠疫的報導，我們生活在它裡面。」

一位說：「他們叫它鼠疫，但是法國說它是支氣管肺炎。他們說我弟弟就是給它害死的……」

一位說：「瘟疫，鼠疫。對，我記得……我知道那是和橫掃歐洲相同的感冒，是中世紀的黑死病。我想那是同一種東西，是由老鼠身上的跳蚤傳播的。」

一位說：「鼠疫……我想它一直被叫作感冒……鼠疫就是一直留在我腦中的印象……」

但畢竟它只是感冒，而且一九一九年襲擊澳大利亞的病毒已經比攻擊世界上所有其他地方的病毒溫和得多。或許可以這麼和一九一八年的新聞管制做比較：澳大利亞疫情爆發時少了新聞管制，人們腦中留下的印象就不只是感冒，而是「黑死病」。

病毒尚未消失。整個一九一九年春天，隆隆的雷聲仍籠罩在地球上，間歇地有些地方會發生一場暴風雨，有時還夾了電光閃閃，也有時只是遙遠的天邊傳來的幾聲悶雷而已。

但它還是強得足以再做一件事。

第三十二章

在歐美世界，絕大部分的感冒病人都完全康復，畢竟那只是感冒。

但是有時感冒會留下後遺症，病毒影響到大腦和神經系統。所有高燒都會帶來神智不清，不過這是另一個話題。瓦特里德醫院一位研究感冒對情緒乃至於精神病方面造成長期後遺症的軍醫特別註明：「本報告範圍之內不包括發高燒期間的精神失常和退燒後短期間內的變化。」

感冒和各種心智上的失常有明顯關聯。由證據來看這麼說似乎有點牽強，不是很直接，但是大部分現代人都相信感冒確實會影響人的精神狀態。舉例如下列的報告：

英國：「……極端的精神倦怠伴隨體力虛弱。精神錯亂很常見……程度不等，從輕微的思緒混亂到癲狂激動。」

義大利：「……感冒引起急性精神疾病……通常二至三週內恢復正常。但這些精神病可能造成腦力損傷，恍惚持續到變成真的癡呆。有的個案產生憂鬱或躁鬱……導致感冒流行期間自殺案件增加。」

法國：「感冒復元期常出現嚴重精神不安……精神方面的問題呈現出急性發狂與焦躁、暴力、恐慌和性衝動，有時則是憂鬱……怕被迫害。」

美國各個軍營的報告：

「精神狀態不是麻木不仁，就是狂亂衝動。大腦思考遲鈍，臨終前還堅持自己很好……有些病例則表現極端恐懼……」

「……精神上的沮喪是病人最明顯的症狀之一。」

「緊張的症狀很早出現，顯著不安和恍惚……」

「……憂鬱症、歇斯底里、發狂和自殺傾向。」

「……較嚴重病例中都有神經系統中毒的現象……」

「……許多病人躺著狂亂自語，持續到體溫恢復正常以後。」

「……中樞神經系統症狀不時可見，像是手指、前肢和臉部肌肉痙攣……間歇的癲狂錯亂，更常見低聲自語口齒不清。」

「……十八件病例中出現傳染性精神病，從單純的瞬間錯覺到需要施用藥品抑制的重度狂亂。」

現代研究認為當年的流行性感冒和十年之後帕金森氏症患者大幅增加有關。有些人推論認為奧利佛．薩克斯（Oliver Sacks）《覺醒》（*The Awakening*）一書中的病人，就是一九一八年流行性感冒的受害者。也有很多人相信病毒可能引起精神分裂症，一九二六年曾有卡爾．曼寧格（Karl Menninger）研究兩者間的關聯。《美國精神病學雜誌》（*American Journal of Psychiatry*）認為他的研究報告意義重大，在一九九四年還將之當成經典文獻重新印行。曼寧格指出「感冒對神經的毒害無可比擬」，並且指出有三分之二感冒引發的精神分裂症，在五年後完全痊癒。精神分裂症的復元非常罕見，顯示初期症狀是某些可復元的過程受損造成的。

一九二七年美國醫學學會在研究過世界各地幾百份醫學論文後，結論是「一般相信感冒會影響大腦……從感冒痊癒後出現急性精神病加上狂亂來看，無疑感冒對神經精神病變的影響極大而且變化多端……感冒病毒對於神經系統的傷害幾乎不亞於對呼吸道的影響」。

一九三四年英國科學家進行類似的研究後也同意：「感冒對神經系統造成深遠影響無可置疑。」

一九九二年一項對自殺和戰爭之間關聯的研究結論是：「第一次世界大戰並沒有影響自殺率，造成自殺率增加的是感冒大流行。」

一九九六年的病毒教科書說，「A型感冒病毒感染人類時，對中樞神經系統影響的範圍廣泛，從不安、困倦、躁亂、頭腦不清，到更嚴重的精神症狀、發狂和昏迷等等。」

一九九七年在香港感染十八人，殺害其中六個人的禽流感提供了具體證據。二名病人遺體的解剖發現腦水腫現象。水腫就是腫脹的意思。更引人注意的是二名病人的骨髓、淋巴組織、肝臟、脾臟等都布滿巨噬細胞，有位病人甚至在大腦白質和腦膜，也就是包圍大腦和脊髓周圍的那層組織中也出現這種免疫戰士。巨噬細胞出現在那些部位表示有病毒將它們引來。那份一九九七年的病理報告和一九一八年的瘟疫相呼應：「出現精神狂亂的病例中都發現液體嚴重滲入大腦腦膜，連微血管也被滲透……死亡病例的驗屍中發現充血性的損傷和小區域腦膜出血，特別是皮質水腫部位周圍環繞著擴大的血管……脊髓灰白質出血……大腦組織細胞在水腫部位發生變化……」

二〇〇二年，孟菲斯聖朱德兒童醫院的世界病毒權威羅伯．韋伯斯特（Robert Webster）報告，「病毒不時會入侵中樞神經系統，造成重大傷害。」他提起有位孟菲斯的孩童曾經是班上的傑出學生，但感冒之後「變成植物人……我這輩子看多了這種病例，相信感冒病毒絕對有可能侵入腦部。證據薄弱，但就是事實。在小雞身上試驗病毒，它會侵害嗅覺神經，然後雞就會死去」。

一九一八年的病毒看來確有進入人類腦部。在那兒引發的免疫戰爭可能損壞腦細胞，使人難以集中精神或改變行為，影響思考能力，甚至產生暫時性精神病。也許這種病例不多，但卻是真實的事。

時機不對時，因之造成的影響會非常深遠。

一九一九年一月，堪薩斯州國會議員威廉・波蘭（William Borland）在法國病逝，是第三位死於感冒病毒的國會議員。同一個月威爾遜總統的知己愛德華・豪斯上校在巴黎又再度因感冒病倒。

豪斯在一九一八年三月第一波流行性感冒時就被傳染，在家裡關了兩個星期休息之後，回到華盛頓又再度復發，然後再在白宮躺了三個星期。雖然春季感冒通常會給人留下病毒抗體，但是在大戰結束後他仍然第二次感染。當時他人在歐洲，十一月三十日好不容易從躺了十天的床上爬起來，和法國總理克里蒙梭會面十五分鐘。會後他說：「這是一個星期以來我第一次親自處理公事，已經重感冒十天……這次世界流行性感冒死了好多人，我失去好幾位同僚，包括可憐的韋勒・史萊特（Willard Straight）。」

結果一九一九年一月他第三度被感冒擊倒，病重得有些報紙甚至登出他去世的消息，豪斯還挖苦報紙的錯誤。這次生病打擊不小，在他認為康復之後的一個多月，日記上寫道：「一月生病以後我大腦全亂了，簡直不確定我以前患的感冒是不是曾經痊癒過。」

一九一九年初巴黎有重要的任務在等他。

所有戰勝國、戰敗國、想要從戰敗國獨立出來的國家等等，都派代表參加巴黎和會討論戰後和平條款，幾千人環繞在決策中心。德國不能參加決策，只有聽命的份。在這一片夾雜各國語言亂烘烘的巴別塔（Tower of Babel）中，十個大國組成委員會決定議程。在這寡占的十國會議中還有更小的一個圈子，所謂的四強：美國、法國、英國和義大利。四強中又只有三個真正有分量的發言者，換句話說，事實上只有三個人在主導全局。

法國總理克里蒙梭人稱「獅子」，參加和會時身體裡還帶著一顆子彈，那是一九一九年二月十九日一名刺客射進他肩膀的。英國首相勞合．喬治在自己家鄉正面臨政治危機，被形容是「玻璃桌上團團轉的油滑大理石」。還有美國的威爾遜總統，他到達歐洲時是世界上最有名望的政治人物。

和會從幾星期開到幾個月，幾萬頁的草稿、備忘錄、信函等在與會的代表和他們的幕僚之間頻頻往返，但是克里蒙梭、勞合．喬治、和威爾遜三個人不需要這些文件。他們不需要批准下面外交部長們擬出來的東西，也不要對別人提給他們的意見做決定，他們三個只做真正的談判工作。他們反覆討價還價，時而堅持己見，時而被人拒絕。

平時他們的會議室裡只有五到六個人，包括翻譯在內。克里蒙梭和勞合．喬治常由別人代表發言，但是威爾遜卻常自己一個人代表美國，不帶幕僚、國務卿，或是他最信賴的豪斯上校。由於會議期間威爾遜曾短暫回國，整個討論似乎冗長無止境。可是畢竟他們是在決定整個世界的未來。

十月感冒流行的高峰期巴黎有四千五百七十四人死於感冒或肺炎。秋季流行性感冒雖然消退，卻一直沒有真的離開這個城市。一九一九年二月，巴黎的感冒和肺炎死亡人數又回升到單月二千六百七十六人，超過高峰期的半數。威爾遜的女兒瑪格麗特在二月也得了感冒，躺在布魯塞爾美國公使館裡。到三月，巴黎又有一千五百一十七人病死；JAMA 報導巴黎「已經消退的感冒又再度令人恐慌地爆發……感冒流行大部分地區，不止在巴黎，也傳到其他省分。」

那個月威爾遜的妻子、妻子的祕書、白宮總管艾文．胡佛（Irwin Hoover）、威爾遜的專屬醫生暨最信任的人凱瑞．葛瑞生全都病了。克里蒙梭和勞合．喬治兩人也有輕微感冒的現象。

克里蒙梭和勞合．喬治兩人的討論經常淪於粗暴。三月下旬威爾遜告訴妻子：「感謝主，我還可以繼續和他們鬥下去，而且我一定會贏。」

三月二十九日威爾遜說：「克里蒙梭先生說我是親德派，然後掉頭就離開會議。」

威爾遜繼續纏鬥，堅持「我唯一的原則是要取得被統治者的同意」。四月二日在一整天艱苦的會議後，他把克里蒙梭說成「被詛咒的傢伙」，這話對他這種虔誠的教徒來說，是很重的字眼。他告訴他的發言人：「我們必須在被接受的既定原則上建立和平，不然乾脆免談。」

根據葛瑞生醫師所言，第二天四月三日星期四下午三點鐘時威爾遜身體看來一切正常，但是到了下午六點葛瑞生發現威爾遜「突然一陣劇烈咳嗽，咳得連氣都喘不過來」。

由於發作如此急遽，葛瑞生醫生以為威爾遜是被人下毒，企圖暗殺。診斷結果很快就解除了這個疑慮，但只是稍稍讓人安心一點而已。

威爾遜的幕僚長約瑟夫．提莫第（Joseph Tumulty）留守華盛頓監控國內政治動向。葛瑞生和他每天都有電報聯絡，有時一天好幾通。但是總統感冒的消息過於敏感，葛瑞生在電報中只說：「總統昨晚非常冷，一直躺在床上。」另外寫了一封信專人送回，裡面說：「總統上週四病倒，高燒華氏一百零三度（約攝氏四十度）並且嚴重腹瀉……這是感冒的開始。那天晚上是我最累的一次。我可以控制住咳嗽，可是他的情形顯得相當嚴重。」

美國代表團中一位年輕的幕僚唐納．法拉瑞（Donald Frary）和威爾遜同一天病倒，四天後就去世，只有二十五歲。

連續幾天威爾遜都躺在床上不能動彈，到第四天才能坐起。葛瑞生電告提莫第：「我很小心照料他……從來沒有這麼需要你的支持過。」

威爾遜好到可以接見訪客時，第一個在病床上會面的是美國代表團。他說：「各位，這不是個和平會談，是個戰爭會議。」

威爾遜病前曾以離開會議為要脅，寧可沒有簽成和平協議就回美國，也不願在原則上稍做讓步。這時他又重申這個威脅，要葛瑞生讓「喬治華盛頓號」（George Washington）準備好，只要他病況一許可就啟航回國。第二天他的祕書吉勃特．克勞斯（Gilbert Close）向妻子透露：「我從來沒見過總統頭腦這麼混亂過，即使躺在床上時也是怪怪的。」

這時和會還繼續在進行。由於威爾遜本人不能參加，只能依靠豪斯上校代表。威爾遜對國務卿羅伯．藍辛（Robert Lansing）比較不信任，常不太理他。好幾天以來威爾遜一直嚷著說要離開法國，並告訴妻子：「如果因為我不能親自參加而輸了談判，我也要體面地退出，所以我們要回家。」

四月八日威爾遜堅持親自回到談判桌上，但他無法出門。克里蒙梭和勞合．喬治來到他病榻邊，但是三人談得不太愉快。他的公開威脅放棄會談惹火了克里蒙梭，他私下叫威爾遜是「行李打包好隨時準備走路的廚子」。

葛瑞生記道，「感冒不幸來襲，暗傷讓總統無法抵擋……總統還在病床上就堅持要親自參加會議。等到能起床以後，更比以前勤奮，從早晨到下午，甚至到晚上都是會議。」

赫伯．胡佛（Hebert Hoover）不是美國和談代表團的一員，但由於主持美國對戰後凋敝歐陸的援助，所以在巴黎也是重要人物。他說，「在那以前，每次我和他打交道時，他都是敏銳清晰，很快能抓住重點，決策毫不猶豫，並且能聽從信賴的人所提的意見……現在別人和我一樣覺得面對的是個頑固的腦袋。當我必須做決定時，我覺得自己和他一樣猶豫不決。」胡佛相信威爾遜的大腦已經不再像以前一樣靈光。

祕密勤務局的史塔林（Starling）上校注意到威爾遜「不再有以前的敏銳反應，容易疲倦」。他會為誰在使用公務電話這類芝麻小事心煩。雷伊・貝克（Ray Stannard Baker）在威爾遜病後第一次見到他時，對於威爾遜深陷的眼睛、疲憊的狀態、蒼白的外表大吃一驚，覺得好像肌肉都從他臉上消失，只留下骷髏一樣。

白宮總管艾文・胡佛記得好幾次威爾遜忽然冒出奇怪的念頭，包括相信他家裡住滿了法國間諜。「我們不管怎麼解釋都不能改變他的想法。這回他又很怪異地認為他住所裡全部家具都是他個人的責任……一向熟悉的總統竟有這種不尋常的言行，我們猜大概是大腦裡有什麼問題。可以肯定的是，他生過這場小病以後就不一樣了。」

葛瑞生向提莫第承認，「這正是我擔心的事。」

雷伊・貝克說，「我從沒見過總統這麼憔悴……午後他得努力回想，才能記起晨會討論的事。」

當威爾遜還臥病在床的時候，就在他威脅如果克里蒙梭不同意他的要求他就要中止會談回美國之後沒幾天，他突然在沒有和任何美方人員討論或是預警的情形下，宣布放棄一向堅持的原則。他同意所有克里蒙梭要求的重點，那些都是威爾遜病前堅決反對的。

就這樣，他躺在床上，接受克里蒙梭提出要德國承擔所有戰爭責任，負擔戰爭賠款的條款。萊茵區全面非軍事化，德國不准在萊茵河東岸三十哩內駐紮軍隊。煤礦蘊藏豐富的薩爾區由法國開採，並由新成立的國聯管理十五年之後，再由公民投票決定該地區要歸屬德國或法國。德國在普法戰爭中奪走的阿爾薩斯和洛林省回歸法國，西普魯士和波森割給波蘭，成立所謂的「波蘭走廊」把德國分為兩半。德國空軍解散，陸軍不得超過十萬人；德國撤出所有殖民地，但不是讓他們獨立自由，而是劃歸其他列強所有。

連勞合．喬治也責怪威爾遜：「會議期間精神崩潰。」

葛瑞生記著，「那些是讓威爾遜身心俱疲的日子。」

當葛瑞生做此記載的時候，威爾遜接受義大利大部分的要求，也同意日本接收德國在中國的特權。日本為了回報美國，便以口頭而不是書面承諾願意檢點行為，但這項口頭承諾不是對威爾遜或是任何美方人員提出，而是對英國外相阿佛萊德．巴爾福（Alfred Balfour）說的。

五月七日擬定的條約拿給德國人看，他們抱怨所有威爾遜宣稱絕對不能妥協的原則全都變了。威爾遜離開會議時說，「這是什麼差勁的態度……我從來沒聽過這麼無理的話。」

沒有人提醒威爾遜或是世人，他曾經倡言，長久的和平只能建立在「沒有戰勝國的和談」之上。威爾遜也告訴貝克，「如果我是德國人，我一定不會簽這份條約。」

四個月之後威爾遜嚴重中風。在他臥床的幾個月裡，所有對外聯絡都操在他妻子和葛瑞生醫師手中，兩人變成美國政策真正的操盤者。

一九二九年有人在研究報告中提到，兩位醫生相信威爾遜在到巴黎時正受動脈硬化之苦。一九四六年又有一位醫生在出版物中提到同樣的看法。一九五八年一本威爾遜的主要傳記說動脈硬化專家懷疑當年葛瑞生醫生的感冒診斷，而相信威爾遜發病的原因是血栓，輕微的中風。一九六〇年一位歷史學家在談到歷任總統身體健康時說，「今天我們對於威爾遜神智不清的看法是腦部受損，可能是由於動脈硬化造成的血管阻塞。」一九六四年另一位歷史學家將之稱為「血栓」。一九七〇年一篇登在《美國歷史學報》（*Journal of American History*）上標題「威爾遜總統的神經疾病」的論文中，另一位歷史學家則稱之為「輕微中風」。

似乎只有一位歷史學家阿佛萊德．克勞斯貝注意到威爾遜發病時的症狀，像是發高燒、劇咳、和虛脫無力等。這些是與感冒特徵相符，而與中風完全無關的症狀，何況當時在場診斷的葛瑞生醫生本身相當優秀，是受韋爾契、戈格斯、佛勒斯納、和沃恩等人敬重的人物。

儘管有克勞斯貝的見解，但相信威爾遜中風的看法一直在持續，即便到二〇〇二年一份研究當年巴黎和會的得獎論文中仍認為「威爾遜明顯蒼老許多，臉頰上抽搐更厲害……可能是輕度中風，是四個月以後嚴重中風的前兆。」

那時沒有小中風，只是感冒而已。事實上感冒病毒也可能導致中風，腦部血管受損在一九一八年的驗屍報告中常出現，和一九九七年一樣。葛瑞生相信威爾遜「在巴黎的感冒是造成他最後倒下的原因之一」。一份出版於二〇〇四年的流行病學研究論證了流感與中風的確切連結。

當然我們無法猜測如果威爾遜沒有生病的話事情會怎麼發展。也許他終究還是會讓步以換取別人支持他成立國聯。也許他會像所威脅的一樣啟程回家，也許和約就不能成立，也許他的出走可以逼克里蒙梭讓步。

沒人能夠知道假設情況下會怎麼發展，但是我們都知道事情的結果。

感冒確實進到巴黎和會，擊中了威爾遜。感冒削弱了他的體力，並在談判的最緊要關頭解除他的毅力和專注力。這些都是確定的事。我們也幾乎可以肯定感冒對他頭腦有其他更遠的影響。

歷史學家幾乎一致認為，巴黎和會簽訂的條約對德國之嚴苛，使得一次大戰後德國經濟凋敝、民族主義興起、政治動盪，進而促成阿道夫．希特勒的崛起。

和會結果對世局造成的危險不需要後見之明，當時就可看得很清楚。經濟學家約翰．凱因斯（John Maynard Keynes）憤而離開巴黎和會，說威爾遜是「地球上最大的騙子」。後來他寫道：「我們正處於運勢最低潮……現在這一輩人從來沒有這麼普遍的消沉過。」第三十一任美國總統胡佛也宣稱他相信這份合約會讓歐洲分崩離析。

威爾遜決定讓步後，立刻有一群年輕的美國外交助理和顧問集會表態反對，討論是否要辭職以示抗議。這些人有莫里森（Samuel Eliot Morison）、布利特（William Bullitt）、伯利（Adolf Berle, Jr.）、赫爾特（Christian Herter）、杜勒斯（John Foster Dulles）、斯蒂芬斯（Lincoln Steffens）和利普曼（Walter Lippman）。其中包括一些已成為或即將成為對美國有巨大影響力的人物，還有兩個後來當上國務卿。其中辭職成功的威廉．布利特在九月對於是否批准巴黎和約的攻防中向參議院透露，國務卿羅伯．藍辛曾經私下表示國聯條款是沒用的，只不過是列強把世界重新洗牌以符合他們私利的安排而已。

後來成為助理國務卿的伯利寫了一封措辭嚴厲的辭職信給威爾遜：「我很遺憾您沒有把我們的戰爭堅持到底，也無視於幾百萬人對您的信賴，包括我自己還有每個國家寄望於你的人。美國政府竟然同意把世界上受苦難的民族轉交給新的壓迫者。征服和瓜分將給世界帶來新的戰爭紀元。」

威爾遜總統只是染上流行性感冒而已。

第三十三章

一九一九年九月二十九日威廉．奧斯勒爵士開始咳嗽。他是在霍普金斯醫學院創始人畫像裡的四位醫生之一。這幅畫像象徵美國醫學新紀元的開始，他到今天仍被認為是美國歷史上最偉大的醫師之一。奧斯勒當時人在牛津大學。他對各種事物有廣泛的興趣，與詩人惠特曼（Walt Whitman）交往，也是醫學經典教科書的作者。他的教科書促成了洛克菲勒醫學研究所的成立。

奧斯勒的獨子在戰爭中陣亡，在那之後他一直處於無比的悲痛中，這時更備受呼吸道感染的煎熬。那年秋天，牛津大學感冒流行嚴重的程度曾使校方考慮延後開學。奧斯勒寫給他嫂嫂的信中說，「我連續兩天病得非常厲害，因為不斷的咳嗽而虛脫。」他的病情一度好轉，但到十月十三日體溫又升到華氏一百零二點五度（約攝氏三十九度）。他給朋友的信說他患有「感冒常見的支氣管炎」。那時他正準備訪問詩人惠特曼，同時寫信給韋爾契和小洛克菲勒，想為他的母校麥基爾大學（McGill University）爭取獎學金。十一月七日他感到身體側面「一陣焚熱的刺痛」，十二小時後又開始咳嗽：「一陣可以把胸膜撕成碎片的刺痛劇咳。」

三個星期後他的醫生停止給他嗎啡，改用阿托平，認為情形很有進步。十二月五日他接受局部麻醉，一支針刺入肺部抽出十四盎司的膿。他放棄了對惠特曼的訪問，覺得自己已經無望，自我解嘲說：「這個病例我已經觀察了兩個月，可惜大概看不到驗屍報告了。」

他妻子一點也不欣賞他的幽默。他的悲觀讓她受不了：「他每次說的話都會實現，這怎能讓我不往壞處想？」隨著日子過去，她努力想保持樂觀，可是有一天她發現奧斯勒在念著丁尼生（Tennyson）的詩：「自主死亡的人最快樂／青青墳頭下是快樂的逝者／放開我吧，讓我回歸大地……」

他七月剛滿七十歲。十二月二十七日收到的生日禮物是一本紀念專集。這是一套獻給他的科學論文合集，上面寫著「謹以此書獻給威廉・奧斯勒爵士，感謝他對醫學和生物學的貢獻」。出版日期所以遲延是因為專集由韋爾契主編，韋爾契從來沒有準時過。

最近他的傳記作者認為如果他在霍普金斯醫院住院的話，可能可以得到更好的照顧。那兒的醫生可以用X光、心電圖、及早施行手術導出肺部的蓄膿等，也許可以救他一命。

他在一九一九年十二月二十九日去世，臨終前的話是：「把我的頭抬起來。」

他的頭總是抬得高高的。

一切好像終於過去了，其實沒有。一九一九年九月奧斯勒病重的時候，布魯預言感冒會捲土重來：「各地應該做好流行性感冒再起時的計畫。對於可能的再爆發最好的辦法只有一句話『準備』，現在就是準備的時機。」

一九一九年九月二十日一群頂尖的科學家聚集在一起，想對流行性感冒的原因和治療方法做出結論。雖然這個目標沒達到，可是《紐約時報》仍報導這次會議象徵從聯邦政府到州、市政府的協同努力，要防止歷史重演。兩天以後紅十字會對內以密件發布它的作戰計畫：「對於流行性感冒潛在危機的建議組織／機密／註：本件在感冒再度流行之前不得公開。正式公布之前所有分會及組織不得公開談論此文。」

一九二〇年二月七日捲土重來的流行性感冒強度使得紅十字會宣布，「鑑於流行性感冒的迅速蔓延及國家安全之必要，所有護士以及具有護理經驗人員請立即與最近紅十字會分會或地方防疫組織聯絡，提供愛國服務。」

一九二〇年最初的八個星期，紐約和芝加哥有一萬一千個與感冒有關的死亡病例。紐約市單日提報的病例數量曾超過一九一八年任何一天。芝加哥的衛生局長約翰・羅伯生（John Dill Robertson）在一九一八年時曾經把士氣置於優先考慮，這次組織三千位專業護士成為區域性隊伍，服務涵蓋整個城市。只要一有病例出現，病人的家門口立刻予以標記。

依不同資料來源，一九二〇年是二十世紀裡死於感冒或肺炎人數居第二或第三的年分。感冒並且持續零星地攻擊各個城市。例如遲至一九二二年一月，華盛頓州的衛生處長保羅・透納（Paul Turner）博士在不願承認感冒重來的公告中仍說：「目前本州流行的嚴重呼吸道感染應視為感冒處理……須執行嚴格隔離。」

它幾年之後才完全從美國和世界各地退卻，但沒有消失。它還是持續發動攻擊，只是不再那麼兇猛，也許是由於病毒演化趨向平和，趨向與一般感冒病毒相近，也許是由於人類的免疫系統做了調整。不過它仍留下另一道陰影。

在疫情還未解除之前，紐約市衛生局長科普蘭就估計該市有二萬一千個小學生在流行性感冒後變成孤兒，變成單親的孩子還不算在內。另外像新罕布夏州的柏林鎮，一個小小的鎮上就有二十四個孤兒。紅十字會工作人員說單一條街上就有十六個孩子失去母親。俄亥俄州的文頓郡人口只有一萬三千人，報告有一百名孤兒父母雙亡。賓州礦區麥納斯維爾有六千人，病毒讓二百名孩子無家可歸。

一九一九年三月，一位紅十字會資深官員建議各地區負責人，在緊急情況時應該盡量提供協助，因為「流行性感冒不只造成六十萬人死亡，更使社會失去活力……精神崩潰以及影響數千人的後遺症。它留下孤兒寡婦和無依老人，使許多家庭頓失依靠，陷入貧窮和悲哀。它影響的範圍非常廣，及於大部分美國國土和各個階層的人。」

詩人羅伯．佛洛斯特在感冒康復幾個月之後還覺得不安：「你憔悴的身軀裡是哪些骨頭在憂鬱地活動……？我不知道是不是還有力氣再寫信……」

流行病過後一年多，辛辛那提衛生局長威廉．彼得斯（Willicam H. Peters）在美國公共衛生協會的會議中指出，像「我覺得不太舒服」、「我不太有力氣」、「我感冒以後已經精疲力竭」之類的用語變得相當普遍。辛辛那提衛生單位在流行病過去之後檢查七千零五十八位受害者，發現五千二百六十四人還需要藥物治療，六百四十三人心臟有問題，還有許多著名的人物患過感冒之後，在一九一九年初突然去世。雖然一時沒有科學上的證據，但彼得斯相信，很少有人能經歷過流行性感冒之後身體沒有發生病理變化。

全世界都有類似的現象。接下來幾年一種叫「昏睡性腦炎」的疾病席捲大部分西方國家。這種疾病幾年之後就消失了，病原一直沒找到。從科學上來說，的確沒有證據能證實這種疾病存在，但是當時的醫生都相信它是流感留下的後遺症之一。

還有一些無法量化的影響，像家庭失去父母親、丈夫或妻子造成痛苦和憤怒。牛頓．貝克在威爾遜總統任命他擔任戰爭顧問時，曾被批評為和平主義者。他特別責怪戰爭部的政策是在謀殺年輕人。

有好幾則記錄關於迪文斯軍營把訓練完成的新兵派下部隊時，因為感冒流行而遭部隊長官抗議的事。但是這些抗議都沒有作用，軍隊照常進駐，感冒也跟著到。一位在這樣的軍隊中失去兒子的父親寫信給貝克：「我認為戰爭部的領導人應該為此負責。」貝克回給他七整頁密密麻麻的信，表達他自己的憤怒。

> 世界還在生病，病到骨子裡……大後方完全無意義的犧牲……威爾遜在凡爾賽宮對理想的背叛，穿透靈魂的背叛……科學面對瘟疫時束手無策……

一九二三年一月教育哲學家約翰．杜威在寫給政論雜誌《新共和》（*New Republic*）的信裡說：「我們常懷疑當時對疾病的體會是否像今天這麼普遍……從對治療和救濟的興趣證明現在的世界多麼病態……」他在講超乎肉體疾病之外的體會，肉體疾病只是其中的一部分。他說的世界被費茲傑羅（F. Scott Fitzgerald）稱之為「眾神皆死，戰爭已盡，信仰皆已沉淪」。

瘟疫留在人們記憶中的多過於文學作品裡反映的。經歷過那場流行病的成年人今天都已經不在人世，現在的記憶只存在於那些聽過故事的人，他們聽過母親說如何失去外公，那個叔叔變成孤兒，或是某位姑媽提起「我這輩子只見父親哭過那麼一次」。記憶隨著世代交替而淡化。

一九二〇年代的作家很少提到它。

一九一八年十月三十日，瑪麗．麥卡錫（Mary McCarthy）和三個兄弟姐妹、叔叔和姑姑，還有父母親在西雅圖登上火車。三天之後到達明尼阿波里斯市時大家都病了，當車長要他們下車時，她父親還抽出手槍反抗。祖父母戴著口罩來接他們。因為所有醫院都爆滿，他們只能回家。她叔叔和姑姑康復，三十八歲的父親在十一月六日病故，二十九歲的母親在次日也去世。在她的作品《天主教少女的回憶》（*Memories of a Catholic Girlhood*）中，她提到變成孤兒對她的衝擊，讓她急於要表現自己，也生動地回憶火車通過三分之二美國大地的景象，可是對於疾病流行幾乎一字未提。

多斯．帕索斯（John Dos Passos）當時二十出頭，病得很嚴重，可是他的小說中很少提到生病的經驗。海明威、福克納、費茲傑羅等名作家幾乎也從未提到它。《紐約客》雜誌的作家和小說家威廉．麥斯威爾在流行病期間失去母親。她的去世使得他的父親、哥哥和他自己變得退縮。他回憶：「我老是猜想哥哥在想些什麼，他從來不和我分享心事。我不知道原因的時候，就猜一定是某件傷他自尊心的事，所以不肯說出來……」至於他自己，「和父親在地板上一起踱步時，我不斷覺得自己是不小心穿過一扇門到了不該到的地方，再也回不到原來不想離開的地方。」對父親的形容是，「悲哀的表情總訴說著忍耐和無望。」對他自己而言，「母親的去世……是我寫下四本書的原動力。」

凱薩琳．波特當時病重得連訃聞都被人排版好了。她終究還是熬了過來，但是她的未婚夫就沒那麼幸運。她幾年後出版的小說《蒼白騎士，蒼白座騎》描寫那個時代疫病的恐怖和生活的情形，是極少數同類書籍中最好的。其實她居住的丹佛市和東部的幾個城市相比，疫情算是相當輕微的。

文學上對瘟疫留下極少痕跡不是第一次，幾個世紀前歐洲黑死病流行時也一樣。一位研究中世紀文學的學者說，「除了極少數幾段生動又恐怖的文字之外，中世紀對鼠疫沒有紀錄是很令人不解的事。除了那幾段大家所熟知的描述，其他文學作品中可以說根本找不到它的影子。」

人們會為戰爭寫作，他們描寫大屠殺，描寫人類的彼此凌虐，但顯然人們忘記大自然帶給人類的恐怖，那種讓人類顯得渺小無力的噩夢。疫病的印象只是偶爾會出現在作品中。納粹一九三三年控制德國時，克利斯多佛・艾瑟伍德（Christopher Isherwood）筆下描寫柏林：「整個城市籠罩在戰戰兢兢、傳染性的恐懼瘟疫之下，像感冒流行一樣，我骨子裡感覺得到這種恐怖。」

研究疫病和分析社會反應的歷史學家大都同意，權貴階級會把他們的痛苦怪罪於貧苦的人身上，有時還會汙衊或孤立社會裡的弱勢族群。一位叫瑪莉・瑪隆（Mary Mallon）的愛爾蘭移民被冠為「傷寒瑪莉」，因此被關入獄中長達二十五年，就是這種心態典型的個案。如果她生在另一個階級，遭遇必定不一樣。歷史學者觀察到這些掌權者經常得靠下達命令來取得安全感。靠著下命令他們才能覺得事情受到控制，社會還有秩序。

一九一八年這些上流權貴也是這種模式。丹佛市衛生局長威廉・夏普利（William Sharpley）就把該市對感冒防治的失利歸罪於「外來移民社區」，他指的是義大利人。《杜蘭哥晚報》（*Durango Evening Herald*）對於保留區裡猶他族印地安人特別高的死亡率，怪罪是他們「忽視和違反主管當局和醫生護士對他們的指示」。一位紅十字會工作人員在肯塔基州礦區批評不衛生的情形：「我們到達不幸的棚屋，它看來已經被遺棄了……我走進去發現一雙女人的腳伸出床外，頭枕在骯髒的枕頭上，像個石頭人似的死去。她眼睛瞪著，口也張著，一幅可怕的景象……她住在三百呎外另一棟破爛棚屋的婆婆走進來……我還聞得到那股沖天惡臭，永遠忘不了那噁心的景象。可見髒亂的代價就是死亡。」

不過除了這些偶見的刻薄之外，一九一八年的感冒大流行，一般來說並沒有造成種族或階級間的對立。在流行病學上，死亡率和人口密度，也就是社會階級之間有一點關聯，但基本上病魔對所有人還是一視同仁。年輕士兵的死亡帶給每個人打擊。疾病流行實在太廣，很明顯不會針對某個種族或是階級。在費城，白人和黑人得到的待遇當然不會一樣。在全國各礦區，不論是否出於私利，礦主自然也只為自己的礦工找醫生。在阿拉斯加儘管有種族問題，救援工作也晚了點，但政府仍發動大規模救援行動搶救愛斯基摩人。即使是前面提到的那位嫌環境髒亂噁心的紅十字會人員，也是日復一日留在災區冒生命危險救人。

秋季的第二波攻勢中許多地方政府癱瘓，全靠民間士紳接管，從費城的上流社會到鳳凰城的市民委員會等等。他們行使權力的目的是保護整個社會，而不是將它割裂。他們把資源妥為分配，而不是據為己有。

雖然有這些努力，但所有當權的人，不論是地方政府或是私人組織，大都未能把社會緊密凝聚在一起。他們不能的原因是沒有信用，失去信用的原因是他們說謊。他們說謊的原因是戰爭的緣故，威爾遜總統的宣傳機器要他們這麼做（舊金山是罕見的例外。它的領導人物說實話，所以整個城市給予正面、英勇的回應）。

我們不可能知道有多少人命因為謊言而犧牲，也無法知道有多少年輕士兵是因為長官不肯聽從自己軍醫總署的警告而平白喪生。但可以知道的是，當那些當權者告訴大家這和以前的感冒沒什麼不同，只是流行性感冒而已的時候，一定有相當數量的人相信他們說的，一定有人把自己暴露在病毒之下而犧牲。如果他們知道事實的話一定不會那麼做。還有恐懼確實會害死人，它害死人的方法是使人不敢照顧那些需要照顧的人。許多人只要能免於脫水、飢餓和得到休息，就能生存下來。

我們也不可能精確知道死亡數字。統計數字只是估計，我們可說數字是令人麻木的。

世界上少數幾個地方經常能保持正確統計數字，但這次都追不上病魔的腳步。在美國只有大都市和二十四個州記錄的數字精確得足以讓公共衛生部將之當成研究材料，這是所謂的有紀錄地區。但即使在這些地區，每個醫生和市府人員在盡力求生，也幫助別人求生之下，做紀錄是奢侈的事。到疫情消退之後，也仍只有少數資源花在整理數據上。許多人直到病死根本沒機會見到醫生或護士。已開發國家之外的情形更糟，像在印度鄉下、剛經過內戰蹂躪的蘇聯、中國、非洲、南美洲等等，疫病一旦發生就極端猛烈的地方，根本沒有可靠的數字留下。

第一次嘗試合理估計死亡數字的努力是在一九二七年。一項由美國醫學學會支持的研究估計全球有二千一百萬人病死。今天的媒體報導一九一八年流行性感冒死亡二千萬人的說法就是依此而來。但是從一九二七年以後的研究，這個數字每次都向上修正。美國國內的死亡數字原先是五十五萬人，但現在的流行病學家公認當時一億零五百萬人中有六十七萬五千人死亡。二〇〇四年美國的總人口超過二億九千一百萬人。

就全世界來看，估計的死亡人數和今天的人口數字都大幅增加。

終生大部分時間致力於感冒研究，並得到諾貝爾獎的法蘭克．麥法蘭．伯內特在一九四〇年代估計，一九一八年全球流行性感冒的死亡人數在五千萬至一億之間。

從此以後有各種以更可靠的資料和統計方法進行的研究，逐漸把估計的死亡數字調整趨近於伯內特的說法。最初幾項研究結論，單是在印度次大陸的死亡數字就將近二千萬人。一九九八年國際瘟疫研討會上又有新的估計數字提出。二〇〇二年的一項流行病學研究中，結論的死亡數字是「大約五千萬人……這個數字仍可能遠低於真實數字」。事實上，它如伯內特說的，建議可能數字高達一億人。

假如一九一八年的世界人口是十八億人，較高的估計數字意味著在那兩年之內，世界總人口有百分之五病死，特別是集中在一九一八秋天恐怖的十二個星期內。

今天世界人口有六十三億人。只要以人口比例來推算，就可以想像一九一八年的感冒對今日世界可能的影響。如果以最低的死亡數字二千一百萬人來算，可以折算成今天七千三百萬人的死亡規模。較高的估計數字則相當於今天一億七千五百萬至三億五千萬人之間。這樣的數字的確很恐怖，自一九一八年以來的醫學進步應該對死亡率有些影響（見〈結語〉一章）。這些數字只是要說明瘟疫之下的生活會是什麼樣子。

可是這些數字仍不足以描述疾病的可怕。那是死亡到處橫流，把恐怖帶進每個家庭的年代。

一般流行性感冒裡，十六歲至四十歲的人通常占總病逝人數的百分之十以下。但一九一八年這個年齡層裡不分男女，雖然是最有活力、前途和希望的一群，卻占了死亡人數的一半以上；而在這群青壯年裡年紀在二十一至三十歲的受害又最嚴重。

西方世界受害最輕，不是因為醫學比較進步，而是那兒都市化的程度比較高，人口密集的結果使得人們的免疫系統不是那麼原始。美國大約百分之零點六五的人口病死，青壯年的死亡比率比這數字高一倍。已開發國家中義大利受創最重，失去約百分之一的總人口。蘇聯可能更慘，但是沒有數字可參考。

病毒在開發程度較低的國家中更為猖狂。最保守的估計，墨西哥的死亡率是總人口的百分之二點三，另外還有一個也是合理的估算則超過百分之四。這個數字表示有百分之五到九的青壯年病死。

就全世界來說，雖然沒人有確定數字，但很可能超過百分之五的青壯年被病毒害死，這個數字在低度開發地區可能接近百分之十。

除了死亡，除了倖存者殘留的後遺症，除了病毒造成一九二〇年代的迷亂、背叛、失落和虛無主義之外，一九一八年的瘟疫還留下其他方面的影響。

有些是正面的。全世界政府都計劃要在衛生方面進行國際合作，美國的痛定思痛也導致公共衛生架構重整。新墨西哥州設立公共衛生署，費城也重新修訂市政府章程重整衛生局。在曼徹斯特、康乃狄克、孟菲斯、田納西還有很多地方，臨時醫院變成固定醫院。瘟疫也使路易斯安那州的蘭斯德（Joe Ransdell）參議員推動立法，設立國家級的公共衛生研究所。不過，直到一九二八年又一次比較溫和得多的感冒流行時，才讓國會想起幾年前的事而使他的理想實現。

這些都是病毒留下的。只是這次病毒給人類最重要的影響是在實驗室裡。

第十部

比賽結束

ENDGAME

第三十四章

第一次世界大戰結束的時候，韋爾契帶動的美國醫學革命成功地告一段落。這次革命對美國醫學造成根本的變化，使它的教學、研究、技巧和治療都科學化。

美國醫學上能做真正科學研究的人還只是一小群，人數不過十幾位。如果再把年輕的新手算進去，到了一九二〇年代中期也頂多幾十人而已。

他們每個人彼此都認識，相互分享經驗，所有人都與霍普金斯、洛克菲勒、哈佛，或是賓州大學、密西根大學、哥倫比亞大學等有淵源。這個群體小到只剩韋爾契、沃恩、提巴德．史密斯等等，和其他幾位第一代的改革者在活躍中。他們的第一代門徒比他們年輕沒幾歲，像是戈格斯在戰爭結束時已到了強迫退休的年紀。軍方理應讓他延退，但是他在軍中高層沒有朋友，只得轉到洛克菲勒資助的國際公共衛生單位。佛勒斯納、派克和科爾在紐約；米爾吞．羅斯諾在波士頓；菲德烈克．諾威（Frederick Novy）在密西根大學；路德維希．海克登在芝加哥。他們的再下一代徒弟也出線了：費城的保羅．路易士；艾弗里、道澤、湯瑪斯．里弗斯還有其他人在洛克菲勒研究所；喬治．韋柏在紐約羅徹斯特大學；尤金．奧彼在聖路易的華盛頓大學；還有其他幾十人。再過兩代，這些人的徒子徒孫成倍數增加，遍布全美。

這些人聚在一起不是因為友誼，有些人像佛勒斯納和派克之間根本沒有好感。很多人喜歡對手的理由是在尋找對方研究的漏洞，他們也不會對其他人盲目崇拜。這個行業發展的規模已經大得足以讓人在幾個地方遊走。有時可以聽到這一類的談話：「讓奧彼博士擔任這個計畫的負責人絕對是個大錯」，或是「喬丹起初看來條件相當適合，可是我有點擔心……他在緊要關頭可能不會堅持原來的信念……」，或是「你建議的名單我特別中意愛默生，但是我擔心他可能和羅梭、科爾及洛克菲勒基金會合不來……印象中他們好像發生過衝突」。

他們也知道，不論每個人有什麼缺點，不同人都還是有他獨到的長處。他們優秀得即使發生錯誤的時候，也能在錯誤中得到新的或重要的結論，足以在其上再做發展。這個獨特的群體中也有競爭和不和，幾乎是個兄弟會，男性專屬團體，其中只有極少數幾位女性。在細菌學方面很少有女性成就能超過安娜·威廉絲和瑪莎·沃爾斯坦。[52]

所有這些科學家從流行性感冒一出現就瘋狂投入實驗室工作，沒有人停下來。在最絕望的時候，在科學界前所未有的絕望壓力之下，他們經常降低接受證據的門檻，好做出充滿期盼的推論。正如西班牙哲學家烏納穆諾（Miguel de Unamuno）所說，人越絕望的時候，希望就越多。不過儘管他們工作極度狂熱，卻不會步調混亂，他們總是在穩固的基礎上做假設。他們可不像艾弗里自嘲說的，只是把一支試管裡的東西倒進另一支試管而已；他們不會在不瞭解人體機能之下進行天馬行空的計畫。他們不會把奎寧或傷寒疫苗用在感冒病人身上，猜想它們既然對瘧疾和傷寒有效，說不定對感冒也有

---

52 原註：佛羅倫絲·沙賓（Florence Sabin）是美國第一位女性醫學家，畢業於霍普金斯醫學院，也是第一位專任的女性醫學教授（任教於霍普金斯大學），她是第一位入選美國國家科學院的女性。不過沙賓不是細菌學家，也沒有參加感冒研究，所以本書不列入討論。

用。一般人這麼做，他們不會。

他們承認錯誤，他們也曾面對期望落空。他們踏進二十世紀最初十幾年時，相信科學的成就雖然有限，但終將人定勝天。可是人在面對失敗時會變得憤慨，沃恩曾告訴同事：「永遠別再告訴我醫學的進步終將戰勝疾病。」又說，「醫學界對這次感冒的瞭解比十四世紀佛羅倫斯醫生對黑死病的瞭解強不了多少。」

但他們沒有放棄。這個醫學兄弟會開始轉為獵人的角色。但未來將花掉的時間是他們想像不到的。

各實驗室一直在獨立戰鬥中，相互間很少往來。研究人員應該經常碰面交換想法，交換實驗技巧，討論沒有發表的發現。或許在某些研究人員看來無足輕重的發現可以給別的人帶來啟示。他們得拼湊各種線索，以求發展成對抗瘟疫的實質成果；他們得從失敗的殘渣中篩選出成功的種子。

一九一八年十月三十日當流行性感冒在東岸消退到情況可以控制時，赫曼．比吉斯組織一些傑出科學家成立感冒研究委員會。比吉斯有輝煌的經歷，曾經把紐約市衛生局變成世界上最好的公共衛生機構，但後來由於對坦曼尼幫玩弄政治的反感，離職轉任州衛生處長。他成立的委員會包括有科爾、派克、路易士、羅斯諾、流行病學家和病理學家。韋爾契當時在大西洋城做病後調養，還虛弱得無法參加。比吉斯在第一次開會致辭中響應沃恩的話：「這件事的重要性無與倫比……我們卻如此一籌莫展。」

不過他和沃恩不同，他生氣地宣告失敗是「對公共衛生管理、執行和醫學的嚴重教訓，使得我們落得今天這般下場」。他們看到流行病的迫近已經有幾個月了，但是公共衛生官員和科學家卻沒做準備。「我們現在就應該掌握所有的科學資料，或者就再等六個月，讓疫病把我們都吃掉算了。」

他決心要大家立刻面對這個問題，並解決它。

這可不是簡單的事。即使在那第一次會議中他們就遇到問題。他們其實對感冒是什麼都不知道，連對感冒的本質也不能有共同看法。所有的病理現象都太令人困惑，臨床症狀也一樣。

到了這個時候連科爾也還在懷疑它到底是不是感冒：「所有早期看到這些病例的人都認為我們遇到的是一種新疾病……一個大難題是要知道感冒是什麼，和找出診斷的方法……我們在流行病期間研究過所有病歷，還是很難瞭解什麼是感冒，這是相當複雜的挑戰。」

海軍一位科學家說：「從好幾個方面看，症狀與鼠疫相似。」

哈佛一位研究員則排斥這種看法：「這是早就存在的疾病，它的特性一點也沒改變。」

可是它是在變，一直不斷在變。從輕微的，病人可以很快恢復的感冒，到過去感冒從來沒有出現過的怪異症狀；從瞬間發生猛烈病毒性肺炎到 ARDS 到次發性感染細菌性肺炎，所有情形這次都有。科爾在霍普金斯大學的老師路威利士．巴克記著，「不同地區來的肺炎採樣有很大差異。迪文斯來的和巴爾的摩來的差別很大，從各個軍營來的也是。對人體造成的傷害在各地也都不同。」

他們對疾病無法達成共同看法，只好討論可能的病原。研究人員是有發現費佛氏菌，但據科爾報告，艾弗里在洛克菲勒研究所中百分之三十的健康同仁身上也發現這種細菌。這麼說並不能證明什麼。也許是因為流行病的關係，所以它很容易到處都出現，若在非疫期出現就可能是不尋常的事。此外他們也知道，很多健康人口中也帶有肺炎球菌，但並不會染上肺炎。流行性感冒病逝的人肺中也發現肺炎球菌、鏈球菌、葡萄球菌，和其他病原。派克提起濾過性病毒引起的可能性，羅斯諾正在對這個可能性做試驗。

他們知道的非常非常少。他們只知道隔離有效果。紐約州女子技藝學校把自己隔離，連運送補給品的人員也不准進入，結果一個病例也沒發生。紐約市外的特魯多療養院也這麼做，同樣沒人生病。整個美國大陸只有舊金山一個位於島上的海軍訓練基地執行嚴格檢疫，它也得以幸免。這些都證明沼氣理論不是病因，不過本來就沒人相信沼氣論。

他們結束時還是達到共識。他們同意接下來需要進行的事，還有做事的方法。就這樣，其實他們的共識是大家知道得太少。

他們準備向兩個方向前進：一個是從流行病學上探討這個疾病，另一個沿著實驗室裡的線索追下去。兩條戰線的首要任務都是先釐清湧進五里霧中的各種資料。

他們計劃做精密的流行病調查：把公共衛生措施和死亡率放在一起分析；在選定的地區做極精細的調查，像是把社區分成更小單位，追查單位中每個病人發病前七十二小時的行蹤；對每個人做詳盡的行為紀錄，包括生病的人和沒有被感染的人；尋找與其他疾病、前一次感冒侵襲、和飲食內容等的關聯。

流行病學的研究間接引起另一個醫學領域的改變。一九一八年十一月美國公共衛生協會在大都會人壽保險公司資助下，成立一個流行性感冒統計研究委員會。一位成員說這個委員會能「證明統計學，特別是重要統計數字和統計方法在預防醫學的價值」。他的另一位同事則視之為「對或然率理論和隨機取樣的支持」。一九一九年元月海陸軍軍醫署及聯邦公共衛生部也和聯邦統計局合組感冒委員會，後來轉為永久性的統計單位。同時，一位在比吉斯的第一次會議上發言的流行病學家說，「我相信問題最後將在實驗室裡解決。」

戈格斯一直有個目標：讓第一次大戰成為美國歷史上第一個士兵病死數字少於陣亡數字的戰爭。即使在軍中平均每六十七位士兵就有一人死於感冒，即使長官對他的建議不太理會，他仍差點就達到目標。只是當海軍感冒死亡人數加進統計之後，官兵感冒死亡總人數還是超過戰鬥中的犧牲人數。

大致來說，戈格斯擊敗了感冒之外的其他疾病。例如在成千上萬的英軍、法軍、和義大利部隊得到瘧疾的同時，美軍幾乎完全逃過它的魔掌。

這時有二百萬人正從歐洲回來。即使到十九世紀末，每次戰爭結束班師回國的部隊一定都會把疾病帶回故鄉。英、法、俄軍在克里米亞戰爭後帶回霍亂；美軍在南北戰爭後散布傷寒、痢疾和天花；普魯士軍隊在普法戰爭後把天花帶回家；還有傷寒跟著美軍在美西戰爭後進入美國人的家園。

戈格斯最後的任務之一就是做好行動計畫以避免同樣的事再發生。士兵上船歸國之前都要經過七天檢疫，上船前要再經過一次去蝨處理。軍隊將不會帶任何疾病回國。

有史以來最大規模的科學調查活動展開。比吉斯的委員會又再集會三次。最後一次會議時，每個成員都加入其他委員會活動。美國醫學學會、美國公共衛生協會、陸軍、海軍、公共衛生部、紅十字會，還有大都會保險公司在已經展開的活動之外，也都各別發動大型研究計畫，每個計畫的設計皆與其他計畫互補而不重疊。感冒在每個醫學專題會議，每個公共衛生組織，和每期醫學雜誌中成為主題。歐洲也一樣。

美國每個主要實驗室都繼續專注在感冒上。費城的路易士仍鍥而不捨，還有其他在賓州大學的人。羅斯諾在波士頓領導一組哈佛研究員。路德維希．海克登和普雷斯登．凱斯在芝加哥大學繼續奮戰。明尼蘇達的馬悠醫學中心有E．C．羅瑟諾；每個軍方肺炎小組的成員在回到民間後仍接續研究感冒。大都會人壽保險公司不但提供大學裡研究人員獎學金，更捐助紐約市和聯邦政府，提供資金給紐約市衛生局實驗室的派克和威廉絲及公共衛生部衛生實驗室的喬治．馬考伊。

陸軍也盡一切努力收集因感冒造成的肺部損傷的樣本，不但從軍營裡收集，也包括民間來源。這些樣本在四分之三個世紀之後變得無比重要，因為傑佛瑞．陶本柏格（Jeffrey Taubenberger）從一九一八年留下的樣本中找出感冒病毒，並在一九九九年完成病毒的基因解序。

在洛克菲勒研究所，科爾把每個能用的人都派上場，包括瑪莎．沃爾斯坦在內。曾任軍方肺炎小組成員的法蘭西斯．布萊克上尉在聖誕節前拜訪研究所老同事時，發現「每個人都埋頭研究感冒，用上猴子和其他所有東西」。一星期之後他從軍中退伍回到洛克菲勒。他說：「我好像已經連續六個月都吃、睡、工作全在肺炎和感冒上，如果能把肺炎從手上拋開，做點其他事或換個研究主題，我會非常高興。」

結果他又繼續和它纏鬥好長一陣子。

幾個月之後，一個知識體系慢慢成形。研究人員開始明白肆虐全球的感冒其實還繼續在悶燒中。他們先肯定原先懷疑的事：致命的第二波流行性感冒是春天第一波的重現。他們的推論是基於一個事實：春天曾感冒的人在第二波攻擊中有明顯的抵抗力。軍中的紀錄最完整。不過這些紀錄的對象都是年輕人，在某些問題的答案上沒有幫助，只可以解釋和證明免疫的作用。例如薛碧軍營是美國國內唯一從三月到秋天有同一支部隊駐紮的軍營。一九一八年四月的感冒讓二萬六千人中的二千人掛病號接受治療，可能還有更多人症狀較輕沒紀錄，所有二萬六千人都暴露在病毒之前。當年夏天，來了一萬一千六百四十五名新進人員。十月的流感對這支部隊的老兵幾乎沒影響，但大批殺害了後來新進的人員。在歐洲，春天的流行性感冒襲擊第十一工兵團，使一千二百人中的六百一十三人生病，兩人病死，但卻幫他們逃過秋天那波：在第二波攻擊中這支部隊只有一百五十人「傷風」，一人死亡。道奇軍營有兩支部隊：春天感冒侵襲其中一支，使它在秋天只有百分之六點六的人感冒；另一支沒受到春天感冒影響的部隊在秋天則有百分之四十八點五的人感染。同樣的例證還有不少。

統計也證明每個醫生、或者說是每個人早已知道的事。民間的青壯年出現驚人的死亡率。老年人通常是感冒的高危險群，但這次不只能逃過攻擊，而且被感染的比率也比年輕人低得多。這種老年人被豁免的現象全世界都有。最可能的解釋是以前的某次流行性感冒（後來對抗體的研究證明並不是一八八九到一八九〇年那波）雖然毒性不強，沒有引起注意，但和一九一八年的病毒很相似，所以在老年人體內留下抵抗力。

再者都市裡挨家挨戶的調查也證明一個明顯事實：住得越擁擠的人受到感冒荼毒越厲害。還有個尚未經科學證實的現象：越早上床睡覺、在床上躺得越久，和受到越多照顧的人，安然度過的機率就越高。這樣看來，窮人死亡率當然高於富人（但研究種族和流行病之間關聯的問卷結果則相反）。

但其他關於疾病的每件事都沒有結果，即使是細菌致病論和其他因素之間的關聯也有問題。遲至一九二六年，一位權威流行病學者還在以流行性感冒與空氣循環壓力變化之間的關聯舉證，替沼氣論辯護。

實驗室裡依舊一頭霧水。病原是什麼還不知道，全世界對這個題目都投下龐大資源。感冒流行時澳洲的法蘭克．麥法蘭．伯內特才十幾歲，從此立志研究感冒。他得到諾貝爾獎之後立刻說，「對於我和許多對生物學和傳染病有興趣的人來說，幾年來醫學上最引人注目的題目是——感冒。」

可是這麼多的努力還是突破不了這團迷霧。

問題不在於他們沒有線索，問題在於要從許多誤導方向的線索中找出少數正確的道路。這不像鼠疫，那是最早被人類發現的病原之一，細菌在病人腹股溝腺大量滋生。這只是感冒。

當第二波感冒在世界各地爆發時，幾千名研究人員立刻起來應戰，包括德國、法國、英國、義大利、澳洲、巴西、日本和中國。可是一九一九年過去，一九二〇年也過了，感冒變得溫和，這幾千人一個接一個放棄研究，他們發現這個問題太難掌握，太難找到描述它的方法或是技術。他們傳統的興趣和知識領域離它太遠了。在全世界最好的研究人員全力研究兩年之後，一九二〇年韋爾契做出令人氣餒的預言：「我想這個疾病流行將過去，但我們對它的瞭解不會比一八八九年的時候多。這是很丟臉的事，但這是事實。」

幾百位研究員繼續鑽研這個題目，但取得的共識極有限，每件事都引人爭議。在這些爭議中威廉．派克和安娜．威廉絲的老搭檔是一派，保羅．路易士和洛克菲勒研究所許多人是另一派。

路易士的研究最後以諷刺性的悲劇收場。洛克菲勒研究所終於發現它大部分的研究人員是錯的。但艾弗里沒錯，所有人當中以他的發現對世界影響最深遠。

第三十五章

最主要的問題也是最簡單的：造成感冒的是什麼？什麼是病原？費佛指控感冒菌是對的嗎？如果他不對，那應該是什麼呢？兇手是誰？

解決這個問題的方法是傳統的科學方法，是探討自然奧祕，建構科學理論的傳統方法。

流行病期間所有的細菌學家在找尋感冒菌方面都有不同的結果。技術嫻熟的人像是紐約的派克和威廉絲，費城的路易士，還有艾弗里，剛開始都不能立刻把它分離出來。後來他們改變技巧，調整培養基，把特定溫度的血液加到培養基中，改變染色配方，才終於找到。派克和威廉絲由於不斷找到它，使得派克在國家研究會議中堅持它就是致病的原因，國家研究會議也相信了。路易士雖然曾有懷疑，但也接受它就是病原的講法。

洛克菲勒研究所裡的瑪莎·沃爾斯坦從一九〇六年起就在研究費佛氏菌。在多年的研究之後，她還是不認為她的研究能夠明確證實費佛氏菌是特定的致病因子。但她依然繼續研究這種細菌，並在大流行期間也接受了費佛氏菌就是病原的說法。因此她準備的疫苗僅針對費佛氏菌，她在洛克菲勒研究所的同事也相信她說的。雖然他們是全國少數可以拿到已經證明有效的洛克菲勒肺炎疫苗的人，但大家都接種了瑪莎·沃爾斯坦的費佛氏菌疫苗。

在大流行期間，找不到費佛氏菌似乎意味著技術欠佳，而不是其他科學上的原因。當一位軍方細菌學家說在第一批一百五十九名病人檢體中找不到費佛氏菌時，軍方立刻派出另一位科學家到營裡調查營區醫院實驗室在細菌研究的方法上是否正確。那個單位是戈格斯規劃的典型單位，是真正的研究機構而不只是檢驗單位。對這個實驗室的調查結果是「工作做得非常好。如果感冒菌真的存在的話，一定會被他們發現」。可惜這個結論在疫情結束後很久才提出。

像這樣的調查等於是告訴軍方的細菌學家，如果他們找不到感冒菌，就表示他們不稱職。艾弗里發表改進培養費佛氏菌的新技術之後，細菌學家開始能找到他們希望找到的。沙查利泰勒軍營的細菌學家原來找不到費佛氏菌，現在則報告：「使用艾弗里的油酸鈉培養基之後效果甚佳。」他們到處都找到這種細菌：從心臟直接抽取的血液樣本有百分之四十八點七，從肺部來的樣本有百分之五十四點八，從脾臟來的樣本有百分之四十八點三的發現率。在迪克斯軍營：「每個研究個案不是在肺部就是在上呼吸道或是鼻竇中發現感冒菌。」

於是一個又一個的軍方細菌學家紛紛響應。德州麥克阿瑟軍營的細菌學家只是一個例子，他們矢言要「贏得最高的感冒菌發現率」，於是在百分之八十八的肺部中找到它們。不過他們並不是精心進行科學程序後找到的，而只是用肉眼在顯微鏡下從細菌外表做辨認。像這樣的主觀發現不能當作證明，只算是個數據罷了。

雪曼軍營死亡率冠於全國，那兒軍醫的能力因此被人質疑，最後發表的疫情報告更顯出這種緊張。報告中一位細菌學家寫道：「在檢體中經常未能發現感冒菌，因此把疾病歸因於費佛氏菌之說有待商榷。」同一份報告中另一段由病理學家寫的文字則責怪細菌學家功力不夠。病理學家說他在顯微鏡下觀察到費佛氏菌，因而相信「在流行病期間沒有找到細菌是培養方法的問題」。

民間研究人員找到費佛氏菌的比率也一樣。但即使發現了這麼多費佛氏菌，情況還是讓人困惑。

費佛氏菌很少單獨存在。艾弗里的培養配方也能培養肺炎球菌和溶血性鏈球菌，這兩者也常出現在感冒病患身上。

有些病例則確實沒有費佛氏菌存在，特別是那些發病後很快就去世的病人。至少有三個軍營，包括加州的佛蒙特軍營、喬治亞的高登軍營和韋勒軍營，絕大多數的病例都沒找到費佛氏菌。那兒的細菌學家為了不想被人批評，把犧牲者致命原因說成是「其他呼吸道疾病」而不願承認是感冒。還有些病例連最有經驗的研究員都難以找到費佛氏菌。芝加哥的D．J．達維斯（D. J. Davis）研究費佛氏菌已經十年，但只在六十二個病例中找到它。在費佛本人被尊為醫學巨擘的德國，雖然他一直堅持它就是感冒的病因，仍然有很多研究人員沒法將它分離出來。

這些報告使費佛氏菌越來越可疑。科學家不懷疑那些找到它的人，也不懷疑它會致病和殺人，但他們懷疑它能證明什麼事。

問題不止這些。在流感橫行期間由於龐大的壓力，許多細菌學家為了想趕快取得答案而降低了工作品質。一位科學家指出，「把一滴痰塗在培養基上之後，至少得花上三星期時間非常專注的工作，才能從中辨認出各種鏈球菌。如果不是馬虎行事的話，怎麼可能兩個人在一年內能完成一百個感冒病人和五十個正常人的呼吸道檢體細菌研究？」

派克和威廉絲是絕對不馬虎的人。他們是首先支持感冒菌就是病原的人之一。十月中派克還是抱持這個想法，宣稱「每個確定的感冒病例中幾乎都可以找到感冒菌。在併發性肺炎裡，它常和溶血性鏈球菌或肺炎球菌一起被發現。有個病例裡支氣管肺炎完全是由感冒菌造成。紐約市衛生局的結果與卻爾西海軍醫院的報告相當一致。」

他們準備的疫苗大部分是基於這個信念而來。

其實派克和威廉絲也曾經妥協過。既然現在流行已經退燒，他們又恢復嚴謹的研究。他們一向擅長訂立試驗前提，找出漏洞，和在別人的成果上再精進。為了要對這個病原更進一步瞭解，以提高他們製造血清和疫苗的效力，也為了驗證他們認為感冒菌就是病原的說法，他們又展開一連串廣泛的試驗。他們從一百個病例中分離出這個細菌，並且種出二十個純淨的培養基，然後把培養菌接種到兔子身上，等待足夠時間讓兔子產生免疫反應，把兔子血液抽出來，離心分離，再一步步製造血清。當這些血清和原來接種兔子的菌種一起放在試管裡時，抗體和細菌凝集在一起，形成肉眼可見的團塊。

這是他們預期的結果，接著還有下一步。當他們把這樣製成的各種血清加到其他費佛氏菌品系上面時，二十個試驗中只有四個發生凝集現象，另外十六個什麼事也沒發生。他們再從頭做一次整個試驗，結果還是一樣。所有的細菌培養確實都是費佛氏菌，過程也絕對無瑕。二十個試驗中的血清對原來的細菌都有用，但是其中只有四個可以對其他費佛氏菌的菌種發生效果。

科學家幾十年來一直想製造費佛氏菌的疫苗和抗血清。在路易士離開洛克菲勒以後，佛勒斯納也嘗試過，可是沒人成功。

派克和威廉絲認為他們知道問題在那裡，那是因為費佛氏菌和肺炎球菌類似。肺炎球菌有好幾十個品系。第一、二、三型細菌因為普遍的緣故，使得三者都能對付的疫苗和血清能夠被製造出來，不過真正較有效的只能對第一、二型而已。至於第四型，並不是一種真正的菌種，而是所有其他細菌品系的統稱。

他們在研究費佛氏菌的過程中更堅信這種細菌有幾十個品系，每個品系間的差異大到足以使對某品系有效的疫苗對其他的完全無效。威廉絲甚至在十個病例中發現十個不同的品系。

一九一九年初派克和威廉絲改變了看法。他們說，「這麼多不同品系存在似乎證明費佛氏菌絕對不是感冒的病原。我們不可能在找到這麼多不同品系之後，還不能找到真正致命的那種。感冒菌和鏈球菌、肺炎球菌一樣，極可能只是次發性感染的入侵者。」

他們這次說，感冒菌不是感冒的病因。安娜．威廉絲的日記中說，「證據越來越指向是濾過性病毒在作怪。」

同樣開始懷疑濾過性病毒的還有不少人。霍普金斯的威倫．麥高倫寫道，「我們在李軍營中尤其沒發現感冒菌……霍普金斯醫院裡感冒菌也很少出現……由於能引起肺炎的細菌種類非常多，而且經常彼此混雜，要想證明是其中某種細菌首先引起所有的病例必須要有很特別的證據。因為這種細菌不是每次都一定存在，所以現有的證據還很不足。事實上很可能某種我們用顯微鏡和染色法不能看得到、用現有細菌培養法不能培養的病毒，才可能是這次流行病的起因。」

這個題目繼續充滿爭議。除了沒有任何其他原因能確定致病原這樣反證之外，沒有其他事物能證明是濾過性病毒作祟。傑出的科學家們也對病毒致病的說法進行試驗。美國第二波流感開始出現時，羅斯諾就曾懷疑病因是病毒，其實他在一九一六年起就這麼想了。基於這種直覺，他在六十二名波士頓海軍營區的自願者身上做廣泛又仔細的試驗。他先從活著的病人身上採集痰液和血液樣本，從死者身上取下乳化的肺部組織，把這些樣本在食鹽水中稀釋，離心分離，抽出液體，把它們通過陶瓷濾器，然後將這樣取得的物質加諸自願者身上。他用各種想得到的方法：注射、吸入、滴進鼻孔或喉嚨甚至眼睛裡，用的都是足以致命的劑量。可是志願者沒有一個生病，倒是有一位參加試驗的醫生不幸病逝。

德國有位科學家也做同樣試驗，把病人鼻腔液體過濾後噴在志願者的喉頭，結果受試者都沒被感染。芝加哥一組研究員把病人分泌物過濾後用來感染志願者，也沒成功。舊金山的海軍研究員做了同樣試驗，受到同樣挫折。

全世界只有一位研究員成功地用過濾後的物質把疾病轉移到另外的動物身上，那是法國巴斯德研究所的查爾斯・尼科爾（Charles Nicolle），不過他的試驗對象是人和猴子，總數不到十二個。他又試了其他四種傳染疾病的方式，宣布其中三種成功。他首先把過濾物滴進猴子鼻孔裡，報告牠們得了感冒。雖然猴子從來不會感染到人類感冒，但這還是有可能。他又把過濾物注射進猴子眼睛四周的黏膜，報告牠們也得了感冒。這在理論上也是可能的，只是機率很低。他再把生病的猴子血液抽出過濾，為二名志願者做皮下注射，這兩人也都報告被感染。不過這兩個人有可能在試驗前已經先得了感冒，因為他們不可能因尼科爾所說的方法被傳染。尼科爾是個聰明人，在一九二八年得到諾貝爾獎，只不過他前面做的試驗是錯的。

由於別無其他選擇，包括洛克菲勒研究所的大多數人在內，許多科學家還是接受費佛氏菌是病因。這些人包括尤金・奧彼，他是韋爾契在霍普金斯最得意的學生，後來到聖路易的華盛頓大學複製霍普金斯的模式，並且領導軍方肺炎小組的實驗工作。一九二一年他和其他幾位肺炎小組同仁發表他們的研究結果，書名是《呼吸道傳染病》（*Epidemic Respiratory Disease*）。其中一位作者是已經在研究病毒的湯瑪斯．里弗斯。一九二六年他給病毒和細菌的不同下定義，從此開啟病毒研究的大門，並且成為世界病毒研究權威之一。不過在戰後頭五年裡，雖然他已開始研究病毒，湯瑪斯．里弗斯還是在繼續追蹤費佛氏菌。他回憶，「我們拚命希望在每個感冒病人身上找出感冒菌……所以我們一找到後就立即下結論，認為它就是流行性感冒的病原。」

每個研究人員都相信自己的結果。找到大量感冒菌的人相信它是感冒的病原，找不到的人則認為它不是。

只有少數幾個人能超越自己的工作，願意推翻自己原來相信的事，派克和威廉絲就是這種人。他們這麼做展示出無比的坦然，一種能用全新角度審視自己研究結果的寬大胸襟。

派克和威廉絲說服自己和許多人感冒菌並不是感冒的病原。然後他們繼續工作，但不再研究感冒。一方面是因為確信這個說法，一方面是因為紐約衛生局的實驗室不再有足夠經費做真正的科學研究。再者他們年紀也大了。

整個一九二〇年代研究人員都繼續在這個問題上下工夫。如伯內特所說，那是醫學界連續幾年最重要的研究焦點。

在英國，亞歷山大．佛萊明和艾弗里一樣專注在研究培養感冒菌的培養基配方。一九二八年他把一個葡萄球菌的培養皿留在實驗室中沒放上蓋子。兩天之後發現有一團黴阻止了細菌的生長。他把黴菌中能阻止細菌的物質提煉出來，稱之為「盤尼西林」。佛萊明發現盤尼西林能殺死葡萄球菌、溶血性鏈球菌、肺炎球菌、淋菌、白喉菌和其他細菌，只是對感冒菌沒效。他並沒有把盤尼西林製成藥品。對他來講培養感冒菌是最優先的事，所以盤尼西林只被用來清除感冒菌培養皿中的其他細菌。用佛萊明的話說，盤尼西林的用處是「將感冒菌獨立出來」。由於他有這種獨家的「培養篩選法」，使得他能在每個研究對象的牙齦、鼻腔和扁桃腺中都找到感冒菌。

佛萊明從來沒有想到把盤尼西林拿來當抗生素用；那是十年後由洛克菲勒資助的霍華・福樓雷（Howard Florey）和恩尼斯・柴恩（Ernst Chain）做的，他們把佛萊明的發現製成治病仙丹。由於產量稀少又非常有效，二次大戰的美軍甚至從用過它的人的尿液中回收。一九四五年福樓雷、柴恩、佛萊明共同獲得諾貝爾獎。

一九二九年在一次有關感冒的重要會議上，韋爾契說出他的個人看法：「我個人感覺感冒菌是病原的證據很不足。可是一些權威研究人員像奧彼博士等都認為現有證據偏向於感冒菌，並且坦率地說其他細菌學家找不到細菌是由於操作錯誤或是技術問題時，我們不能不說技術上確有改進空間……事實上我認為感冒可能是一種未知病毒引起的……它造成身體抵抗力，至少是呼吸道部分的抵抗力急遽下降，讓所有微生物都能入侵，造成肺炎和急性呼吸道症狀。」

一九三一年費佛還在堅持，在所有嫌疑有機體中，被他稱為感冒菌，並且非正式以他為名的細菌「嚴格來說是最有可能的流行病原。它唯一的對手是個未明的濾過性病毒」。

艾弗里在流行性感冒過去後好幾年還繼續在研究感冒菌。他的學生迪博斯說，「他科學研究的主題都是被社會環境強迫指派的。」他的意思是洛克菲勒研究所影響他對研究題目的選擇。如果有什麼事物對佛勒斯納和科爾來說有重要性的話，艾弗里就會承擔下來。

他在研究上取得重大進展，證明細菌在動物間傳遞會使毒性轉烈，更重要的是他從血液中分離出感冒菌生長必需的成分，初期稱之為X和V。這在理解細菌的營養和新陳代謝上是個重大的里程碑。

可是當感冒菌是病原的嫌疑逐漸變輕時，要他繼續研究的壓力也隨之減輕。雖然他開始時傾向於認為感冒菌是禍首，後來卻加入人數日漸增加、認為感冒菌被錯怪了的科學家陣營。他本來就不對感冒菌有興趣，並且從來也沒放棄過對肺炎球菌的研究。相反地，流行性感冒將肺炎球菌的致命真面目暴露無遺，它才是造成大量死亡的原因，肺炎仍是死神隊長，也才是追獵的目標。艾弗里的工作又回到全職研究肺炎球菌，終其生涯不再改變。

從開始幾個月到以後幾年，似乎艾弗里的整個世界都陷進研究裡。即使迪博斯也說，「我常覺得很意外也很驚訝，以他的知名度和研究的廣度和深度相比，他在科學上的涉獵範圍實在不成比例。」另一次他說，「艾弗里很少追求現代科學或是其他學術潮流，只注意和他研究題目直接相關的事。他在實驗室裡使用的技術種類很有限，並且很少調整或改善這些技術。」

他的注意範圍逐漸縮小，小到只專注於他唯一想瞭解的一件事：肺炎球菌。他的大腦不只是篩子，而是漏斗，將世界上所有光線和資訊都聚焦在一點上。在這個漏斗下面，艾弗里不只是靜靜處理資料而已。他利用資料探討自然，越挖越深，深入到唯一的光源只剩他自己所帶進去的那盞。除了正前方的目標之外什麼都不在他眼裡。

他繼續把焦點再縮小，直到只針對肺炎球菌許多題目中的一個：它的多醣莢膜（polysaccharide capsule），這是像M&M巧克力糖外殼般包圍細菌外表的一層物質。免疫系統很難攻擊被多醣莢膜保護的肺炎球菌，這層外殼讓細菌在肺部可以不受干擾地快速繁殖，然後殺人。沒有多醣莢膜的肺炎球菌毒性不強，免疫系統可以輕易消滅。

中餐時洛克菲勒的科學家們坐在餐廳舒適的椅子上，剝著長長的法國麵包，喝著無限續杯的咖啡，彼此交換心得，互相學習。一張桌子可以坐八個人，通常由最資深的人主導全局。但艾弗里即使到了很資深的時候也是很少發言。他以獨特的風格主導談話，用明確的文字描述他所遇到的問題，並拿出來向大家請益，尋找靈感。

他不斷召募能力和他互補的人。他需要生化學家，就從一九二一年起不斷向麥可・海德柏格招手，他是諾貝爾獎得主蘭德施泰納實驗室裡的一位傑出青年生化學家。海德柏格回憶，「艾弗里不時從他的實驗室上樓來找我，手裡拿著一個裝著深灰色骯髒東西的瓶子給我看，說道：『小夥子，細菌的所有祕密都在這個瓶子裡，你什麼時候過來研究一下？』」

瓶子裡是已分解的細菌莢膜。艾弗里從肺炎患者的血液和尿液中把它們分離出來，相信其中隱藏著可以讓免疫系統擊敗肺炎的祕密……只要他能找到這個祕密的話。海德柏格終於加入艾弗里的團隊，另外還有其他人。艾弗里開始一成不變的作息模式。他住在東六十七街，實驗室則在六十六街和約克街交叉口。每天早晨他在同一個時間走進實驗室，穿著同一件灰夾克，乘同一部電梯到第六樓的辦公室，把夾克換成淺棕色的實驗袍。他只在特別的時機、做什麼特別事情的時候，才會把實驗袍換成白色的。

不過他的工作可不是一成不變。他在實驗桌上進行大部分的試驗工作，那些桌子原來是設計做為辦公桌用的。他用的工具很簡單，簡直可說是原始，他不喜歡新鮮的玩意。一位同事記得，當他做試驗時，他「極端專注……動作很少，但非常精準優雅，他的身形似乎和他正在研究中的事物融合在一起。困擾的事情彷彿都不存在……可能是他身上所有事情都安排得非常好的緣故。」

每項試驗都自成一個世界，有興奮也有失望。艾弗里晚上把培養基留在孵育器裡過夜，第二天早上他和年輕的同事們聚攏在孵育器前，不知道即將揭開的是什麼結果。雖然他一向安靜矜持，可是這時也會緊張，臉上充滿又害怕又擔心的表情。

一九二三年他和海德柏格證明細菌莢膜能引發免疫作用，這是科學上的重大轉變。細菌莢膜是碳水化合物，直到那時研究人員都認為只有蛋白質或是含有蛋白質的東西才會刺激免疫系統的反應。

這項發現讓艾弗里和他的同事再接再厲。他比以往更專注在莢膜上，把其他事放到一邊。他認為那是免疫系統中專一性反應的關鍵，也是拯救人命、製造有效疫苗和血清的關鍵。他也相信他在肺炎球菌上的研究發現也可以應用到其他細菌上。

英國的弗萊德．格里菲思（Fred Griffith）在一九二八年發表一項令人困惑又震驚的發現。以前格里菲思曾發現所有類型的肺炎球菌不管有沒有莢膜都能生存。有害的肺炎球菌有莢膜，而沒有莢膜的肺炎球菌則很容易被免疫系統消滅，可是他現在發現奇怪的現象。他把有莢膜的有害細菌殺死後注射進老鼠體內，因為是死菌，所有的老鼠都沒事。他也注射無害的，沒有莢膜的細菌到老鼠體內，免疫系統立刻消滅了入侵者。他又試著同時把死掉的有莢膜細菌和活著的無莢膜細菌同時注進老鼠體內。

老鼠死了。不知怎麼回事，沒莢膜的細菌居然有了莢膜，它們因為某種原因發生變化。而且當將它們從老鼠身體抽出後，它們繼續帶著莢膜繁殖，好像它們原來就有莢膜似的。

格里菲思的發現似乎使得艾弗里幾年來的工作變得沒有意義。艾弗里相信免疫系統是基於某種因子發動，莢膜就是那種因子的關鍵。如果肺炎球菌能夠這樣變化的話，那麼艾弗里一向相信和證明的事就沒多大意義了。艾弗里接著幾個月都排斥格里菲思的結果，說他不夠扎實。不過他受的打擊確實很大。他因為患了葛瑞夫茲病而請假離開實驗室半年，那可能是種因為壓力引起的疾病。他離開前請一位年輕的同事麥可．道森（Michael Dawson）驗證格里菲思的發現，當他回到實驗室時，麥可．道森確認格里菲思是對的。艾弗里只能接受這個事實。

他改變了工作方向，要知道為什麼肺炎球菌會變化。這時他已經六十歲。赫胥黎曾說，「超過六十歲的人在科學界只能幫倒忙。」但這時的艾弗里對工作比以往更加投入。

一九三一年，道森人在哥倫比亞大學，但仍和艾弗里緊密合作。他和他的助手成功地在試管中把沒有莢膜的肺炎球菌變成有莢膜。第二年艾弗里自己實驗室裡的人從死去的有莢膜肺炎球菌裡抽出物質後，也得到同樣結果，讓沒有莢膜的細菌變成有莢膜。

艾弗里實驗室的年輕科學家再接再厲，他自己也忙個不停。一九三〇年底他和科林．麥克勞德及麥克林．麥卡蒂（Maclyn McCarty）一起工作，他們全力要弄明白這是怎麼發生的。以前艾弗里要求的是精確，現在要求的則是完美，無懈可擊。他們培養了大量的第三型肺炎球菌，花費不止是幾小時、幾天，而是積年累月地把它們拆解，研究細菌裡的每個組成分子，想要找到答案。這項工作非常枯燥，得到的除了挫折之外還是挫折，無窮盡的挫折。

艾弗里的名字越來越少在論文上出現。主要是因為艾弗里只有當他的實驗室發表論文中所提到的試驗裡有他親自參與時，他才會掛上自己的名字。除此之外，不管他給了多少指導或是提供多少意見給研究人員，他都不會居功。這是非常大方的行為。通常實驗室的主持者會將他的名字放在實驗室發表的所有論文上。迪博斯記得他在艾弗里手下工作的十四年裡，艾弗里對他的工作幾乎都有影響，但是他的名字只出現在迪博斯的論文中四次。另一位年輕的研究員說，「我常覺得和艾弗里的合作非常緊密……突然我才發現我們竟然從未在論文上共同具名過。」

艾弗里少發表論文的原因之一，也是因為他確實沒有多少好發表的。他的工作難度非常高，已經緊繃在技術的邊緣，他曾說，「失望是滋養我的主食。」可是他並沒有享受滋養，反而常想要全部放棄。從一九三四年到一九四一年他完全沒有成果發表。對科學家來說，這麼長一段貧瘠的日子帶來的抑鬱真是不可想像，這是對個人能力和生命的否定。可是在這段低潮期，艾弗里告訴一位年輕的研究員，世界上有兩種人：「大部分的人到處遊走尋找地面上的天然金礦，一遇到就立刻撿起來……另一種對地面上的東西興趣不大，而是選定一個地方深入挖掘，期望挖到礦脈。一旦挖到就是偉大的回饋。」

一九四〇年時他已經掘得夠深，自信快找到有價值的東西了。一九四一到一九四四年間，他還是沒發表東西。他對工作從來沒有像這時候這麼投入過，他越來越相信快掘到目標了。海德柏格回憶，「艾弗里會過來談他對轉變物質的研究……有些東西告訴他這種轉變物質對生物學有無比的重要性……能解開生命本質。」

艾弗里喜歡一句阿拉伯諺語：「狗儘管吠，駝隊仍然前進。」他沒有東西發表是因為他的研究是消去法，他仍然在前進。他已經把所有可能轉變成肺炎球菌的東西都分離出來，現在的研究是把這些物質一項一項過濾掉。

首先被刪除的是蛋白質。酶能使蛋白質不生作用，但是對這種物質沒影響。脂質是下一個從名單上被刪掉的。其他能夠使脂質不生作用的酶對於這種物質在肺炎球菌的影響上也沒作用。他再劃掉碳水化合物。剩下的東西含有豐富的核酸。可是迪博斯提煉出來一種能破壞核糖核酸的酶對這種轉變物質還是沒作用。這些每一步走過的都得花上幾個月甚或幾年的時間，可是他一步步走了過來。

一九四三年他名義上退休了，成為研究所的名譽會員，不過退休沒有改變任何事。他一如往常工作、試驗、催逼、施壓。那年他寫信給他當醫生的弟弟關於他不尋常的發現，並在四月裡向研究所的科學理事會報告。他的發現掀起了生物學的革命，而且證據極其確鑿。他的發現要是在其他科學家的話，早就發表了，但是他仍按兵不動。一位年輕的同事問他，「老大，您到底還在等什麼？」

他很久以前受過傷害。那是在他剛進洛克菲勒研究所後的第一個成果發表，當時他很快地發布了關於細菌新陳代謝、毒性和免疫反應的論文。不幸他的理論是錯的，這丟臉的經驗讓他永遠不忘。他繼續加緊研究，終於在一九四三年十一月，和科林．麥克勞德及麥克林．麥卡蒂三人提出論文給韋爾契創立的《試驗醫學雜誌》，題目為「對於導致肺炎球菌菌型轉變的化學物質之研究。第三型肺炎球菌中去氧核糖核酸對此變化的影響」，這篇論文在一九四四年二月號刊出。

去氧核糖核酸又叫DNA，早在一八六〇年代就被瑞士研究人員發現，可是當時對它的作用並不明白，基因學家也沒注意到它，因為它的分子看來太簡單，不像和基因遺傳有關係。基因學家認為分子結構複雜得多的蛋白質才是攜帶基因密碼的載具。艾弗里、科林．麥克勞德和麥克林．麥卡蒂三人寫道：「這種造成變化的物質和基因有關。莢膜上的抗原根據它產生，莢膜是一種基因產品。」

艾弗里發現把肺炎球菌從沒有莢膜變成有莢膜就是DNA的作用。一旦肺炎球菌發生變化，它的後代也跟著變。他展示了DNA如何攜帶基因訊息，基因是如何存在DNA裡面。

他的試驗非常細緻、優美，無懈可擊。一位洛克菲勒的同事用感冒菌進行同樣的試驗來確認。

研究科學史的人對艾弗里這篇論文造成的影響有多大頗有爭議，主要是因為一位基因學家甘特・史坦特（Gunther Stent）的書中說：「他的理論後來八年內對遺傳機制的想法影響很有限。」艾弗里的結論一時之內也還不能被大多數科學界接受。

只有真正認真的科學家相信他。

在艾弗里發現並證明ＤＮＡ攜帶基因碼之前，他曾因為一生對免疫化學的貢獻而正被考慮頒發諾貝爾獎。但他發表了這篇革命性的論文之後，非但沒有讓他獲獎，反而讓諾貝爾獎評審覺得它太具革命性，太過於驚人。如果這時發給他諾貝爾獎，似乎變成諾貝爾獎評審為他的發現背書。因此他們在有別人證明艾弗里正確之前，不肯冒這個險。這個頒獎團體的官方紀錄寫著：「這些結論顯然有其基本重要性，但本委員會希望再見到更多資料……」

其他人決定要找到那更多的資料。

詹姆士・華生（James Watson）和法蘭西斯・克里克（Francis Crick）發現ＤＮＡ的結構，在他們的作品《雙股螺旋》（*The Double Helix*）中說，「一般相信基因是一種特別的蛋白質分子」，直到「艾弗里證明遺傳特性可以經由萃取過的ＤＮＡ，從一個細菌細胞轉移到另一個上面……艾弗里的試驗明白顯示，未來的試驗可以證明所有基因都是由ＤＮＡ構成的……當然也有科學家認為ＤＮＡ的理論不夠決定性，而寧可相信基因存在蛋白質分子上。不過克里克對他們的猜疑並不擔心。很多人只是固執的笨蛋，老是賭錯馬……不只是思想狹隘遲鈍，根本就是愚昧。」

華生和克里克不是唯一立刻想藉著艾弗里所提供重大線索去尋找寶藏的人。這是個無比的寶藏，關鍵著遺傳，還有生命的奧祕。化學家艾文・查卡夫（Erwin Chargaff）的發現對華生和克里克瞭解DNA分子結構提供了非常大的幫助。他說，「艾弗里給我們的是一種新語言的第一段文字，也告訴我們到那兒去找它。我立刻決定要去追尋這種語言。」

藉由研究病毒探討遺傳奧祕的馬克斯・德爾布呂克（Max Delbruck）說，「他很注意我們做的事，我們也很在意他的工作……顯然他的工作裡頭有些很有趣的東西……」

和德爾布呂克一起工作的薩爾瓦多・盧里亞（Salvador Luria）曾是華生念研究所時的指導老師。他反對史坦特說艾弗里的發現被大家忽視。他記得曾在洛克菲勒研究所中和艾弗里共進午餐，兩人並且討論他研究的意義。盧里亞說：「如果說我們不知道他的研究內容的話，根本是胡說八道。」

彼得・梅達沃[53]說：「DNA的黑暗時代在一九四四年被艾弗里結束。」梅達沃稱艾弗里的成果是「二十世紀最有趣、最具啟發性的生物學試驗」。

法蘭克・麥法蘭・伯內特原來和艾弗里一樣研究的是傳染病而不是基因。但在一九四三年拜訪艾弗里的實驗室之後大為驚訝，他說艾弗里「除了把基因以去氧核糖核酸的形式分離出來以外，什麼也不做」。

其實艾弗里的成就只不過是傳統科學研究。他從尋找肺炎的治療方法開始，然後像伯內特說的，結束時「打開了分子生物學的世界」。

華特生、克里克、德爾布呂克、盧里亞、梅達沃和伯內特等人全都獲得諾貝爾獎。

可是艾弗里自己卻從未得到過。

洛克菲勒研究所後來變成洛克菲勒大學，校中一扇大門以艾弗里為名，他是唯一獲得這項殊榮的人。美國國家醫學圖書館製作一系列的傑出科學家線上資料，艾弗里以他的成就而被列為第一人。

奧斯華・艾弗里出版論文〈變化的原理〉（The Transforming Principle）時六十七歲。他在十一年之後，也就是一九五五年時去世，那是在華生和克里克解開了DNA的結構之謎之後兩年。他在納斯維爾和他哥哥的家人住在一起，並在那兒辭世。迪博斯把他的過世與一九三四年韋爾契的去世相提並論，並引用佛勒斯納形容韋爾契從舞台退下的話：「他肉體受苦時，大腦還是一如往常，保持世人眼中常見的冷靜。那是他一向的風格也是保護層。寶貝，我們敬愛的醫師雖死猶生，他的教誨永遠長存。」

53 彼得・梅達沃（Peter Medawar, 1915-1987），巴西裔英國生物學家，因對後天免疫耐力的研究而在一九六〇年獲得諾貝爾獎。

第三十六章

瘟疫結束後第一年，保羅．路易士仍繼續主持賓州大學的亨利菲柏斯研究所。但是他不快樂。他屬於主張感冒菌是這次大流行病原那一派，並且是在流行病結束後仍不斷研究它的人之一。這事情說來有點諷刺，因為疫情剛開始時他不同意感冒菌的傳染角色，並懷疑可能病毒才是禍首。他固執的原因可能和經驗有關，因為他不但持續找到感冒菌，並且也製造出似乎有效的疫苗。海軍依照他的方法製造出疫苗並在幾千人身上使用，效果不是很好，不過那些疫苗並不是他做的。流感高峰期有一小批他親手並測試過的疫苗曾顯現出成效。流感後期病毒毒性減弱後有許多疫苗顯得很有效，那可不能與他在高峰期製造的疫苗相提並論。接受他私房疫苗的六十個人中只有三個人染上肺炎，而且沒有人死亡；對照組則有十個肺炎病患並且三人死亡。

其實他是被結果誤導了。過去他做的科學判斷並不是全都正確的，事實上也沒有任何一位科學家能永不犯錯，只是他這回犯的是個重大錯誤，造成他日後事業走下坡。

一開始後果並不明顯，因為他已經是國際知名的人物，連德國的《肺結核期刊》（*Zeitschrift für Tuberkulose*）都翻譯轉載他的論文。一九一七年他應邀到哈佛大學做年度演講，以肺炎為主題。這是莫大的榮耀，連洛克菲勒醫院的首任院長科爾也晚了他十幾年才得到這個機會。大衛．路易士．阿隆森博士（Dr. David Lewis Aronson）的父親曾在歐洲最頂尖的實驗室裡工作，就認為路易士是他所見到最優秀的人才，所以把兒子取了個跟他相同的名字。阿隆森博士回憶路易士在哈佛的那場演講：「你可以看得到路易士的大腦在運轉，察覺到它的深度和眼光，完全超越當時人們的思考範疇。」

路易士的眼界確實很廣。他的涉獵涵蓋了數學和生物物理學。在他團隊有需要時，曾要求佛勒斯納幫他挖角一位物理學家到醫學界，研究「螢光染料的殺菌效果和對於動物組織之穿透力」。佛勒斯納幫了他忙，並對路易士的研究工作很佩服。路易士有一次把準備在《試驗醫學雜誌》發表的論文寄給他過目時，佛勒斯納的評語是「重要並有趣」。

戰後路易士的實驗室工作大都被剝奪，使得他很難過。路易士任職的亨利菲柏斯研究所是鋼鐵大王亨利．菲柏斯捐助的機構，但他出手不是很大方。路易士本人的加薪幅度原已不小，從一九一〇年他剛進研究所的年薪三千五百美元增加到戰前的五千美元，但佛勒斯納覺得他薪水還是太低，便幫他爭取。於是戰後立刻有加州大學柏克萊分校以年薪六千美元請他任教，在那個時代是很優渥的數字。

其實他個人的薪水已經很夠用，他需要的是對整個研究機構的資助，即使是金額不大也行。他需要經費買離心機、玻璃器皿，還要聘請實驗室助手、年輕的科學家和技術人員。為了經費的關係，路易士被迫得參加費城社交活動，巴結名流以便籌款。他變得像個業務代表，推銷他自己和研究所。這是讓他討厭的事，籌款和應酬剝奪了他應該在實驗室裡工作的時間和精力。那時整個國家都在蕭條中，幾百萬士兵突然從歐陸戰場回國找工作，政府不再建造戰艦和坦克，歐洲也精疲力竭無力進口東西。籌措捐款比什麼都困難。

一九二一年愛荷華大學來找他，他們打算成立一所一流的研究所，想請他主持整個計畫，成立這個單位，財務由州政府負責。佛勒斯納對路易士來說不只是導師而已，所以路易士向他傾訴對愛荷華工作的想法：「有重要性，安定，但挑戰不大。你知道我是不願安穩過日子的人……在菲柏斯……我相信一些正在進行中的項目相當有潛力……我說服自己留下來賭一把，而不要到愛荷華過安定無聊的日子。您若能給點建議的話將不勝感激。」

佛勒斯納勸他接受那份工作：「我聽說愛荷華的醫學院很不錯……和費城的情況相當不同。那是一份穩定的長期工作……雖然這個單位很龐大，但在你優秀的領導下一定會變得更傑出，州政府也會支持你擴充它的規模。」

他沒告訴路易士他多麼認為這份工作適合他，路易士的天賦非常適於在那兒發揮。佛勒斯納只告訴一位資深的同事，路易士在愛荷華能夠「真正發揮對醫學教學和研究的影響力」。這可能也是韋爾契留給他的印象，他說路易士有「不凡的爆發力」。他涉獵極廣，雖然不是樣樣精通，也不管他是不是真正瞭解，他都能從中激發靈感。佛勒斯納認為路易士「可以成為大師級人物」。

賓州大學則提出留人的條件：給他升級，年薪加到八千美元，並且保證五年的薪水，也保證未來兩年對研究所的資助。於是他留下來了。佛勒斯納恭喜他的升官也恭喜他的學校留住人才，並問他：「新職位會不會增加對校方的責任？」

確實會。大概是為了這個原因使路易士停不下來。他拒絕愛荷華的原因，是因為雖然他有機會建立一所重要的研究機構，但那會使得他不能在實驗室裡工作。這時他發現自己在賓大的情況還是一樣，繼續得在各個學院院長之間周旋，扮演社交角色，做這些討厭的工作。科學家是新鮮的事物，浮士德式的人物在費城上流社交圈子裡作秀變成一種流行。路易士討厭作秀。他的婚姻關係不太好，我們無從得知原因，是因為他的研究工作挫折，或是他妻子喜歡令他反感的費城社交生活，還是他妻子對他要求更多的緣故。

有個研究項目進展看來不錯，他想更投入，便放棄了其他研究。他不只羨慕艾弗里能專注於單一的目標，也羨慕艾弗里有這麼做的環境。對他來講，每件事似乎都到了忍無可忍的邊緣。

一九二二年愛荷華再度邀請他。這次他接受了。他覺得有義務離開時要讓菲柏斯研究所保持不錯的狀況，就從華盛頓大學找了尤金．奧彼來接他的位置。奧彼各方面都不輸他，甚至比他更有名氣。

佛勒斯納在各方面都很尊重路易士，但兩人之間還是保有一點距離。兩人曾經走得很近，有一次佛勒斯納寫信給他：「將來哪天我可能要麻煩你。」路易士回信道：「你對我來說有如父親一樣。」當奧彼答應取代路易士時，在佛勒斯納眼中路易士有了改變，他不只是個科學家，還有能力扮演其他角色。佛勒斯納告訴路易士，「你能邀到奧彼讓我意外，我以為他只願意留在聖路易。你能把這麼好的人弄進菲柏斯，應該為自己感到驕傲。」

路易士並不滿意，他一直不安。他真正渴望的是能摒除一切干擾，專心待在實驗室裡。他還不知道，其實自己正一步步踏進危機中。他再度告訴佛勒斯納，最想要的就是回到實驗檯上，他已經和費城分開，現在又想從愛荷華脫身。

一九二三年一月他給佛勒斯納寫信說：「今天的情形很清楚，我又可以有一點兒時間追求個人興趣……我正要放棄這兒的地位和費城未來的計畫……我寫信給愛荷華大學的約瑟柏校長，告訴他我到任的計畫已經取消……我想花一年的時間，到能遠遠拋開這些職位和雜事的地方，好好發展一下……我很難解釋未來一年我不想追求傳統地位的原因，我真正想的是……讓空虛的大腦多少復元一下。」

他辭去所有工作，拋開所有地位、權力和金錢，走向沒有任何保證的蠻荒，以四十四歲之年帶著妻子和兩個孩子，他完全自由了。

路易士一生最快樂的日子是在洛克菲勒研究所研究的時候。研究所在鄰近費城的地方設立普林斯頓動物病理研究部。當年拒絕韋爾契出任第一任洛克菲勒所長之邀的提巴德・史密斯離開了哈佛，來到這兒領導這個新設的研究部門。史密斯也是路易士的導師，而且比佛勒斯納早好幾年就慧眼賞識這位才俊。路易士聯絡史密斯，問普林斯頓有沒有機會給他。史密斯先要路易士保證他「真的想再工作……腦袋裡不可以再有做那些公關工作的念頭」。路易士自然立刻就答應了。

原來鼓勵他接受愛荷華職務的佛勒斯納這次說：「很高興看到你又回到實驗室，到真正屬於你的地方，你會有最好的表現，有效率又持久的工作。一個一生都投身實驗生涯的人被拉去做行政工作，對我來說是莫大的悲哀。」他也告訴路易士，史密斯將「很高興有機會讓你和他一起工作」。

路易士對薪水沒有提條件，只要能有一年時間讓他完全投身實驗室裡就好。佛勒斯納給他與菲柏斯一樣的年薪八千美元，外加一筆經費供實驗室器材、檔案櫃、五百四十個飼養試驗動物用的鐵籠、還有三個助手之用。他也告訴路易士第一年不必急著要什麼成果，先做一年，滿了之後再談未來規畫。

路易士雀躍不已：「能和史密斯博士共事讓我好像回到一九〇五年的時光，只是希望這次我的層次不同……我保證一定很努力……我非常慶幸看到自己能在你們兩位手下，你們就像是父母親一樣培育了我，給了我教育和方向。很少人能這樣重拾年輕的回憶，希望我能不負你們期望。」

那時普林斯頓周圍還環繞著田園和農莊，四處是寧靜的鄉間風情。洛克菲勒的院區離正在轉型中的普林斯頓大學不遠。費茲傑羅筆下的普林斯頓大學正從士紳的養成班轉型成智慧的搖籃。這段轉型花了十幾年時間，直到佛勒斯納的弟弟亞伯拉罕創立了高級研究所，並招攬到愛因斯坦成為它的第一位成員為止。它雖位於純樸的鄉下，各種動物到處可見，不只是白老鼠或是兔子，也看得到豬、牛、馬在實驗室不遠的草地上四處遊走，但這所洛克菲勒所屬的普林斯頓校區卻成果耀眼。史密斯不斷提出世界級的成績，路易士想到能待在史密斯附近，就覺得生活充滿希望，這是他多年前離開洛克菲勒之後第一次有自在的感覺。可是他很孤單，妻兒都留在費城，他一個人在實驗室裡工作到深夜，沒有人分享他的想法。

一年之間他幾乎沒有任何成績。佛勒斯納和他談到未來，他已經四十五歲了，再異動的話，可能是這輩子的最後一次了吧。如果他願意的話還可以回賓州，可是他不要，並告訴佛勒斯納：「我只能再一次告訴你，不想回去那兒過糾纏不清的生活，即使是感情生活也一樣。」愛荷華大學再度向他招手，還提高了薪水數字，可是他仍想留在洛克菲勒。他在從費城帶過來的肺結核研究上進展很少，但他有自信，也向佛勒斯納保證，他已恢復年輕活力，並告訴佛勒斯納，雖然愛荷華的薪水較高，但他寧願留下不動。

路易士的留下完全合乎佛勒斯納的計畫。他解釋道：「我一向認為我們的團隊不能只唱獨角戲。」在紐約，通常是十幾位或是更多的資深研究員領導幾群年輕的研究員，每群都有不同主題。普林斯頓的方式不一樣，除了史密斯自己的研究項目之外就沒有分枝。佛勒斯納告訴路易士，「你的加入讓我們可以在那兒成立第二個研究中心。」

再者，史密斯那年已經六十五歲。佛勒斯納、史密斯、甚至韋爾契都向路易士暗示，史密斯退休之後，他可能得接下所長位置。佛勒斯納建議讓路易士暫先再留一年，然後再談。

路易士告訴佛勒斯納：「我比以前都穩。」他覺得這兒有家的感覺。卻不知這將是他最後的去處。

路易士如果要建立一個研究單位的話，就需要一個年輕的伙伴，一個不止具有實驗室技巧、還要有創意的人。愛荷華的朋友向他介紹一位他們認為很有潛力的年輕人，要他試試看。

理查・薛普的父親是農莊主人兼醫生，在愛荷華得到醫學學位之後到醫學院教授藥劑學，用狗做試驗品。他高大、自信、具有男性魅力，大學時代是傑出的田徑選手，這些都是路易士沒有的。薛普經常待在野外，喜歡在森林裡打獵，他的狩獵不僅在實驗室，也真的端著獵槍出沒在森林草叢裡。他的思想同樣充滿野性，好像小朋友開始學化學的時候總想要搞個爆炸一樣。他不只有個充滿好奇的腦袋，也很有創造力。

湯瑪斯・里弗斯幾年之後不但成為繼科爾之後唯一當上洛克菲勒醫院院長的病毒學家，也兼任好幾個科學協會的會長。他說理查・薛普「是我所認識最優秀的科學家之一……一個固執的傢伙……他一開始研究問題後很快就能突破。不管他到那裡都一樣。」二次大戰中，里弗斯和薛普在沙灘登陸戰鬥一結束後立即跟著部隊登上關島（沖繩之役則是在火網中登岸），目的是要研究可能對部隊造成威脅的熱帶疾病。薛普在那兒埋頭研究一種從蘑菇中提煉出、可以避免某些病毒感染的物質。他最後被選為美國國家科學院院士。

但即使有薛普的協助，路易士的工作還是沒有成績出來，這並不是路易士的智力問題。薛普認識韋爾契、佛勒斯納、史密斯、艾弗里和其他好幾位諾貝爾獎得主，但他認為路易士比其他人的智商都高上一截。薛普與在巴斯德研究所工作、也得過獎並認識路易士的科學家阿隆森一樣，都認為路易士是他們所認識的人當中最聰明的一個。

路易士在費城時已經對肺結核的研究得到一些結論。他認為有三種或四種遺傳因子影響白老鼠產生抗體，對抗感染的能力；他也打算精確地揭開這些因子的奧祕。這是個很大的題目，遠超過肺結核的範圍，是深入瞭解免疫系統的研究。

可是當他和薛普重做費城試驗時卻得到不同結果。他們檢視每個試驗細節想找出造成不同結果的原因，然後一次又一次重複原來的試驗。可是結果還是不同，使他們不能整理出結論。

科學中最苦惱的事就是沒辦法讓別人得到同樣的試驗結果，可是這回路易士竟連自己在費城做過的試驗都沒辦法重複，那是他寄予厚望的試驗。當然他更無法在那試驗的基礎上再往前發展，真是走進死胡同了。

他堅持不懈，薛普也是，他們兩人都有一股絕不放棄的堅忍特質，可是事情就是沒有突破。

對於密切關注路易士工作的史密斯和佛勒斯納來說，更令他們失望的是他處理問題的方法。失敗好像把他沖昏了頭。艾弗里面對問題時，會把問題拆成好幾個片斷逐一擊破，並且從失敗中學習教訓，但是路易士不一樣。他好像只會用力蠻幹，進行大量的試驗，在他的團隊中加進特殊專長的科學家，可是又不能規劃新來的人該做那件事。艾弗里找來的人都有用來對付特定問題的專長技術，可是路易士只是把資源投進問題裡，希望總有一天有人可以摸出解決之道。

這時他似乎已絕望。絕望的人很危險，會害怕，但不會得到尊敬。路易士逐漸失去人們對他的尊重，這會使他失去更多東西。

路易士在普林斯頓快滿第三年的時候，史密斯向佛勒斯納承認他的失望：「他的目標可能超過他的能力、設備、和他找來圍在他身邊那群化學家能夠做到的範圍。這和卡瑞爾經歷的一樣，可是卡瑞爾態度不同，他能從團隊中得到結果。一個緊湊的組織需要有人做為思想引導。」亞歷克西斯．卡瑞爾是另一位洛克菲勒的科學家，那時已經獲得諾貝爾獎。

對於試驗過程中出現一些有再探索價值的問題，路易士都不屑進一步查探。例如他會把普林斯頓試驗失敗的原因歸因於白老鼠的食譜和費城不同。這是可能的，而且也許會有某些意義在內。飲食和疾病間的關係曾被人們注意到，但過去主要的研究只在於某種成分攝取不足時會引起的疾病，像是壞血病或糙皮病等。路易士對於飲食和疾病間的關係思考得更細微而且深入得多，包括對傳染病的作用等。但像這類的問題他沒有再追下去，而是繼續鑽研原來的主題。這麼做下去沒有結果，他只能向科學理事會報告「明年想改變研究方向」。

佛勒斯納想聽的不是這個。路易士已經變成負面的代表人物。不是因為他試驗失敗，而是他失敗的過程是那麼遲鈍，缺乏想像力，也沒有從失敗中找到新知。路易士已經顯示出夠多的無能，或是未能展示出夠多的成功，使得佛勒斯納下了決心。史密斯退休時，他的位置將不會讓路易士去接。

佛勒斯納給他寫了封冷峻的信。剛起稿時佛勒斯納很不客氣：「本年度服務期滿之後……本研究所從未對您本人或您與本所的關係做過任何承諾或暗示。鑑於愛荷華大學的位置仍為您保留，那兒也確實非常需要您的加入，我想應該告訴您科學理事會對您的態度……對於您的未來有些疑慮。」

佛勒斯納沒有寄出這封信，這封信即使對他來說也太不客氣了。他後來只告訴路易士，董事會「一致反對僱用只能懂人類病理學的人擔任動物病理部的管理職位」。路易士就是人類病理學家，意味著他不可能接任史密斯的缺。他也警告路易士，董事會不願將他升任為研究所的「會員」，那是相當於全職教授的地位。所以路易士只能留在次等地位，他的任期將在六個月之後，一九二六年年中到期。屆時董事會會再給他三年聘書，直到一九二九年。也許他應該考慮接受愛荷華的機會。

歌德在《浮士德》裡寫著：「我已老得不能再嬉戲，卻又還沒老得能夠抵抗欲望的誘惑。」

路易士正是老得不能再嬉戲，卻又不能抵抗欲望的引誘。佛勒斯納的信對他應該是一記重擊，他一直等著被通知接任史密斯的位置，也一直自認為即將成為研究所的「會員」階級。他在實驗室裡找到認同，現在實驗室不但沒有給他生存所需，反而澆了他一大盆冷水。兩位他在科學界最敬愛、一向尊為父執的長輩現在判他有缺陷，不夠格加入他們那個圈子，否決他成為會員的機會。

這時他已經把家搬到普林斯頓，但婚姻關係並未改善。也許這都是他的錯，而且在愛情上的失誤比事業上的失誤更糟。

他決定再一次拒絕愛荷華的聘書。他總喜歡賭一下，這回他要賭他能向佛勒斯納和史密斯證明自己。

接下來一年半他繼續工作，開始時非常熱衷投入，然後……有些內在的東西讓他退縮。他十四歲的兒子赫柏特有情緒障礙，在學校適應困難，換個學校也許會有幫助。不幸路易士又發生車禍，讓他無法再專心。

他的成果很有限。他的挫折不像艾弗里面對的那種，可以花上十幾年去處理。艾弗里研究的是免疫上最基本的問題，然後轉而成為基因問題。每次試驗的失敗中他都多少能學到些東西；每次從失敗的學習中都有一些副產品出現，為整個科學知識再累積幾分資產。我們可以說艾弗里的試驗其實是沒有失敗的。

但路易士是純粹失敗，他在實驗室裡花費無數的時間。那是他最喜歡的地方，是他休息和找到寧靜的地方，但是現在實驗室不能再給他寧靜。他開始逃避實驗室。他的婚姻沒有改善，和妻子很少交談。他找到其他寄託：像種花、做木工等從來沒試過的事。也許他認為稍微走開一下能讓頭腦清醒，能回來悟出資料的謎團。也許他真的這麼想，但看來他的大腦再也沒有回到問題上。

一九二七年八月他向佛勒斯納坦承：「我自己覺得沒什麼生產力，在大量辛苦工作之後只有一點點成果。我做的每件事原來都期望能夠進展快速，可是這麼久以來的遲滯不前真讓我耗盡心力，這真是個問題。」

他又說出些更驚人的話。他不要再回到實驗室裡了：「我要把大部分的時間花在我那棟老房子和花園裡。」

佛勒斯納的回答對他而言是很客氣的。這時路易士的三年延長合約已經又過了一年，佛勒斯納警告他，他那肺結核的研究「已當你的研究主題四年了。即使再繼續下去幾年，很難說是否能有結果。別的研究常連帶產出的副成果在你這邊非常有限。我反對繼續在沒用的題目上投資。做為一個研究員的條件之一是能察覺什麼時候該放棄，這和知道該追求什麼目標一樣重要。如果你能換個研究主題的話，你的時間應該更有價值。」

路易士拒絕了他的建議。

一九一八年九月三十日，聯邦畜牧管理局一名叫柯恩（J. S. Koen）的獸醫參加在愛荷華州錫達拉皮茲舉行的全國養豬業大會。那時很多豬都生病，有些病得快要斷氣。他後來花了幾星期追蹤疾病的散播途徑，在幾千隻豬死亡之後，他判斷牠們得了感冒，和屠殺大量人類的疾病相同。養豬戶群起攻擊他的診斷，因為那會給他們造成經濟損失。但幾個月後，他仍在《獸醫學報》（*Journal of Veterinary*

Medicine）上發表文章：「去年秋冬，就算不是新疾病的話，我們的確遇到一種新狀況。我相信我對豬的診斷證據絕對不亞於醫師對病人的診斷。人類和豬發生流行的疾病竟如此相似，感染如此頻繁。一旦一個家庭裡爆發感冒以後，飼養的豬也會立刻發生，反之亦然。這種驚人的巧合顯示兩個狀況之間必有密切的關聯。」

病魔繼續在美國中西部的豬圈裡肆虐。在一九二二年和一九二三年，畜牧管理局的獸醫藉呼吸道黏膜試驗疾病在豬群中傳染。他們再把黏膜液體過濾，試著用濾過的液體傳染疾病，可是沒有成功。

薛普在回愛荷華的途中看到豬流感，便開始研究。路易士幫他分離出和感冒菌相同的細菌，將之稱為豬感冒菌。薛普並重複獸醫的試驗，不但超越了他們的研究，還發現潛在很有趣的東西。

可是路易士的工作仍沒有起色。佛勒斯納和史密斯開始悄悄評估他的工作。至於世界上的其他人，包括薛普在內，都仍非常尊敬路易士。一九二八年六月愛荷華大學第四次向路易士招手，附上相當誘人的條件。佛勒斯納鼓勵他接受，但路易士的回答是他對普林斯頓仍有「無可抗拒」的興趣。

佛勒斯納打電話和史密斯討論「我們將面對的路易士問題」。他們不明白這個人，路易士已經連續五年都交白卷。他們對他仍相當尊重，但不再是對他的實驗室技術。佛勒斯納仍相信路易士有天賦，眼界深而廣，還有溝通和鼓舞人的特長。佛勒斯納也相信路易士能在醫學教學和研究上有偉大成就，在這個領域他仍有機會成為大師級人物。

路易士曾展現出韋爾契的優點，擁有韋爾契大部分的長處。或許是他也缺少韋爾契短缺的東西，也就是創造力和領導大型研究機構時，和那種組織能力上所需要的眼光。

在和史密斯的討論過後兩天，佛勒斯納找路易士坐下來談話。他的態度直率，但他告訴路易士他直率的態度「完全是出於善意」。路易士想成為研究所會員的機會渺茫，他過去五年的研究成果「貧乏」，除非他下一年能真正有些實質又重要的成果出現，否則將連臨時性職位都不保。他已經快五十歲了。佛勒斯納告訴他，「想要變換研究方向，換個更有機會的主題不太可能」，他也指出路易士的工作「缺少活力和決心」，路易士沒有辯解。最後佛勒斯納痛苦地說他「本質上不是做研究的人」。

佛勒斯納催促他，或乾脆說是命令路易士接受愛荷華的邀請。那是個超乎尋常的好條件：年薪一萬美元，比一般醫師收入多出一倍有餘，還能完全讓他放手去建立一個世界。佛勒斯納向路易士保證，他仍是非常有天分的人，還能創造出偉大的貢獻，影響深遠。在愛荷華他將是個大人物，令人尊敬，而且會快樂得多。

路易士靜靜地聽，很少答話。他沒有抗議或爭辯，顯得被動，但是態度堅定，他就是有那股冷靜、不可觸及的內涵。他還是決定推辭愛荷華的機會。他除了實驗室之外別無興趣。他希望下一年度能夠以實力再被續聘。

談話結束後，佛勒斯納覺得又挫折又憤怒。他給史密斯的信上寫著，「我給他所有可能的壓力，可是沒用。我的看法是我們已經仁至義盡，除非事情發生大變化，明年春天我們必須採取果斷的措施。他讓我非常失望……我完全明白他面對的風險，他也讓我知道他完全明白自己處境，並且願意承擔那個風險。」

在佛勒斯納和路易士開門見山的這場談判之前幾個月，野口英世到迦納研究黃熱病。野口和佛勒斯納非常要好，他們第一次見面約在三十年前，那時佛勒斯納還在賓州大學。有一次他到東京演講之後，野口在沒受邀請之下跟著他來到費城，逕自敲響佛勒斯納的房門，直截了當地告訴佛勒斯納他是來和他一起工作的。佛勒斯納給他安排了位置，又把他帶進洛克菲勒研究所。野口在那兒獲得國際性名聲，但是有些爭議。

他曾和佛勒斯納一起做真正的科學研究，例如辨認出眼鏡蛇毒中的神經毒，並加以命名。他也宣稱有些更重要的突破是他的功勞，包括培養小兒麻痺和狂犬病病毒的能力等等（但以他的技術而言，他不可能培養出它們）。那時也在洛克菲勒的里弗斯是第一個證明病毒可以生存在活細胞裡的人，曾經質疑野口自誇的貢獻。野口的回答是，一個研究工作做很久的人一定會留下消不掉的疤痕。有一次里弗斯在自己的工作裡發現一項基本錯誤，他向野口坦承自己過程有誤，打算抽回發表的論文。野口反對他這麼做，並且說至少也要十五年之後，人們才可能發現這樣的錯誤。里弗斯聽了嚇一跳，後來說，「我想野口不是很誠實的人。」

野口居功的貢獻中最重要的就是分離出黃熱病的病原。他說那是種螺旋狀的細菌。幾年之前瓦特．里德似乎曾證明是濾過性病毒造成這種病，里德早已過世，其他人便挑戰野口的發現。在寫給佛勒斯納的信中，野口回應別人的挑戰是：「……反對很不合理……我不知道這些古巴人是不是真的關心科學討論。」

野口非膽怯之人，於是他動身到迦納去證明自己的立論正確。

一九二八年五月，他在那兒因染上黃熱病而去世。

野口的噩耗在佛勒斯納和路易士的對話之前一個月傳來，引起了國際性關注，成為各國報紙的頭條，也贏得所有紐約報紙對他的歌頌。對野口來說，這是場北歐式的葬禮，在雄雄烈焰似的榮耀中，所有對他科學成就上的懷疑都煙消雲散。

整個洛克菲勒為了他的捐軀悲痛不已。雖然他的科學成就有些爭議，但野口一向活潑熱情，經常幫助別人，受到大家喜愛。佛勒斯納和路易士兩人尤其傷心，因為野口和佛勒斯納一向情同父子；路易士也和他非常熟稔，兩人交往可以回溯至路易士早期在紐約的快樂日子。

野口的去世也留下一個問題：他是否已分離出黃熱病的病原。洛克菲勒研究所要澄清這個疑問。薛普自告奮勇接下這個任務。他很年輕，自信可以不受傷害。他需要行動，要去研究黃熱病。佛勒斯納不准他走。薛普只有二十八歲，有個妻子和剛出生的兒子，讓他去太冒險了。

於是路易士自願去。這個重大的科學問題還沒解決，有誰比他更有資格去調查？他已經證明自己是培養細菌的專家，更重要的是他曾證明小兒痲痺是病毒引起的疾病。不管野口怎麼說，黃熱病好像也可能是病毒造成的。這是個重大懸案，它的研究門檻不低，對這種需要專注深入研究的問題，佛勒斯納還是很有信心路易士能解決。

路易士的妻子露意絲反對他去。實驗室工作已經把路易士從她和兒子身邊剝奪得夠久了，何況她對路易士再度拒絕愛荷華的聘書更是怒不可遏……不過這是另外一回事。

路易士從來不聽她的，他們的婚姻名存實亡已久。對他來說，這麼做可以解決好幾個問題。如果他成功的話，就可以重拾在佛勒斯納心目中的地位。五年前他從菲柏斯研究所辭並謝絕愛荷華的邀請時，並沒有其他機會在手，那時心裡想的只是要做真正想做的事，回到實驗室裡。他願意再賭一次，於是他再度打起精神，渴望比以往都強。

他沒有到迦納，而是到了巴西。那兒出現一種毒性特別強的黃熱病。

一九二八年十一月底，佛勒斯納到普林斯頓給路易士送行。佛勒斯納對他的態度看來起了點變化，願意和他談未來種種，也想知道薛普在愛荷華的工作情形。薛普最近在豬身上發現一種極為惡毒的流感。死亡的豬隻占總數百分之四以上，有些豬群甚至超過百分之十。這情形看來和十年前在人類身上發生的流感很相似。

一個月後路易士啟航前往巴西。一九二九年一月十二日，曾在軍中替戈格斯安排所有科學研究工作、現在轉到洛克菲勒資助的國際公衛組織工作的菲德烈克．羅梭接到電報，路易士安抵巴西。這個消息立刻轉給路易士的妻子，她已因為生氣路易士的巴西之行而與研究所決裂，回到與路易士長大的故鄉密爾瓦基。每個星期羅梭都會收到路易士的消息，並且轉交給她。

路易士把實驗室設在帕拉河畔貧窮的貝倫市，那兒離海邊有七十二英里，是進入亞馬遜盆地的門戶。歐洲人在一六一五年踏進這個地方，十九世紀橡膠業的興盛使這個城市出現許多白人和划著獨木舟往返內陸的印地安人。這個地方暑濕蒸熱，雨量比地球上任何地方都多。

二月一日路易士給佛勒斯納的信說，「星期二抵達這兒……一直忙於建立據點，等候物資運到，也做了點篩選工作……希望下週可以開始展開一些工作。」

好像以前的路易士又回來了，自信又活力充沛。每個星期羅梭都會收到一封三個字的電報：「我很好。」他從二月、三月、四月、直到五月一直都收到這樣的電報。不過即使他很好，卻沒有半個字提到他的研究，沒有提到工作進展如何。

六月二十九日，羅梭派信差面交一封信給佛勒斯納：「下列發自里約熱內盧有關保羅．路易士博士的信息今天到達，並要求轉交給您。『路易士自六月二十五日起生病，醫生診斷為黃熱病。六月二十八日體溫華氏一百零三點八度（約攝氏四十度），脈搏八十……』基金會同時亦將此信息轉交提巴德．史密斯博士和在密瓦爾基的路易士夫人。」

羅梭把消息轉給佛勒斯納的時候，路易士正在與病痛纏鬥。他劇烈嘔吐，黑色的嘔出物代表病況嚴重，病毒已經侵入胃黏膜造成出血，使得嘔出物呈黑色。它也侵襲骨髓，使他全身劇痛。令人暈眩的極度頭痛讓他除了昏迷之外沒有分秒停息。他出現痙攣。同事把他用冰塊包起來，努力避免脫水，除此之外沒有其他辦法可以幫助他。

隔天另一封電報抵達：「路易士病危。星期六開始無尿。」他的腎已經衰竭所以沒有尿液產生。平時由尿液排出的毒素都堆積在體內。那天下午羅梭又收到第二封電報：「路易士發病第四天，腎臟症狀嚴重。」他出現黃疸，症狀一個又一個出現表示他的身體在衰敗中。

一九二九年六月三十日星期天，路易士一整天都痛苦萬分，在神智不清中輾轉。昏迷是他唯一的喘息時間，這是生病的第五天，不過第六天永遠不會來到。

午夜過後不久，路易士終於解脫了。

一封沒有具名的電報送給羅梭：「典型黃熱病，可能源自實驗室感染。請電示遺體處理方式。」

薛普走過普林斯頓校園邊的楓樹街去通知路易士的妻子，這時她又從密爾瓦基搬回來。她兒子赫柏特已上大學，就在普林斯頓讀書。

路易士的遺囑下了簡明的指示。她要立刻回密爾瓦基，並且要求遺體直接送去那兒，那兒有關心路易士的人。她特別強調，不管在紐約或是普林斯頓，都不准洛克菲勒研究所舉行路易士的追悼會。他沒有任何追悼會。

薛普護送路易士遺體回到威斯康辛州。洛克菲勒研究所的總務經理要求他抵達之後，到路易士的葬禮上送個花。

花送到時，上面的卡片署名「洛克菲勒研究所科學理事會」。

路易士的女兒寫了張謝卡，抬頭給「敬啟者」。她母親則堅決不和洛克菲勒基金會打交道，連謝卡也不寫。研究所把路易士的薪水算到一九三〇年六月，並且負擔他兒子赫柏特的大學學費（他後來步祖父和瑪莉安姑媽的後塵成為醫生，不過是位臨床醫生，而不是實驗室裡的科學家。他的瑪莉安姑媽曾是芝加哥拉許醫學院的第一位女性畢業生）。

佛勒斯納在緊接著下來對科學理事會的報告中提起有一位研究員辭職，「非常遺憾，使得對光線影響的研究未能完成。」這時的理事會裡包括尤金．奧彼，那位路易士推薦接任菲柏斯研究所所長的人。

路易士曾向佛勒斯納建議做這項研究，佛勒斯納說那是「重溫小兒麻痺症」。路易士曾經證明濾過性病毒造成小兒麻痺。

佛勒斯納對研究所相關的每項工作都不放過。他指出：「野口博士留下未完成的工作是最急迫的問題。」但是他故意絕口不提路易士。

後來佛勒斯納收到路易士的驗屍報告時，同時收到另一則新聞，關於一位紐約的研究員成功地把路易士的病毒轉移到猴子身上，這項試驗還在繼續進行中。研究員們把這種病毒叫作P.A.L，那是路易士姓名的縮寫。佛勒斯納回信寫著：「感謝您送來關於P.A.L和Rivas系黃熱病病毒的比較報告。您方便時我想和您當面討論這份報告。另外，科爾博士認為您的實驗動物飼養區需要重新粉刷並做些改進，他是否和您談過此事？」

路易士成年後整個生涯都在處理危險的病原體，但從來沒有被感染過。自從野口殉職之後，所有研究黃熱病的人都特別加強防範工作。

路易士在巴西工作的五個月裡從來沒有報告過任何研究細節，留下的實驗日誌也幾乎空白一片。他死於實驗室感染，似乎是故意自己染上的。

薛普告訴他的子女有關路易士的謠言。路易士煙抽得很重，可能抽到了被病毒汙染的香煙，病毒沿著嘴唇的傷口進到血液裡。大衛・安德生（David Lewis Anderson）的父親是路易士在費城的朋友，他也記得父親曾把路易士的病死歸咎於抽煙。

路易士去世之前三年，辛克萊・路易士（Sinclair Lewis，和保羅・路易士沒有關係）寫了一本暢銷小說《艾羅史密斯》（*Arrowsmith*）並得到普立茲獎。書中描述一個影射洛克菲勒研究所的機構裡一位年輕科學家的故事。每個醫學界的人，特別是洛克菲勒的人都知道這本小說。書裡主人翁的妻子就是抽了被致命病毒汙染的香煙而去世。

佛勒斯納在《科學》雜誌上寫了篇關於路易士的訃聞，裡面提到他「與斯瓦爾・萊特（Sewall

Wright）合作關於肺結核的遺傳因子研究的重要發現」。路易士與斯瓦爾・萊特的研究是在費城時代的事。佛勒斯納完全沒有提到路易士回到洛克菲勒之後五年間做過的任何事情。

薛普回愛荷華繼續對豬流感的研究，並再觀察另外一種豬瘟。

路易士去世後兩年，一九三一年薛普在《試驗醫學雜誌》上發表一系列三篇論文。他的成果展現良好的整體性。同一期還刊有艾弗里的文章，是關於肺炎球菌的一系列論文之一，這些研究最後導致遺傳變化原理的發現。另外還有優秀的病毒學家湯瑪斯・里弗斯，和諾貝爾獎得主卡爾・蘭德施泰納等人的論文，所有這些人都在洛克菲勒研究所。

薛普的所有論文都是關於感冒，他把路易士做為其中一篇的領銜作者。薛普至少在豬身上發現感冒的病原，那是病毒。今天的我們知道他在豬身上找到的病毒是一九一八年大流感病毒的直接後代，就是造成那次全球性大屠殺的病毒。我們還不確定到底是人類把病毒傳給豬或是豬傳給人，不過前者似乎比較可能。

那時病毒的毒性已變弱，或者豬的免疫系統有了調整，也許兩者都是，反正豬流感已經過去，病毒只造成輕微症狀。薛普證明感冒菌是可能致命的次發性感染，後來他又證明一九一八年流感痊癒的人身體裡的抗體能保護豬免於豬流感。

薛普的研究不但重要而且具有啟發性。他的論文一發表，立刻有一位英國科學家C・H・安德魯斯（C. H. Andrewes）和他聯絡。安德魯斯和幾位同事都投身在感冒研究上，他們發現薛普的論文很值得注意。他們兩人後來成為好朋友，薛普還帶安德魯斯到他六歲起就打獵度假的明尼蘇達州女人湖去打獵釣魚。

一九三三年英國發生一次小型流行性感冒的時候，安德魯斯、派翠克・賴德羅（Patrick Laidlaw）和威爾遜・史密斯（Wilson Smith）大致依照著薛普的方法，利用病人身上的原始採樣把感冒傳給雪貂。他們找出人類感冒的致病原，那是和薛普在豬感冒所發現的一樣，是一種濾過性病毒。

如果路易士還活著的話，他可能會和薛普共同在論文上具名，並且提供他們更開闊的眼界和經驗，也可能促成其他開創性的病毒論文，那麼他的名譽就可以確保。他晚年在感冒和其他題目上的所有研究，包括一些與感冒有關的想法都證明是錯的。如果路易士仍舊保有那份活力和努力的話，可能就不會發生這些錯誤，不過那已經不重要了。

薛普不久成為洛克菲勒研究所的會員，那是路易士夢寐以求的身分。他也許曾經被邀請進入這個自己人的小圈子，也許可以得到他想要的，也許會成為那些科學精英團體的一分子。

派克、艾弗里跟路易士，都以各自的方式面對、鑽研科學。

派克幾乎成了一名醫學傳道者，他致力於鑽研減輕痛苦的工具；他將之視為是一種手段，以便達成更大目標。紀律嚴明、有條不紊的他對有立即成果、使他可應用的事物感興趣。他的貢獻，特別是與安娜・威廉絲共同合作的貢獻，是巨大的；對白喉抗毒素的改進，單這一項，在過去這個世紀就無疑挽救了數十萬的性命。然而，他的目標也侷限、窄化了他及他的後進者所能發現的事物。

艾弗里既發奮又沉迷。既像藝術家又像獵人的他，有著遠見、耐心及持久力。藝術家的雙眼睛讓他看見新觀點及極致細節；獵人的心智則讓他在面對看似不重要的事物時，都抱持著存疑。這份存疑驅使他義無反顧。除了獻身，他別無選擇。這是他的天性。以非常規方法解決糾結難題的行事方式無法滿足他。他想一一揭露、理解未知事物，而不是一刀斬斷那個結。他會拉扯那個結，努力解開它，直到弄清所有構造。之後其他人又為不同的世界構築新的難題。T．S．艾略特曾說新的藝術作品僅是就既存秩序作出微小改變。艾弗里不只如此，甚至還遠甚於此。

路易士則是個浪漫主義者、愛好者。他想要科學。他想要的、愛得比派克及艾弗里還多。但就像所有浪漫主義者，他們愛的概念遠比愛的事物本身還多出許多。他愛科學，也愛實驗室。但它們並未屈服於他。實驗室總在他受其他人帶領時，讓其他人開展一道裂縫，展露最深處的祕密；但當他獨自留在實驗室時，那道裂縫卻閉上了。他找不到方法打開那個結，也找不到問問題的方法。實驗室之於他就像張鐵石面孔，絲毫不回應他的懇求。不論他最後是自殺還是真的發生事故，無法獲得自身所愛這件事，最終殺了他。就路易士個人而言，他該算是一九一八年感冒大流行的最後一個受害者。

新版後記

歷年來的諸多事件已超越本書所述。[54] 一九九七年初，我剛開始寫這本書，原來的計畫是要以一九一八年的事件做為敘事與試探工具，探索幾個跟流感未必沾得上邊的議題。我主要想看美國社會如何面對這龐然挑戰：人類對彼此發動戰爭，再加上大自然也對人類發起戰爭。我想探討那些多少有點能力迎向挑戰的人——政治人物也好，科學家也好——面臨這樣的狀況都如何反應，他們的抉擇又給社會帶來什麼效應。我也想知道，我們從這樣的調查研究中能學到什麼啟示。

可能致命的新型大流行病再三逼迫威脅，上述議題因而與我們空前緊密。一九五九至一九九七年間，文獻紀錄上只有兩人受禽類病毒之害，無一喪命。但一九九七年，H5N1 禽類流行性感冒病毒，也就是俗稱的禽流感，奪去了香港十八名患者中的六條人命。為了抹去疫病，數以百萬計的家禽慘遭屠殺，此舉卻徒勞無功；二〇〇三年，禽流感以復仇者之姿再度現身。自此之後，H5N1 及近期的 H7N9 禽類病毒以前所未見的感染速度在人類間傳遞。二〇〇三年至二〇一七年間（根據我撰寫此文時的最新數據），這些病毒已感染了兩千三百四十二人，其中一千零五十三人因而喪生——確診死亡率為百分之四十四點九。死亡率之所以高，是因為兩種病毒都只與肺部深處的細胞結合，所以病症一開始就是病毒性肺炎。死亡病例出現得很分散，亞塞拜然、埃及和中國皆有。

54 此版本後記寫於二〇一八年。

幾乎所有患者都是因為直接接觸鳥類而感染（有零星家庭群聚病例），但病毒每感染一人就多一次演化機會，可能像季節性流感那樣發展出與人類上呼吸道細胞結合的能力。有了這種能力，病毒就能夠輕易地人傳人。要是出現這樣的狀況，確診死亡率就會降低——多數患者身上會先出現流感症狀，而非病毒性肺炎——但這也表示另一場大流行病就要誕生。

一九一八年，這樣的病毒就感染了人類。此書首度出版後，科學家已找到證據（尚未有定論），證明一九一八年大流感病毒的八個基因片斷中，有七個源於禽類病毒；此病毒會跨物種傳染給人類，可能是與另一種病毒基因重組後（見頁一四三）得到人類血球凝集素基因——該基因使病毒得以與細胞結合，進而感染細胞。甚至連第八個片斷都有禽類病毒根源，且時序很接近一九一八年。當禽類病毒感染哺乳類動物（例如人、馬、豬之類的），而這哺乳類又恰巧同時感染另一種帶有該基因的流感病毒時，就會發生基因重組。

一九一八年，世界人口為十八億，這場大流行病可能奪去了五千萬至一億條人命，單就可信的現代數據去估算，至少也有三千五百萬人喪命。若這場大流感發生於今日，按比例換算，現今世界有七十六億人口，死亡人數可能為一億五千萬至四億兩千五百萬人。

要是現在有病毒引發類似一九一八年流感的大流行病，現代醫學大概可救活前述死亡人數中半數的患者；成效如此顯著，主要歸功於抗生素，它能減低繼發性細菌感染造成的死亡——這是以抗生素供應充足為前提推估，純屬假設——但就算如此，還是會有數千萬人喪生。嚴重的大流感則會如海嘯席捲氾濫，使加護病房人滿為患，就連醫護人員也成了病人，各方面都將醫療體系逼近崩潰臨界點，甚至還可能超越。醫院一如其他產業，長期以減低開銷換取營運效率；也就是說，醫療體系幾乎沒有多餘的負荷量——以人均病床數計算，美國病床床位遠少於幾十年前的數量。呼吸器的使用率也確實每逢一般流感季就攀升，逼近百分之百；如果遇上大流行病，多數需要呼吸器的人可能都沒機器可用（我是在巡迴打書的親身經歷中意識到流感給醫療體系帶來的壓力：一場普通的季節性流感爆發，竟迫使堪薩斯市八家醫院關閉急診室；而這種場面與大流行病挾帶的壓力相比，不過是冰山一角）。若一併考量其他類似問題——例如造成繼發性感染的細菌對抗生素產生抗藥性，又或者如皮下注射針頭、點滴輸液袋之類的小東西不夠用（我寫這段文字時，輸液袋正嚴重短缺，造成極大麻煩）——只要發生這樣的事，不管一九一八年後的醫學如何發達進步，很可能都變得毫無意義。

疾病影響還會如漣漪般擴及經濟運作，帶來嚴重後果。只要有一個飛航管制員或貨運司機生病，即時存貨系統就會瓦解，供應鏈就會崩潰，因為生產線只要少了一部分就得全部停擺；學校和日間托育機構可能關閉數週，「最後一哩路」[55]的負荷也可能超載，使人們在家工作的能力受限。

隨著 H5N1 禽流感出現，這般場面造成的威脅獲得大型企業與政府的關注；企業著手整治供應鏈、研擬持續營運計畫；已開發國家政府開始投注資金，致力強化基礎研究、疫苗製造、儲存特定藥物，為大流行病做好準備。此外，製造、配給疫苗少說得歷時數月，種種抗病毒藥物的效果亦有限，各國遂要求公共衛生官員制定政策，採用非藥物介入措施（non-pharmaceutical intervention[s]，縮寫為 NPI[s]）減輕大流行病的影響——換句話說，就是去研究「沒有藥物怎麼辦」。由於上述舉措都奠基

55 「最後一哩路」（last mile）這個術語廣為電信通訊、運輸、物流等領域應用，指的是由服務供應商到終端用戶／地點的最後一段過程；在網路服務中指的是從網路供應商到終端個人用戶間的連結。

於一九一八年大流感事件的分析，因此我也受邀加入這場跨領域行動，與歷史、醫事檢驗、公共衛生、國際關係、數學建模、政治等各界專業人士一同效力。我持續參與了好幾年，合作對象包含美國國家科學院、國安單位、其他州立與聯邦機構、智庫，以及小布希與歐巴馬執政團隊官員。

策畫人員如臨最強的五級颶風，嚴陣以待。而二〇〇九年大流行的 H1N1 新型流感，甚至還稱不上是熱帶風暴，就已弄得他們人仰馬翻、不知所措。這場史上最輕微的大流行病，讓人學到不少新教訓，其中之一就是重新思考 NPI 非藥物介入政策。

二〇〇九年的大流行病，估計「只」在全球害死十五萬至五十七萬五千人，美國境內則大概有一萬兩千個死亡病例（不過，如果以喪生者的歲數去計算逝去的生命值，而非只看死亡人數，狀況其實更加嚴重：死亡病例的平均年齡僅四十歲，百分之八十的死亡病例低於六十五歲。季節性流感只有百分之十的死亡病例低於六十五歲）。對照來看，普通的季節性流感每年在全球奪去多達六十五萬人的性命，在美國每年則使三千至五萬六千人喪生；死亡人數主要取決於病毒的致病力，再來則歸因於該年度的疫苗效力。

有了二〇〇九年的前車之鑑，實在不該掉以輕心。綜觀歷史，似乎有許多疾病以相似形式爆發，卻避開了人們的關注；唯有現代監控方式與分子生物學，才能使我們辨識出疾病演變成大流行病的跡象。《華盛頓郵報》（*Washington Post*）曾訪問時任美國疾病管制與預防中心主任的費和平（Tom Frieden），詢問他什麼事最讓他驚慌恐懼、徹夜難眠，費和平答道：「我最擔心的就是大流感……〔那〕真是最糟的狀況。」

那麼，我們現在進展到哪了？我們得到什麼啟示？

回應這些問題前，得先認清幾場大流行病的共同之處，也就是我們已掌握資訊的少數疾病：一八八九年、一九一八年、一九五七年、一九六八年及二〇〇九年的大流感。

首先，五場大流感疫情都是分波襲來（少數科學家認為，一九一八年兩波疫情致死率有所差異，兩者應是不同病毒造成；但與其論述相左的證據似乎遠多於顯示兩波疫情由不同病毒引起的證據。證據之一就是：曾暴露於第一波疫情襲擊下的人，高達百分之九十四可免於第二波疫情感染，比例遠高於現代疫苗可提供的最佳防護；證實兩波疫情由同一病毒引發的證據還有很多，此觀察只是一小部分）。

事實上，如今有些科學家推測，一九一八年的病毒應該已在人類間傳播數年，最後才因變異得以大幅散播。若此推論為真，那就會推翻哈瑟克郡是大流感起源地的假設。一八八九年的大流感病毒就是遵循此模式，兩年半內斷斷續續在世界各地引爆零星疫情，也曾攻陷倫敦、柏林、巴黎等大城市，之後才發展成完完全全的大流行病，於一八九一至九二年間的冬天徹底攻陷全球。

我們也知道，各場大流行病的每波疫情間都有些許不同。一九一八年的兩波疫情差異極大，但一九六八年的幾波疫情就沒那麼明朗。在美國，大流感引起的死亡案例有百分之七十發生於一九六八至一九六九年的流感季，其餘則發生於一九六九至一九七〇年間。歐洲與亞洲的狀況則相反，一九六八至一九六九年的死亡人數少，絕大多數死亡案例反倒落在一九六九至一九七〇年間——雖然那時已有可用的疫苗了。順帶一提，一九六八年大流感給人類帶來了 H3N2 病毒；至今流傳的流感病毒中，就屬此病毒引發的病症最為嚴重。

若要解釋此現象，有可能是因為此病毒變異極快，這也說明了美國疾管中心那句箴言：「若你見識過某個流感季，也不過只是見識了『一個』流感季。」

到頭來，人們對流感所知的一切——我們已經知道很多資訊了——目前為止沒有太大幫助。

目前的疫苗以血球凝集素為標的；血球凝集素是最為暴露於免疫系統之下的抗原（見頁一三四至一三五），外型有點像花椰菜的頭。不幸的是，作為疫苗目標的血球凝集素頭部區變異迅速，雖屬病毒的一部分，但其變化不會干擾病毒運作。流感疫苗效益不甚佳——二〇〇三至二〇一七年，疫苗效力僅有百分之十至百分之六十——部分得歸因於血球凝集素變異（即便效力如此，疫苗仍使數百萬人免於流感之害，拯救數千條人命，還是有其貢獻）。老人家的免疫系統較弱，有幾年的流感疫苗根本無法在他們身上產生防護。

但病毒的其他部分（包括血球凝集素基部，類似花椰菜的莖）則屬「相似的結構」，也就是全部或大多數流感病毒共有的部分。這是因為這些部分一旦變異，病毒便無法感染細胞、複製繁衍，所以不同病毒才留有共同之處（見頁一三四至一三五）。現今研究致力於開發新型疫苗，刺激免疫系統，使其以基部為標的。如果成功了，新疫苗就能對抗曾經感染人類的所有流感病毒——應該會比目前的疫苗都還有效——繼而每年拯救數十萬的性命。

想當然耳，如果開發廣效型疫苗那麼簡單，那早就開發出來了；但幾十年來投注在這類研究的資源並不多。試著回想看看，在H5N1出現之前，美國政府投入對抗西尼羅病毒的經費比花在流感上的還多。流感每年使五萬六千名美國人喪命，而西尼羅熱殺傷力最強的一年，則帶走兩百八十四條人命。西尼羅熱從未造成重大威脅，它不是會在人類間大規模引爆的疫症。但每年西尼羅病毒研究獲得的經費卻都比流感研究多。

如今經費分配已經有所改變，廣效型疫苗開發也大有進展，但仍有待更多資源挹注。開發疫苗是當務之急，應屬醫學研究首要之列。

暫且不論疫苗議題，我們進展到哪了？對於新的大流行病，我們做好多少準備了？

來談談這些年來人們做對的事：

首先，世界衛生組織和多國政府已發展出良好的監測網。問題在於監測網還不完善——有很多國家並未參與其中——此系統也得仰賴各國政府相互配合。二〇〇三年，監測網也注意到 SARS 病毒（原被視為新型流感病毒），並將其列入監測範圍；不過 SARS 比流感好控管多了。雖然如此，世界仍因中國陷入危機：中國起初謊報情勢，隱瞞疫情。相較之下，中國如今已坦白許多，但訊息透明度仍有待加強。況且合作起來不情不願的還不只中國。

監測網顯然很重要，因為這麼做最能及早發覺潛在大流行病的徵兆，從而加速疫苗製造——疫苗效力雖有不足，卻仍是抵抗大流行病的最佳防護。

就算只超前部署幾週，效益也會大為不同。二〇〇九年大流感的疫苗，效力和最好的季節性流感疫苗相當，但遲至第二波疫情時才製成。

除了加緊監測之外，也漸有資金投入改良、加速疫苗製造技術。超過七十年來，研發疫苗的方式都是先在雞蛋中培養病毒、收成病毒、殺死病毒（這道程序可產出少量減毒活病毒疫苗）再純化，至今仍採用此作法。可是以雞蛋培養病毒製作疫苗，製程進展極為緩慢，而且病毒還會因適應雞蛋的環境而變異——這也是疫苗在人體內沒那麼有效的原因。二〇〇九年起，疫苗開發終於漸漸轉採另外兩個技術，效果更好製程也更快。一個作法是在哺乳類細胞中培養病毒。另一個作法則採用分子生物學重組技術，將血球凝集素抗原植入完全無關的病毒中，接著在昆蟲細胞中培養病毒，再收成血球凝集素。

不過，以最樂觀的角度設想，即便有了新科技，要做出大量疫苗還是得花好幾個月。而且，供應美國所需的疫苗大都是在海外製作；若遇上致命的大流行病，其他國家政府是否會在其國民得到疫苗保護前准許出口，是個大問題。

少量使用某些抗病毒藥物可減輕患病症狀，尤其是奧司他韋（oseltamivir，商品名為「克流感」〔Tamiflu〕）和札納米維爾（zanamivir，商品名為「瑞樂沙旋達碟」〔Relenza Rotadisks〕）；若預防性服用則可降低患病風險，但只有服藥期間有效。不過，這些藥的效力仍有限，而且病毒還是可能產生抗藥性。

因此，依靠現有藥物難以解決大流行病問題。

那麼，還有什麼辦法呢？過去數年許多政府都在研擬非藥物介入措施——也就是透過公衛手段減輕大流行病的影響。

這個議題沒有簡單的解方。流感病毒透過空氣傳染，可被吸入體內，這似乎也是其主要的傳播方式，但病毒也能在物體表面生存——例如門把或罐裝啤酒——存活時間至少幾個小時，若溫度及濕度合宜，還可能生存數天。如此一來，要是有人開了門，稍後打哈欠時用手掩住口鼻，病毒就可能傳入人體。避開病毒的唯一方法，就是在大流行病爆發、肆虐社區的六至十週間，採取不收貨運郵件、不外出等行為準則，完全隔絕於社會之外。

這種作法行不通，就像某個社區要完全自閉於世界之外那樣不可行；想將社區隔離出來，得要條件異於尋常才辦得到（一九一八年，有幾個島嶼和社區曾這麼做；但時至今日，應沒多少社群能隔離成功）。

因此，不管是由政府下令施行還是個人主動執行，非藥物介入措施也不是那麼實際好用，效果有限。就算這些措施在有限程度內頗有成效，那也得持續進行。為大流行病建構模型的人員研究美國各城市在一九一八年時採用哪些防範手段；他們得到的結論是，「疊合」幾個措施——大都是不同的「社交距離」維持法——至少可以延長當地社區流感爆發的時間，減輕醫療體系的壓力。運用在部分模型上的歷史數據其實是有缺陷的，而且在評估關閉學校等一九一八年所採行的措施時，這些模型並未考量到，經歷過春季疫情的城市居民很可能已有一定程度的免疫力，這也會影響模型的效果。

不過，非藥物介入措施還是唯一可依賴的辦法。有個無效的作法，就是大規模隔離。隔離對某些疾病來說是合理的措施；就理論來說，甚至在某些條件下也對流感有效——但就只限於理論而已。一份未發表的一九一八年軍營研究證實了這點。國軍手上有一百二十個軍事訓練營的數據，其中九十九個軍營實施隔離，二十一個軍營未採取相同手段。但採行隔離的軍營與未隔離的軍營，兩者間的死亡率和罹病率沒有差異；甚至連流感傳遍整個營地所費的時間也沒有差別。這個故事說來其實沒那麼簡單：進行研究的流行病學家不只注意數字，也觀察當時的實際作法；他們發現九十九個實施隔離的軍營裡，只有六個左右嚴格執行。那幾個軍營確實從中獲益。但若戰時的大多數軍事基地都沒辦法實施嚴格有效的隔離，承平時期的公民社會當然就更沒辦法了。

關閉國界也沒有好處。停止貿易、阻止公民返國等作法根本不可行。那等於是要終止一切經濟活動，而且禁止進口——包括與健康照護相關的進口貨品，如藥物、注射器、手術袍等眾多醫療用品——還會讓供應鏈問題加倍嚴重。就算做到這地步，根據模型顯示，若邊境封閉執行度達百分之九十，也只能多延宕疫情散布幾天，至多就拖一個禮拜；執行度達百分之九十九的話，頂多能拖一個月。

對個人而言，這點時間根本不夠大家準備防疫，只能做點日常防護，洗洗手之類的。日常防疫要做得有條有理，一回又一回、一日再一日、一週復一週，紀律嚴明地持續實行實有難度。但紀律很重要。SARS 的爆發就是明顯的例子：死亡案例大都是醫護人員，而且他們很有可能是因為沒嚴格遵守醫護人員都熟知的安全準則，才會讓自己染病。在討論非藥物介入措施的第一場會議時，香港一所醫院感染控制處主任（他們的醫院安全紀錄最佳，遠優於他處）便特別強調，他曾嚴加確認所有人員都嚴守安全準則（院內傳染的狀況大致都是如此；感染控制紀錄最佳的醫院，院內工作人員對細節都極為注重，絕不抄捷徑。防疫成功在於嚴格執行、強調宣導、遵守紀律）。

除非符合極為有限的條件，否則醫療口罩幾乎沒什麼用；口罩主要在家庭環境才有幫助。讓病人戴口罩是最有效的防疫手段，因為口罩可以防止飛沫在室內噴散——一九一八年的實驗證實了這點。就算小孩戴口罩會更加不適，家長也願意讓病童戴上口罩嗎？或許吧，要是爸媽明白讓孩子戴口罩可以保護其他家人的話。甚至連緊密接觸病患的人戴上口罩再嚴加洗手，也能得到些許保護。這種情況下，使用 N95 口罩更為適合，也能保護配戴者，但前提是口罩尺寸要適當，配戴方法也要正確。要戴好口罩，說的比做的容易。有項研究的調查對象是一群專業人員，他們配戴 N95 口罩避免吸入有毒黴菌，結果顯示其中逾百分之六十的人未以正確方式配戴口罩。再者，N95 口罩戴起來非常不舒服。對特定的少數人或情境來說，N95 口罩是合理正確的選擇，但就一般大眾而言，要戴上好幾週的時間並不合適。

其他的建議措施大體上都很直白簡明：像是讓生病的孩子留在家中別去上學——很合乎常理的應對方式；以及讓生病的大人留在家中別去工作——這就不那麼合乎常理了。另外還有落實「咳嗽禮節」——咳嗽、打噴嚏時要以手肘內側遮掩口鼻，而不是用手掌來擋，因為手掌終究會碰觸門把。遠端工作顯然也是個作法，雖然所謂的「最後一哩路」難以負荷大幅提升的網路用量。

若遇上嚴重的致命大流行病，國家與地方政府可能會採取更強硬的手段，例如關閉戲院、酒吧，甚至取消體育活動——一九一九年時連冰球的史丹利盃（Stanley Cup）決賽都取消了——還有教會服事活動。

最有爭議的非藥物介入措施，大概是關閉學校——之所以最有爭議，是因為上述的強硬手段只在事態真的很緊急時才會出現。關閉學校這個作法，在情勢沒那麼嚴峻時就可能被提出，也因此難以判定其優劣。

支持關閉學校的理論如下：成人曾暴露在其他流感病毒之下，得到的交叉保護[56]較孩童多，孩童受病毒攻擊的比例因而較高。而且小孩子執行防疫措施都比較粗心隨便，要他們好好丟棄擤鼻涕的

56 「交叉保護」（cross-protection）指的是一病毒先感染生物體後，可阻止其他相似病毒感染宿主。

衛生紙、把手洗乾淨等等，都比較有難度，因此兒童會持續散布流感和其他傳染病——不只在小孩之間傳播，也會傳給成人（讓孩童接種肺炎疫苗，使老年人患肺炎的比率下降了百分之三十八至九十四——這層保護對孩子的祖父母起了作用）。學校無疑在一九五七、一九六八、二〇〇九這幾年的大流感傳播中扮演要角，季節性流感風行時亦同。

但關閉學校會給有工作的家長帶來經濟負擔，因為閉校和其他措施一樣，一執行就得持續好幾星期。在致命性大流行病發生時，接受這樣的經濟負擔看來合理，但病症不太嚴重時，可就不是這麼回事。二〇〇九年，美國疾管中心起初建議——他們沒有下令執行措施的權力，只能提出建議——如果學校有一個確診個案，就要關閉兩週。公衛專家亨德森博士（Dr. D. A. Henderson）對疾管中心的建議大為反彈（亨德森博士曾執行世界衛生組織計畫，致力將天花從世上消除，也因此獲得極大聲望）；疾管中心後來的說法便逆轉了，表示關閉學校對防疫「沒什麼幫助」。我支持這次逆轉。現在疾管中心只在嚴重大傳染病的時候會建議關閉學校。這是正確的決定。

關於一八八九年、一九一八年及一九二〇年一次大流感再爆發的研究數據，都不支持兒童是流感「超級傳播者」的推論。三組不同的研究人員在英格蘭、波士頓、底特律做了四個不同的研究，結果顯示百分之八十至八十五的家庭中，先確診的病例是成人而非兒童。底特律的那份研究還顯示，隨著時間推進，成人占確診病例的比例漸小，兒童則漸高——這表示是成人將疾病傳染給兒童，而非兒童傳染給成人。不幸的是，我把這件事告知一位疾管中心的研究人員，他回應我：「我不相信這數據。」那可稱不上是正確回應。這份數據幾乎可篤定準確無誤，研究結果可能是離群值、統計學上的異常，但資料卻是由優秀的流行病學家統整而出。他們的發現應被進一步好好研究、理解，背後的政策意涵[57]極為重大（有個解釋是，一八八九年及一九一八年的病毒與先前在成人間流傳的病毒太過不同，成人並未享有交叉保護之便，兒童與成人的免疫系統是站在同一條起跑線。當時的狀況等同完全沒人感染過這些病毒。一九二〇年的狀況則相反，幾乎所有人都接觸過這些病毒，所以大家的免疫系統又處於相同層級了）。

最後，非藥物介入措施若要發揮效益，得要大眾遵守建議，而且還要持續配合。這是道難題。以二〇〇九年墨西哥市的狀況為例，政府當局建議民眾搭乘大眾運輸工具時配戴口罩（這是幾乎沒用的防疫手段），還發放免費口罩。在恐懼高峰期，口罩使用率竄升至百分之六十五——四天後就下降到百分之二十七。

而持續監控病毒則是絕對必要的行動。病毒展現行為一有變動——例如一九一八年第一波至第二波疫情之間的變化——應對措施也要跟著變動。監控行動不只對超前預防來說重要，在疫情期間也極為關鍵。

大流行病浮現的問題顯然不少。但最嚴重的問題潛身於政府與真相之間。

政府與真相之間的關係平衡，一定程度上需要政治領導人有瞭解真相的能力——也需要有應對真相的能力。二〇〇九年的大流感若帶來了什麼啟示，那就是，有太多政府都無能處理真相。無論是西

57 所謂研究有「政策意涵」（policy implications），指的是研究成果帶來新知，對於設計、修改政策有參考價值。

方或非西方國家的政府，都準備了大流感應對計畫，世界衛生組織也是。計畫都合理，也列入很好的建議。許多計畫都依據特定狀況明確提出應採取（或不該做）的措施步驟，從而限制個人差異在防疫行動中扮演的角色。但「計畫」不該跟「準備」畫上等號，況且有許多政治領導人還輕忽這些計畫。

墨西哥的緊急衛生事件管理人一開始被排除於許多大流感高階會議之外。巴西公布消息太慢了，該國南部地區死亡率為全球最高。中國衛生部部長陳竺表示大流感是外國人的病，他會將流感阻擋在中國國門之外，他說：「我們有信心也有能力，做好『人感染豬流感』聯防聯控的有效工作。」[58] 法國要求歐盟取消所有往來墨西哥的班機。埃及全面撲殺國內豬隻。印度則考慮要隔離有流感病例的村莊。這一切行動一點幫助都沒有。墨西哥花了一億八千萬美元抗疫，卻因為貿易伙伴的不理性反應，而承受高達九十億美元的經濟損失——若要鼓勵大家坦誠、不隱瞞病情，這可算不太上什麼正增強[59]作法。

各國政府的這些行動究竟是純然出於政治算計——就埃及的狀況來說，該國只有科普特基督徒食用豬肉，這群基督徒在政治上受孤立，[60]而屠殺豬隻可使政府顯得有在做事——還是因為公務人員感情用事、失去理智？也許兩種狀況兼而有之，實在難以定論。帶有情感不表示欠缺理性；情感會損壞理性。

無論如何，不管政治家是看到行動帶來的優勢，刻意做了最沒效的舉動，或者是純然出於無能或恐懼之舉；隨便取一個防疫計畫來看，人的因素，政治領導人的因素，就是計畫的弱點，所有計畫皆然。二〇一四年伊波拉病毒的經驗，是對此現實的另一提醒。

一九一八年的疫病蔓延著恐懼，實實在在的恐懼。隨機現身的死亡使人深刻體會了恐懼。疾病散布的速度也讓人感到恐懼。還有，最健壯的人似乎最容易受大流感之害，這事實也令人恐懼。

疾病本身雖恐怖，公務人員和媒體也助長了恐懼——不是說他們誇大疾病，而是指他們將疾病輕描淡寫帶過，試著安撫大眾。近幾十年間，公共關係顧問領域發展出一種專業，叫作「危機溝通」（risk communication）。我不愛那一套。因為若要說一九一八年大流感曾帶來什麼「最重大的」啟示，那就是危機當前之時，政府應該誠實傳達大眾真相。危機溝通背後的意涵是要管控真相。真相不該被控管。真相該被傳達。

恐懼生於心智幽暗未明之間，生於叢林裡緊逼追索我們的不明野獸之中。人類害怕黑暗，這點幾乎可說是將恐懼的緣起具體彰顯。恐怖電影就是憑藉對未知的恐懼而成立，未知的脅迫感面目模糊，讓我們無從看清、難以辨識，也找不到一個安全的避風港。不過每部恐怖片都是如此：一旦怪物現身，恐懼就凝為實體，而後淡去。害怕猶在。但由未知產出、把人推向恐慌邊緣的感受會消散。想像的力量也會消散。

---

58 此處按陳竺二〇〇九年四月三十日中文原句引用，當時世界衛生組織已將該次流感正名為「H1N1新型流感」。

59 「正增強」（positive reinforcement）指的是在對方出現期望的行為時，利用獎勵、讚美等正向手段，提高其往後做出同樣舉動的機會。

60 科普特基督徒（Coptic Christian）的教會為亞歷山大科普特正教會（Coptic Orthodox Church of Alexandria）屬基督教東方正統教會（Oriental Orthodoxy，東正教）的一支。埃及大多數人口信仰伊斯蘭教。

一九一八年，公家機關和報章媒體的謊言，使恐懼遲遲沒有機會凝為實體。大眾無從信任，也一無所知。社會終究還是奠基於信任之上；一旦信任崩解，人們不只會疏離權威，也會疏遠彼此。恐懼滲透社會之深，使得婦女不願照顧她的姐妹，使得志工不願帶食物給因病無法謀生的家庭，使得那病困的一家子因此餓死，使得受過訓練的護理師不願回應緊急呼求提供專業服務。威脅社會、讓社會分崩離析的不是疾病，而是害怕。如同維克多・沃恩提出的警告（他是小心審慎之人，從不為發表見解誇大言辭），人類文明幾星期內就會消失。

一九一八年大流感的最後一個啟示，很簡單卻又難以執行，就是有權有位之士要減輕讓社會所有人疏離的恐慌。如果人人為己，社會便難以運行。如此一來，文明便無法存續。

當權者應當維護公眾的信任。要維護信任，就不該扭曲半分事實，不能粉飾太平，不能操弄人心。林肯最先提出這個觀點，也說得最為動人：

領導人應使世上一切恐懼化為實體。唯有如此，人們才能打破恐懼。

謝辭

本書原要寫成直白的故事，由嘗試對抗疾病的科學家、試圖應對疾病的政治領導人兩方觀點，闡述人類史上最致命的流行病。我本以為自己大概會寫個兩年半，頂多三年。

計畫終有變化。結果我花了七年寫這本書。它也演變成（我希望這算是進化）與原先所想不同的樣貌。

工程如此耗時，源於若要描寫科學家，就不可能不去探究該時代美國醫學實務的本質，因為書中談及的科學家所為，不僅僅是在實驗室裡做研究而已。他們徹底顛覆美國醫學實務的特性。

而搜尋對我有用的大流感資料其實也極為困難。要找到死亡相關記事並不難，但我興趣所在向來聚焦於特定人物，這類人會意圖以某種方式控制事件發展。偏偏這些想控制局面的人都太忙了，擔負太大壓力，以致根本沒心思記下些什麼。

七年之間，我承蒙許多貴人援助。有些人與我分享自己的研究，或幫我找到研究材料；有些人協助我理解流感病毒和它引起的疾病；有些人針對文稿給予建議。當然，本書若有筆誤或疏漏，無論是事實紀錄或詮釋判斷的過失，這些人一概毋須擔負文責。（要是在哪篇謝辭讀到作者細數他人過錯，豈不有趣？）

美國國家癌症研究院（National Cancer Institute）的兩位朋友，史蒂芬．羅森堡（Steven Rosenberg）與尼可拉斯．瑞斯堤佛（Nicholas Restifo），助我瞭解科學家如何研究問題，並讀了部分文稿、給予回饋。紐約西奈山醫學中心（Mount Sinai Medical Center）的彼得．帕勒斯（Peter Palese）是流感病毒研究一大世界級權威，他也慷慨撥出時間提供我專業建議。聖裘德醫學中心（St. Jude Medical Center）的羅伯．韋伯斯特（Robert Webster）和帕勒斯一樣是全球頂尖流感研究專家，他同樣予我見解與指教。羅納德．法蘭奇（Ronald French）針對流感的病程，替我檢查文稿敘述是否精準正確。文森．莫雷利（Vincent Morelli）為我引見華倫．桑默斯（Warren Summers）；華倫與紐奧良路易斯安那州立大學健康醫學中心（Louisiana State University Health Sciences Center）肺部疾病醫學部門的全體團隊，一同協助我深入理解受流感侵襲時肺內的狀況；華倫極有耐心，每每令我獲益匪淺。涂蘭大學醫學院（Tulane Medical School）的米契．弗里德曼（Mitchell Friedman）也向我解釋肺內部發生的種種變化。

美國國防病理學院（Armed Forces Institute of Pathology）的傑佛瑞．陶本柏格（Jeffrey Taubenberger）則提供我他的最新研究結果。美國國家衛生研究院（National Institutes of Health）的約翰．尤戴爾（John Yewdell）也針對病毒詳加解釋。涂蘭的羅柏．馬騰森（Robert Martensen）給了許多醫學史方面的寶貴建議。美利堅大學（American University）的亞倫．克勞特（Alan Kraut）也閱讀文稿，並就部分篇章予以評論。

我也要特別感謝涂蘭—薩維爾生物環境研究中心（Tulane-Xavier Center for Bioenvironmental Research）的約翰．麥克拉克蘭（John MacLachlan）助我良多，本書能夠問世，他功不可沒。威廉．史坦曼（William Steinmann）是涂蘭醫學中心（Tulane Medical Center）臨床療效與生命維持中心（Center for Clinical Effectiveness and Life Support）的主任，熱心讓我使用他的辦公空間，與我分享流感知識，也給予我溫暖的友誼。

前述幾位都是醫學博士或學術型博士，有人兩種學位兼備。少了他們的援助，我光要搞懂自己體內的免疫風暴[61]就會暈頭轉向。

寫書的人也常會感謝圖書館員和檔案專業人員。這麼做是有道理的。幾乎每位涂蘭大學（Tulane University）魯道夫麥塔斯醫學圖書館（Rudolph Matas Medical Library）的工作人員都曾熱忱相助、大力支援，但我一定要特別向派希・科普蘭（Patsy Copeland）致上謝意。我也要感謝凱絲琳・普利亞（Kathleen Puglia）、蘇・多西（Sue Dorsey）和欣蒂・戈德斯坦（Cindy Goldstein）。

我還要感謝以下幾位人士：WGBH 電台節目《美國印象》（*American Experience*）的馬克・山莫斯（Mark Samels）讓我使用該節目為大流感單元蒐集的素材；美國國家科學院的詹妮絲・戈德布魯姆（Janice Goldblum）提供的幫助遠超過她職責所需；費城穆特醫學博物館（Mütter Museum）的葛蕾欽・沃登（Gretchen Worden）也對我伸出援手；傑佛瑞・安德森（Jeffrey Anderson）當年還是羅格斯大學（Rutgers University）研究生，傑瑞・根哈特（Gery Gernhart）那時也在美利堅大學攻讀研究所，兩位都大方與我分享他們的研究；西徹斯特大學（West Chester University）的查爾斯・哈迪（Charles Hardy）則提供他自己蒐集的口述歷史資料；我還受益於美國國家檔案館（National Archives）米契・約克森（Mitch Yockelson）的豐沛知識。時任《費城雜誌》（*Philadelphia Magazine*）編輯艾略特・卡普蘭（Eliot Kaplan）也予以此計畫支持。我也要向堪薩斯的寶琳・麥納（Pauline Miner）與凱瑟琳・哈

61 譯註：「免疫風暴」（cytokine storm）指的是免疫系統反應過度，釋放過多細胞激素（cytokine），此狀況可能導致身體組織或器官受損。

特（Catherine Hart）致謝。關於本書收錄相片，我則應向以下幾位好好道謝：美國紅十字會（American Red Cross）的蘇珊．羅賓斯．華生（Susan Robbins Watson）、堪薩斯達利鎮立圖書館（Dudley Township Library）的麗莎．彭德葛拉夫（Lisa Pendergraff）、美國海軍醫藥局（Bureau of Navy Medicine）的安德烈．索波欽斯基（Andre Sobocinski）與揚．赫曼（Jan Herman）、洛克菲勒大學（Rockefeller University）檔案室的達爾文．史塔普頓（Darwin Stapleton），以及約翰霍普金斯大學（Johns Hopkins University）亞倫曼森切尼斯檔案室（Alan Mason Chesney archives）的南西．麥柯（Nancy McCall）。也得謝謝派特．沃德．弗里德曼（Pat Ward Friedman）提供她祖父的相關資訊。

行筆至此，要來向我的編輯溫蒂．沃夫（Wendy Wolf）道謝了。雖然這才是我的第五本書，但連同為雜誌撰寫文章的經驗一併計算，我合作過的編輯算來倒有幾十位（絕無誇大）。溫蒂．沃夫實在是其中的佼佼者。她以現今罕見的態度編輯書稿，全心全意投入編務。她對這本書稿特別用心付出，與她工作實在是一大樂趣。不管這麼說是好還是壞（但願是好事），沒有她就沒有這本書——此言真誠不虛。我也感謝希拉蕊．雷德蒙（Hilary Redmon），她勤奮可靠，在方方面面都給我莫大幫助。

謝謝我的經紀人拉斐爾．薩格林（Raphael Sagalyn），他展現的專業堪為楷模。我和許多編輯合作過，但就只有他一位經紀人——他的傑出不證自明。

最後要感謝我優秀的妻子瑪格麗特．安．賀金斯（Margaret Anne Hudgins），她是我莫大的助力，提供的幫助難以細數，有抽象廣義的支持，也有具體實務的協助——最重要的，還是她始終真誠展露的本色。還要謝謝諸位堂親表戚。

參考書目

一手資料

檔案及選集

Alan Mason Chesney Archives, Johns Hopkins University
Stanhope Bayne-Jones papers
Wade Hampton Frost papers
William Halsted papers
Christian Herter papers
Franklin Mall papers
Eugene Opie papers
William Welch papers

American Philosophical Society
Harold Amoss papers
Rufus Cole papers
Simon Flexner papers
Victor Heiser papers
Peter Olitsky papers
Eugene Opie papers
Raymond Pearl papers
Peyton Rous papers

City Archive, Philadelphia
Alms House, Philadelphia General Hospital Daily Census, 1905–1922 Census Book

Coroner's Office, Interments in Potters Field, 1914–1942
Department of Public Health and Charities Minutes
Journal of the Board of Public Education
Journal of the Common Council
Journal of Select Council
Letterbook of Chief of Electrical Bureau, Department of Public Safety

College of Physicians, Philadelphia
William N. Bradley papers
Arthur Caradoc Morgan papers
Influenza papers

Columbia University, Butler Library, Oral History Research Office
A. R. Dochez oral history
Abraham Flexner oral history

Historical Society of Philadelphia
The Advisory Committee on Nursing, Philadelphia Hospital for Contagious Disease, Report for Feb. 1919
Council of National Defense papers
Benjamin Hoffman collection
Dr. William Taylor collection
Herbert Welsh collection
Woman's Advisory Council, Philadelphia General Hospital collection

Jefferson Medical College
Annual Report, Jefferson Hospital, year ended May 31, 1919

Library of Congress
Newton Baker papers
Ray Stannard Baker papers
George Creel papers
Joseph Tumulty papers
Woodrow Wilson papers

National Academy of Sciences
Executive Committee of Medicine 1916–1917 files
Medicine and Related Sciences, 1918 Activities Summary
Committee on Medicine and Hygiene 1918 files
Committee on Psychology/Propaganda Projects files
Influenza files
Biographical files for Oswald Avery, Rufus Cole, Alphonse Dochez, Eugene Opie, Thomas Rivers, Hans Zinsser

National Archives
Red Cross records
U.S. Army Surgeon General records
U.S. Navy Surgeon General records
U.S. Public Health Service records

National Library of Medicine
Stanhope Bayne-Jones papers and oral history
Michael Heidelberger oral history
Frederick Russell papers
Donald Van Slyke oral history
Shields Warren oral history

New York City Municipal Archives
Annual Report of the Department of Health of the City of New York for 1918
Collected Studies of the Bureau of Laboratories of the Department of Health of the City of New York for the Years 1916–1919, v. 9
Collected Reprints of Dr. William H. Park, v. 3, 1910–1920

Rhode Island Historical Society
Charles Chapin papers

Rockefeller University Archives
Paul Lewis papers
Reports to the Board of Scientific Directors

Sterling Library, Yale University
Gordon Auchincloss papers
Arthur Bliss Lane papers
Vance C. McCormick papers
Frederic Collin Walcott papers
Charles-Edward Winslow papers

Temple University Special Collections
Thomas Whitehead papers

Temple University Urban Archives
Carson College for Orphan Girls
Children's Hospital, Bainbridge
Clinton Street Boarding Home
Housing Association of Delaware Valley papers
Rabbi Joseph Krauskopf papers
Pennsylvania Hospital
Pennsylvania Society to Protect Children from Cruelty
Philadelphia Association of Day Nurseries
Whosoever Gospel Mission of Germantown
Young Women's Boarding Home Association of Philadelphia
Report of the Hospital of the Women's Medical College of Pennsylvania, 1919

Tennessee Historical Society
Oswald Avery papers

University of North Carolina, Chapel Hill

Milton Rosenau papers

University of Pennsylvania Archives
George Wharton Pepper papers

二手資料

報紙

Arizona Gazette
Arizona Republican
Boston Globe
Chicago Tribune
London Times
Los Angeles Times
New Orleans Item
New Orleans Times-Picayune
New York Times
Philadelphia Inquirer
Philadelphia North American
Philadelphia Public Ledger
Providence Journal
San Francisco Chronicle
Santa Fe Monitor (Kansas)
Seattle Post-Intelligencer
Seattle Times
Washington Post
Washington Star

文章

"Advertisements in the *Laryngoscope*: Spanish Influenza—1918." *Laryngoscope* 106, no. 9, part 1 (Sept. 1996): 1058.

Anastassiades, T. "Autoserotherapy in Influenza." *Grece Medicale,* reported in *JAMA* 72, no. 26 (June 28, 1919): 1947.

Andrewes, C. H. "The Growth of Virus Research 1928–1978." *Postgraduate Medical Journal* 55, no. 64 (Feb. 1979): 73–77.

Ashford, Bailey K. "Preparation of Medical Officers of the Combat Division in France at the Theatre of Operations." *Military Surgeon* 44 (Feb. 1919): 111–14.

Austrian, R. "The Education of a 'Climatologist.'" *Transactions of the American Clininical Climatolology Association* 96 (1984): 1–13.

Avery, Oswald Theodore. "A Selective Medium for B. Influenzae, Oleate-hemoglobin Agar." *JAMA* 71, no. 25 (Dec. 21, 1918): 2050–52.

Avery, Oswald Theodore, Colin MacLeod, and Maclyn McCarty. "Studies on the Chemical Nature of the Substance Inducing Transformation of Pneumococcal Types." *Journal of Experimental Medicine* (1979, originally published Feb. 1, 1944): 297–326.

Baer, E. D. "Letters to Miss Sanborn: St. Vincent's Hospital Nurses' Accounts of World War I." *Journal of Nursing History* 2, no. 2 (April 1987): 17–32.
Baird, Nancy. "The 'Spanish Lady' in Kentucky." *Filson Club Quarterly* 50, no. 3: 290–302.
Barnes, Frances M. "Psychoses Complicating Influenza." *Missouri State Medical Association* 16 (1919): 115–20.
Benison, Saul. "Poliomyelitis and the Rockefeller Institute: Social Effects and Institutional Response." *Journal of the History of Medicine and Allied Sciences* 29 (1974): 74–92.
Bernstein, B. J. "The Swine Flu Immunization Program." *Medical Heritage* 1, no. 4 (July–Aug. 1985): 236–66.
Bircher, E. "Influenza Epidemic." *Correspondenz-Blatt fur Schweizer Aerzte, Basel.* 48, no. 40, (Nov. 5, 1918): 1338, quoted in *JAMA* 71, no. 24 (Dec. 7, 1918): 1946.
Bloomfield, Arthur, and G. A. Harrop Jr. "Clinical Observations on Epidemic Influenza." *Johns Hopkins Hospital Bulletin* 30 (1919).
Bogardus, F. B. "Influenza Pneumonia Treated by Blood Transfusion." *New York Medical Journal* 109, no. 18 (May 3, 1919): 765–68.
Bourne, Randolph. "The War and the Intellectuals." *The Seven Arts* 2 (June 1917): 133–46.
Brown P., J. A. Morris, and D. C. Gajdusek. "Virus of the 1918 Influenza Pandemic Era: New Evidence About Its Antigenic Character." *Science* 166, no. 901 (Oct. 3, 1969): 117–19.
Burch, M. "'I Don't Know Only What We Hear': The Soldiers' View of the 1918 Influenza Epidemic." *Indiana Medical Quarterly* 9, no. 4 (1983): 23–27.
Burnet, F. M. "The Influence of a Great Pathologist: A Tribute to Ernest Goodpasture." *Perspectives on Biology and Medicine* 16, no. 3 (spring 1973): 333–47.
———. "Portraits of Viruses: Influenza Virus A." *Intervirology* 11, no. 4 (1979): 201–14.
Capps, Joe. "Measures for the Prevention and Control of Respiratory Disease." *JAMA* 71, no. 6 (Aug. 10, 1918): 571–73.
Centers for Disease Control. *AIDS Surveillance Report* 13, no. 2 (Sept. 24, 2002).
Chan, P. K. S. et al. "Pathology of Fatal Infection Associated with Avian Influenza A H5N1 Virus." *Journal of Medical Virology* 63, no. 3 (March 2001), 242–46.
Charles, A. D. "The Influenza Pandemic of 1918–1919: Columbia and South Carolina's Response." *Journal of the South Carolina Medical Association* 73, no. 8 (Aug. 1977): 367–70.
Chesney, Alan. "Oswald Theodore Avery." *Journal of Pathology and Bacteriology* 76, no. 2 (1956): 451–60.
Christian, Henry. "Incorrectness of Diagnosis of Death from Influenza." *JAMA* 71 (1918).
Claude, Henri, M.D. "Nervous and Mental Disturbances Following Influenza." Quoted in *JAMA* 72, no. 22 (May 31, 1919): 1634.
Clough, Paul. "Phagocytosis and Agglutination in the Serum of Acute Lobar Pneumonia." *Johns Hopkins Hospital Bulletin* 30 (1919): 167–70.
Cole, Rufus. "Pneumonia as a Public Health Problem." *Kentucky Medical Journal* 16 (1918): 563–65.
———. "Prevention of Pneumonia." *JAMA* 71, no. 8 (August 24, 1918): 634–36.

Cole, Rufus, et al. "Acute Lobar Pneumonia Prevention and Serum Treatment." Monograph of the Rockefeller Institute for Medical Research 7 (Oct. 1917).

Condon, Bradly J., and Tapen Sinha. "Who Is That Masked Person: The Use of Face Masks on Mexico City Public Transportation During the Influenza A (H1N1) Outbreak (July 4, 2009)." *Health Policy* 95, no. 1 (Apr. 2010): 50–56. doi: 10.1016/j.healthpol.2009.11.009. Epub Dec. 4, 2009. https://www.ncbi.nlm.nih.gov/pubmed/19962777.

Cowie, D. M., and P. W. Beaven. "Nonspecific Protein Therapy in Influenzal Pneumonia." *JAMA* 72, no. 16 (April 19, 1919).

Cumberland, W. H. "Epidemic! Iowa Battles the Spanish Influenza." *Palimpsest* 62, no. 1 (1981): 26–32.

Davenport, F. M. "The Search for the Ideal Influenza Vaccine." *Postgraduate Medical Journal* 55, no. 640 (Feb. 1979): 78–86.

Davenport, R. M., G. N. Meiklejohn, and E. H. Lennette. "Origins and Development of the Commission on Influenza." *Archives of Environmental Health* 21, no. 3 (Sept. 1970): 267–72.

De Grazia, Victoria. "The Selling of America, Bush Style." *New York Times*, Aug. 25, 2002.

Dingle, J. H., and A. D. Langmuir. "Epidemiology of Acute Respiratory Disease in Military Recruits." *American Review of Respiratory Disease* 97, no. 6 (June 1968): 1–65.

Doty, Permillia. "A Retrospect on the Influenza Epidemic." *Public Health Nurse*, 1919.

Douglas, R. J. "Prophylaxis and Treatment of Influenza." In *Scientific American's Medicine*, edited by E. Rubinstein and D. Federman. New York: Scientific American Inc., 1994.

Dowdle, W. R., and M. A. Hattwick. "Swine Influenza Virus Infections in Humans." *Journal of Infectious Disease* 136, supp. S (Dec. 1977): 386–89.

Draggoti, G. "Nervous Manifestations of Influenza." *Policlinico* 26, no. 6 (Feb. 8, 1919) 161, quoted in *JAMA* 72, no. 15 (April 12, 1919): 1105.

Dubos, René. "Oswald Theodore Avery, 1877–1955." *Biographical Memoirs of Fellows of the Royal Society* 2 (1956): 35–48.

Dunn, F. L. "Pandemic Influenza in 1957. Review of International Spread of New Asian Strain." *JAMA* 166, no. 10 (1958): 1140–48.

Durand, M. L. et al. "Acute Bacterial Meningitis in Adults: A Review of 493 Episodes." *New England Journal of Medicine* 328, no. 1 (Jan. 1993) 21–28.

Eaton, Ernest. "A Tribute to Royal Copeland." *Journal of the Institute of Homeopathy* 31, no. 9: 555–58.

Ebert, R. G. "Comments on the Army Venereal Problem." *Military Surgeon* 42 (July–Dec. 1918), 19–20.

Emerson, G. M. "The 'Spanish Lady' in Alabama." *Alabama Journal of Medical Science* 23, no. 2 (April 1986): 217–21.

English, F. "Princeton Plagues: The Epidemics of 1832, 1880 and 1918–19." *Princeton History* 5 (1986): 18–26.

Ensley, P. C. "Indiana and the Influenza Pandemic of 1918." *Indiana Medical History* 9, no. 4 (1983): 3–15.

"Epidemic Influenza and the United States Public Health Service." *Public Health Reports* 91, no. 4 (July–Aug. 1976): 378–80.

Feery, B. "1919 Influenza in Australia." *New England Journal of Medicine* 295, no. 9 (Aug. 26, 1976): 512.
Fell, Egbert. "Postinfluenzal Psychoses." *JAMA* 72, no. 23 (June 7, 1919): 1658–59.
Fennel, E. A. "Prophylactic Inoculation Against Pneumonia." *JAMA* 71, no. 26, (Dec. 28, 1918): 2115–18.
Fincher, Jack. "America's Rendezvous with the Deadly Lady." *Smithsonian Magazine,* Jan. 1989: 131.
Finland, M. "Excursions into Epidemiology: Selected Studies During the Past Four Decades at Boston City Hospital." *Journal of Infectious Disease* 128, no. 1 (July 1973): 76–124.
Flexner, Simon. "Paul Adin Lewis." *Science* 52 (Aug. 9, 1929): 133–34.
———. "The Present Status of the Serum Therapy of Epidemic Cerebro-spinal Meningitis." *JAMA* 53 (1909) 53: 1443–46.
Flexner, Simon, and Paul Lewis. "Transmission of Poliomyelitis to Monkeys: A Further Note." *JAMA* 53 (1909): 1913.
Friedlander et al. "The Epidemic of Influenza at Camp Sherman." *JAMA* 71, no. 20 (Nov. 16, 1918): 1650–71.
Frost, W. H. "Statistics of Influenza Morbidity." *Public Health Reports* 7 (March 12, 1920): 584–97.
Galishoff, S. "Newark and the Great Influenza Pandemic of 1918." *Bulletin of the History of Medicine* 43, no. 3 (May–June 1969): 246–58.
Gear, J. H. "The History of Virology in South Africa." *South African Medical Journal* (Oct. 11, 1986, suppl): 7–10.
Glezen, W. P. "Emerging Infections: Pandemic Influenza." *Epidemiology Review* 18, no. 1 (1996): 64–76.
Goodpasture, Ernest W. "Pathology of Pneumonia Following Influenza." *U.S. Naval Bulletin* 13, no. 3 (1919).
Grist, N. R. "Pandemic Influenza 1918." *British Medical Journal* 2, no. 6205 (Dec. 22–29, 1979): 1632–33.
Guerra, F. "The Earliest American Epidemic: The Influenza of 1493." *Social Science History* 12, no. 3 (1988): 305–25.
Halpern, Sue. "Evangelists for Kids." *New York Review of Books,* May 29, 2003.
Hamaker, Gene. "Influenza 1918." *Buffalo County, Nebraska, Historical Society* 7, no. 4.
Hamilton, D. "Unanswered Questions of the Spanish Flu Pandemic." *Bulletin of the American Association of the History of Nursing* 34 (spring 1992): 6–7.
Harris, John. "Influenza Occuring in Pregnant Women: A Statistical Study of 130 Cases." *JAMA* 72, no. 14 (April 5, 1919): 978–80.
Harrop, George A. "The Behavior of the Blood Toward Oxygen in Influenzal Infections." *Johns Hopkins Hospital Bulletin* 30 (1919): 335.
Hayden, Frederick G., and Peter Palese. "Influenza Virus." In *Clinical Virology,* edited by Douglas Richman, Richard Whitley, and Frederick Hayden, 911–30. New York: Churchill Livingstone, 1997.
Heagerty, J. J. "Influenza and Vaccination." *Canadian Medical Association Journal* 145, no. 5 (Sept. 1991, originally published 1919): 481–82.
Herda, P. S. "The 1918 Influenza Pandemic in Fiji, Tonga and the Samoas." In *New Countries and Old Medicine: Proceedings of an International Conference on the History of Medicine and Health,* edited by L. Bryder and D. A. Dow, 46–53. Auckland, New Zealand: Pyramid Press, 1995.

Hewer, C. L. "1918 Influenza Epidemic." *British Medical Journal* 1, no. 6157 (Jan. 1979): 199.
Hildreth, M. L. "The Influenza Epidemic of 1918–1919 in France: Contemporary Concepts of Aetiology, Therapy, and Prevention." *Social History of Medicine* 4, no. 2 (Aug. 1991): 277–94.
Holladay, A. J. "The Thucydides Syndrome: Another View." *New England Journal of Medicine* 315, no. 18 (Oct. 30, 1986): 1170–73.
Holland, J. J. "The Origin and Evolution of Chicago Viruses." In *Microbiology and Microbial Infections,* v. 1, *Virology,* edited by Brian W. J. Mahy and Leslie Collier, 10–20. New York: Oxford University Press, 1998.
Hope-Simpson, R. E. "Andrewes Versus Influenza: Discussion Paper." *Journal of the Royal Society of Medicine* 79, no. 7 (July 1986): 407–11.
———. "Recognition of Historic Influenza Epidemics from Parish Burial Records: A Test of Prediction from a New Hypothesis of Influenzal Epidemiology." *Journal of Hygiene* 91, no. 2 (Oct. 1983): 293–308.
"How to Fight Spanish Influenza." *Literary Digest* 59 (Oct. 12, 1918).
Hyslop, A. "Old Ways, New Means: Fighting Spanish Influenza in Australia, 1918–1919." In *New Countries and Old Medicine: Proceedings of an International Conference on the History of Medicine and Health,* edited by L. Bryder and D. A. Dow, 54–60. Auckland, New Zealand: Pyramid Press, 1995.
Irwin, R. T. "1918 Influenza in Morris County." *New Jersey Historical Community Newsletter* (March 1981): 3.
Jackson, G. G. "Nonbacterial Pneumonias: Contributions of Maxwell Finland Revisited." *Journal of Infectious Disease* 125, supp. (March 1972): 47–57.
Johnson, Niall, and Juergen Mueller. "Updating the Accounts: Global Mortality of the 1918–1920 'Spanish' Influenza Pandemic." *Bulletin of the History of Medicine* 76 (spring 2002): 105–15.
Kass, A. M. "Infectious Diseases at the Boston City Hospital: The First 60 Years." *Clinical Infectious Disease* 17, no. 2 (Aug. 1993): 276–82.
Katz, R. S. "Influenza 1918–1919: A Further Study in Mortality." *Bulletin of the History of Medicine* 51, no. 4 (winter 1977): 617–19.
———. "Influenza 1918–1919: A Study in Mortality." *Bulletin of the History of Medicine* 48, no. 3 (fall 1974): 416–22.
Katzenellenbogen, J. M. "The 1918 Influenza Epidemic in Mamre." *South African Medical Journal* 74, no. 7 (Oct. 1, 1988), 362–64.
Keating, Peter. "Vaccine Therapy and the Problem of Opsonins." *Journal of the History of Medicine* 43 (1988), 275–96.
Keegan, J. J. "The Prevailing Epidemic of Influenza." *JAMA* 71 (Sept. 28, 1918), 1051–52.
Keeton, Riet, and A. Beulah Cusman. "The Influenza Epidemic in Chicago." *JAMA* 71, no. 24 (Dec. 14, 1918): 2000–2001.
Kerson, T. S. "Sixty Years Ago: Hospital Social Work in 1918." *Social Work Health Care* 4, no. 3 (spring 1979): 331–43.
Kilbourne, E. D., M.D. "A History of Influenza Virology." In *Microbe Hunters—Then and Now,* edited by H. Koprowski and M. B. Oldstone, 187–204. Bloomington, Ill.: Medi-Ed Press, 1996.
———. "In Pursuit of Influenza: Fort Monmouth to Valhalla (and Back)." *Bioessays* 19, no. 7 (July 1997): 641–50.

———. "Pandora's Box and the History of the Respiratory Viruses: A Case Study of Serendipity in Research." *History of the Philosophy of Life Sciences* 14, no. 2 (1992): 299–308.

King, John. "The Progress of Medical Reform." *Western Medical Reformer* 6, no. 1846: 79–82.

Kirkpatrick, G. W. "Influenza 1918: A Maine Perspective." *Maine Historical Society Quarterly* 25, no. 3 (1986): 162–77.

Knight, C. P. "The Activities of the USPHS in Extra-Cantonment Zones, With Special Reference to the Venereal Disease Problem." *Military Surgeon* 44 (Jan. 1919): 41–43.

Knoll, K. "When the Plague Hit Spokane." *Pacific Northwest Quarterly* 33, no. 1 (1989): 1–7.

Koen, J. S. "A Practical Method for Field Diagnosis of Swine Diseases." *Journal of Veterinary Medicine* 14 (1919): 468–70.

Kolmer, John, M.D., "Paper Given at the Philadelphia County Medical Society Meeting, Oct. 23, 1918." *Pennsylvania Medical Journal,* Dec. 1918.

Krumwiede, Charles, Jr., and Eugenia Valentine. "Determination of the Type of Pneumococcus in the Sputum of Lobar Pneumonia, A Rapid Simple Method." *JAMA* 70 (Feb. 23, 1918): 513–14.

Kyes, Preston. "The Treatment of Lobar Pneumonia with an Anti-pneumococcus Serum." *Journal of Medical Research* 38 (1918): 495–98.

Lachman, E. The German Influenza of 1918–19: Personal Recollections and Review of the German Medical Literature of that Period." *Journal of the Oklahoma State Medical Association* 69, no. 12 (Dec. 1976): 517–20.

Lamber, Arthur. "Medicine: A Determining Factor in War." *JAMA* 21, no. 24 (June 14, 1919): 1713.

Langmuir, A. D. "The Territory of Epidemiology: Pentimento." *Journal of Infectious Disease* 155, no. 3 (March 1987): 349–58.

Langmuir, A. D., et al. "The Thucydides Syndrome: A New Hypothesis for the Cause of the Plague of Athens." *New England Journal of Medicine* 313, no. 16 (Oct. 17, 1985): 1027–30.

Lautaret, R. L. "Alaska's Greatest Disaster: The 1918 Spanish Influenza Epidemic." *Alaska Journal* 16 (1986): 238–43.

Lehman, Joseph. "Clinical Notes on the Recent Epidemic of Influenza." *Monthly Bulletin of the Department of Public Health and Charities* (Philadelphia), March 1919.

Leonard, Stephen, "The 1918 Influenza Epidemic in Denver and Colorado." *Essays and Monographs in Colorado History,* essays no. 9, 1989.

Levin, M. L. "An Historical Account of 'The Influence.'" *Maryland State Medical Journal* 27, no. 5 (May 1978): 58–62.

Lewis, Paul A., and Richard E. Shope. "Swine Influenza II. Hemophilic Bacillus from the Respiratory Tract of Infected Swine." *Journal of Infectious Disease* 54, no. 3 (1931): 361–372.

Lichtenstein, A. M. "The Influenza Epidemic in Cumberland, Md." *Johns Hopkins Nurses Alumni Magazine* 17, no. 4 (Nov. 1918): 224–27.

Lyons, D., and G. Murphy. "Influenza Causing Sunspots?" *Nature* 344, no. 6261 (March 1, 1990): 10.

MacCallum, William G. "Pathological Anatomy of Pneumonia Following Influenza." *Johns Hopkins Hospital Reports* 20 fasciculus II (1921): 149–51.
———. "The Pathology of Pneumonia in the U.S. Army Camps During the Winter of 1917–18." *Monographs of the Rockefeller Institute for Medical Research* (10), 1919.
McCann, T. A. "Homeopathy and Influenza." *Journal of the American Institute for Homeopathy,* May 1921.
McCord, C. P. "The Purple Death: Some Things Remembered About the Influenza Epidemic of 1918 at One Army Camp." *Journal of Occupational Medicine* 8, no. 11 (Nov. 1966): 593–98.
McCullers, J. A., and K. C. Bartmess. "Role of Neuraminidase in Lethal Synergism Between Influenza Virus and Streptococcus Pneumoniae." *Journal of Infectious Diseases* 187, no. 6 (March 15, 2003): 1000–1009.
McCullum, C. "Diseases and Dirt: Social Dimensions of Influenza, Cholera, and Syphilis." *Pharos* 55, no. 1 (winter 1992): 22–29.
Macdiarmid, D. "Influenza 1918." *New Zealand Medical Journal* 97, no. 747 (Jan. 1984): 23.
McGinnis, J. D. "Carlill v. Carbolic Smoke Ball Company: Influenza, Quackery, and the Unilateral Contract." *Bulletin of Canadian History of Medicine* 5, no. 2 (winter 1988): 121–41.
MacLachlan, W. W. G., and W. J. Fetter. "Citrated Blood in Treatment of Pneumonia Following Influenza." *JAMA* 71, no. 25 (Dec. 21, 1918): 2053–54.
MacLeod, Colin. "Theodore Avery, 1877–1955." *Journal of General Microbiology* 17 (1957): 539–49.
McMichael, A. J. et al. "Declining T-cell Immunity to Influenza, 1977–82." *Lancet* 2, no. 8353 (Oct. 1, 1983): 762–64.
MacNeal, W. J. "The Influenza Epidemic of 1918 in the AEF in France and England." *Archives of Internal Medicine* 23 (1919).
McQueen, H. "Spanish 'Flu"—1919: Political, Medical and Social Aspects." *Medical Journal of Australia* 1, no. 18 (May 3, 1975): 565–70.
Maxwell, William. "A Time to Mourn." *Pen America* 2, no. 4 (2002).
Mayer, J. L., and D. S. Beardsley. "Varicella-associated Thrombocytopenia: Autoantibodies Against Platelet Surface Glycoprotein V." *Pediatric Research* 40 (1996): 615–19.
Meiklejohn, G. N. "History of the Commission on Influenza." *Social History of Medicine* 7, no. 1 (April 1994): 59–87.
Meltzer, Martin, Nancy Cox, and Keiji Fukuda. "Modeling the Economic Impact of Pandemic Influenza in the United States: Implications for Setting Priorities for Intervention." In *Emerging Infectious Diseases,* CDC, 1999, www.cdc.gov/ncidod / eid/vol5no5/melt back.htm.
Mencken, H. L. "Thomas Henry Huxley 1825–1925." *Baltimore Evening Sun,* May 4, 1925.
Mills, I. D. "The 1918–19 Influenza Pandemic—The Indian Experience." *Indian Economic and Social History Review* 23 (1986): 1–36.
Morens, D. M., and R. J. Littman. "'Thucydides Syndrome' Reconsidered: New Thoughts on the 'Plague of Athens.'" *American Journal of Epidemiology* 140, no. 7 (Oct. 1, 1994): 621–28, discussion 629–31.
Morton, G. "The Pandemic Influenza of 1918." *Canadian Nurse* 69, no. 12 (Dec. 1973): 25–27.

Mullen, P. C., and M. L. Nelson. "Montanans and 'The Most Peculiar Disease': The Influenza Epidemic and Public Health, 1918–1919." *Montana* 37, no. 2 (1987): 50–61.
Murphy, Brian R., and Robert G. Webster. "Orthomyxoviruses." In *Fields' Virology,* third edition, Bernard Fields, editor in chief. Philadelphia: Lippincott-Raven, 1996.
Nicolle, Charles, and Charles LeBailly. *"Recherches experimentales sur la grippe." Annales de l'Institut Pasteur* 33 (1919): 395–402.
Nutton, Vivian. "Humoralism." In *Companion Encyclopedia to the History of Medicine,* edited by Bynum and Porter. London: Routledge, 1993.
Nuzum, J. W. et al. "1918 Pandemic Influenza and Pneumonia in a Large Civil Hospital." *Illinois Medical Journal* 150, no. 6 (Dec. 1976): 612–16.
Osler, William. "The Inner History of Johns Hopkins Hospital." Edited by D. Bates and E. Bensley. *Johns Hopkins Medical Journal* 125 (1969): 184–94.
"Outbreak of Influenza, Madagascar, July–August 2002." *Weekly Epidemiological Report 77,* no. 46 (2002): 381–87.
Oxford, J. S. "The So-Called Great Spanish Influenza Pandemic of 1918 May Have Originated in France in 1916." In *The Origin and Control of Pandemic Influenza,* edited by W. Laver and R. Webster, Philosophical Transactions of the Royal Society 356, no. 1416 (Dec. 2001).
Palmer, E., and G. W. Rice. "A Japanese Physician's Response to Pandemic Influenza: Ijiro Gomibuchi and the 'Spanish Flu' in Yaita-Cho, 1918–1919." *Bulletin of the History of Medicine* 66, no. 4 (winter 1992): 560–77.
Pandit, C. G. "Communicable Diseases in Twentieth-Century India." *American Journal of Tropical Medicine and Hygiene* 19, no. 3 (May 1970): 375–82.
Pankhurst, R. "The Great Ethiopian Influenza (Ye Hedar Beshita) Epidemic of 1918." *Ethiopian Medical Journal* 27, no. 4 (Oct. 1989): 235–42.
———. "A Historical Note on Influenza in Ethiopia." *Medical History* 21, no. 2 (April 1977): 195–200.
Park, William H. "Anti-influenza Vaccine as Prophylactic." *New York Medical Journal* 108, no. 15 (Oct. 12, 1918).
Park, William H. et al. "Introduction." *Journal of Immunology* 6, Jan. 1921: 2–8.
Patterson, K. D., and G. F. Pyle. "The Diffusion of Influenza in Sub-Saharan Africa During the 1918–1919 Pandemic." *Social Science and Medicine* 17, no. 17 (1983): 1299–1307.
———. "The Geography and Mortality of the 1918 Influenza Pandemic." *Bulletin of the History of Medicine* 65, no. 1 (spring 1991): 4–21.
Pennisi, E. "First Genes Isolated from the Deadly 1918 Flu Virus." *Science* 275, no. 5307 (March 21, 1997): 1739.
Persico, Joe. "The Great Spanish Flu Epidemic of 1918." *American Heritage* 27 (June 1976): 28–31, 80–85.
Polson, A. "Purification and Aggregation of Influenza Virus by Precipitation with Polyethylene Glycol." *Prep Biochemistry* 23, nos. 1–2 (Feb.–May 1993, originally published 1974): 207–25.
Porter, Katherine Anne. "Pale Horse, Pale Rider." *The Collected Stories of Katherine Anne Porter.* New York: Harcourt, 1965, 304–317.
Pusey, William Allen, M.D. "Handling of the Venereal Problem in the U.S. Army in Present Crisis." *JAMA* 71, no. 13 (Sept. 28, 1918): 1017–19.
Raff, M. J., P. A. Barnwell, and J. C. Melo. "Swine Influenza: History and

Recommendations for Vaccination." *Journal of the Kentucky Medical Association* 74, no. 11 (Nov. 1976): 543–48.
Ranger, T. "The Influenza Pandemic in Southern Rhodesia: a Crisis of Comprehension." In *Imperial Medicine and Indigenous Societies,* edited by D. Arnold, 172–88. Manchester, England, and New York: Manchester University Press, 1988.
Ravenholt, R. T., and W. H. Foege. "1918 Influenza, Encephalitis Lethargica, Parkinsonism." *Lancet* 2, no. 8303 (Oct. 16, 1982): 860–64.
Redden, W. R., and L. W. McQuire. "The Use of Convalescent Human Serum in Influenza Pneumonia." *JAMA* 71, no. 16 (Oct. 19, 1918): 1311–12.
"Review of *Offensive Fighting* by Major Donald McRae." *Military Surgeon* 43 (Feb. 1919).
Rice, G. "Christchurch in the 1918 Influenza Epidemic: A Preliminary Study." *New Zealand Journal of History* 13 (1979): 109–37.
Richmond, Phyllis Allen. "American Attitudes Toward the Germ Theory of Disease, 1860–1880." *Journal of the History of Medicine and Allied Sciences* 9 (1954): 428–54.
———. "Some Variant Theories in Opposition to the Germ Theory of Disease." *Journal of the History of Medicine and Allied Sciences* 9 (1954): 290–303.
Rivers, Thomas. "The Biological and the Serological Reactions of Influenza Bacilli Producing Meningitis." *Journal of Experimental Medicine* 34, no. 5 (Nov. 1, 1921): 477–94.
———. "Influenzal Meningitis." *American Journal of Diseases of Children* 24 (Aug. 1922): 102–24.
Rivers, Thomas, and Stanhope Bayne-Jones. "Influenza-like Bacilli Isolated from Cats." *Journal of Experimental Medicine* 37, no. 2 (Feb. 1, 1923): 131–38.
Roberts, R. S. "A Consideration of the Nature of the English Sweating Sickness." *Medical History* 9, no. 4 (Oct. 1965): 385–89.
Robinson, K. R. "The Role of Nursing in the Influenza Epidemic of 1918–1919." *Nursing Forum* 25, no. 2 (1990): 19–26.
Rockafellar, N. "'In Gauze We Trust': Public Health and Spanish Influenza on the Home Front, Seattle, 1918–1919." *Pacific Northwest Quarterly* 77, no. 3 (1986): 104–13.
Rogers, F. B. "The Influenza Pandemic of 1918–1919 in the Perspective of a Half Century." *American Journal of Public Health and Nations Health* 58, no. 12 (Dec. 1968): 2192–94.
Rosenberg, Charles. "The Therapeutic Revolution." In *Explaining Epidemics and Other Studies in the History of Medicine.* Cambridge, England, and New York: Cambridge University Press, 1992.
———. "Toward an Ecology of Knowledge." In *The Organization of Knowledge in Modern America, 1860–1920.* Edited by A. Oleson and J. Voss. Baltimore: Johns Hopkins University Press, 1979.
Rosenberg, K. D. "Swine Flu: Play It Again, Uncle Sam." *Health/PAC Bulletin* 73 (Nov.–Dec. 1976): 1–6, 10–20.
Ross, Katherine. "Battling the Flu." *American Red Cross Magazine* (Jan. 1919): 11–15.
Sage, M. W. "Pittsburgh Plague—1918: An Oral History." *Home Health Nurse* 13, no. 1 (Jan.–Feb. 1995): 49–54.
Salk, J. "The Restless Spirit of Thomas Francis, Jr., Still Lives: The Unsolved Problems of Recurrent Influenza Epidemics." *Archives of Environmental Health* 21, no. 3 (Sept. 1970): 273–75.

Sartwell, P. E. "The Contributions of Wade Hampton Frost." *American Journal of Epidemiology* 104, no. 4 (Oct. 1976): 386–91.

Sattenspiel, L., and D. A. Herring. "Structured Epidemic Models and the Spread of Influenza in the Central Canadian Subarctic." *Human Biology* 70, no. 1 (Feb. 1998): 91–115.

Scott, K. A. "Plague on the Homefront: Arkansas and the Great Influenza Epidemic of 1918." *Arkansas Historical Quarterly* 47, no.4 (1988): 311–44.

Shope, Richard E. "Influenza: History, Epidemiology, and Speculation." *Public Health Reports* 73, no. 165 (1958).

———. "Swine Influenza I. Experimental Transmission and Pathology." *Journal of Infectious Disease* 54, no. 3 (1931): 349–60.

———. "Swine Influenza III. Filtration Experiments and Etiology." *Journal of Infectious Disease* 54, no. 3 (1931): 373–390.

Shortt, S. E. D. "Physicians, Science, and Status: Issues in the Professionalization of Anglo-American Medicine in the 19th Century." *Medical History* 27 (1983): 53–68.

Shryock, Richard. "Women in American Medicine." *Journal of the American Medical Women's Association* 5 (Sept. 1950): 371.

Simon, Harvey, and Martin Swartz. "Pulmonary Infections." In *Scientific American's Medicine,* edited by Edward Rubinstein and Daniel Feldman, chapter 20. New York: Scientific American, 1994.

Smith, F. B. "The Russian Influenza in the United Kingdom, 1889–1894." *Social History of Medicine* 8, no. 1 (April 1995): 55–73.

Snape, W. J., and E. L. Wolfe. "Influenza Epidemic. Popular Reaction in Camden 1918–1919." *New Jersey Medicine* 84, no. 3 (March 1987): 173–76.

Soper, George, M.D. "Epidemic After Wars." *JAMA* 72, no. 14 (April 5, 1919): 988–90.

———. "The Influenza-Pneumonia Pandemic in the American Army Camps, September and October 1918." *Science,* Nov. 8, 1918.

Springer, J. K. "1918 Flu Epidemic in Hartford, Connecticut." *Connecticut Medicine* 55, no. 1 (Jan. 1991): 43–47.

Starr, Isaac. "Influenza in 1918: Recollections of the Epidemic in Philadelphia." *Annals of Internal Medicine* 85 (1976): 516–18.

Stephenson, J. "Flu on Ice." *JAMA* 279, no. 9 (March 4, 1998): 644.

Strauss, Ellen G., James H. Strauss, and Arnold J. Levine. "Viral Evolution." In *Fields' Virology,* Bernard Fields, editor in chief. Philadelphia: Lippincott-Raven, 1996.

Stuart-Harris, C. H. "Pandemic Influenza: An Unresolved Problem in Prevention." *Journal of Infectious Disease* 122, no. 1 (July–Aug. 1970): 108–15.

Sturdy, Steve. "War as Experiment: Physiology, Innovation and Administration in Britain, 1914–1918: The Case of Chemical Warfare." In *War, Medicine and Modernity,* edited by Roger Cooter, Mark Harrison, and Steve Sturdy. Stroud: Sutton, 1998.

"Sure Cures for Influenza." *Public Health Reports* 91, no. 4 (July–Aug. 1976): 378–80.

Symmers, Douglas, M.D. "Pathologic Similarity Between Pneumonia of Bubonic Plague and of Pandemic Influenza." *JAMA* 71, no. 18 (Nov. 2, 1918): 1482–83.

Taksa, Lucy. "The Masked Disease: Oral History, Memory, and the Influenza Pandemic." In *Memory and History in Twentieth Century Australia,* edited by Kate Darian-Smith and Paula Hamilton. Melbourne, Australia: Oxford Press, 1994.

Taubenberger, J. K. "Seeking the 1918 Spanish Influenza Virus." *ASM News* 65, no. 7, (July 1999).

Taubenberger, J. K. et al. "Initial Genetic Characterization of the 1918 'Spanish' Influenza Virus." *Science* 275, no. 5307 (March 21, 1997): 1793–96.
Terris, Milton. "Hermann Biggs' Contribution to the Modern Concept of the Health Center." *Bulletin of the History of Medicine* 20 (Oct. 1946): 387–412.
Thayer, W. S. "Discussion of Influenza," *Proceedings of the Royal Society of Medicine* 12, part 1 (Nov. 13, 1918).
Thomson, J. B. "The 1918 Influenza Epidemic in Nashville." *Journal of the Tennessee Medical Association* 71, no. 4 (April 1978): 261–70.
Tomes, Nancy. "American Attitudes Toward the Germ Theory of Disease: The Richmond Thesis Revisited." *Journal of the History of Medicine and Allied Sciences* 52, no. 1 (Jan. 1997): 17–50.
Tomes, Nancy, and Warner John Harley. "Introduction—Rethinking the Reception of the Germ Theory of Disease: Comparative Perspectives." *Journal of the History of Medicine and Allied Sciences* 52, no. 1 (Jan. 1997): 7–16.
Tomkins, S. M. "The Failure of Expertise: Public Health Policy in Britain During the 1918–19 Influenza Epidemic." *Social History of Medicine* 5, no. 3 (Dec. 1992): 435–54.
Turner, R. Steven et al. "The Growth of Professorial Research in Prussia—1818–1848, Causes and Context." *Historical Studies in the Physical Sciences* 3 (1972): 137–182.
Van Helvoort, T. "A Bacteriological Paradigm in Influenza Research in the First Half of the Twentieth Century." *History and Philosophy of the Life Sciences* 15, no. 1 (1993): 3–21.
Viboud, Cécile, et al. "Multinational Impact of the 1968 Hong Kong Influenza Pandemic: Evidence for a Smoldering Pandemic." *Journal of Infectious Diseases* 192, no. 2 (July 15, 2005): 233–248.
Wallack, G. "The Waterbury Influenza Epidemic of 1918/1919." *Connecticut Medicine* 41, no. 6 (June 1977): 349–51.
Walters, J. H. "Influenza 1918: The Contemporary Perspective." *Bulletin of the New York Academy of Medicine* 54, no. 9 (Oct. 1978): 855–64.
Ware, Lorraine, and Michael Matthay. "The Acute Respiratory Distress Syndrome." *New England Journal of Medicine* 342, no. 18 (May 4, 2000): 1334–49.
Warner, John Harley. "The Fall and Rise of Professional Mystery." In *The Laboratory Revolution in Medicine,* edited by Andrew Cunningham and Perry Williams. Cambridge, England: Cambridge University Press, 1992.
"War Reports from the Influenza Front." *Literary Digest* 60 (Feb. 22, 1919).
Wasserman, I. M. "The Impact of Epidemic, War, Prohibition and Media on Suicide: United States, 1910–1920." *Suicide and Life Threatening Behavior* 22, no. 2 (summer 1992): 240–54.
Waters, Charles, and Bloomfield, Al. "The Correlation of X-ray Findings and Physical Signs in the Chest in Uncomplicated Influenza." *Johns Hopkins Hospital Bulletin* 30 (1919): 268–70.
Webb, G. F. "A Silent Bomb: The Risk of Anthrax as Weapon of Mass Destruction." *Proceedings of the National Academy of Sciences* 100 (2003): 4355–61.
Wein, L. M., D. L. Craft, and E. H. Kaplan. "Emergency Response to an Anthrax Attack." *Proceedings of the National Academy of Sciences* 100 (2003): 4346–51.
Weinstein, Edward. "Woodrow Wilson's Neurological Illness." *Journal of American History* 57 (1970–71): 324–51.

Weinstein, L. "Influenza—1918, A Revisit?" *New England Journal of Medicine* 294, no. 19 (May 1976): 1058–60.
Wetmore, F. H. "Treatment of Influenza." *Canadian Medical Association Journal* 145, no. 5 (Sept. 1991, originally published 1919): 482–85.
Whipple, George. "Current Comment, Vaccines in Influenza." *JAMA* 71, no. 16 (Oct. 19, 1918).
White, K. A. "Pittsburgh in the Great Epidemic of 1918." *West Pennsylvania History Magazine* 68, no. 3 (1985): 221–42.
"WHO Influenza Surveillance." *Weekly Epidemiological Record* 71, no. 47 (Nov. 22, 1996): 353–57.
Wilkinson, L., and A. P. Waterson. "The Development of the Virus Concept as Reflected in Corpora of Studies on Individual Pathogens, 2: The Agent of Fowl Plague—A Model Virus." *Medical History* 19, no. 1 (Jan. 1975): 52–72.
"Will the Flu Return?" *Literary Digest* (Oct. 11, 1919).
Wilton, P. "Spanish Flu Outdid WWI in Number of Lives Claimed." *Canadian Medical Association Journal* 148, no. 11 (June 1, 1993): 2036–37.
Winslow, Charles-Edward. "The Untilled Fields of Public Health." *Science* 51, (Jan. 9, 1920): 30.
Wise, John C. "The Medical Reserve Corps of the U.S. Navy." *Military Surgeon* 43 (July 1918): 68.
Wooley, Paul. "Epidemic of Influenza at Camp Devens, Mass." *Journal of Laboratory and Clinical Medicine* 4 (1919).
Wright, P., et al. "Maternal Influenza, Obstetric Complications, and Schizophrenia." *American Journal of Psychiatry* 152, no. 12 (Dec. 1995): 1714–20.
Yankauer, A. "Influenza: Some Swinish Reflections." *American Journal of Public Health* 66, no. 9 (Sept. 1976): 839–41.

書籍手冊

Ackerknecht, Erwin. *Medicine at the Paris Hospital, 1794–1848.* Baltimore: Johns Hopkins University Press, 1967.
American Red Cross. "A History of Helping Others." 1989.
Andrewes, C. H. *Biological Memoirs: Richard E. Shope.* Washington, D.C.: National Academy of Sciences Press, 1979.
Baruch, Bernard. *Baruch: The Public Years.* New York: Holt Rinehart, 1960.
Benison, Saul. *Tom Rivers: Reflections on a Life in Medicine and Science: An Oral History Memoir.* Cambridge, Mass.: MIT Press, 1967.
Berliner, Howard. *A System of Scientific Medicine: Philanthropic Foundations in the Flexner Era.* New York: Tavistock, 1985.
Beveridge, W. I. B. *Influenza: The Last Great Plague: An Unfinished Story of Discovery.* New York: Prodist, 1977.
Bledstein, Burton J. *The Culture of Professionalism: The Middle Class and the Development of Higher Education in America.* New York: Norton, 1976.
Bliss, Michael. *William Osler: A Life in Medicine.* Oxford and New York: Oxford University Press, 1999.

Bonner, Thomas. *American Doctors and German Universities: A Chapter in International Intellectual Relations, 1870–1914.* Lincoln: University of Nebraska Press, 1963.

———. *The Kansas Doctor.* Lawrence: University of Kansas Press, 1959.

Brock, Thomas. *Robert Koch: A Life in Medicine.* Madison, Wisc.: Science Tech Publishers, 1988.

Brown, E. Richard. *Rockefeller's Medicine Men.* Berkeley: University of California, 1979.

Brown, Ezra, ed. *This Fabulous Century: The Roaring Twenties 1920–1930.* Alexandria, Va.: Time-Life Books, 1985.

Bulloch, W. *The History of Bacteriology.* London: Oxford University Press, 1938.

Burnet, F. M., and Ellen Clark. *Influenza: A Survey of the Last Fifty Years.* Melbourne: Macmillan, 1942.

Cannon, Walter. *The Way of an Investigator.* New York: Norton, 1945.

Cassedy, James. *Charles V. Chapin and the Public Health Movement.* Cambridge, Mass.: Harvard University Press, 1962.

———. *Medicine in America: A Short History.* Baltimore, Md.: Johns Hopkins University Press, 1991.

Chase, Marilyn. *The Barbary Plague.* New York: Random House, 2003.

Chesney, Alan. *The Johns Hopkins Hospital and the Johns Hopkins University School of Medicine.* Baltimore, Md.: Johns Hopkins University Press, 1943.

Clark, P. F. *Pioneer Microbiologists in America.* Madison: University of Wisconsin Press, 1961.

Cliff, A. D., J. K. Ord, and P. Haggett. *Spatial Aspects of Influenza Epidemics.* London: Pion Ltd., 1986.

Coleman, William, and Frederic Holmes, eds. *The Investigative Enterprise: Experimental Physiology in Nineteenth Century Medicine.* Berkeley: University of California Press, 1988.

Collier, R. *The Plague of the Spanish Lady: The Influenza Pandemic of 1918–1919.* New York: Atheneum, 1974.

Collins, Selwyn et al. *Mortality from Influenza and Pneumonia in 50 Largest Cities of the United States 1910–1929.* Washington, D.C.: U.S. Government Printing Office, 1930.

Corner, George A. *A History of the Rockefeller Institute: 1901–1953, Origins and Growth.* New York: Rockefeller Institute Press, 1964.

Creighton, Charles. *A History of Epidemics in Britain.* London: Cambridge University Press, 1894.

Crile, George. *George Crile, An Autobiography.* Philadelphia: Lippincott, 1947.

Crookshank, F. G. *Influenza: Essays by Several Authors.* London: Heinemann, 1922.

Crosby, Alfred W. *America's Forgotten Pandemic: The Influenza of 1918.* Cambridge, England, and New York: Cambridge University Press, 1989.

Cunningham, Andrew, and Perry Williams, eds. *The Laboratory Revolution in Medicine.* Cambridge, England: Cambridge University Press, 1992.

Cushing, Harvey. *A Surgeon's Journal 1915–18.* Boston: Little, Brown, 1934.

Cushing, John, and Arthur Stone, eds. *Vermont and the World War, 1917–1919.* Burlington, Vt.: published by act of legislature, 1928.

Davis, Allen, and Mark Haller, eds. *The Peoples of Philadelphia: A History of Ethnic*

Groups and Lower-Class Life, 1790–1940. Philadelphia: Temple University Press, 1973.
Davis, Kingsley. *The Population of India and Pakistan.* Princeton, N.J.: Princeton University Press, 1951.
De Kruif, Paul. *Microbe Hunters.* New York: Harcourt, Brace and Company, 1939.
———. *The Sweeping Wind, A Memoir.* New York: Harcourt, Brace & World, 1962.
Dechmann, Louis. *Spanish Influenza (Pan-asthenia): Its Cause and Cure.* Seattle, Wash.: The Washington Printing Company, 1919.
Dewey, John. *Characters and Events: Popular Essays in Social and Political Philosophy.* New York: Henry Holt, 1929.
Dock, Lavinia et al. *History of American Red Cross Nursing.* New York: Macmillan, 1922.
Dorland's Illustrated Medical Dictionary, 28th ed. Philadelphia: W.B. Saunders and Company, 1994.
Dubos, René. *The Professor, the Institute, and DNA.* New York: Rockefeller University Press, 1976.
Duffy, John. *Epidemics in Colonial America.* Baton Rouge: Louisiana State University Press, 1953.
———. *A History of Public Health in New York City 1866–1966.* New York: Russell Sage Foundation, 1974.
Eisenhower, John, and Joanne Eisenhower. *Yanks: The Epic Story of the American Army in World War I.* New York: Free Press, 2001.
Fee, Elizabeth. *Disease and Discovery: A History of the Johns Hopkins School of Hygiene and Public Health, 1916–1939.* Baltimore, Md.: Johns Hopkins University Press, 1987.
Fields, Bernard, editor in chief. *Fields' Virology,* third edition. Philadelphia: Lippincott-Raven, 1996.
Finkler, Dittmar. *Influenza in Twentieth Century Practice,* v. 15. London: Sampson Low, 1898.
Fishbein, Morris, M.D. *A History of the American Medical Association, 1847 to 1947.* Philadelphia: W.B. Saunders & Co., 1947.
Fitzgerald, F. Scott. *This Side of Paradise.* New York: Scribner's, 1920.
Fleming, Donald. *William Welch and the Rise of American Medicine.* Boston: Little, Brown, 1954.
Flexner, James Thomas. *An American Saga: The Story of Helen Thomas and Simon Flexner.* Boston: Little, Brown, 1984.
Flexner, Simon, and James Thomas Flexner. *William Henry Welch and the Heroic Age of American Medicine.* New York: Viking, 1941.
Foucault, Michel. *The Birth of the Clinic: An Archaeology of Medical Perception.* New York: Vintage Books, 1976.
Fox, R., and G. Weisz, eds. *The Organization of Science and Technology in France, 1808–1914.* Cambridge, England, and New York: Cambridge University Press, 1980.
Fulton, John. *Harvey Cushing.* Springfield, Ill.: Chas. Thomas, 1946.
Fye, W. Bruce. *The Development of American Physiology: Scientific Medicine in the Nineteenth Century.* Baltimore: Johns Hopkins University Press, 1987.
Garrison, F. H. *John Shaw Billings: A Memoir.* New York: Putnam, 1915.

Geison, Gerald, ed. *Physiology in the American Context. 1850–1940.* Bethesda, Md.: Williams and Wilkins, 1987.
George, Lloyd. *Memoirs of the Peace Conference.* New Haven: Yale University Press, 1939.
Gibson, John M. *Physician to the World: The Life of General William C. Gorgas.* Tuscaloosa: University of Alabama Press, 1989.
Goethe, Johann Wolfgang. *Faust, Part One.* New York: Penguin Classics, 1949.
Gordon, Richard, M.D. *Great Medical Disasters.* New York: Stein & Day, 1983.
Grayson, Cary. *Woodrow Wilson: An Intimate Memoir.* New York: Holt, Rinehart, & Winston, 1960.
Harries, Meirion, and Susie Harries. *The Last Days of Innocence: America at War, 1917–1918.* New York: Random House, 1997.
Hausler, William Jr., Max Sussman, and Leslie Collier. *Microbiology and Microbial Infections,* v. 3, *Bacterial Infections.* New York: Oxford University Press, 1998.
Hawley, Ellis. *The Great War and the Search for a Modern Order: A History of the American People and Their Institutions, 1917–1933.* New York: St. Martin's Press, 1979.
Hertzler, Arthur E. *The Horse and Buggy Doctor.* New York: Harper & Brothers, 1938.
Hirsch, August. *Handbook of Geographical Historical Pathology.* London: New Sydenham Society, 1883.
Hirst, L. Fabian. *The Conquest of Plague: A Study of the Evolution of Epidemiology.* London: Oxford University Press, 1953.
Hoehling, Adolph A. *The Great Epidemic.* Boston: Little, Brown, 1961.
Hoover, Herbert. *America's First Crusade.* New York: Scribner's, 1942.
Hoover, Irwin H. *Forty-two Years in the White House.* New York: Houghton Mifflin, 1934.
Hope-Simpson, R. E. *The Transmission of Epidemic Influenza.* New York: Plenum Press, 1992.
Ireland, Merritt W., ed. *Medical Department of the United States Army in the World War,* v. 9, *Communicable Diseases.* Washington, D.C.: U.S. Army, 1928.
———. *Medical Department of the United States Army in the World War,* v. 12, *Pathology of the Acute Respiratory Diseases, and of Gas Gangrene Following War Wounds.* Washington, D.C.: U.S. Army, 1929.
Jensen, Joan. *The Price of Vigilance.* New York: Rand McNally, 1968.
Johnson, Richard T., M.D. *Viral Infections of the Nervous System,* 2nd ed. Philadelphia: Lippincott-Raven, 1998.
Jordan, Edwin O. *Epidemic Influenza.* Chicago: American Medical Association, 1927.
Judson, Horace. *The Eighth Day of Creation: The Makers of the Revolution in Biology.* New York: Simon & Schuster, 1979.
Kansas and Kansans. Chicago: Lewis Publishing Co., 1919.
Kennedy, David. *Over Here: The First World War and American Society.* New York: Oxford University Press, 1980.
Keynes, John Maynard. *Economic Consequences of the Peace.* New York: Harcourt, Brace and Howe, 1920.
Kilbourne, E. D., M.D. *Influenza.* New York: Plenum Medical, 1987.
Layton, Edwin. *The Revolt of the Engineers: Social Responsibility and the American Engineering Profession.* Cleveland: Press of Case Western Reserve University, 1971.

Lereboullet, Pierre. *La grippe, clinique, prophylaxie, traitement.* Paris: 1926.
L'Etang, Hugh. *The Pathology of Leadership.* New York: Hawthorn Books, 1970.
Luckingham, B. *Epidemic in the Southwest, 1918–1919.* El Paso: Texas Western Press, 1984.
Ludmerer, Kenneth M. *Learning to Heal: The Development of American Medical Education.* New York: Basic Books, 1985.
McAdoo, William. *Crowded Years.* Boston and New York: Houghton Mifflin Company, 1931.
MacCallum, William G. *William Stewart Halsted.* Baltimore, Md.: Johns Hopkins University Press, 1930.
McCullough, David. *The Path Between the Seas: The Creation of the Panama Canal 1870–1914.* New York: Simon & Schuster, 1977.
Macmillan, Margaret. *Paris 1919, Six Months That Changed the World.* New York: Random House, 2002.
McNeill, William. *Plagues and Peoples.* New York: Anchor Press/Doubleday, 1976.
McRae, Major Donald. *Offensive Fighting.* Philadelphia: J.B. Lippincott, 1918.
Magner, Lois. *A History of Medicine.* New York: M. Dekker, 1992.
Mahy, Brian W. J., and Leslie Collier. *Microbiology and Microbial Infections,* v. 1, *Virology.* New York: Oxford University Press, 1998.
Martin, Franklin B. *Fifty Years of Medicine and Surgery.* Chicago: Surgical Publishing Company, 1934.
Marx, Rudolph. *The Health of the Presidents.* New York: Putnam, 1961.
Murray, Robert. *Red Scare: A Study in National Hysteria.* Minneapolis: University of Minnesota Press, 1955.
Nasar, Sylvia. *A Beautiful Mind.* New York: Simon & Schuster, 1998.
Nobelstifelsen. *Nobel, The Man, and His Prizes.* New York: Elsevier, 1962.
Noyes, William Raymond. *Influenza Epidemic 1918–1919: A Misplaced Chapter in United States Social and Institutional History.* Ann Arbor, Mich.: University Microfilms, 1971, c1969.
Nuland, Sherwin. *How We Die.* New York: Vintage, 1993.
Oliver, Wade. *The Man Who Lived for Tomorrow: A Biography of William Hallock Park, M.D.* New York: E. P. Dutton, 1941.
Osborn, June. E. *Influenza in America, 1918–1976: History, Science and Politics.* New York: Prodist, 1977.
Osler, William. *Osler's Textbook Revisited,* edited by A. McGehee Harvey and Victor A. McKusick. New York: Appleton Century Crofts, 1967.
Packard, Francis, M.D. *History of Medicine in the United States.* New York: Hafner, 1963.
Papers Relating to the Foreign Relations of the United States: The Paris Peace Conference, v. 11. Washington, D.C.: Government Printing Office, 1942–1947.
Parish, H. J. *A History of Immunization.* Edinburgh: Livingstone, 1965.
Park, William H. *Collected Reprints of Dr. William H. Park,* v. 3, *1910–1920.* City of New York.
Park, William H., and Anna Williams. *Pathogenic Microorganisms.* Philadelphia: Lea & Febiger, 1939.
Patterson, Archibald. *Personal Recollections of Woodrow Wilson.* Richmond, Va.: Whittet & Shepperson, 1929.

Patterson, K. D. *Pandemic Influenza, 1700–1900: A Study in Historical Epidemiology.* Totowa, N.J.: Rowan & Littlefield, 1986.
Peabody, F. W., G. Draper, and A. R. Dochez. *A Clinical Study of Acute Poliomyelitis.* New York: The Rockefeller Institute for Medical Research, 1912.
Pettigrew, E. *The Silent Enemy: Canada and the Deadly Flu of 1918.* Saskatoon, Sask.: Western Producer Prairie Books, 1983.
Porter, Roy. *The Greatest Benefit to Mankind: A Medical History of Humanity.* New York: Norton, 1998.
Pyle, Gerald F. *The Diffusion of Influenza: Patterns and Paradigms.* Totowa, N.J.: Rowman & Littlefield, 1986.
Ravenel, Mayzyk, ed. *A Half Century of Public Health.* New York: American Public Health Association, 1921.
Rice, G. *Black November: The 1918 Influenza Epidemic in New Zealand.* Wellington, New Zealand: Allen & Unwin, 1988.
Richman, Douglas, Richard Whitley, and Frederick Hayden, eds. *Clinical Virology.* New York: Churchill Livingstone, 1997.
Robertson, John Dill. "Report of an Epidemic of Influenza in Chicago Occurring During the Fall of 1918." City of Chicago.
Roosevelt, Eleanor. *This Is My Story.* New York, London: Harper & Brothers, 1937.
Rosenberg, Charles. *The Cholera Years: The United States in 1832, 1849, and 1866.* Chicago: University of Chicago Press, 1962.
———. *Explaining Epidemics and Other Studies in the History of Medicine.* Cambridge and New York: Cambridge University Press, 1992.
Rosenberg, Steven, and John Barry. *The Transformed Cell: Unlocking the Secrets of Cancer.* New York: Putnam, 1992.
Rosenkrantz, Barbara Gutmann. *Public Health and the State: Changing Views in Massachusetts, 1842–1936.* Cambridge, Mass: Harvard University Press, 1972.
Rubenstein, Edward, and Daniel Feldman. *Scientific American Medicine.* New York: Scientific American, 1995.
Sabin, Florence. *Franklin Paine Mall: The Story of a Mind.* Baltimore: Johns Hopkins University Press, 1934.
St. John, Robert. *This Was My World.* Garden City, N.Y.: Doubleday, 1953.
Schlesinger, Arthur. *The Age of Roosevelt,* v. 1, *Crisis of the Old Order 1919–1933.* Boston: Houghton Mifflin, 1957.
Sentz, Lilli, ed. *Medical History in Buffalo, 1846–1996, Collected Essays.* Buffalo: State University of New York at Buffalo, 1996.
Shryock, Richard. *American Medical Research Past and Present.* New York: Commonwealth Fund, 1947.
———. *The Development of Modern Medicine,* 2nd ed. New York: Knopf, 1947.
———. *The Unique Influence of the Johns Hopkins University on American Medicine.* Copenhagen: Ejnar Munksgaard Ltd., 1953.
Silverstein, Arthur. *Pure Politics and Impure Science: The Swine Flu Affair.* Baltimore, Md.: Johns Hopkins University Press, 1981.
Simon Flexner Memorial Pamphlet. New York: Rockefeller Institute for Medical Research, 1946.
Smith, Elbert. *When the Cheering Stopped: The Last Years of Woodrow Wilson.* New York: Morrow, 1964.

Starr, Paul. *The Social Transformation of American Medicine.* New York: Basic Books, 1982.
Steele, Richard W. *Free Speech in the Good War.* New York: St. Martin's Press, 1999.
Stent, Gunther. Introduction to *The Double Helix: A Norton Critical Edition,* by James Watson, edited by Gunther Stent. New York: Norton, 1980.
Sternberg, Martha. *George Sternberg: A Biography.* Chicago: American Medical Association, 1925.
Thompson, E. Symes. *Influenza.* London: Percival & Co., 1890.
Thomson, David, and Robert Thomson. *Annals of the Pickett-Thomson Research Laboratory,* vols. 9 and 10, *Influenza.* Baltimore: Williams and Wilkens, 1934.
U. S. Census Bureau. *Mortality Statistics 1919.* Washington, D.C.: General Printing Office.
U.S. Congress, Senate Committee on Appropriations. "Influenza in Alaska." Washington, D.C.: Government Printing Office, 1919.
Van Hartesveldt, Fred R., ed. *The 1918–1919 Pandemic of Influenza: The Urban Impact in the Western World.* Lewiston, N.Y.: E. Mellen Press, 1992.
Vaughan, Victor A. *A Doctor's Memories.* Indianapolis: Bobbs-Merrill, 1926.
Vaughn, Stephen. *Holding Fast the Inner Lines: Democracy, Nationalism, and the Committee on Public Information.* Chapel Hill: University of North Carolina Press, 1980.
Vogel, Morris, and Charles Rosenberg, eds. *The Therapeutic Revolution: Essays on the Social History of American Medicine.* Philadelphia: University of Pennsylvania Press, 1979.
Wade, Wyn Craig. *The Fiery Cross: The Ku Klux Klan in America.* New York: Simon & Schuster, 1987.
Walter, Richard. *S. Weir Mitchell, M.D., Neurologist: A Medical Biography.* Springfield, Ill: Chas. Thomas, 1970.
Walworth, Arthur. *Woodrow Wilson.* Boston: Houghton Mifflin, 1965.
Warner, John Harley. *Against the Spirit of System: The French Impulse in Nineteenth-Century American Medicine.* Princeton, N.J.: Princeton University Press, 1998.
Watson, James. *The Double Helix: A Norton Critical Edition,* edited by Gunther Stent. New York: Norton, 1980.
Weigley, Russell, ed. *Philadelphia: A 300 Year History.* New York: Norton, 1982.
Wilson, Edith. *My Memoir.* Indianapolis and New York: Bobbs-Merrill, 1939.
Wilson, Joan Hoff. *Herbert Hoover: Forgotten Progressive.* Boston: Little Brown, 1974.
Winslow, Charles-Edward Amory, *The Conquest of Epidemic Disease: A Chapter in the History of Ideas.* Princeton: Princeton University Press, 1943.
———. *The Evolution and Significance of the Modern Public Health Campaign.* New Haven: Yale University Press, 1923.
———. *Life of Hermann M. Biggs,* Philadelphia: Lea & Febiger, 1929.
Winternitz, Milton Charles. *The Pathology of Influenza.* New Haven: Yale University Press, 1920.
Young, James Harvey. *The Medical Messiahs: A Social History of Health Quackery in Twentieth Century America.* Princeton, N.J.: Princeton University Press, 1967.
———. *The Toadstool Millionaires: A Social History of Patent Medicines in America before Federal Regulation.* Princeton, N.J.: Princeton University Press, 1961.

Zinsser, Hans. *As I Remember Him: The Biography of R. S.* Gloucester, Mass.: Peter Smith, 1970.
——. *Rats, Lice, and History.* New York: Black Dog & Leventhal, 1963.

未出版資料

Allen, Phyllis. "Americans and the Germ Theory of Disease." Ph.D. diss., University of Pennsylvania, 1949.
Anderson, Jeffrey. "Influenza in Philadelphia, 1918." MA thesis, Rutgers University, Camden, 1998.
Fanning, Patricia J. "Disease and the Politics of Community: Norwood and the Great Flu Epidemic of 1918." Ph.D. diss., Boston College, 1995.
"Influenza 1918." *The American Experience,* Boston, Mass.: WGBH, 1998.
Ott, Katherine. "The Intellectual Origins and Cultural Form of Tuberculosis in the United States, 1870–1925." Ph.D. diss., Temple University, 1990.
Parsons, W. David, M.D. "The Spanish Lady and the Newfoundland Regiment." Paper presented at Newfoundland and the Great War Conference, Nov. 11, 1998.
Pettit, Dorothy Ann. "A Cruel Wind: America Experiences the Pandemic Influenza, 1918–1920, A Social History." Ph.D. diss., University of New Hampshire, 1976.
Smith, Soledad Mujica. "Nursing as Social Responsibility: Implications for Democracy from the Life Perspective of Lavinia Lloyd Dock (1858–1956)." Ph.D. diss., Louisiana State University, 2002.
Wolper, Gregg. "The Origins of Public Diplomacy: Woodrow Wilson, George Creel, and the Committee on Public Information." Ph.D. diss., University of Chicago, 1991.

Figures 1, 2, 3: The Alan Mason Chesney Medical Archives of The Johns Hopkins Medical Institutions
Figures 4, 5: American Review of Respiratory Disease; Reuben Ramphal, Werner Fischlschweiger, Joseph W. Shands Jr., and Parker A. Small Jr.; "Murine Influenzal Tracheitis: A Model for the Study of Influenza and Tracheal Epithelial Repair"; Vol. 120, 1979; official journal of the American Thoracic Society; copyright American Lung Association.
Figure 6: National Museum of Health and Medicine (#NCP-1603)
Figures 7, 8, 15, 17, 22: Courtesy of the National Library of Medicine
Figures 9, 23, 24, 25: Courtesy of the American Red Cross Museum. All rights reserved in all countries.
Figure 10: Library of the College of Physicians of Philadelphia
Figures 11, 12: Temple University Libraries, Urban Archives, Philadelphia, Pennsylvania
Figures 13, 14: National Archives
Figure 16: Courtesy of the Rockefeller Archive Center
Figure 18: The Schlesinger Library, Radcliffe Institute, Harvard University
Figure 19: Courtesy of The Bureau of Naval Medicine
Figure 20: Courtesy of The Naval Historical Center
Figure 21: California Historical Society, Photography Collection (FN-30852)
Figure 26: Courtesy of Professor Judith Aronson
Figure 27: Courtesy of Dr. Thomas Shope

國家圖書館出版品預行編目 (CIP) 資料

大流感：致命的瘟疫史／約翰・M・巴瑞（John M. Barry）作；王新雨、張雅涵譯 -- 二版 -- 新北市：臺灣商務，2020.10（OPEN；1/48）

譯自：The great influenza: the story of the deadliest pandemic in history

ISBN 978-957-05-3288-3 (平裝)

1. 流行性感冒 2. 醫學史 3. 美國

415.237 109013658

OPEN 1/48

大流感

致命的瘟疫史

THE GREAT INFLUENZA: The Story of the Deadliest Pandemic in History

作　　者　約翰・M・巴瑞（John M. Barry）
譯　　者　王新雨、張雅涵
發 行 人　王春申
選書顧問　林桶法、陳建守
總 編 輯　張曉蕊
責任編輯　洪偉傑
封面設計　兒日設計
內文排版　菩薩蠻數位文化有限公司
業務組長　何思頓
行銷組長　張家舜
出版發行　臺灣商務印書館股份有限公司
23141 新北市新店區民權路 108-3 號 5 樓（同門市地址）
電話：（02）8667-3712　傳真：（02）8667-3709
讀者服務專線：0800-056193
郵撥：0000165-1
E-mail：ecptw@cptw.com.tw
網路書店網址：www.cptw.com.tw
Facebook：facebook.com.tw/ecptw

局版北市業字第 993 號
2020 年 10 月二版 1 刷
印刷　沈氏藝術印刷股份有限公司
定價　新台幣 570 元

法律顧問　何一芃律師事務所